国家卫生健康委员会"十四五"规划教材

全国中等卫生职业教育教材

供护理专业用

药物学基础

第4版

主　编　张　庆　符秀华

副主编　顾忠强　刘浩芝　潘建萍

编　者　（以姓氏笔画为序）

于春晓（济南护理职业学院）　　　　张耀森（广东省新兴中药学校）

马彬峡（辽宁医药化工职业技术学院）　邵素倩（温州护士学校）

巴　艳（山东省烟台护士学校）　　　姚勇志（桂东卫生学校）

付　蕾（太原市卫生学校）　　　　　顾忠强（海宁卫生学校）

刘　倩（重庆市医药卫生学校）　　　徐新博（山东大学齐鲁医院）

刘浩芝（山东省临沂卫生学校）　　　符秀华（安徽省淮南卫生学校）

杨飞雪（淮北卫生学校）　　　　　　潘建萍（赣南卫生健康职业学院）

张　庆（济南护理职业学院）　　　　魏　睿（晋中市卫生学校）

人民卫生出版社

·北京·

图书在版编目（CIP）数据

药物学基础 / 张庆，符秀华主编 . —4 版 . —北京：
人民卫生出版社，2023.3（2025.10重印）
ISBN 978-7-117-34382-4

Ⅰ. ①药… Ⅱ. ①张…②符… Ⅲ. ①药物学－中等
专业学校－教材 Ⅳ. ①R9

中国版本图书馆 CIP 数据核字（2022）第 258520 号

| 人卫智网 | www.ipmph.com | 医学教育、学术、考试、健康，购书智慧智能综合服务平台 |
| 人卫官网 | www.pmph.com | 人卫官方资讯发布平台 |

药物学基础
Yaowuxue Jichu
第 4 版

主　　编：张　庆　符秀华
出版发行：人民卫生出版社（中继线 010-59780011）
地　　址：北京市朝阳区潘家园南里 19 号
邮　　编：100021
E - mail：pmph @ pmph.com
购书热线：010-59787592　010-59787584　010-65264830
印　　刷：保定市中画美凯印刷有限公司
经　　销：新华书店
开　　本：850×1168　1/16　印张：30
字　　数：638 千字
版　　次：2002 年 1 月第 1 版　　2023 年 3 月第 4 版
印　　次：2025 年 10 月第 5 次印刷
标准书号：ISBN 978-7-117-34382-4
定　　价：79.00 元

修订说明

为服务卫生健康事业高质量发展，满足高素质技术技能人才的培养需求，人民卫生出版社在教育部、国家卫生健康委员会的领导和支持下，按照新修订的《中华人民共和国职业教育法》实施要求，紧紧围绕落实立德树人根本任务，依据最新版《职业教育专业目录》和《中等职业学校专业教学标准》，由全国卫生健康职业教育教学指导委员会指导，经过广泛的调研论证，启动了全国中等卫生职业教育护理、医学检验技术、医学影像技术、康复技术等专业第四轮规划教材修订工作。

第四轮修订坚持以习近平新时代中国特色社会主义思想为指导，全面落实党的二十大精神进教材和《习近平新时代中国特色社会主义思想进课程教材指南》《"党的领导"相关内容进大中小学课程教材指南》等要求，突出育人宗旨、就业导向，强调德技并修、知行合一，注重中高衔接、立体建设。坚持一体化设计，提升信息化水平，精选教材内容，反映课程思政实践成果，落实岗课赛证融通综合育人，体现新知识、新技术、新工艺和新方法。

第四轮教材按照《儿童青少年学习用品近视防控卫生要求》（GB 40070—2021）进行整体设计，纸张、印刷质量以及正文用字、行空等均达到要求，更有利于学生用眼卫生和健康学习。

前　言

为全面落实党的二十大精神进教材，推进"三教"改革，加强中等卫生职业教育教学基本建设，促进专业教学科学化、标准化、规范化，在全国卫生健康职业教育教学指导委员会专家指导下，依据《中等职业学校专业教学标准（试行）》，我们对全国中等职业教育护理专业教材《药物学基础》（第3版）进行了修订。

为贯彻落实党的二十大精神，加强健康中国建设和推进职业教育更快、更好发展，本教材修订坚持以立德树人为根本，加强学生思想政治教育，在职业教育中体现党的方针、政策。以服务发展为宗旨，以促进就业为导向，以岗位需求为标准，以提高教学质量为重点，服务经济社会发展和人的全面发展，努力做到课程教材内容与职业标准对接，教学过程与生产过程对接，毕业证书与职业资格证书对接，职业教育与终身学习对接，力求做到教材建设紧密地与人才培养模式创新相结合。坚持校企合作、工学结合，推动教学、学习、实训相融合的教育教学活动。为体现"岗课赛证"综合育人要求，本教材修订与"线上－线下"混合式教学、项目教学、案例教学、工作过程导向教学等教学模式相结合，科学合理地安排教学内容，使教材更贴近护理岗位的工作需要。教材建设与专业工作岗位紧密结合，加大技能实训的比重，调整实验实践内容，加强实验实践与临床护理的联系，坚持为护理人才培养服务。

本教材修订坚持"三基、五性、三特定"的原则。针对中职和中高职衔接等层次，在药物学、药理学框架基础上，围绕"用药护理"这个核心任务，在护理学专业特色上下功夫，以突出专业特色、专业需求和专业水平。在护理专家的参与和指导下，经反复论证，较好地把护理程序应用到用药护理中，加以概括提炼为"用药前""用药中""用药后"，结合临床实际编写了用药护理案例，以利于学以致用，融会贯通；在编写内容上，适当增加新药物、新应用，对临床已经少用或基本不用的药物以及较为陈旧的知识点予以删略或简写，对临床应用广泛且安全有效的新药酌予介绍，尤其是对近年来取得较多进展的治疗心血管疾病、糖尿病、肿瘤、人类免疫缺陷病毒的药物以及老年护理、母婴保健等"1＋X"证书培训所涉及的中枢神经系统药物、血液系统药物、免疫功能调节药进行了补充更新；各类药物重点介绍其类别、作用、临床应用、不良反应及用药护理等与临床岗位关系密切的内容，突出护理专业特色和中高职贯通需求。另外，为体现给后续课程和学生职业能力提升服务，本书结合数字资源部分，对主要常见病编写了相对独立用药护理模块，便于学生更好地适应护理岗位工作需求。

本教材在编写体例上进行了创新。全书参考专业教学标准和护士执业资格考试大纲要求,优化内容。按照推进中等和高等职业教育培养目标、教学过程等方面的衔接要求,对教材内容进行了取舍。设计了"工作情景与任务",并对正文部分需要联系和拓展的内容采用"知识链接"的形式加以描述,方便师生学习。在章节最后,设计了"任务解析和岗位对接"和"学习小结"等内容,对本项目或任务内容进行总结,做到前后呼应,形成完整的学习过程,便于学生更好地理解、记忆。思考题也以讨论题为主,以利于教学组织和学生的复习巩固。为呈现"三教"改革要求的新型教材特色,本版大量增加数字资源部分,并备有纸质配套教材,可向读者提供更为方便快捷的学习服务,并为开展线上教学提供教学资源支持。

本教材所选药物主要依据《国家基本药物目录—2018 年版》及临床常用且疗效肯定的新特药,药物名称、制剂、用法参照 2020 年版《中华人民共和国药典》和《陈新谦新编药物学》(第 18 版),专业术语采用全国科学技术名词审定委员会公布的科技名词。感谢各参编学校领导、教师给予的支持与帮助,感谢施献等老师协助绘图及数字内容制作,感谢各位编者在繁忙的工作之余,以高度认真负责的态度完成了本教材的编写工作。

须注意,在临床工作中各药物的具体使用方法宜按最新版《中华人民共和国药典》的规定和相关药品说明书等要求来使用。

由于时间仓促,水平有限,本书内容不当之处,敬请专家、同仁、读者予以批评指正。

张 庆 符秀华
2023 年 4 月

目 录

项目一 药物学与用药护理基础 1

任务一 认识药物与用药护理 1
一、药物学的概念和任务 2
二、用药护理在职业岗位上的基本内容和要求 3
三、药物学的学习方法 4

任务二 药物对机体的作用——药物效应动力学 7
一、药物作用的基本规律 7
二、药物的量效关系 10
三、药物作用机制概述 12

任务三 机体对药物的作用——药物代谢动力学 16
一、药物的跨膜转运 18
二、药物的体内过程 19
三、药物代谢动力学的有关概念和参数 24

任务四 影响药物疗效的因素 29
一、机体方面的因素 30
二、药物方面的因素 33

项目二 传出神经系统药物与用药护理 39

任务一 认识传出神经系统药物 39
一、传出神经系统按递质分类 40
二、传出神经递质的合成与代谢 41

三、传出神经系统受体类型及生理效应 43
四、传出神经系统药物的作用方式及分类 44

任务二 拟胆碱药与用药护理 47
一、M 受体激动药 47
二、胆碱酯酶抑制药 50

任务三 抗胆碱药与用药护理 53
一、M 受体拮抗药 54
二、阿托品的合成代用品 57
三、N 受体拮抗药 57

任务四 拟肾上腺素药与用药护理 60
一、α、β 受体激动药 61
二、α 受体激动药 64
三、β 受体激动药 66

任务五 抗肾上腺素药与用药护理 68
一、α 受体拮抗药 69
二、β 受体拮抗药 71
三、α、β 受体拮抗药 73

项目三 中枢神经系统药物与用药护理 75

任务一 镇静催眠药与用药护理 75
一、苯二氮䓬类 76
二、新型非苯二氮䓬类 79
三、巴比妥类 80
四、其他类 81

任务二　抗癫痫药、抗惊厥药与用药
　　　　护理　83
一、抗癫痫药　84
二、抗惊厥药　89

任务三　抗帕金森病药、抗阿尔茨海默
　　　　病药与用药护理　92
一、抗帕金森病药与用药护理　92
二、抗阿尔茨海默病药与用药护理　96

任务四　抗精神分裂症药与用药
　　　　护理　100
一、吩噻嗪类　101
二、其他传统抗精神分裂症药　104
三、新型抗精神分裂症药　104

任务五　抗心境障碍药与用药护理　107
一、抗抑郁药　108
二、抗躁狂药　112

任务六　镇痛药与用药护理　115
一、阿片生物碱类镇痛药　116
二、人工合成镇痛药　119
三、其他类镇痛药　121

任务七　解热镇痛抗炎药与用药护理　123
一、概述　124
二、常用解热镇痛抗炎药　125
三、常用复方制剂的组成与应用　128

任务八　中枢兴奋药、促脑功能恢复药
　　　　与用药护理　131
一、主要兴奋大脑皮质药　132
二、呼吸中枢兴奋药　132
三、促脑功能恢复药　133

项目四　心血管系统药物与用药
　　　　护理　136

任务一　抗高血压药与用药护理　136
一、抗高血压药的分类　137

二、常用的抗高血压药　139
三、抗高血压药的用药原则　147

任务二　抗心律失常药与用药护理　151
一、抗心律失常药的基本作用与
　　分类　152
二、常用的抗心律失常药　154
三、心律失常的合理用药　158

任务三　抗慢性心力衰竭药与用药
　　　　护理　162
一、肾素－血管紧张素－醛固酮系统
　　抑制药　164
二、利尿药　165
三、β受体拮抗药　166
四、正性肌力药　166
五、血管扩张药　170
六、其他类药物　171

任务四　抗心绞痛药与用药护理　175
一、抗心绞痛药概述　175
二、常用的抗心绞痛药　176
三、心绞痛的临床用药原则　181

任务五　调血脂药与用药护理　183
一、主要降低胆固醇和低密度脂蛋白
　　药物　184
二、主要降低甘油三酯和极低密度脂
　　蛋白药物　187
三、其他抗动脉粥样硬化药物　188

项目五　血液和造血系统药物与
　　　　用药护理　191

任务一　影响凝血系统药物与用药
　　　　护理　191
一、促凝血药　193
二、抗凝血药　195
三、促纤维蛋白溶解药　196

四、常用抗血小板药 197

任务二 影响造血系统药物与用药护理 200

一、治疗缺铁性贫血的药物 201

二、治疗巨幼细胞贫血的药物 203

三、促白细胞生成药 203

四、血容量扩充药 204

项目六 泌尿系统药物与用药护理 208

任务一 利尿药、脱水药与用药护理 208

一、利尿药 209

二、脱水药 213

任务二 治疗水、电解质和酸碱紊乱药物与用药护理 216

一、调节水、电解质平衡药 216

二、调节酸碱平衡药 218

项目七 呼吸系统药物与用药护理 221

任务一 镇咳药、祛痰药与用药护理 221

一、镇咳药 222

二、祛痰药 224

任务二 平喘药与用药护理 228

一、支气管扩张药 229

二、抗炎平喘药 232

三、抗过敏平喘药 233

项目八 消化系统药物与用药护理 237

任务一 抗消化性溃疡药与用药护理 237

一、抗酸药 238

二、胃酸分泌抑制药 239

三、胃黏膜保护药 241

四、抗幽门螺杆菌药 242

任务二 治疗消化功能障碍药物与用药护理 245

一、助消化药 245

二、胃肠促动药和止吐药 246

三、泻药 247

四、止泻药 249

五、利胆药 249

六、肝脏辅助用药 250

项目九 内分泌系统、生殖系统药物与用药护理 253

任务一 肾上腺皮质激素类药物与用药护理 253

一、糖皮质激素类 255

二、盐皮质激素类 259

三、促皮质激素类 260

四、皮质激素抑制药 260

任务二 影响甲状腺激素药物与用药护理 262

一、甲状腺激素类 263

二、抗甲状腺药 265

任务三 抗糖尿病药与用药护理 270

一、胰岛素及其制剂 271

二、常用口服降血糖药 274

三、其他新型非胰岛素类降血糖药 276

任务四 抗痛风药、抗骨质疏松药与用药护理 281

一、抗痛风药与用药护理 281

二、抗骨质疏松药与用药护理 283

任务五　性激素类药物、生殖系统药物与用药护理　289

一、性激素及相关药物　289

二、子宫兴奋药与抑制药　294

三、调节生育功能药　296

四、治疗良性前列腺增生的药物　299

项目十　抗变态反应药、免疫调节药与用药护理　303

任务一　抗变态反应药与用药护理　303

一、概述　304

二、H_1受体拮抗药　304

三、其他药物　307

任务二　免疫调节药与用药护理　310

一、免疫抑制剂　311

二、免疫增强剂　313

三、计划免疫用药　315

项目十一　抗微生物药与用药护理　319

任务一　认识抗微生物药　319

一、基本概念和常用术语　320

二、抗微生物药作用机制　321

三、病原体耐药性的发生机制　322

四、抗微生物药的合理应用　323

任务二　β-内酰胺类抗生素与用药护理　326

一、青霉素类　326

二、头孢菌素类　330

三、其他β-内酰胺类抗生素　332

任务三　其他常用抗生素与用药护理　335

一、大环内酯类　336

二、氨基糖苷类　338

三、四环素类等其他抗生素　340

任务四　化学合成抗微生物药与用药护理　346

一、喹诺酮类　347

二、磺胺类与甲氧苄啶　350

三、硝基咪唑类与硝基呋喃类　352

任务五　抗结核药与用药护理　355

一、一线类抗结核药　357

二、其他抗结核药　359

三、抗结核病的合理用药　359

任务六　抗真菌药与用药护理　362

一、唑类抗真菌药　363

二、其他抗真菌药　365

任务七　抗病毒药与用药护理　368

一、治疗常见病毒感染药物　369

二、治疗人类免疫缺陷病毒感染的药物　372

项目十二　抗寄生虫药、抗恶性肿瘤药与用药护理　378

任务一　抗寄生虫药与用药护理　378

一、抗疟药　379

二、抗阿米巴病药和抗滴虫病药　382

三、抗肠虫药和其他抗寄生虫药　383

任务二　抗恶性肿瘤药与用药护理　387

一、抗恶性肿瘤药的药理学基础　388

二、细胞毒类抗肿瘤药　389

三、非细胞毒类抗肿瘤药　393

四、抗肿瘤药的辅助用药　395

五、抗肿瘤药的应用原则和毒性反应　396

项目十三　部分专科药物与用药护理　400

任务一　麻醉药与用药护理　400
一、全身麻醉药与用药护理　401
二、局部麻醉药与用药护理　404
任务二　抗休克药、解毒药与用药护理　409
一、抗休克药与用药护理　409
二、解毒药与用药护理　411
任务三　五官科、皮肤科药物与用药护理　417
一、五官科常用药物　418
二、皮肤科常用药物　423

附录　427

药物实践技能训练　427
实践一　药理学动物实验的基本知识与技术　427
实践二　药品剂型选择和药品说明书解读　429
实践三　影响药物效应的主要因素　431
实践四　传出神经系统药物对动物瞳孔、腺体的影响　433

实践五　传出神经系统药物对血压的影响（模拟实验讨论）　435
实践六　地西泮的抗惊厥作用和药物依赖性案例讨论　436
实践七　疼痛的用药护理模拟训练　437
实践八　高血压、心绞痛的用药护理模拟训练和硝酸酯类扩张血管作用　438
实践九　血栓性疾病和贫血的用药护理模拟训练　440
实践十　呋塞米对家兔尿量的影响和利尿药用药护理模拟训练　441
实践十一　糖皮质激素类药物的用药护理模拟训练　443
实践十二　糖尿病的用药护理模拟训练　444
实践十三　抗微生物药的有关实验和处方分析　445
实践十四　局麻药的作用和毒性比较　448
实践十五　休克的用药护理模拟训练　450
药物的一般知识　451
教学大纲（参考）　457
参考文献　468

项目一 | 药物学与用药护理基础

项目一数字内容

任务一 认识药物与用药护理

知识目标：

1. 掌握药物、药物学、药理学、药效学、药动学等重要概念。
2. 熟悉药物学的主要内容、性质、任务和用药护理程序。
3. 了解药物的其他知识。

技能目标：

学会用药护理的基本步骤、要点，常规药品通用技能。

素质目标：

对课程有较高兴趣，初步具备尊重患者，热爱护理工作，完成未来岗位任务的基本素养。

 工作情景与任务

导入情景：

同学甲是护理专业实习学生，假期回家碰到了邻居大妈，大妈退休以后非常注重养生保健，她也一直有高血压，血脂、血糖指标均不正常，平时就喜欢按照广告购买各种保健品，使用的药物也非常多，家里就像一个"小药房"，这次她专门向同学甲请教还有什么"好药"可以使用。

工作任务：

1. 利用药品包装和说明书，向大妈介绍所用常规药品的重要信息和注意事项。
2. 结合实际情况，对大妈进行适度、规范用药，正确看待保健品功效的宣传教育。

3. 在这个案例中,护士应该在哪些方面体现专业精神和职业素养?

一、药物学的概念和任务

药物(drug)是指作用于机体,调节、影响其形态结构、生理功能、代谢水平、遗传过程,具有诊断、防治疾病等用途的化学物质。一般可按其来源分为天然药物、化学合成药物和生物技术药物等。

 知识链接

药物起源的"药食同源"学说

远古人类在获取食物时,逐渐认识到有些植物、动物的可食部分具有缓解病痛的作用,这些具有特殊作用的有效部位逐渐演变成独立于食物外的药物。中国古代就有"神农氏尝百草,识百毒,而知药"的传说,金文的"藥(药)"字,就包含了"草""木"的含义,释为"治病草,从草,乐声",后称"药为治病之物,以草类居多"。而药的英文单词"drug"是来自希腊文"drogen",原意是干草,也体现了这一观点。

药物学是研究药物基本规律的科学,其主要内容是药理学,药理学是研究药物与机体相互作用规律及其机制的科学,药理学是医学与药学的交叉学科,又是基础医学与临床医学之间的桥梁学科。其中,研究药物对机体作用规律及其机制的科学称为药物效应动力学(pharmacodynamics),简称药效学;研究机体对药物的处置过程及血药浓度随时间而变化的规律的科学称为药物代谢动力学(pharmacokinetics),简称药动学。药效学和药动学构成药理学学科的两大结构体系(图1-1-1)。

药物均具有客观的药理作用,其实际疗效除取决于药物自身化学结构和制剂因素外,也受使用方法、护理措施、心理因素、环境因素等药外因素的影响,药物均具有一定的不良反应,使用不当甚至带来药源性疾病,也会影响到最终的治疗效果。

同一种化合物,因为使用剂量和

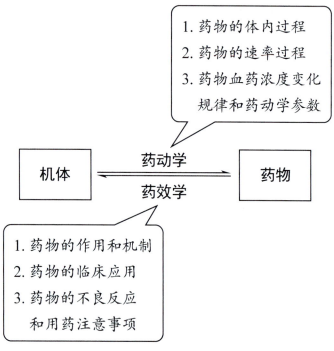

图1-1-1 药物与机体相互关系示意图

方法的不同,可能分别成为食物、药物和毒物,因此,国家专门制定了《中华人民共和国药品管理法》等一系列法律法规对药物和药品实行严格管理。

 护理学而思

食物、药物、毒物三者的区别——以维生素C为例

众所周知,维生素C广泛存在于水果、蔬菜等食物中,如摄入量不足就会导致维生素C缺乏症(坏血病)等,需要补充维生素C治疗。维生素C也可以作为药物辅助治疗感冒等病症。但是如果一次大剂量口服维生素C,就有可能损伤胃黏膜,产生毒害作用。所以不能简单认定维生素C就是食物、药物或毒物,界定某一化学物质是食物、药物、毒物的主要依据是药物使用方法和剂量。

护士是医嘱执行者之一,直接协助或指导患者用药,因此,要对正确使用药物有高度的责任心,认真、细致地进行各种药物的用药护理,只有这样才能做好患者的健康守护者。

为规范药物和药品的具体使用,国家实行"处方药与非处方药分类管理制度"和"国家基本药物制度"。处方药是指必须凭执业医师或执业助理医师处方才可调剂、购买和使用的药物,非处方药是指不需要凭执业医师或执业助理医师处方即可自行判断、购买和使用的药物。国家基本药物是指适应基本医疗卫生需求,剂型适宜,价格合理,能够保障供应,公众可公平获得的药品。上述制度是深化我国医药卫生体制改革,提高人民群众健康水平的重要举措。

因此,护理专业学生通过学习本门课程,可全面掌握、理解药物作用、临床用途、不良反应等知识,了解影响因素和注意事项,初步具备药物应用时的护理技能和合理用药宣传教育能力,帮助同学们在未来工作岗位上,正确执行药物治疗方案,合理、高效地进行用药护理,提高患者的治疗效果和生活质量。

二、用药护理在职业岗位上的基本内容和要求

用药护理是护理学与药物学交叉融合的应用型学科,其任务是研究、指导和帮助护理人员,在药物学基本原理的指导下,在临床护理、健康保健等工作中,正确、合理地应用药物,充分发挥疗效,减少或避免不良反应,提高护理质量。药物学在护理工作中的核心问题就是临床工作中的用药护理问题。

护士时刻工作在临床工作的第一线,是用药护理的实施者,承担着执行处方或医嘱,观察药物治疗效果和不良反应,指导合理用药,开展预防保健和健康教育等职责,可以按护理工作流程划分为用药前、用药中、用药后三个阶段。

1. 用药前　应包括：①仔细阅读医嘱、处方，掌握患者用药史等基本信息；②熟悉药物应用知识，如选择药物的依据和类别，相关适应证和不良反应等，尤其是要熟悉具有"三致"作用（致突变作用、致癌作用、致畸作用）的药物；③熟悉选用药物的剂型、规格、剂量、用法、疗程及注意事项，也特别注意特殊人群的适宜剂型的选择；④熟悉药物的不良反应和防治措施，了解有关配伍禁忌，熟记混合、配制静脉注射药物的规范和要点；⑤做好护患沟通和心理护理等配合措施。

2. 用药中　严格按护理操作规范给药，如"三查、七对、一注意、六准确"等；如患者自行服用要认真指导用药，可结合药品说明书及相关信息进行重点介绍。同时要注意：①未经医生许可不得随意变更给药方案，如剂量、滴速、间隔、时间和次数等，尤其是新生儿、婴儿、儿童和老年人的剂量换算要确保无误；②认真观察和评估疗效、不良反应，如有异常情况及时报告医生；③评估用药依从性，备有特殊患者给药困难时的替代补救措施，做好护患沟通和合理用药宣教。

3. 用药后　主要包括：①结合患者实际，客观评估药物疗效和不良反应，配合医生采取相应措施；②准确回顾、总结用药护理过程，协助医生评价、完善药物治疗方案；③清点药具药械，做好病区药品使用登记、核对等工作，尤其对特殊管理的药品，严格按照有关规定管理；④开展合理用药的健康教育，尤其是对出院患者和患者家属加强用药后续指导，提高药物远期疗效或家庭、社会及公众的用药水平。

 知识链接

"三查""七对""一注意""六准确"原则

这是护士在执行医嘱，为患者给药时应遵循的原则，"三查"是指护士用药要做到操作前查、操作中查、操作后查；"七对"是要求在用药时，要对床号、对姓名、对药名、对药物浓度、对药物剂量、对用药方法以及对用药时间，避免发生用药差错和事故；"一注意"是指注意观察用药后的疗效和不良反应；"六准确"是要求药名、给药对象、给药途径、药物剂量、药物浓度、给药方法准确无误。此原则贯穿用药护理整个过程。

三、药物学的学习方法

药物学对于护理、助产及相关专业十分重要，而且内容多、涉及面广，学好这门课程，应重点做好以下几点：

1. 掌握本门课程的内容特点。护理专业的药物学是从"药物"的角度阐述护理工作中的药物应用知识和技能，主要介绍药物作用、用途、不良反应和在临床护理中的实际应用。学生学习时应拓宽视野，注意前期基础类课程如解剖、生理的复习和后续专业类课程如护理技术、临床护理等课程的联系，本教材中的"工作情景与任务""任务解析和岗位对接""知识链接""护理学而思"等内容,有助于加强这类联系,强化知识点。

2. 掌握本门课程基本框架和由共性到个性的学习规律。护理专业的药物学首先通过总论介绍基本概念和普遍规律,然后具体到各个章节(项目任务),每一章节(项目任务)也是主要介绍每类药物代表药,其他药物则主要介绍特点和区别。学生要把握规律,利用好"学习目标"、某些疾病的药物应用"任务实施与解析""三个护理步骤""学习小结""思考与练习"等内容,加强比较、归纳、总结,用好配套的数字资源库,配合教师开展"线上—线下"混合式教学效果改革,同时多做练习和实践,善于通过思维导图、图表等方法提高学习效果。

3. 要善于把握本门课程的知识特点和认知规律。药物学信息量大,涉及面广,仅药名就有近千个,还有较多的比较生僻的知识点,容易遗忘和混淆。但是上述知识点多具有共同性和关联性,找到这些规律,注意提炼总结、分类记忆和强化训练,就可以很好地掌握,建议用好"学习小结"、课后思考题和网络自测题,本教材提供了大量具有代表性的临床用药实例,并有专门的配套教材和数字资源库,建议同学们认真学习、思考和讨论,做到理论联系实际,注意举一反三,既能巩固知识,又能强化用药护理技能。

任务解析和岗位对接

这是一个典型合理用药宣教工作任务,是护士未来一项重要的工作任务,同学需要先学习附录中的"药物的一般知识",然后结合邻居大妈使用的具体药物(如抗高血压药、抗糖尿病药)开展工作。护士应知晓药品说明书、包装(剂型)等是主要的信息获取资源,要提高运用药品常识的各项技能,比如:通过批准文号区分药品和保健品,选取说明书关键信息点,结合药物学知识解答药品的类别、用途、不良反应和注意事项,还要根据邻居大妈对健康保健的渴求和过度用药的实际,重点解读药物不良反应的普遍性和危害性,建议采取更为合理的健康保健方式等。在具体宣教中,要热情、认真、细致,充分体现护士的专业精神和职业素养。

岗位对接参考下面任务工作清单模拟完成。

用药前	护理评估	①健康评估:患者使用抗高血压药的主要原因;②用药情况评估:是否使用一线抗高血压药,阅读药品说明书获取相关知识,如具体用法;③用药禁忌评估:应问询患者了解有关信息,并对照药品说明书选择介绍。
	调配药品	①根据医嘱或处方,指导患者用药;②针对老年患者,应采取辅助标注等形式或方法帮助其正确用药;③确定是否是长效制剂,是否是复方制剂等;④确定同时服用的其他药物的主要信息。
	提示建议	①重点关注患者使用抗高血压药的剂型和时间,如是否晨服,固定间隔等;②提示患者要注意使用药物较多,容易发生漏服、错服;③强调控/缓释剂型的使用特点,并及时了解、反馈不合理用药情况。

用药中	护理问题	①用药过程中是否有血压波动、眩晕、心悸等不适症状；②长期用药后，血压及相关症状改善情况，药物依从性情况等；③与其他药物配伍使用问题。
	护理措施	①使用前询问用药史，避免重复或叠加用药；②在规定时间进行血压测量；③避免体位剧烈改变；④加强心理护理，提高患者依从性。
	用药要点	①定时服用抗高血压药，避免血压高了就用药，反之停药；②学会熟练准确测量血压，并记录；③加强不良反应问询及时就医随访等。
用药后	健康教育	①与患者和家属有效沟通，介绍高血压规范治疗的重要意义；②建议患者合理饮食、科学锻炼、保证充足睡眠休息；③关注与高血压密切相关的高脂血症、糖尿病的防治。
	评价效果	①多次测量血压指标始终在理想范围；②高血压症状得到有效控制或缓解；③对照药品说明书，是否产生对患者不利的不良反应；④患者对个人健康管理意识是否提高。
	回顾小结	①结合实际，长期用药的依从性是高血压药物治疗的关键因素；②密切观察药物不良反应，避免有关不良反应发生；③小结本任务心得体会，查找不足，制订改进措施等。

学习小结

　　本任务主要介绍了药物和药物学的基本概念和目标要求，用药护理三个基本程序"用药前""用药中"和"用药后"，以及今后用药护理所必须掌握的有关药物基本知识，学好上述知识对掌握后续各类药物是非常必要的。

思考与练习

　　1. 药物的主要用途有哪些，药效学和药动学的概念是什么？

　　2. 护士在用药护理时，分别在"用药前""用药中""用药后"应有哪些工作任务？

　　3. 以铁剂为例，请同学们模仿本节课堂讨论形式，通过查阅教材和网络，讨论铁剂区别为食物、药物、毒物的依据是什么？ 这在今后工作中有何意义？

　　4. 请同学结合"实践一　药品常识与用药护理模拟训练"的内容，课后搜集常用药物的说明书，说出如何判断处方药、非处方药以及国家基本药物，选择药物剂型的依据有哪些？

（张　庆）

任务二　药物对机体的作用——药物效应动力学

 工作情景与任务

导入情景：

患者，男，73岁，患慢性支气管炎多年，近日加重，医生建议住院治疗。因患者以往用青霉素效果较好，这次医生仍选用该药，剂量为1 000万U，皮试阴性后，护士将青霉素G钠溶于0.9%的NaCl溶液250ml中，快速静脉滴注，约1min后，患者面色苍白，烦躁不安，脉搏细弱，血压下降至10kPa/8kPa（75/60mmHg），并伴有呼吸困难等症状。

工作任务：

1. 说出患者用药后出现上述症状可能的原因。
2. 解释药物作用的"两面性"，针对此患者进行正确的用药护理指导。
3. 在这个案例中，护士应该在哪些方面体现专业精神和职业素养？

一、药物作用的基本规律

（一）药物的基本作用

药物的基本作用是指药物对机体原有功能活动的影响。根据药物作用的结果，分为兴奋作用和抑制作用。

1. 兴奋作用　药物使机体原有生理、生化功能增强的作用称为兴奋作用。如用药后，腺体分泌增加、心跳加快、酶活性增强。

2. 抑制作用　药物使机体原有生理、生化功能减弱的作用称为抑制作用。如用药后，腺体分泌减少、心跳减慢、酶活性降低。

兴奋和抑制作用不是固定不变的,可以随剂量的变化而改变。同一药物对不同组织器官产生的作用也有不同,如肾上腺素对心肌是兴奋作用,而对支气管平滑肌产生抑制作用。同一药物不同剂量产生的作用也会不同,如乙醇在小剂量时表现为中枢兴奋作用,而大剂量时表现为中枢抑制作用。

(二)药物作用的主要类型

1. 局部作用和吸收作用　药物被吸收进入血液循环前,在用药部位出现的作用称为局部作用。如酒精用于皮肤的消毒作用、口服硫酸镁的导泻作用。吸收作用是指药物从给药部位被吸收进入血液循环后分布到各组织器官所产生的作用。如口服咖啡因产生的大脑皮质兴奋作用、肌内注射肾上腺素产生的心脏兴奋作用。

2. 直接作用和间接作用　直接作用又称原发作用,是指药物在所分布的组织器官直接产生的作用。间接作用又称继发作用,是指由直接作用引发的其他作用。例如,去甲肾上腺素有升高血压和减慢心率两种效应。前者是去甲肾上腺素激动血管平滑肌上 α 受体的结果,属于直接作用;后者是血压升高继发性引起心脏迷走神经兴奋的结果,属于间接作用。

3. 选择作用　指在一定剂量下药物对不同组织器官作用的差异性。大多数药物在治疗量时只对某个组织器官有明显作用,而对其他组织器官的作用不明显或没有作用。如地高辛在治疗量时对心肌的作用强,而对骨骼肌和平滑肌的作用则较弱。药物的选择作用是相对的,随剂量增加,其选择性逐渐下降,产生不良反应的机会增大。如尼可刹米在治疗剂量时可选择性兴奋延髓呼吸中枢,剂量增加可使中枢神经系统兴奋,甚至引起惊厥。在临床选择用药时,尽可能选用选择性高的药物。

(三)药物作用的两重性

用药的目的在于防病治病,但用药后,在产生对患者有利的防治作用的同时,也可能产生对患者不利的不良反应。药物的防治作用和不良反应又称为药物作用的两重性。

1. 防治作用　可分为预防作用和治疗作用。

(1)预防作用:是指提前用药以防止疾病或症状发生的作用。如小儿接种卡介苗预防结核病,服用小剂量阿司匹林用于防治血栓栓塞性疾病。

(2)治疗作用:是指符合用药目的,能够缓解症状或消除病因以达到治疗效果的作用。根据治疗目的的不同,将治疗作用分为对因治疗和对症治疗。对因治疗的目的在于消除病因,又称"治本",如使用青霉素治疗革兰氏阳性菌感染。对症治疗的目的在于缓解疾病症状,又称"治标",如使用对乙酰氨基酚,使发热患者的体温降至正常。对因治疗和对症治疗同等重要,正如中医学所述:急则治其标,缓则治其本,标本兼治。

2. 不良反应　药物应用时出现的不符合用药目的,给患者带来不适或危害的反应。其中由药物本身或其代谢物引起的称为 A 型药物不良反应,其特点是呈剂量依赖性,能够预测,发生率较高但病死率较低;由人体的特异体质等原因引起的称为 B 型药物不良反应,其特点是与用药剂量无关,难以预测,发生率低但病死率高。在用药期间应采取有效措施,尽可能避免不良反应的发生。少数严重的不良反应会对机体带来严重危害,甚至导致新的药源性疾病。

(1)副作用:药物在治疗剂量时出现的与治疗目的无关的作用称为副作用。其特点为:①可预知性,副作用是药物的固有反应,其数量、强度与药物的选择性有关;②可变化性,随着用药目的的改变,治疗作用与副作用可以互相转化,如阿托品具有松弛平滑肌和抑制腺体分泌的作用,当利用松弛平滑肌作用治疗胃肠绞痛时,口干是其副作用,而利用抑制腺体分泌作用减少呼吸道分泌物时,又可引起腹胀气和尿潴留的副作用;③可控制性,副作用会给患者带来不适,但一般危害不大,并可通过采取相应措施予以防治。如老年人使用氨茶碱治疗支气管哮喘时引起的中枢兴奋可用中枢抑制药对抗。

(2)毒性反应:药物在用量过大、用药时间过长或机体对药物敏感性过高时产生的对机体有明显损害的反应。毒性反应的危害较大,一般是可以预知的,在用药护理中护士要认真观察,及时发现,尽量避免毒性反应的发生。用药后立即发生者称为急性毒性,长期在体内蓄积而缓慢发生者称之为慢性毒性,介于两者之间的称为亚急性毒性。毒性反应对机体器官或生理生化功能有明显的损害或破坏作用,一般根据损害部位称为肝毒性、肾毒性、耳毒性、神经毒性等。

有些药物影响细胞突变率,称为致突变作用;当该作用产生的变异细胞为癌细胞时,则称为致癌作用;如发生在胚胎期,造成畸胎,则称为致畸作用。三者统称为"三致作用",均属于慢性毒性反应,在用药护理时要密切注意。

(3)变态反应:又称过敏反应,是指药物作为抗原或半抗原所引发的病理性免疫反应。致敏物质可以是药物本身、药物的代谢物或药物制剂中的某些物质。药物变态反应的特点:①不可预知,过敏体质容易发生;②发生与用药剂量无关;③结构相似的药物可有交叉过敏反应。变态反应常见表现有发热、皮疹、血管神经性水肿、哮喘及血清病样反应,最严重的是过敏性休克,不及时救治,可致死亡。对易致过敏反应的药物,用药前要详细询问患者有无药物过敏史,并按有关规定做药物过敏试验,凡有过敏史或过敏试验阳性者禁用。

(4)后遗效应:停药后血药浓度已降至最低有效浓度以下时仍残存的药理效应。如服用某些安眠药催眠时,次日清晨仍有困倦、头晕、乏力等"宿醉"现象。

(5)继发反应:是指药物发挥治疗作用后的后续效应,多为不良后果,又称治疗矛盾。如长期使用广谱抗生素时,因其抑制或杀灭了体内的敏感菌,不敏感菌则大量繁殖生长,导致菌群失调引起新的感染,称为二重感染,属于继发反应。

(6)停药反应:是指长期使用某些药物,突然停药使原有疾病复发或症状加剧的现象。如长期使用普萘洛尔治疗高血压时,突然停药可致血压骤升,因此,在使用本药时不可突然停药,应逐渐减量、缓慢停药。

(7)特异质反应:是指少数遗传背景特殊的患者对某些药物产生的特殊反应。如先天性葡萄糖-6-磷酸脱氢酶缺乏的患者,应用伯氨喹、氯霉素等药物时发生的急性溶血性反应。

（8）药物依赖性：是指长期应用某些药物后，患者对药物产生主观和客观上连续用药的依赖现象。如果连续用药突然停药，患者仅表现为主观上的不适而没有其他生理功能的紊乱，但有强烈的继续用药的欲望，称为精神依赖性，又称心理依赖性或习惯性。如果用药时患者产生欣快感，停药后不仅出现主观上的不适，还会产生严重生理功能紊乱的戒断症状，表现为烦躁不安、流泪、出汗、疼痛、恶心、呕吐、惊厥等，甚至危及生命，再次用药后症状消失，此为身体依赖性，又称生理依赖性或成瘾性。对药物产生成瘾性的患者，为了继续用药，常不择手段，甚至丧失道德人格，对家庭和社会造成极大危害。

 护理学而思

说说"吃药上瘾"

人们常说的"吃药上瘾"是指出现了药物依赖性。能产生依赖性的药物和化学物质主要有：①麻醉药品，如阿片类、可卡因类及大麻等；②精神药品，如镇静催眠药、抗焦虑药、中枢兴奋药及致幻剂等；③其他嗜好品，如烟草、酒精及某些挥发性有机溶剂等。药物致依赖现象最严重的是麻醉性镇痛药（吗啡、哌替啶等）、与麻醉性镇痛药化学结构相似、依赖性更强的各类毒品（海洛因、可卡因等）以及近年来出现的新型毒品（麦角二乙酰胺、冰毒等），它们不但对人体造成极大损害，还会引发许多严重社会问题，如吸毒、贩毒等犯罪行为。禁毒防毒是全体公民都需要积极参与的一项重大而持久的社会工程，防止药物依赖性发生则是每一位医务工作者的重要职责。

作为国家公民，应该如何践行"珍爱生命，远离毒品"这句话？作为未来的医护工作者，应该如何规范使用此类药品，正确对待有药物依赖性的患者呢？

二、药物的量效关系

（一）药物的剂量与效应

剂量是指用药的分量。在给药方法正确、吸收正常的情况下，剂量的大小决定血药浓度的高低，血药浓度又决定药物作用效应。在一定剂量范围内，剂量越大，血药浓度越高，效应也随之增强（图1-2-1），但超出一定的范围，随着给药剂量的增加，血药浓度不断增加，则会引起毒性反应，出现中毒甚至死亡。因此，在用药过程中，要严格掌握用药剂量，既要保证效应，又要防止毒性反应的发生。

一般将剂量按其对应效应进行分类。用药剂量过小，在体内达不到有效浓度，尚未出现药效的剂量称为无效量；随着用药剂量的增加，刚开始出现药效的剂量称为最小有效量，又称为阈剂量；继续加大给药剂量，引起最大治疗作用但不至于中毒的剂量称为极量，又称为最大治疗量；极量是国家药典明确规定允许使用的最大剂量，除特殊需要外，一般不得超过；超过极量继续给药，血药浓度继续增高，出现毒性反应的最小剂量为最小中毒量;药物引起死亡的最小剂量称为最小致死量。从最小有效量到极量之间的用药剂量为有效量(治疗量)。在临床用药时,为了使疗效可靠且用药安全,常采用比最小有效量大些比极量小些的剂量称为常用量。

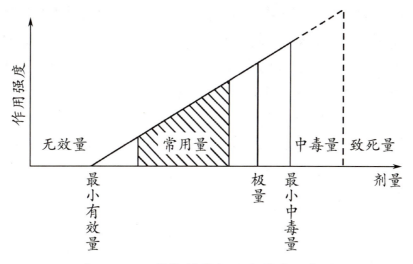

图 1-2-1　药物剂量与效应关系示意图

(二)量效曲线及意义

准确反映药物剂量(浓度)与药物效应之间变化规律的曲线,称为量效关系曲线(图 1-2-2)。其中剂量用算数值表示,曲线呈长尾 S 型(图 1-2-2A),剂量用对数剂量表示时,曲线呈对称性 S 型(图 1-2-2B)。根据药物效应的性质和表现特点,该曲线可分为量反应和质反应两种。量反应是指药理效应强弱是连续增减的量变,为可测量的具体数据,如血压、脉搏、平滑肌舒缩值等,量反应的研究对象多是单一的生物单位。质反应是指药理效应强度不随着药物剂量或浓度呈连续性的变化,而是表现为以某特定指标出现或不出现为准,如生存与死亡,震颤与不震颤,有效与无效,阳性与阴性等,质反应的研究对象一般是群体。在质反应中引起 50% 实验对象出现阳性反应时的药量,称为半数有效量(ED_{50}),而引起 50% 实验对象死亡的药量,称为半数致死量(LD_{50}),这些指标是评价药物安全性的重要依据。

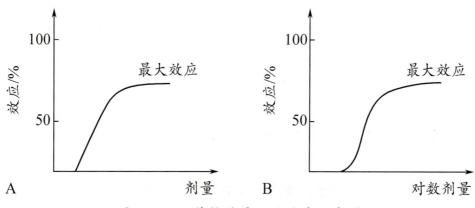

图 1-2-2　药物的量-效曲线示意图
A:剂量为算数值;B:剂量为对数剂量。

1. 效能与效价　这两个概念均反映药物作用程度,但内涵有差异。

（1）效能:是指药物产生最大效应的能力,效能反映药物内在活性的大小。随着药物剂量或浓度的增加,效应也相应增强,当效应达到一定程度后,再增加药物剂量或浓度,效应不再增强,这一药理效应的极限为效能。见图1-2-3所示,呋塞米的效能高。

（2）效价:是指药物作用强度,即能引起等效反应的药物剂量。是以几种药物产生同样效应时剂量大小的比较来表示,用药剂量愈小,表示其作用强度愈大。见图1-2-3,三种利尿药在排钠量均为100mmol/d的药效时,环戊噻嗪的用量小,效价高。效价反映的是药物与受体亲和力的大小,所需剂量越小,效价越高。

效能与效价之间没有相关性,因两者反映药物的不同性质,在临床用药时可作为选择药物和确定剂量的重要参考。

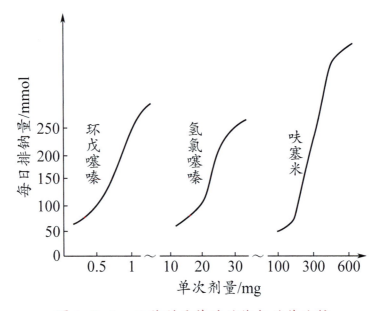

图1-2-3　三种利尿药的效能与效价比较

2. 评价药物安全性的指标　量-效关系曲线可用于药物安全性分析,目前常用于评价药物安全性的指标有四种。

（1）安全范围:是指最小有效量与最小中毒量之间的范围。此范围越大,用药越安全。

（2）治疗指数:是药物的半数致死量（LD_{50}）与半数有效量（ED_{50}）的比值。一般情况下,治疗指数越大,药物的安全性越大。比较安全的药物这一比值不应小于3。

（3）安全系数:是指最小中毒量（LD_5）与最大治疗量（ED_{95}）的比值。比值越大,用药越安全。

（4）可靠安全系数:是指药物LD_1与ED_{99}的比值。该比值越大,用药更安全。

三、药物作用机制概述

药物作用机制又称药物作用原理,主要是研究药物为什么能起作用和如何起作用的。药物作用机制比较多，其中以受体作用机制最为重要。通过学习药物的作用机制，有助于理解药物的治疗作用和不良反应的本质，为提高药物的疗效、防止药物的不良反应、更好地开展用药指导、药物咨询和用药护理提供理论依据。

（一）受体作用机制

1. 受体与配体　受体是一类特殊蛋白质，能识别、结合特异性配体并产生特定生物效应。受体分布于细胞膜、细胞质和细胞核中，在各组织细胞有特定的分布，一种受体可分布于多种组织细胞，有些组织细胞也可同时存在多种受体。

配体是能与受体特异性结合的化学物质。配体分为内源性和外源性两类，内源性配体包括神经递质、激素、自体活性物质等；外源性配体主要有与内源性配体化学结构相似的药物和毒物。

受体与配体结合具有以下特点：①特异性，指受体只能与其结构相适应的配体特异性结合；②可逆性，受体与配体的结合是可逆的；③饱和性，体内各类受体的数目是一定的，受体与配体的结合具有最大限度；④竞争性，作用于同一受体的配体之间存在竞争现象；⑤多样性，同一受体存在不同的亚型，广泛分布在不同的细胞，与同一配体结合产生不同的效应。

2. 药物与受体　药物作为外源性配体，与受体结合产生效应必须具备两个条件：①药物具有与受体结合的能力，即亲和力，该条件决定了药物作用的效价；②药物与受体结合后，具有激活受体表达生物效应的能力，即内在活性，该条件决定了药物作用的效能。根据药物与受体结合情况，可以将药物分为三类。

（1）受体激动药：指与受体既有亲和力，又有内在活性的药物。如肾上腺素激动α受体和β受体呈现兴奋心脏和扩张支气管的作用。

（2）受体拮抗药：指与受体只有亲和力，没有内在活性的药物。这类药物通过占据受体，阻断内源性配体或受体激动药与受体结合而发挥拮抗效应。如普萘洛尔为β受体拮抗药，可与肾上腺素竞争与β受体结合，表现为抗肾上腺素的作用。

（3）受体部分激动药：指与受体有亲和力，但仅有较弱的内在活性的药物。单独使用时可产生较弱的激动效应，但与完全激动药合用时，则呈现拮抗效应，具有激动药和拮抗药的双重特性。

有时用拮抗参数 pA_2（antagonism parameter）来表示竞争性拮抗药作用强度的指标，当有一定浓度的拮抗药存在时，激动药增加 2 倍时才能达到原来效应，此时拮抗药摩尔浓度的负对数即拮抗参数。该参数越大药物对受体的拮抗作用越强。

3. 受体的调节　体内受体的数量、亲和力、效应力，可受药物、生理、病理等因素的影响而发生变化，称为受体的调节。受体的调节方式有两种：①向上调节，如长期使用受体拮抗药，会使体内受体数目增多、亲和力增大或效应力增强的现象，这是长期用药突然停药时出现停药反应或反跳现象的原因之一；②向下调节，如长期使用受体激动药，会使体内受体数目减少、亲和力减弱或效应力减弱的现象，这是药物产生耐受性的原因之一。

4. 受体类型和结合后效应 药物与受体结合形成复合物后,需经过中间过程的生理、生化反应才能引起效应。如离子通道开放、激活细胞膜结合酶、诱导蛋白质的合成等。体内的受体种类非常多,根据受体蛋白结构、信号转导过程、效应性质、受体位置等特点,可将受体分为五类:① G 蛋白偶联受体,如肾上腺素受体;②配体门控离子通道受体,如 N 型胆碱受体;③酪氨酸激酶受体,如胰岛素受体;④细胞内受体,如皮质激素受体;⑤其他酶受体,如脑钠肽受体。

(二)药物的其他作用机制

1. 产生理化反应 通过简单的化学反应及物理作用而产生的药物作用。如使用抗酸药中和胃酸以治疗消化道溃疡病。

2. 影响酶的活性 体内酶的种类很多,分布极广,参与机体的生理、生化和物质代谢的活动,是药物作用的主要靶点,药物通过改变酶的活性,而影响机体的功能。如新斯的明可抑制胆碱酯酶的活性,使骨骼肌的兴奋作用增强。

3. 参与或干扰细胞代谢 通过补充机体的生命代谢物质以治疗相应的缺乏症。如铁剂可参与血红蛋白的形成,用于治疗缺铁性贫血。

4. 影响生理物质的转运 机体内许多无机离子、代谢产物、神经递质、激素在跨膜转运时需要载体,影响这些物质的跨膜转运即可产生显著的药物作用。如氢氯噻嗪抑制肾脏远曲小管 NaCl 的再吸收而发挥利尿作用。

5. 影响细胞膜的离子通道 细胞膜上的无机离子通道控制着 Na^+、Ca^{2+}、K^+、Cl^- 等离子的跨膜转运,对维持细胞的兴奋性和功能有重要作用,药物通过干扰和阻滞这些离子通道,从而影响细胞的生理生化功能,如利多卡因作用于心肌,阻滞钠通道,可治疗室性心律失常。

6. 影响核酸的代谢 许多抗恶性肿瘤药通过影响 DNA 和 RNA 的代谢产生抗恶性肿瘤作用;有些抗生素可作用于细菌的核酸代谢过程而产生抑菌或杀菌效应,如喹诺酮类。

7. 影响免疫功能 糖皮质激素能抑制机体的免疫功能,可用于器官移植时的排斥反应。

8. 非特异性作用 如甘露醇可升高血浆晶体渗透压,使水肿的脑、肺等组织脱水;消毒防腐药能使细菌蛋白质变性,可用于体外杀菌或防腐等。

任务解析和岗位对接

这是一个典型的青霉素过敏反应的病例,说明任何一个"好药"都有其两面性,有利的是疗效,不利的就是不良反应。就像青霉素治疗患者的呼吸道感染很有效,但是发生了过敏反应,产生过敏性休克时就会危及生命。所以在今后用药护理中要高度重视药物不良反应的防治。具体到本患者的情况,应立即停药,报告医生,就地抢救,首先采用 0.1% 盐酸肾上腺素抢救,具体可见项目二任务四的内容,抢救成功后还要告诉患者及家属今后不得再使用青霉素以及有交叉过敏的药物。同时,在后续模拟训练中,应在关爱患者、指导合理用药、健康宣教、增强其康复信心等方面体现专业精神和职业素养。

岗位对接参考下面任务工作清单模拟完成。

用药前	护理评估	①健康评估：观察患者健康状况和精神状态，了解既往病史等；②用药禁忌评估：评估患者是否有哮喘、湿疹、荨麻疹等过敏性疾病和严重肾功能损害等；③用药情况评估：了解患者青霉素类药物的用药史和过敏史，避免与四环素类、红霉素、氯霉素、磺胺类等抗微生物药合用；适当了解其他相关信息等。
	调配药品	①注射用青霉素钠（粉针剂）：40万U、80万U、160万U等；成人肌内注射，一日80万～200万U，分3～4次给药；静脉滴注，一日200万～2 000万U，分2～4次给药；②其他药物参见相关项目任务。
	提示建议	①肌内注射：每50万U青霉素钠溶解于1ml灭菌注射用水，超过50万U则需加灭菌注射用水2ml；静脉滴注：一般用0.9%的氯化钠溶液配制，给药速度不能超过每分钟50万U；②不能与酸性药物、含有重金属（铜、锌、汞等）的药物配伍使用；③未明事项应查阅药品说明书或向医师、药师等反馈咨询。
用药中	护理问题	①患者的血压、脉搏、心率等变化；②用药过程中是否有皮疹、面色苍白、呼吸困难、发绀、出冷汗等过敏反应症状；③注射部位疼痛、红肿硬结等；④其他可能影响疗效的问题等。
	护理措施	①遵医嘱或处方给药，严格掌握剂量及给药方法，注意观察血压、心率、脉搏等变化；②密切关注患者的用药反应，出现过敏反应症状时应立即停药，一旦发生过敏性休克，必须就地抢救，予以保持气道畅通、吸氧及使用肾上腺素、糖皮质激素等治疗措施；③反复在同一部位给药可导致注射部位疼痛、红肿硬结，应适当轮换注射部位。
	用药要点	①使用前必须做皮肤过敏试验，阳性者禁用，警惕皮试假阴性现象的发生；②水溶液不稳定，配制后不宜长时间存放，需新鲜配制使用；③静脉滴注时速度不能过快，否则可引起中枢神经系统毒性反应；④加强不良反应，特别是过敏反应症状的观察和处置。
用药后	健康教育	①适度介绍药物治疗方案及支气管炎的有关康复常识，引导患者放松心情，缓解焦虑，配合治疗；②对病情较紧急的危重患者，可先向家属作健康宣教或待病情稳定后再作健康宣教。
	评价效果	①客观评价药物疗效、安全性及近远期治疗效果；②综合判断采取的用药护理措施、方法的适宜性；③了解患者对治疗药物相关知识的知晓度是否提高，能否坚持和配合治疗等。
	回顾小结	①整理物品、记录资料，回顾合理使用青霉素等药物的要点；②小结本任务用药护理心得，查找不足，制订改进措施等。

本任务主要介绍了药物的基本作用、作用类型、两重性、量效关系、药物作用机制,其中重点是药物不良反应的主要类型、概念和意义,难点是药物作用机制,在学习和应用中需要注意不良反应的种类多且易混淆,可以从概念、特点(举例)、临床意义三方面归纳梳理,对比分析,强化理解和记忆。

思考与练习

1. 请分析比较副作用、毒性反应、变态反应的特点,说一说临床的预防措施。

2. 请思考评价药物安全性的指标有哪些? 意义是什么?

3. 简要分析受体部分激动药分别与受体激动药、受体拮抗药合用时,对受体激动药、受体拮抗药的作用的影响。

4. 对以下用药护理案例进行分析。

患者,男,23岁,因破伤风入院,意识清醒,全身肌肉阵发性痉挛、抽搐。医生给予青霉素+抗毒素治疗,同时配合支持措施。见习护士甲参与了整个抢救治疗过程,现根据实习要求对用药护理过程进行回顾。

请思考并回答:①用药前必须对青霉素做皮试的原因是什么? ②用药中的两种药物,哪个是对因治疗,哪个是对症治疗? 是否都很重要? ③用药后患者病情稳定,护士还应该做哪些用药护理工作? ④在这个案例中,护士应该在哪些方面体现专业精神和职业素养?

5. 请用线将下列不良反应类型与对应的反应现象连接起来

不良反应类别	药物反应现象
副作用	头孢菌素治疗感染时产生的皮疹
变态反应	四环素治疗感染时产生的二重感染
毒性反应	阿托品治疗胃肠绞痛时引起的口干
继发反应	苯巴比妥治疗失眠时产生的"宿醉现象"
后遗效应	长期使用链霉素引起的永久性耳聋
依赖性	长期使用吗啡镇痛产生的"戒断症状"

(顾忠强)

任务三　机体对药物的作用——药物代谢动力学

知识目标:

1. 掌握首过消除、药酶诱导剂、药酶抑制剂、半衰期、坪值、肝肠循环、生物利用度等的概念及意义。

2. 熟悉吸收、分布、生物转化、排泄的概念及其影响因素。

3. 了解表观分布容积、清除率、时效关系、时量关系的概念。

技能目标：

1. 熟练掌握判断药物体内过程的影响因素的技能。

2. 学会观察药物剂量、给药途径对药物效应的影响。

素质目标：

具有"以患者为本的理念"，关爱患者，树立安全、合理用药意识。

 工作情景与任务

导入情景：

患者，女，65岁，因误服苯巴比妥片后，出现昏迷、呼吸困难、血压下降等症状入院抢救。经医生检查，诊断为巴比妥类药物急性中毒。医嘱：①排出毒物：1：2 000高锰酸钾溶液洗胃，10g硫酸钠导泻，静脉滴注碳酸氢钠；②支持和对症治疗。

工作任务：

1. 解释静脉滴注碳酸氢钠抢救苯巴比妥中毒的原因。

2. 说出高锰酸钾溶液洗胃和硫酸钠导泻的治疗意义。

3. 在这个案例中，护士应该在哪些方面体现专业精神和职业素养？

药物代谢动力学（药动学）是研究机体对药物的处置过程及血药浓度随时间变化的规律的一门科学。机体对药物的处置过程包括机体对药物的吸收、分布、生物转化（代谢）和排泄等过程，也称为药物的体内过程（图1-3-1）。本任务主要是阐述药物在体内的动态变化规律，为临床合理用药提供依据。

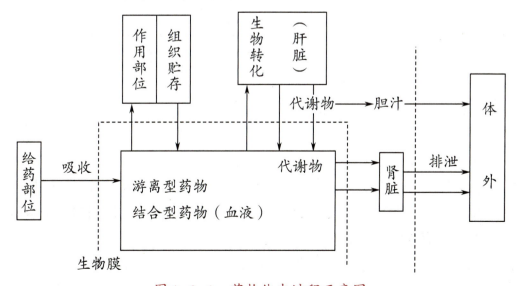

图1-3-1 药物体内过程示意图

一、药物的跨膜转运

药物在体内的吸收、分布、排泄过程中均需通过生物膜,药物通过生物膜的过程称为药物的跨膜转运(图1-3-2)。药物跨膜转运的方式主要有被动转运和主动转运两种。

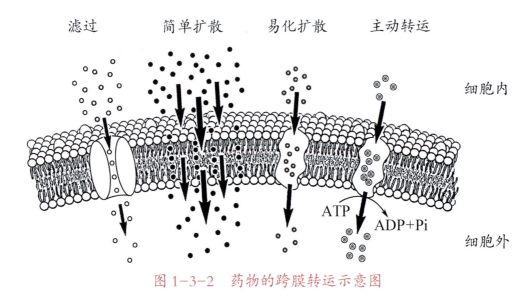

图1-3-2 药物的跨膜转运示意图

1. 被动转运 被动转运是指药物从细胞膜浓度高的一侧向浓度低的一侧转运,其转运的作用力来自细胞膜两侧的浓度梯度,浓度差越大,转运速度越快。此转运包括三种类型,即简单扩散、滤过和易化扩散。大多数药物在体内的转运为被动转运。

(1)简单扩散:又称脂溶扩散,是药物转运的最主要方式。影响扩散速度的因素除了膜的性质、面积及膜两侧的浓度梯度外,还与药物的性质有关。分子量小的(小于200D)、脂溶性高的、极性小的(不易离子化)药物较易跨膜转运。大多数药物呈弱酸性或弱碱性,这些药物在体液中常以解离型(离子形式)或非解离型(分子形式)存在。而药物的解离度是影响药物脂溶性的重要因素,一般来说,弱酸性药物在酸性环境中不易解离,多以非解离型存在,脂溶性高,易跨膜转运;弱酸性药物在碱性环境中易解离,离子型增多,脂溶性低,不易跨膜转运。弱碱性药物则相反。因此,改变体液pH,可以改变弱酸性或弱碱性药物的解离度,进而影响药物的跨膜转运。

(2)滤过:又称膜孔扩散,是水溶性药物通过生物膜膜孔转运的一种方式。由于多数细胞膜的膜孔较小,故只有小分子的药物可以通过。

(3)易化扩散:易化扩散是一种依赖生物膜上的特定载体顺浓度梯度通过生物膜的转运方式,如葡萄糖、氨基酸的转运。与简单扩散不同的是易化扩散需要载体参加,因而具有饱和性,存在竞争性抑制现象。

2. 主动转运 主动转运是一种药物逆浓度差,从低浓度一侧向高浓度一侧的转运。其特点是需要载体、消耗能量、具有饱和性、存在竞争性抑制现象,如去甲肾上腺素能神经末梢对去甲肾上腺素的再摄取和一些具有重要生理作用的离子的转运属于主动转运。

二、药物的体内过程

（一）吸收

吸收是指药物从给药部位进入血液循环的过程。大多数药物的吸收是通过被动转运进行的，少数药物通过主动转运吸收。药物吸收的速度和程度，直接影响药物呈现作用的快慢和强弱。影响药物吸收的因素主要有以下几个方面：

1. 给药途径

（1）口服给药：口服给药是最常用的给药途径。小肠内 pH 接近中性，黏膜吸收面积大，血流丰富，是药物吸收的主要部位。药物的剂型、药片的崩解速度、胃的排空速率、胃液的 pH 和胃肠道的食物等对药物的吸收都有较大影响。经消化道吸收的药物，经门静脉进入肝脏，最后进入体循环。某些药物在通过胃肠黏膜和肝脏时，经代谢灭活，使进入体循环的药量减少，药效降低，这种现象称为首过消除（图 1-3-3），又称首关效应（第一关卡效应）。首过消除较多的药物不宜口服给药，如硝酸甘油口服后约 90% 被首过消除。

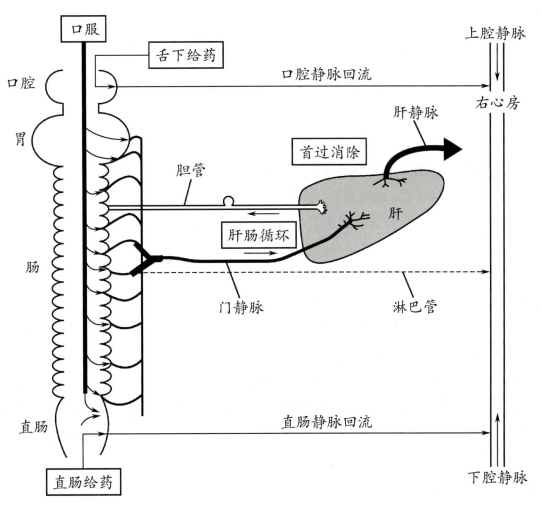

图 1-3-3　药物首过消除及肝肠循环示意图

（2）舌下含服：特点是吸收迅速，起效快，可避免首过消除。但舌下含服仅适用于脂溶性高、用量较小的药物。如硝酸甘油可舌下含服。

（3）直肠给药：药物经肛门灌肠或栓剂置入直肠或结肠。特点为药物经直肠或肠黏膜吸收，另外采用直肠中下部给药可一定程度避免首过消除。吸收较快，对刺激性耐受好，可用于刺激性强的药物或不能口服的药物。

（4）注射给药：静脉注射药物可迅速准确地进入体循环，没有吸收过程。肌内注射、皮下注射药物可经毛细血管壁吸收，吸收完全且速度较快。动脉注射可将药物输送至该动脉分布部位发挥局部疗效以减少全身反应。休克患者因外周血流量少而缓慢，抢救治疗时静脉给药较好。

（5）吸入给药：肺泡表面积大，血流量大，药物随血液流经肺泡时可被迅速吸收，因此，气体及挥发性药物可直接通过肺泡进入体循环。吸入给药也能用于鼻咽部的局部治疗。

（6）经皮给药：药物可通过皮肤吸收而到达局部或全身。对于容易经皮吸收的药物如硝酸甘油可制成缓释贴剂预防心绞痛发作。近年来利用透皮吸收促进剂如氮酮等与药物制成贴剂，如硝苯地平贴剂经皮给药后，可达到持久的全身疗效。

 护理学而思

减轻注射给药时患者痛苦的一些方法

注射给药是指将无菌药液注入体内，以达到防治疾病目的一组给药方法。其优点是剂量准确，吸收完全，起效快，主要适用于疾病严重、病情紧急，需要药物迅速发生作用的患者，或因各种原因不能经口服给药的患者。但是，临床护理工作中，常因注射给药不当，出现严重的过敏反应、输液反应、静脉炎、硬结、栓塞、局部感染等。

作为护士，减轻注射给药时患者的痛苦，是体现职业精神和专业水平的重要表现，应从以下几个方面改进：①注射器和针头要选对，否则易造成硬结和疼痛。②选择合适的注射体位，可使全身放松；肌内注射时避免注射敏感或坚硬的部位。③在尊重、理解患者的基础上，适度沟通交流，解除患者注射给药的思想顾虑。④注射时做到"二快一慢"，即进针和拔针要快、推注药液慢且均匀。⑤正确固定针头，不随意移动或探查，避免反复穿刺，防止针梗折断。⑥注射部位须轮换，避免同一部位持续受刺激形成硬结而影响药物的吸收及增加疼痛感。⑦注意配伍禁忌，应先注射无刺激性或刺激性较弱的，再注射刺激性强的药物。⑧树立严格查对意识，体现爱伤观念。认真、细致、严谨的工作态度是减少差错、减轻患者痛苦的关键因素。

2. 其他影响因素

（1）药物的理化性质：药物的分子越小、解离度越小、脂溶性越高越容易被吸收；反之则难被吸收。

（2）吸收环境：口服给药时，胃的排空、肠蠕动的快慢、胃肠内容物的多少及性质都可影响药物的吸收。改变吸收环境的pH可改变药物解离度，也能影响药物的吸收。

（3）药物的剂型和制剂：药物的不同剂型其吸收速度不同。口服给药时，溶液剂的吸收速度快于片剂和胶囊剂；注射给药时，水溶液比混悬剂、油制剂吸收快，因油剂和混悬剂注射液可在给药局部滞留，使药物的吸收缓慢而持久。

 知识链接

药物新剂型提高治疗效果

近年来，生物药剂学为临床提供了许多新的剂型，如缓释制剂就是利用无药理活性的基质或包衣阻止药物迅速溶出，以达到非恒速缓慢释放的效果；控释制剂可以控制药物按零级动力学恒速或近恒速释放，以保持恒定速度吸收，可持久有效，且方便；微型胶囊剂由于外层覆盖着一层高分子膜，减少了药物与外界接触的机会，可以保护遇空气易氧化变质的药物，有利于贮存，同时也遮盖了药物的不良气味，且不易被消化液溶解。药物释放时顺着囊膜内外的浓度差向外扩散，直至内外浓度达到平衡，可较长时间维持药物的疗效。

护理人员在使用上述药物时应根据医嘱和药品说明书正确给药，如执行新的给药时间和间隔，指导患者正确使用药物，药品剂型应完整，不可掰开服用等。

（二）分布

药物吸收后经过血液循环到达机体组织器官的过程称为药物的分布。药物在体内的分布是不均匀的，而且药物的分布和药物的作用是相关的。影响药物分布的因素主要有：

1. 与血浆蛋白结合　多数药物进入血液循环后不同程度地与血浆蛋白结合，与血浆蛋白结合具有以下特点：①结合是可逆的；②结合型的药物分子量加大，不易透出血管壁，不易跨膜转运，故暂时失去药理活性；③具有饱和现象，与药物结合的血浆蛋白有一限度，呈现固定结合比率；④两种以上的药物可能与同一血浆蛋白结合而发生竞争性抑制。

药物与血浆蛋白的结合率是影响药物在体内分布的重要因素。药物与血浆蛋白结合率高的药物起效慢，作用维持时间长；而血浆蛋白结合率低的药物起效快、作用维持时间短。如洋地黄毒苷与血浆蛋白结合率约为97%，为慢效类强心苷类药物；而毒毛花苷K与血浆蛋白结合率约5%，为速效类强心苷类药物。另外，药物之间相互竞争与血浆蛋白结合，可使某些药物从血浆蛋白上置换下来，而致该药物血药浓度增高，作用增强，毒性加大。如华法林与保泰松合用，可使华法林血浆蛋白结合率因保泰松的竞争作用而下降，抗凝作用增强，联用时须减量。

2. 与组织的亲和力　有些药物与某些组织有较高的亲和力，使药物在该组织中具有较高的浓度，如碘主要集中在甲状腺，而氯喹在肝脏中浓度较高。

3. 局部器官血流量　血流量大的组织器官，药物分布的较多。有些药物首先在这些组织器官中建立动态平衡，然后再向血流量少的组织转移。如静脉注射硫喷妥钠，首先分布到血流量大的脑组织发挥作用，随后向血流量少的脂肪组织转移，此称药物在体内的再分布。

4. 药物的理化性质和体液 pH　脂溶性药物或水溶性小分子药物易通过毛细血管壁，由血液分布到组织；而水溶性大分子药物或解离型药物难以透出血管壁进入组织。

弱酸性或弱碱性药物在体内的分布受体液 pH 的影响。细胞内液 pH 约为 7.0，血液和细胞外液 pH 约为 7.4，弱酸性药物在细胞外液中解离的多，不易进入细胞内，故在细胞外液中浓度较高。弱碱性药物在细胞外液中解离的少，易进入细胞内，在细胞内浓度略高。因此，弱酸性药物苯巴比妥中毒时，用碳酸氢钠碱化血液及尿液可使脑细胞中的药物迅速向血浆转移并加速自尿排泄，是重要的救治措施之一。

5. 特殊屏障

（1）血脑屏障：血脑屏障是血液－脑组织、血液－脑脊液及脑脊液－脑组织三种屏障的总称。一般药物较难穿透血脑屏障，有利于中枢神经系统内环境的相对稳定。而脂溶性高、非解离型、相对分子质量小的药物可以透过血脑屏障进入脑组织。在脑组织有炎症时，血脑屏障的通透性可增加，药物易进入脑组织。

（2）胎盘屏障：胎盘屏障是胎盘绒毛与子宫血窦间的屏障，其通透性与一般毛细血管无显著差别。药物能从母体通过胎盘进入胎儿体内，因而在妊娠期间应禁用对胎儿生长发育有影响的药物。

（三）生物转化

1. 药物生物转化的概念和意义　药物在体内经过某些酶的作用，使其化学结构发生改变称为药物的生物转化或药物的代谢。大多数药物经生物转化后失去药理活性成为代谢产物排出体外，此为灭活；有些药物经生物转化后，其代谢产物仍然具有药理活性，也有少数药物进入机体后需要经过生物转化后才能成为有活性的药物，此为活化；而有的药物经过生物转化后甚至产生有毒的代谢产物。肝脏是药物代谢的主要器官，当肝功能不全时药物的代谢减慢，使药物在体内蓄积，甚至发生中毒。

2. 生物转化的时相和类型　药物在体内的生物转化可分为 2 个时相和多种反应类型。

（1）Ⅰ相反应：包括氧化、还原、水解反应等。通过该相反应大部分药物失去药理活性，少数药物被活化，作用增强，甚至形成毒性代谢产物。

（2）Ⅱ相反应：即结合反应。药物及代谢产物在酶的作用下，与内源性物质如葡糖醛酸、硫酸、乙酸等结合成无活性的、极性大的、易溶于水的代谢物从肾排泄。

3. 生物转化的酶　药物的生物转化需要酶的参与，体内药物代谢酶主要有两类：一类是特异性酶，其催化特定底物的代谢，如胆碱酯酶水解乙酰胆碱；另一类是非特异性酶，主要指肝脏微粒体酶系统，此酶系统可转化数百种化合物，是促进药物转化的主要酶系统，又称其为肝药酶，简称药酶。肝药酶具有选择性低、个体差异明显、酶活性易受外界因素影响等特性。

4. 影响生物转化的因素

（1）药酶的诱导作用和药酶的抑制作用：某些药物可使肝药酶的活性增强或减弱，从而影响该药本身及其他经肝药酶代谢的药物作用。①药酶诱导剂：凡能肝药酶活性增强或生成增多的药物为药酶诱导剂，如苯妥英钠、利福平、苯巴比妥、卡马西平等。药酶诱导剂可以加速某些药物和自身的转化，这是药物产生耐受性的原因之一。②药酶抑制剂：凡能肝药酶活性降低或生成减少的药物为药酶抑制剂，较常见的有氯霉素、异烟肼、奥美拉唑、西咪替丁等。药酶抑制剂可抑制肝药酶，使自身或其他药物代谢减慢，血药浓度增高，药效增强，甚至出现毒性，故联合用药时应多加注意。

（2）影响药酶活性的其他因素：年龄、性别、遗传因素、病理因素和环境因素等都可影响药酶的活性，从而使药物的生物转化速度发生变化。

（四）排泄

药物的排泄是指药物及其代谢产物经过机体的排泄器官或分泌器官排出体外的过程。肾脏是药物及其代谢产物的主要排泄器官，某些药物也可经肺、胆道、肠道、唾液腺、乳腺和汗腺排泄。

1. 肾排泄　药物及其代谢产物经肾排泄的方式主要是肾小球滤过，其次是肾小管分泌。肾小管的重吸收是对已经进入尿中的药物重吸收再利用的过程。

（1）肾小球滤过：肾小球毛细血管膜孔较大，未结合的游离型药物及其代谢产物可经肾小球滤过，滤过速度主要取决于药物分子量、血浆药物浓度和存在形态。与血浆蛋白结合较多的药物可延缓滤过。

（2）肾小管分泌：有些药物在近曲小管由载体主动分泌入肾小管，这些载体的选择性不高，经同一载体转运的药物，彼此之间可以产生竞争抑制现象，如丙磺舒与青霉素合用时，前者可抑制后者的分泌，从而提高青霉素的血药浓度，延长作用时间。

（3）肾小管重吸收：经肾小球滤过的药物在肾小管中可有不同程度的重吸收，重吸收的多少与药物的脂溶性、解离度、尿液的 pH 有关。脂溶性高、非解离型药物重吸收的多，排泄慢；而水溶性药物排泄的快。增加尿量，可降低尿液中药物的浓度，加快药物的排泄；改变尿液的 pH 可使药物的解离程度发生变化，对弱酸性或弱碱性药物的影响较大。临床利用改变尿液 pH 的办法加速药物的排泄以治疗药物中毒。

2. 胆汁排泄　有些药物及其代谢产物以主动转运的方式从胆汁排入肠道，然后随粪便排出。有的药物在肝细胞中与葡糖醛酸等结合后排入胆汁中，随胆汁排入小肠，在肠道内又被水解为游离药物，重新吸收经肝脏进入体循环，这种肝脏、胆汁、小肠间的循环称为肝肠循环，使药物的作用时间延长。如果阻断肝肠循环可加速某些药物的排泄，如考来烯胺可阻断洋地黄毒苷的肝肠循环，用于后者中毒的解救。此外，随胆汁排泄的抗微生物药如多西环素，因在胆汁中的浓度较高，可用于治疗胆道感染。

3. 其他排泄途径　乳汁偏酸性，一些弱碱性药物如吗啡、阿托品、硫脲类等易自乳汁排出，可对乳儿产生影响，故哺乳期妇女应慎用或禁用有关药物。此外，某些药物也可经唾液腺、汗腺、呼吸道及多种分泌物排出。

三、药物代谢动力学的有关概念和参数

（一）时量关系和时效关系

时量关系是指时间与体内药量或血药浓度的关系，也就是随着时间变化，体内药量或血药浓度变化的动态过程，以时间为横坐标，体内的药量或血药浓度为纵坐标，得到的曲线为时量关系曲线；时效关系是指时间与药物作用强度的关系，即药物的作用强度随时间变化的动态变化过程，以时间为横坐标，药物的作用强度为纵坐标，得到的曲线为时效关系曲线。以非静脉一次给药为例，药物的时量关系和时效关系经历以下三个时期（图1-3-4）。

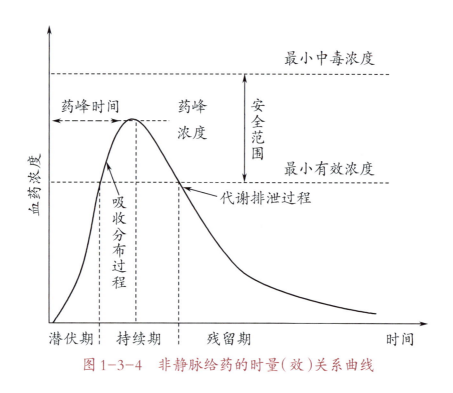

图1-3-4　非静脉给药的时量（效）关系曲线

时量（效）关系曲线的三个时期在临床用药中的作用和意义不同。

1. 潜伏期　是指从给药到开始出现疗效的时间。此期主要反映药物吸收和分布的过程。

2. 持续期　是指从疗效出现到作用基本消失这段时间，是维持有效浓度或基本疗效的时间。当药物的吸收速度和药物的消除速度相等时的血药浓度为峰浓度，从给药时至

峰浓度的时间称为达峰时间；以后血药浓度逐渐下降而形成曲线的下降部分，此为药物的消除过程。

3. 残留期　是指血药浓度已降至最低有效浓度以下，但又未从体内完全消除的时间。此期也属于药物的消除过程。

峰浓度的高低与给药剂量有关，残留期的长短反映了药物消除的快慢。因此，在临床用药时，为了更好地发挥药物的疗效，防止蓄积中毒，应测定患者的血药浓度，以便确定合理的给药剂量和给药间隔时间。

（二）药物的消除与蓄积

1. 药物的消除　是指药物在体内经过吸收、分布、生物转化和排泄，药理活性逐渐降低甚至消失的过程。药物在体内的消除方式主要有两种类型。

（1）恒比消除：是指单位时间内消除恒定比例的药物，又称一级动力学消除。药物的消除速度与血药浓度有关，血药浓度高，单位时间内药物消除的量多，血药浓度下降后，药物消除的量也按比例下降。大多数药物的消除属于此种类型。

（2）恒量消除：是指单位时间内消除恒定数量药物，又称零级动力学消除。药物消除的速度与血药浓度无关，单位时间内消除的药量相等。多数药物当用药剂量过大，超过恒比消除的极限时，机体以恒量消除的形式将药物自体内消除，当血药浓度降低后则转为恒比消除。

2. 药物的蓄积　反复多次给药后，药物进入体内的速度大于消除速度，使体内的药量或血药浓度逐渐增高，称为药物的蓄积。合理的药物蓄积可使药物达到有效的治疗水平，取得满意的治疗效果，而当药物过分蓄积时，则会引起药物的蓄积中毒。

（三）药物的半衰期（$t_{1/2}$）

药物的半衰期（$t_{1/2}$）一般是指血浆半衰期，即血浆中药物浓度下降一半所需要的时间。它反映了药物在体内消除的速率，对于符合恒比消除的药物来说，其半衰期是恒定的，不随血药浓度的高低和给药途径的变化而改变。但肝、肾功能不全时，药物的半衰期可能延长，易发生蓄积中毒，用药护理时应注意。

在临床用药中，半衰期具有非常重要的意义：

1. 药物分类的依据　如巴比妥类药物根据其半衰期的长短将其分为长效类、中效类、短效类和超短效类。

2. 确定给药间隔时间　因半衰期反映药物的消除速率，即半衰期长，给药间隔时间长；半衰期短，则给药间隔时间短，故大多数药物的给药间隔时间是由半衰期决定的。

3. 预测药物达稳态血药浓度的时间　以半衰期为给药间隔时间，分次恒量给药，经4～5个半衰期可达稳态血药浓度。

4. 预测药物基本消除的时间　停药4～5个半衰期后，即可认为药物基本消除（表1-3-1）。

表1-3-1　恒比消除药物的消除和积累

半衰期数	一次给药		连续恒速恒量给药后体内蓄积药量/%
	消除药量/%	体存药量/%	
1	50	50	50
2	75	25	75
3	87.5	12.5	87.5
4	93.8	6.2	93.8
5	96.9	3.1	96.9
6	98.4	1.6	98.4
7	99.2	0.8	99.2

（四）稳态血药浓度

以半衰期为给药间隔时间，连续恒量给药后，体内药量逐渐累积，经 $4\sim5$ 个 $t_{1/2}$ 给药，药物吸收速率和消除速率达平衡，血药浓度基本达稳定水平，将此时的血药浓度称为稳态血药浓度，又称坪浓度或坪值。稳态血药浓度的高低取决于恒量给药时连续给药的剂量，剂量大则稳态浓度高，剂量小则稳态浓度低。如每日给药总量相等，只改变给药次数，坪值不变。为有利于患者治疗，在每日给药总量确定后，可分多次给药，坪值不变。如病情需要立即达坪值时，可采取负荷剂量，即首次剂量加倍，然后改为常用量，可在一个半衰期内达坪值（图1-3-5）。

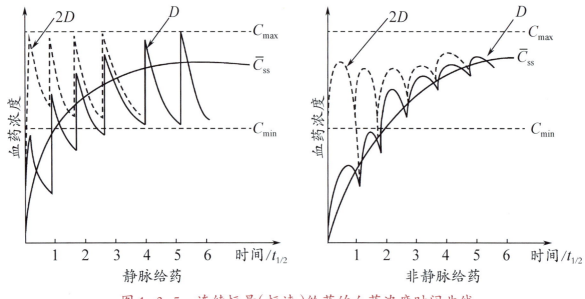

图1-3-5　连续恒量（恒速）给药的血药浓度时间曲线

D：每隔 $t_{1/2}$ 给药量，$2D$：首剂加倍量。

（五）生物利用度

生物利用度是指药物被吸收进入体循环的速度和程度。药物颗粒的大小、充填剂的紧密度、赋形剂的差异、生产工艺和给药途径的不同都可影响生物利用度，从而影响治疗的效果。其计算公式为：

生物利用度 =（吸收进入体循环的药量 / 给药剂量）×100%

生物利用度是评价药物制剂质量和生物等效性的重要指标，也是选择给药途径的重要依据。临床用药不要随意更换药物制剂，并使用同一厂家同一批号的药品，以保证所用药物生物利用度的一致性，即生物等效性。

（六）表观分布容积（V_d）

表观分布容积是指假定药物均匀分布于机体所需要的理论容积。即药物在体内分布达到动态平衡时的体内药量（D）与血药浓度（C）的比值，计算公式为：$V_d = D/C$。这是理论上或计算所得的数据，并非药物在体内真正占有的体液容积。

表观分布容积在确定药物治疗方案时有重要的参考价值。

1. 根据 V_d 可推测药物的分布范围　对一个 70kg 体重的正常人，如 $V_d = 5L$ 左右时，相当于血浆的容量，表示药物主要分布于血浆；如 V_d 为 10～20L，相当于细胞外液的容量，表示药物分布于细胞外液；如 $V_d = 40L$，相当于细胞内、外液容量，表示药物分布于全身体液；如 V_d 为 100～200L，则表示药物可能在特定组织器官中蓄积，即体内有"贮库"，如对肌肉或脂肪组织有较高亲和力的药物。

2. 根据 V_d 还可推算体内药物总量、血药浓度、达到某血药浓度所需药物剂量及排泄速度。V_d 小的药物排泄快，V_d 越大则药物排泄越慢。

（七）清除率（CL）

清除率是指单位时间内有多少容积血浆中药物被清除，通常指总清除率。CL 与清除速率常数（k）及表观分布容积成正比，公式：$CL = k \cdot V_d$。其中，对于恒比消除的药物，$k = 0.693/t_{1/2}$。

多数药物是经肝代谢及肾排泄从体内清除的，可分为肝清除率和肾清除率等。CL 是肝和肾清除率的总和，它反映肝、肾功能状态。在肝、肾功能不全时，CL 值会下降，药物易在体内蓄积。

任务解析和岗位对接

该任务中患者因苯巴比妥为弱酸性药，静脉滴注碳酸氢钠，可以碱化体液和尿液，使苯巴比妥解离度增加，离子型增多，脂溶性降低，在肾小管的重吸收减少，排泄增加。采用高锰酸钾溶液洗胃和硫酸钠导泻的治疗意义都是为了清除肠道内未被吸收的苯巴比妥，以防止继续吸收中毒。同时应在具体用药护理模拟训练中逐步培养认真细致，严谨认真，关心帮助患者的专业精神和职业素养。

岗位对接参考下面任务工作清单模拟完成。

用药前	护理评估	①健康评估：观察健康状况和精神状态，了解既往病史等；②用药禁忌评估：评估患者是否有高血压、心源性哮喘、器质性心脏病、肝肾功能不全等情况；③用药情况评估：了解用药史，避免与肾上腺皮质激素（尤其是具有较强盐皮质激素作用的品种）、促肾上腺皮质激素、雄激素合用，因易发生高钠血症和水肿；与排钾利尿药合用时，发生低氯性碱中毒的危险性增加；适当了解其他相关信息等。
	调配药品	①碳酸氢钠片：每片0.25g、0.3g、0.5g；碳酸氢钠注射液：0.5g/10ml、5g/100ml、12.5g/250ml；碱化尿液：口服首次4g，以后每4小时1～2g；静脉滴注：2～5mmol/kg，4～8h滴注完；②其他药物参见相关项目任务。
	提示建议	①应从小剂量开始，根据pH、碳酸氢根离子浓度变化决定追加剂量；②短时期大量静脉输注可致严重碱中毒、低钾血症和低钙血症；③当用量超过每分钟10ml高渗溶液时，可导致高钠血症、脑脊液压力下降甚至内出血；④未明事项应查阅药品说明书或向医师、药师等反馈。
用药中	护理问题	①患者的水肿、精神症状、肌肉张力、呼吸等变化；②与药物不良反应有关症状的处理；③药物正确的给药方法；④其他可能影响疗效的问题等。
	护理措施	①遵医嘱或处方，严格掌握剂量及给药途径；②密切关注患者的用药反应，如水肿、精神症状、肌肉张力、呼吸等情况，以免出现钠潴留或代谢性碱中毒；口服时，由于胃内产生大量CO_2，可引起呃逆、胃肠充气等症状，应注意；③及时向医生反馈症状改善情况等。
	用药要点	①短时期大量静脉输注可致严重碱中毒、低钾血症和低钙血症，当用量超过每分钟10ml高渗溶液时，可导致高钠血症、脑脊液压力下降甚至内出血，故以5%溶液输注时，速度不能超过每分钟8mmol钠离子；②加强不良反应观察和处置。
用药后	健康教育	①适度介绍药物治疗方案和有关康复常识，引导患者放松精神，缓解焦虑，配合治疗；②对病情较紧急危重的患者，可先向家属进行合理用药宣教或待病情稳定后再作宣教等。
	评价效果	①客观评价药物疗效、安全性及近远期治疗效果；②综合判断采取的用药护理措施、方法的适宜性；③了解患者对治疗药物相关知识的知晓度是否提高，能否坚持和配合治疗等。
	小结过程	①整理物品、记录资料，回顾合理使用碳酸氢钠等药物的要点；②小结本任务用药护理心得；查找不足，制订改进措施等。

　　本任务主要介绍药物的体内过程及其血药浓度随时间变化的规律，重点是首过消除、药酶诱导剂、药酶抑制剂、半衰期、坪值、肝肠循环、生物利用度的概念及意义；难点是首过消除、表观分布容积、清除率的临床意义。在学习和应用中需要注意：首过消除明显的药物不能口服给药；联合用药时，注意药物间的相互作用，如两种药物或两种以上药物同时应用时，可影响药物与血浆蛋白的结合率、肝药酶的活性以及药物的排泄；临床用药时，为保证药物的有效性和安全性，要使用同一厂家、同一批号的药品；肝肾功能减退的患者，由于肝肾清除率的降低，用药要减量。

思考与练习

1. 首过消除明显的药物不宜采用哪种给药途径？为什么？

2. 简述生物利用度、半衰期、清除率的概念及临床意义。

3. 对以下用药护理案例进行分析。

　　患者，男，65 岁，患慢性心功能不全 5 年，医生给予地高辛 0.25mg 口服，并嘱其连续用药期间不要随便更换药品的厂家、剂型和批号。患者向护士甲咨询有关疑问。

　　请思考并回答：①医生嘱咐患者连续用药期间不要随便更换药品的厂家、剂型和批号的原因。②护士应如何根据患者实际情况做好有关介绍，并保证患者用药依从性。③在这个案例中，护士应该在哪些方面体现专业精神和职业素养？

（刘浩芝）

任务四　影响药物疗效的因素

知识目标：

1. 掌握老年人、小儿、孕产妇等特殊人群对用药的影响以及个体差异、给药途径、给药时间、次数、协同作用、拮抗作用、配伍禁忌等概念。

2. 熟悉年龄、性别、遗传、生活方式以及药物的相互作用。

3. 了解影响药物的其他因素及对用药护理的影响。

技能目标：

1. 熟练掌握影响药物疗效的各种因素，综合分析影响药效因素的技能。

2. 学会观察药物的疗效和不良反应，做好用药护理。

素质目标：

树立以患者为中心的服务理念，养成科学的用药思维，全方位体贴关爱患者，维护患者心身健康。

导入情景：

患者，男，75 岁。3 年前无明显诱因开始出现烦渴、多饮、多尿伴有明显消瘦，空腹血糖 8.0mmol/L 左右，诊断为糖尿病，予以二甲双胍、瑞格列奈治疗，血糖能控制在 6.5mmol/L 左右。近期未能按医嘱用药，也没有严格控制饮食，空腹血糖波动在 12.0～15.4mmol/L。1 个月前患者无明显诱因出现面部水肿，皮肤瘙痒，左侧肢体麻木，3h 前出现头昏、嗜睡、呼气有烂苹果味入院，诊断为糖尿病、糖尿病酮症酸中毒，应用胰岛素治疗。

工作任务：

1. 应用二甲双胍、瑞格列奈联合治疗糖尿病的目的是什么？患者病情加重的主要原因是什么？

2. 结合任务说出老年人用药的注意事项。

3. 在这个案例中，护士应该在哪些方面体现专业精神和职业素养？

药物效应是药物与机体相互作用的结果，多种因素共同作用并产生影响。除前述的药动学、药效学各自影响因素之外，还有机体和药物方面的影响因素。

一、机体方面的因素

（一）生理因素

1. 年龄与体重　机体的某些生理功能如肝、肾功能、体液与体重的比例、血浆蛋白结合率等可因年龄而异，由此对药物的反应不同，影响药物疗效，尤其小儿和老年人比较更为明显。

（1）小儿用药：小儿尤其早产儿、新生儿的各种生理功能及免疫调节机制尚未发育完善，与成年人有巨大差异，对药物的反应不同，特别对调节水电解质和酸碱平衡药、中枢神经系统药物、影响骨骼生长发育的药物高度敏感，护理人员要高度关注相关药物反应。

不同年龄用药剂量不同。儿童剂量是指年龄在 14 岁以下，标准体重儿童用药剂量；成人剂量是指 14～60 岁标准体重成人的用药剂量；老年人剂量是指 60 岁及以上标准体重老年人的用药剂量。通常小儿用药剂量可按体重、年龄或体表面积计算。

1）按体重计算：是最常用的方法。小儿体重可称量或用公式估算，其公式为：

1～6 月体重（kg）＝出生体重（kg）＋月龄（足月）×0.7（kg）

7～12 月体重（kg）＝6（kg）＋月龄（足月）×0.25（kg）

1～14 岁体重（kg）＝年龄（周岁）×2＋8（kg）

儿童用药剂量＝儿童体重×成人剂量/60（成人平均体重千克）

每日或每次剂量＝体重（kg）×每日（次）每千克体重所需药量

2）按年龄计算：按成人剂量折算（表1-4-1），较为方便，但不够准确。

3）按体表面积计算：较为精确，但计算繁杂，应用不广。

（2）老年人用药：随着世界人口老龄化日益突出，老年患者的药物治疗已成为社会关注的重点问题。老年人机体生理、生化功能改变、病理状态、心理状态、生活环境、家庭条件、药物的依从性等均可影响药物疗效，需要针对老年人的具体情况，实行个体化治疗，以提高治疗效果，减少不良反应的发生，保障老年人的健康。

表1-4-1　小儿用药剂量按年龄计算表

年龄	剂量	年龄	剂量
出生至1个月	成人剂量的1/18～1/14	4～6岁	成人剂量的1/3～2/5
1～6个月	成人剂量的1/14～1/7	6～9岁	成人剂量的2/5～1/2
6个月～1岁	成人剂量的1/7～1/5	9～14岁	成人剂量的1/2～2/3
1～2岁	成人剂量的1/5～1/4	14～18岁	成人剂量的2/3～全量
2～4岁	成人剂量的1/4～1/3		

注：本表仅供参考，使用时可根据患者体质、病情及药物性质等因素斟酌确定。

老年人由于器官功能减退，药物吸收和消除能力均下降，各种药物的半衰期都有不同程度的延长，因此，老年人用药要在明确诊断和药物适应证的基础上，采用成人剂量的1/2～2/3或3/4为宜，并做到剂量个体化。老年人的视力、听力和记忆力减退，用药依从性较差，应认真做好用药护理，尤其在服用多种药物或使用方法较复杂时，应仔细介绍服药方法，防止因误服、漏服影响疗效或产生毒性反应。

2. 性别　除性激素及相关药物外，性别对药物反应通常无明显差别，但女性特殊的生理期，如月经期、妊娠期、哺乳期等用药时应予注意。月经期应避免使用作用强烈的泻药和抗凝药，以免月经过多；妊娠期特别在妊娠早期，避免使用可能引起胎儿畸形或流产的药物；哺乳期妇女应注意有些药物可进入乳汁，对乳儿产生影响。

 护理学而思

关爱老人，从安全用药开始

患者，男，78岁。患有高血压、糖尿病、关节炎，服用卡托普利、氢氯噻嗪、阿司匹林肠溶片、格列吡嗪、萘普生治疗。最近受凉后关节疼痛加重了，在服用原有药物基础上又自行到药店购买布洛芬口服止痛，关节疼痛症状好转，继续用药2周后头晕乏力，稍微活动有气喘，大便黑色，经医生诊为胃溃疡、胃出血入院治疗。这是一个典型的老年人不合理用药案例。随着我国人口老龄化日益加剧，老年人用药安全已经成为社会关注的热点问题。老年患者肝、肾功能减退显著改变药物的分布、代谢和排泄，发生药物相互作用的机会进一步增加，有些会导致严重的后果。特别是老年人常同时患有多种慢性疾病，自行用药、过度用药现象较为普遍，多病共存的老年人多重用药更容易导致严重不良反应，因此我们应高度重视老年人用药指导，普及老年人安全用药意识，关爱老人从安全用药开始。

3. 个体差异　在年龄、性别、体重相同的情况下，大多数人对药物的反应是相似的，但也有少数人对药物存在质和量的差异，这种因人而异对药物的反应称为个体差异，如有的患者对某些药物特别敏感，应用较小剂量即可产生较强的作用，称为高敏性。与此相反，对药物的敏感性较低，必须应用较大剂量方可呈现应有的治疗作用，称为耐受性。

（二）病理因素

病理因素能影响机体对药物的敏感性，如阿司匹林可使发热者体温下降，而对正常体温无影响。病理因素也能改变机体处理药物的能力，如肝肾功能不全影响药物代谢排泄减慢使药物的半衰期延长，血药浓度增高，效应增强以及产生严重的不良反应。因此临床用药要注意病理状态对药效的影响，密切观察病情变化。

（三）心理因素

心理因素与药物的疗效关系密切。乐观情绪有利于提高机体的抗病能力。患者对药物的信任、依赖程度也可以提高药物的疗效。医乃仁心，医护人员的任何医疗或护理活动，包括言谈举止都可以发挥安慰剂效应，因此可以适当利用这一效应作心理治疗或心理护理。

 知识链接

安慰剂效应

安慰剂（placebo）是指不含某种药理活性成分而仅有赋形剂，在外观和口味上与含某种药理活性成分的药物完全一样的制剂。其产生的效应被称为安慰剂效应，包括与原药作用一致的阳性安慰剂效应，与原药作用相反的阴性安慰剂效应。患者虽然获得无效的治疗，但却"感觉"或"相信"治疗有效，并且出现症状得到舒缓的现象。研究表明安慰剂效应能使部分高血压、失眠头痛、神经症等患者的症状得到改善。该效应对特定心理素质人群，如具有疑病倾向、心理依赖性强、容易接受暗示等患者的作用较为显著。在临床新药研究或药物治疗学评价时，应采取双盲法等措施避免该效应对研究结果的干扰。

（四）遗传因素

遗传因素也可影响药物作用使部分药物的药效学、药动学发生变化，如慢乙酰化代谢型患者应用异烟肼，代谢慢药效维持时间长，但易发生外周神经炎；而快乙酰化代谢型患者应用异烟肼因代谢易产生肝毒性，且维持时间短，药效低。有遗传缺陷如先天性葡萄糖－6－磷酸脱氢酶缺乏者，服用磺胺药、伯氨喹等易引起溶血反应，临床用药时应予注意。

（五）生活方式

1. 饮食习惯　饮食对药物也产生一定的影响，加强饮食护理是临床治疗的重要组成部分，合理饮食有助于提高疗效，减少不良反应。如稀盐酸、乳酸、果糖、富含维生素 C 的食物等均可促进铁剂吸收，而牛奶、茶叶、高钙食物可妨碍铁剂的吸收。高血压、高血脂、糖尿病等慢性疾病患者在进行药物治疗时必须配合饮食护理。应用抗恶性肿瘤药、长期应用糖皮质激素应采用低盐、低糖、高蛋白饮食等。

2. 生活习惯与爱好　不良嗜好如烟草在燃烧时产生的尼古丁等多种化合物使肝药酶活性增强，药物代谢加快，作用减弱；长期酗酒者引起肝功能异常影响到许多药物的作用。应用头孢类抗生素、甲硝唑等应禁酒，否则会导致双硫仑样反应。

无规律的生活方式和紧张的工作环境如长期熬夜、过大的工作压力会影响正常生理性激素分泌节律，对药物的作用也会产生影响。

二、药物方面的因素

（一）药物的剂型

药物可制成多种剂型。同一种药物的不同剂型，血药浓度往往不同而影响药物的疗效（图1-4-1）。通常情况下，注射剂比口服剂型吸收快；口服给药时，溶液剂吸收最快，散剂次之，片剂和胶囊剂较慢。吸收快的剂型，血药浓度达峰时较快，起效快但作用时间往往较短；而吸收慢的剂型，因其潜伏期长，故起效慢，维持时间长。

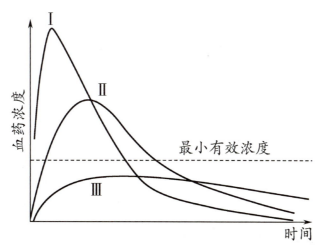

图 1-4-1　某种药物不同剂型的时－药曲线比较

Ⅰ. 气雾剂；Ⅱ. 溶液剂；Ⅲ. 片剂。

（二）给药途径

不同的给药途径也可影响药物的吸收，进而影响药物作用快慢和维持时间的长短。有的药物给药途径不同，其药物作用性质不同，如硫酸镁溶液口服可产生导泻和利胆作用，而注射呈现抗惊厥和降压作用。利多卡因局部给药可产生局部麻醉作用，而静脉注射给药则可产生抗心律失常作用。

（三）给药时间

给药时间影响药物疗效。在临床用药时，应根据具体药物和病情选择不同的给药时间，如催眠药应在睡前服；助消化药需在饭前或饭时服用；驱肠虫药宜空腹或半空腹服用；对胃肠道有刺激性的药物宜饭后服等。

人体有昼夜生理变化规律。昼夜的不同时间，对某些药物的敏感性有所不同。临床给药应顺应人体生物节律变化，能更好地发挥药物疗效，减少不良反应。肾上腺皮质激素的分泌高峰在上午八时左右，然后逐渐降低，零时达低谷，临床长期应用肾上腺皮质激素类药物宜在早上八时左右一次给药，既能达到治疗效果，又可减轻对肾上腺皮质的负反馈抑制作用，从而减少其不良反应。

（四）给药次数

每日给药次数要根据病情需要和药物在体内的消除速率，通常依据药物的半衰期确定给药间隔，半衰期较短的药物，可每日 3～4 次给药，半衰期较长的药物每日 1～2 次给药，这样可较好地维持有效血药浓度，且不会导致蓄积中毒。肝、肾功能不全可影响药物的代谢和排泄，进而影响药物消除速率，应调整给药间隔，以防发生药物蓄积中毒。

（五）药物的相互作用

两种或多种药物合用或先后序贯应用称为联合用药。联合用药引起药物作用和效应的变化称为药物相互作用。药物的相互作用可使药效加强，也可使药效降低或不良反应加重。联合用药的目的是提高疗效、减少不良反应或防止耐受性、耐药性的发生。而不合理的多种药物联合应用可降低疗效、加重不良反应甚至产生药源性疾病。药物的相互作用分为体外相互作用与体内相互作用两种类型。

1. 药物体外相互作用　指药物在体外配伍时直接发生的物理、化学变化而影响疗效，甚至产生不良反应的现象，也称为配伍禁忌。

（1）物理变化：是指两种或多种药物合用时，因物理性质发生变化而出现的不良后果。常见的是因溶解度降低出现沉淀或混浊，导致药物不能使用。如乳糖酸红霉素粉针不宜用 0.9% 氯化钠注射剂作溶剂，因红霉素在氯化钠溶液中可发生沉淀，而影响其使用，因此红霉素在静脉给药时，需先用注射用水溶解，然后加入 5% 葡萄糖注射液中使用。

（2）化学变化：是指两种或多种药物合用时，药物之间发生化学反应，导致药物的化学结构发生改变，药物出现药理作用的变化或出现沉淀、气体、颜色变化等，导致药物不能使用。如使用硫酸亚铁片治疗缺铁性贫血时，应嘱咐患者不能用茶水服药，因茶水中的鞣质可与硫酸亚铁生成鞣酸铁沉淀而影响铁的吸收。

配伍禁忌是药物不合理应用的重要因素，在联合用药时，尤其在同时使用多种注射剂时，由于注射剂在混合使用或大量稀释时易产生化学或物理改变，因此，静脉滴注时应特别注意配伍禁忌，避免发生严重后果。

护士更要注意药物的配伍禁忌，特别是注射液的配制，可根据药品说明书或认真查询静脉给药配伍禁忌表（表1-4-2）进行具体操作，以避免发生配伍禁忌的差错或事故。

2. 药物体内相互作用　一般包括药效学和药动学两方面。

（1）药效学方面的相互作用：是指两种或多种药物合用时，药物在不同的药效学作用机制上产生相同或相反的生理功能调节作用，表现为药物效应增强（即协同作用）或药物效应减弱（即拮抗作用）。具体包括：①协同作用，如吗啡与阿托品合用治疗胆绞痛，前者具有镇痛作用，后者可解除胆道痉挛，两药合用可使疗效增强；②拮抗作用，如沙丁胺醇的扩张支气管作用可被普萘洛尔所拮抗，若两药合用，可使前者的作用减弱。

药物相互作用药效学方面的表现应具体分析判断。如非甾体抗炎药与华法林合用，有增加出血的可能；红霉素和阿司匹林都有一定的耳毒性，各自单独使用时该毒性并不明显，但两药合用时耳毒性增强，以致耳鸣、听力减弱等。如两种药物具有相似的不良反应，合用时不良反应往往加重。有些药物甚至可以掩盖其他药物的不良反应，如普萘洛尔可以掩盖口服降血糖药的低血糖反应。

（2）药动学方面的相互作用：是指联合用药时，一种药物通过影响另一种药物的吸收、分布、生物转化和排泄，而使另一种药物的作用或效应发生变化。

1）影响药物的吸收：抗胆碱药可抑制胃肠道蠕动，使同服药物在胃内滞留而延迟肠中的吸收；维生素C能促进铁剂的吸收，而四环素、钙剂及抗酸药能妨碍铁剂的吸收。

2）影响药物的分布：两种药物合用时，与血浆蛋白结合力强的药物占据了血浆蛋白，使结合力弱的药物失去或减少了与血浆蛋白结合的机会，使后者的血浆药物浓度升高，作用增强或毒性加大。与血浆蛋白结合力强的药物也可以将结合力弱的药物从血浆蛋白上置换下来，导致后者作用增强或毒性加大。

3）影响药物的生物转化：有些药物可以抑制肝药酶的活性，可使其他药物的代谢受阻，消除减慢，血药浓度高于正常水平，药效增强，同时也有引起中毒的危险。如氯霉素与双香豆素类药物合用时，前者可抑制肝药酶，使后者代谢减慢，更易引起出血。有些药物具有药酶诱导作用，当其与其他药物合用时，因其可使肝药酶活性增强，使其他药物的代谢加快，血药浓度降低，药效下降。如苯巴比妥是药酶诱导剂，当其与口服抗凝药合用时，可使后者的代谢加快，药效降低。

4）影响药物的排泄：两种或两种以上通过相同机制排泄的药物联合应用时，可以在排泄部位途径上发生竞争，易于排泄的药物首先排出，使相对较不易排泄的药物排出量减少而潴留或蓄积，使之效应加强。如青霉素与丙磺舒合用，后者可使前者排泄减慢而使前者作用增强。

表1-4-2　静脉注射药物配伍变化表（部分）

类别	药物		1	2	3	4	5	6	7	8	9	10	11	12	13	14	15
输液（溶媒）	1. 0.9%氯化钠溶液 pH 4.5~7	1															
	2. 林格液 pH 4.5~7	2	—														
	3. 葡萄糖溶液（5%，10%）pH 3.5~5.5	3	—	—													
	4. 葡萄糖氯化钠溶液 pH 3.5~5.5	4	—	—	—												
抗生素	5. 青霉素钠（10万 U/1ml）pH 5.0~7.0	5	●	—	○	●											
	6. ※乳糖酸红霉素（50mg/1ml）pH 6.0~7.5	6	±	±	○	±	●										
	7. 盐酸四环素（50mg/1ml）pH 2.0~2.8	7	—	○	—	—	○	●									
	8. ※氯霉素（0.2%）pH 5.4~7.5	8	—	—	○	—	●	●	○								
盐类	9. 碳酸氢钠（5%）pH 8.2~8.3	9	—	—	○	—	—	—	—	±							
心血管药	10. 多巴胺（10mg/1ml）pH 4.4~5.4	10	—	—	—	—	—	—	—	±	○						
	11. 硝普钠（2.5mg/1ml）pH 5.0~7.0	11	○	○	○	○	—	±	±	±	○	○					
呼吸系统药	12. 氨茶碱（2.5%）pH 8.6~9.3	12	—	—	○	—	●	±	±	±	—	—	○				
中枢兴奋药	13. 尼可刹米（25%）pH 8.6~9.3	13	—	—	—	—	—	±	—	±	—	—	○	—			
中枢抑制药	14. ※地西泮（0.2mg/1ml）pH 5.5~7.2	14	—	—	—	—	±	±	±	±	±	±	±	±	±		
利尿药	15. ※呋塞米（10mg/1ml）pH 8.7~9.3	15	—	—	—	—	—	—	▲	±	—	—	○	—	—	±	
			1	2	3	4	5	6	7	8	9	10	11	12	13	14	15

说明：

1. "—"示配伍后溶液澄明，无外观变化，可配伍。
2. "±"示浓溶液配伍后呈浑浊或沉淀，若将其中一种药先在输液中稀释，再加入另一种药物可澄明。
3. "○"示配伍后药液效价降低，但外观无变化，不能配伍。
4. "●"示配伍时药液效价降低，并有浑浊、沉淀或变色，不能配伍。
5. "▲"示毒性增加，并有浑浊、沉淀或变色，不能配伍。
6. "※"示①红霉素先稀释（如注射用水）后再与其他药配伍；②氯霉素、地西泮注射液应先稀释，否则析出沉淀。

任务解析和岗位对接

　　该患者选用二甲双胍、瑞格列奈联合治疗 2 型糖尿病可以发挥协同作用，增强治疗效果。该案例存在的主要问题是患者用药依从性差，没有按医嘱要求定时服药并配合控制饮食。由于老年人生理功能改变，听力、视力及记忆力减退，用药依从性较差，特别是服用多种药物时，应仔细交代服药方法，防止因误服、漏服影响疗效或产生毒性反应，应做好用药指导并取得家属的协助监护用药。在后续的岗位模拟训练和未来工作中，应从用药护理的精细化、规范化、人性化等方面体现护士的专业精神和职业素养。

　　岗位对接参考下面任务工作清单模拟完成。

用药前	护理评估	①健康评估：观察健康状况和精神状态，了解既往病史；②用药禁忌评估：评估患者是否有胰腺炎、肝硬化、肾炎等胰岛素禁用情况，酮症酸中毒者禁用二甲双胍；③用药情况评估：了解用药史，患者用过二甲双胍和瑞格列奈时，胰岛素应避免与肾上腺素、β– 受体拮抗药等合用；适当了解其他相关信息等。
	调配药品	①酮症酸中毒治疗采用普通胰岛素加生理盐水，剂量按 2～8U（一般 4～6U）持续静脉滴注；当患者血糖低于 13.9mmol/L 时将生理盐水改为 5% 葡萄糖溶液或 5% 葡萄糖盐水，葡萄糖与胰岛素之比为 2∶1～4∶1，直至血糖降为 11.1mmol/L 左右；②酮症酸中毒纠正后二甲双胍（片剂 / 胶囊 / 缓释片），口服：一次 0.5g，一日 3 次，根据血糖水平调整用量，每日最大剂量不超过 2g，进食时或餐后服用；③瑞格列奈，餐前 15min 口服，剂量因人而异，以个人血糖而定，推荐起始剂量为 0.5mg；④其他药物参见相关任务。
	提示建议	①重点关注服用降血糖药后可能引起低血糖反应；②胰岛素 2～8℃ 避光保存，皮下注射时需要更换注射部位；③家属帮助患者定期翻身；④未明事项应查药品说明书或向医师、药师等反映。
用药中	护理问题	①患者的血糖水平、尿量等变化；②与药物不良反应有关症状的处理；③药物正确的给药方法等；④其他可能影响疗效的问题等。
	护理措施	①遵医嘱或处方，严格掌握胰岛素溶剂、剂量及给药途径，并注意观察血糖、尿量等变化；②密切关注患者的用药反应，症状是否得到改善，配合进行日常起居的生活指导；③二甲双胍进餐时服用，如有胃部不适可改为餐后服用；瑞格列奈餐前 15min 服用。
	用药要点	①胰岛素引起的过敏反应一般轻微短暂，表现为皮疹、血管神经性水肿，可用糖皮质激素等治疗；②二甲双胍常见胃肠刺激症状，注意和瑞格列奈合用后是否有头晕、出汗、震颤、饥饿和注意力不集中等低血糖症状，是否有腹痛、腹泻等胃肠道症状，根据血糖水平调整用药剂量；③加强不良反应观察和处置。

用药后	健康教育	①适度介绍药物治疗方案和有关康复常识,引导患者放松精神,缓解焦虑,配合治疗;按时用药、控制饮食,适当运动等;②对病情较紧急危重,无法面对自己疾病的患者,待病情稳定后再作宣教等。
	评价效果	①客观评价药物疗效、安全性及近远期治疗效果,例如血糖水平是否得到控制;②采取的用药护理措施、方法的适宜性;③对药物治疗和不良反应及防治相关知识的知晓度是否提高,能否坚持和配合治疗等。
	小结过程	①整理物品、记录资料,回顾合理使用胰岛素、二甲双胍、瑞格列奈等药物的要点;②总结本任务的用药护理心得;查找不足,制订改进措施等。

学习小结

本任务主要介绍了影响药效的因素,重点是给药途径、给药时间、给药次数、联合用药以及生理、病理、心理因素对药物疗效的影响;难点是药物相互作用、个体差异等。在学习中应树立以患者为中心的理念,综合考虑药物和机体对药物治疗效果的影响,合理用药,充分发挥药物的治疗效果,减少不良反应的发生。

 思考与练习

1. 简述幼儿和老年人用药的变化情况和用药注意事项。

2. 解释药物配伍禁忌及对药物疗效的影响。

3. 对以下用药护理案例进行分析。

患者,男,42 岁。因失眠、疲乏、无力、气促、心悸、食欲减退等 4 个月入院。护理体检:患者口唇和面色苍白、皮肤干燥,毛发干枯。血液检查血红蛋白及红细胞减少,血清铁减少。粪便检查发现钩虫卵,诊断为缺铁性贫血。医嘱予以口服硫酸亚铁及维生素 C治疗。

请思考并回答:①上述两药合用的目的是什么?②两药合用属于药物相互作用的哪个范畴?③通过网络或其他手段查询,再举出类似的例子。④在这个案例中,护士应该在哪些方面体现专业精神和职业素养?

（符秀华）

项目二 | 传出神经系统药物与用药护理

项目二数字内容

　　本项目包括拟胆碱药、抗胆碱药、拟肾上腺素药、抗肾上腺素药等传出神经系统药物,其中应重点掌握传出神经系统受体类型及其生理效应,传出神经系统药物的作用方式与分类,阿托品、肾上腺素以及β受体拮抗药等代表药物的作用、用途、不良反应和用药护理措施,毛果芸香碱、阿托品对腺体及瞳孔的作用;熟悉毛果芸香碱、新斯的明、东莨菪碱、去甲肾上腺素、酚妥拉明等代表药物的作用特点;了解其他传出神经系统药物的名称。

　　学习本项目有助于护士在未来有关疾病临床护理中,提高医疗安全意识,学会遵医嘱合理用药,观察疗效,做好不良反应的防治措施,能够正确指导患者合理用药,提高用药护理能力。

任务一　认识传出神经系统药物

学习目标

知识目标:

1. 掌握传出神经系统受体类型及其生理效应;传出神经系统药物的作用方式与分类。
2. 熟悉传出神经系统分类、化学递质类型。
3. 了解传出神经递质的合成。

技能目标:

学会介绍传出神经系统的受体类型、分布与效应。

素质目标:

具有关爱患者,无私奉献的思想品德,养成良好的职业素养和细心严谨的工作作风。

导入情景：

患者，女，68 岁，春雨后上山采蘑菇，食用后出现恶心、呕吐、腹泻等胃肠道反应，后有全身出汗、瞳孔缩小等症状。遂到医院就诊，医生给予阿托品治疗，同时配合其他救治措施。

工作任务：

1. 说出患者出现胃肠道反应、全身出汗、瞳孔缩小的原因。

2. 针对此患者，护士应如何进行用药护理？

3. 在这个案例中，护士应该在哪些方面体现专业精神和职业素养？

传出神经系统药物是一类能影响传出神经系统的化学传递，影响和调节效应器官功能活动的药物。本类药物具有广泛作用，主要影响传出神经末梢的递质代谢或受体活性，调节或改变心脏、血管、平滑肌、腺体、骨骼肌等的功能活动。首先介绍传出神经系统的分类、递质、受体类型和生理效应。

传出神经系统是外周神经的主要组成部分，在维持机体正常生理活动方面具有重要作用。该系统包括自主神经和运动神经，自主神经又分为交感神经和副交感神经，主要支配心脏、血管、平滑肌和腺体等效应器官；运动神经则支配骨骼肌的功能活动。自主神经从中枢发出到达所支配的效应器官之前，中途需更换神经元，在结构上有节前纤维和节后纤维之分；运动神经无须更换神经元，直接到达所支配的效应器官。无论自主神经还是运动神经，其神经末梢对效应器官的支配以及节前和节后纤维的联系均依赖化学物质进行信息传递，即神经末梢（突触前膜）释放递质进入突触间隙，递质与效应器官（突触后膜）上的特异性受体相结合，激动受体而产生相应的生理效应。

一、传出神经系统按递质分类

传出神经末梢释放的递质主要有乙酰胆碱（ACh）和去甲肾上腺素（NA）。根据神经末梢所释放递质的不同，传出神经可分为胆碱能神经和去甲肾上腺素能神经（图 2-1-1）。

1. 胆碱能神经　该类神经末梢释放递质为乙酰胆碱，种类包括：①交感和副交感神经的节前纤维；②副交感神经节后纤维；③少数交感神经节后纤维，如支配汗腺分泌和骨骼肌血管舒张的神经；④运动神经。

2. 去甲肾上腺素能神经　该类神经末梢释放递质为去甲肾上腺素。主要是大部分交感神经节后纤维。

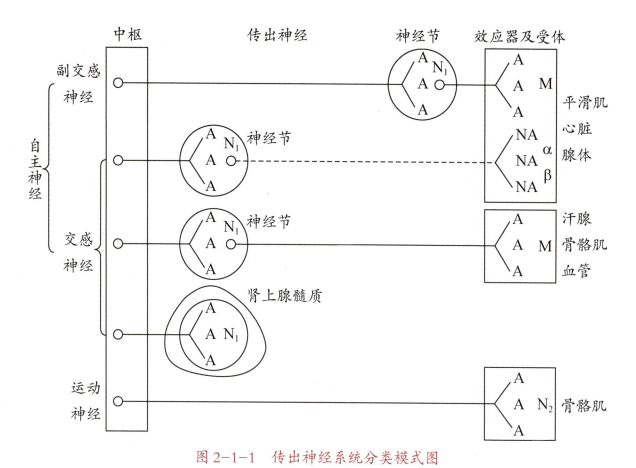

图 2-1-1 传出神经系统分类模式图

———：胆碱能神经；----：去甲肾上腺素能神经；A：乙酰胆碱；NA：去甲肾上腺素。

此外，机体内的部分神经系统还释放多巴胺、5-HT 和多肽等神经递质，与胆碱能神经和去甲肾上腺素能神经一起，共同参与机体复杂的生理生化功能的调节。

二、传出神经递质的合成与代谢

1. 乙酰胆碱的合成与代谢 该递质主要在胆碱能神经末梢内合成。乙酰胆碱合成后即贮存于囊泡中。当神经冲动到达时，通过胞裂外排向突触间隙释放乙酰胆碱。乙酰胆碱释放后，迅速为胆碱酯酶（ChE）水解，形成胆碱而被神经末梢再摄取入细胞内（图 2-1-2）。

2. 去甲肾上腺素的合成与代谢 该递质主要在去甲肾上腺素能神经末梢合成。酪氨酸是合成 NA 的基本原料，合成后，贮存于去甲肾上腺素能神经末梢的囊泡中。当神经冲动到达末梢时，囊泡中的 NA 通过胞裂外排释放到突触间隙，与突触后膜上的受体相结合产生生理效应。NA 释放后的消除，75%~90% 被突触前膜主动摄取并进入囊泡内，小部分被单胺氧化酶（MAO）和儿茶酚氧位甲基转移酶（COMT）灭活（图 2-1-3）。

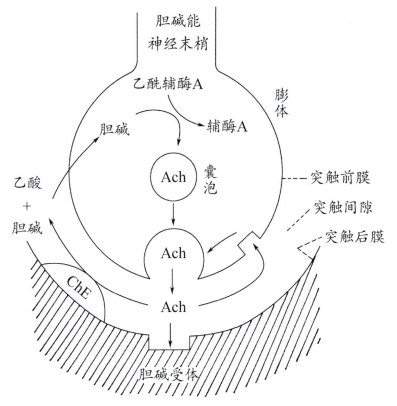

图 2-1-2　乙酰胆碱合成与代谢过程示意图

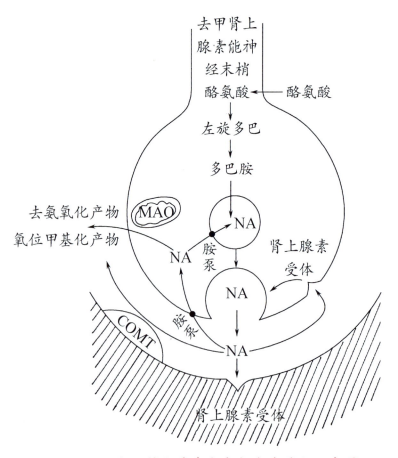

图 2-1-3　去甲肾上腺素合成与代谢过程示意图

三、传出神经系统受体类型及生理效应

传出神经系统的受体主要有两种类型：胆碱受体、肾上腺素受体。

1. 胆碱受体及效应　能选择性与乙酰胆碱结合的受体为胆碱受体，其中对毒蕈碱敏感的受体称为毒蕈碱型胆碱受体（M 受体），对烟碱敏感的受体称为烟碱型胆碱受体（N 受体）。

2. 肾上腺素受体及效应　能选择性与去甲肾上腺素或肾上腺素结合的受体称肾上腺素受体，分为 α 受体和 β 受体。

能与多巴胺结合的受体称为多巴胺受体（DA 受体）。

机体大多数效应器官同时接受胆碱能神经和去甲肾上腺素能神经的双重支配（表 2-1-1），两种神经支配的效果大多是相互对立的，但在中枢神经系统的调节下，它们的功能达到对立又统一，但在不同效应器官，其支配优势不同，例如：心脏和血管以去甲肾上腺素能神经支配为主（占优势），胃肠道和膀胱平滑肌以胆碱能神经支配为主（占优势）。当两类神经同时兴奋或抑制时，一般表现为优势支配的神经引起的效应增强或减弱。

表 2-1-1　传出神经系统的受体类型、分布与产生的效应

受体类型		分布脏器或部位	产生的效应
胆碱受体	M 受体	中枢和胃壁细胞	中枢兴奋、胃酸分泌增多
		心脏	心率减慢、传导减慢、收缩力减弱
		内脏平滑肌、腺体血管	平滑肌收缩、腺体分泌增多、血管舒张
		瞳孔括约肌	缩瞳
	N_1 受体	自主神经节、肾上腺髓质	神经节兴奋、肾上腺素分泌增多
	N_2 受体	骨骼肌运动终板	骨骼肌收缩
肾上腺素受体	α_1 受体	血管（皮肤、黏膜、内脏）	血管收缩、血压升高
	α_2 受体	突触前膜	去甲肾上腺素释放减少
	β_1 受体	心脏	收缩力增强，心率、传导加快
		脂肪、肾近球旁器细胞	脂肪分解加强、肾素分泌增多
	β_2 受体	支气管等内脏平滑肌	支气管扩张等
		血管（冠脉、骨骼肌）	血管舒张
		肝脏	糖原分解加强、促进糖异生、血糖升高
		突触前膜	去甲肾上腺素释放增加
多巴胺（DA）受体		血管（肾、肠系膜、冠脉）	舒张

防治毒蕈中毒

毒蕈俗称毒蘑菇，由于野生菌种类繁多，形态千差万别，准确鉴别较为困难，误食中毒现象较为多见。其中毒症状可分为胃肠炎型、神经精神型、溶血型、肝损害型、呼吸与循环衰竭型和光过敏性皮炎型等，抢救不当会造成严重损害，甚至危及生命。

应大力开展预防毒蕈中毒的宣传教育，提倡不进食陌生菌类等，一旦出现中毒症状应迅速送医抢救，要在搞清毒蕈种类和中毒分型的基础上，以排出毒素和减少再吸收为主要措施，如催吐、洗胃、导泻、利尿、补充电解质溶液等，由于多数毒蕈中毒会出现流涎、流泪、恶心、呕吐、头痛、视觉障碍、腹部绞痛、腹泻、支气管痉挛、心动过缓、血压下降和休克等症状，可选用阿托品等药物对症治疗。急危重症患者采取保护重要器官的针对性治疗，如保持气道畅通，高流量吸氧，维持血氧饱和度，密切监测心电等，有条件者可采用血液透析等方法提高抢救效果。

四、传出神经系统药物的作用方式及分类

（一）传出神经系统药物的作用方式

1. 直接作用于受体　大多数传出神经系统药物能直接与胆碱受体或肾上腺素受体结合而产生效应。如与受体结合后产生与递质作用相似的药，称为受体激动药或拟似药，与受体结合后阻断受体，妨碍递质或受体激动药与受体结合，产生与递质作用相反的药，称为受体拮抗药。

2. 影响递质　有的传出神经系统药物可通过影响递质的代谢而产生效应。如胆碱酯酶抑制药可抑制胆碱酯酶的活性，妨碍胆碱酯酶对乙酰胆碱的水解，使乙酰胆碱堆积，间接激动 M 受体和 N 受体，产生拟胆碱作用。有的药物可通过影响递质的合成、释放、转运和贮存而产生效应。如麻黄碱和间羟胺等可促进去甲肾上腺素的释放而发挥拟肾上腺素作用。

（二）传出神经系统药物的分类

传出神经系统药物按其作用性质及作用方式不同进行分类，见表 2-1-2。

表 2-1-2　传出神经系统药物的分类

拟似药	拮抗药
一、拟胆碱药	一、抗胆碱药
（一）胆碱受体激动药	胆碱受体拮抗药
1. M、N 受体激动药（乙酰胆碱）	1. M 受体拮抗药（阿托品）

拟似药	拮抗药
2. M 受体激动药（毛果芸香碱）	2. N₁ 受体拮抗药（樟磺咪芬）
3. N 受体激动药（烟碱）	3. N₂ 受体拮抗药（泮库溴铵）
（二）胆碱酯酶抑制药（新斯的明）	
二、肾上腺素受体激动药	二、肾上腺素受体拮抗药
1. α、β 受体激动药（肾上腺素）	1. α、β 受体拮抗药（拉贝洛尔）
2. α 受体激动药（去甲肾上腺素）	2. α 受体拮抗药（酚妥拉明）
3. β 受体激动药（异丙肾上腺素）	3. β 受体拮抗药（普萘洛尔）

任务解析和岗位对接

首先该处方合理，因为患者食用的野生菌中有毒蘑菇，其主要中毒成分是毒蕈碱等，毒蕈碱中毒主要激动 M 受体，产生呕吐、腹泻、大汗淋漓、缩小瞳孔等症状，阿托品是 M 受体拮抗药，可以对抗治疗中毒症状。在抢救过程中，护士应配合医生采取催吐、吸氧等综合措施，有助于提高疗效；病情稳定后，应加强预防毒蕈中毒的宣教工作。整个用药护理过程应从关心患者，认真准确执行医嘱，正确观察病情和熟练操作等多个方面体现专业精神和职业素养。

岗位对接参考下面任务工作清单模拟完成。

用药前	护理评估	①健康评估：观察健康状况和精神状态，了解既往病史；②用药禁忌证评估：评估患者是否患有青光眼等疾病；③用药情况评估：了解用药史，是否采用其他中毒抢救药物或措施；适当了解其他相关信息等。
	调配药品	①阿托品有片剂和注射剂，用于解除毒蕈碱型毒蘑菇中毒的 M 样症状应使用 0.5mg/1ml 或 1mg/2ml 硫酸阿托品注射液，皮下注射或肌内注射，剂量根据中毒程度确定，一般 0.5~1mg/次，一日 1 次；②其他药物参见相关项目任务。
	提示建议	①注射阿托品后可引起口干、皮肤干燥、视近物模糊、畏光、面部潮红、心悸、排尿困难、便秘等；②毒蘑菇中毒应采取综合抢救措施，如催吐、洗胃、导泻等，发生器官功能损害时，须对症治疗或采取血液透析等措施；③未明事项应查阅药品说明书或向医师、药师等反馈。
用药中	护理问题	①阿托品副作用多见且持续时间较长，如排尿困难、便秘、口干等；②眼压升高导致的视力损害；③药物正确的给药方法等；④其他可能影响疗效的问题等。

	护理措施	①遵医嘱或处方,阿托品作用剧烈,严格掌握剂量及给药途径,注意观察患者大小便等情况,协助处置便秘、排尿困难等情况;②密切观察患者的用药后症状是否得到改善,配合进行后续康复指导;③协助医生实施中毒抢救各项措施,有不明情况及时反馈问询。
	用药要点	①治疗胃肠道痉挛等,每次 0.3～0.5mg,总量 1～2mg;②改善循环、抗休克或有机磷农药中毒,须大剂量,成人按 0.02～0.05mg/kg,用 50% 葡萄糖注射液稀释后静脉注射或 5% 葡萄糖溶液稀释后静脉滴注,直至症状改善或阿托品化;③不良反应多见,需加强观察和处置。
用药后	健康教育	①适度介绍毒蘑菇中毒的抢救方案和有关预防毒蘑菇中毒和后续康复常识,帮助患者稳定情绪,缓解焦虑,配合治疗;②对病情较紧急危重,可先向家属宣教或待病情稳定后再作宣教等。
	评价效果	①客观评价阿托品等抢救效果、安全性及远近期治疗效果;②综合判断采取的用药护理措施、方法的适宜性;③了解患者对预防毒蘑菇中毒相关知识的知晓度是否提高,能否避免再次误食中毒等。
	回顾小结	①整理物品、记录资料,回顾合理使用阿托品等药物的要点;②小结本任务用药护理心得;查找不足,制订改进措施等。

学习小结 本任务重点介绍传出神经系统受体类型及其生理效应,难点是传出神经系统受体的分布与效应,护士在学习和应用中学会相关疾病的用药护理,正确指导患者合理用药。

思考与练习

1. 传出神经的递质主要有哪些?传出神经系统如何分类?
2. 激动 M、N、α、β 受体时各产生哪些生理效应?
3. 传出神经系统药物如何分类?各举出一个代表药名称。
4. 将下面这些受体与其被阻断时的生理效应连接起来。

M 受体	皮肤、黏膜、内脏等血管平滑肌舒张、瞳孔缩小、NA 释放增加
N 受体	心脏抑制、支气管平滑肌收缩、血管(骨骼肌、冠状)收缩、NA 释放减少
α 受体	心脏兴奋、腺体分泌减少、瞳孔扩大、内脏平滑肌松弛
β 受体	神经节抑制、肾上腺髓质分泌肾上腺素减少、骨骼肌松弛

(姚勇志 张 庆)

任务二 拟胆碱药与用药护理

知识目标:

1. 熟悉毛果芸香碱作用、用途、不良反应和用药护理措施。

2. 了解新斯的明、毒扁豆碱作用、用途、不良反应和用药护理措施。

技能目标:

1. 熟练掌握指导青光眼患者合理用药的用药护理技能。

2. 学会观察 M 受体激动药的疗效,并能正确处理相关不良反应。

素质目标:

具备关爱患者,认真细致开展用药护理的职业素质和关心、尊重、理解患者的人文修养。

 工作情景与任务

导入情景:

患者,女,65 岁。因右眼反复胀痛伴同侧头痛、视力下降 4 个月,加重 2d 来眼科就诊。检查发现:右眼视力 0.2,左眼视力 0.3。右眼球充血,瞳孔散大,角膜雾状混浊。眼球指压硬,测眼压,右眼 55mmHg,左眼 19mmHg(正常值 11~21mmHg),其他未见异常。拟诊断为急性闭角型青光眼。医嘱给予 20% 甘露醇静脉滴注,毛果芸香碱滴右眼,每次 1 滴,每 5min 1 次,共 4 次,治疗 1h 后,患者诉眼部疼痛减轻,测眼压:右眼 24mmHg。

工作任务:

1. 说出该患者药物治疗方案的药理依据?

2. 针对该患者,护士应如何做好用药护理?

3. 在这个案例中,护士应该在哪些方面体现专业精神和职业素养?

拟胆碱药包括胆碱受体激动药和胆碱酯酶抑制药,它们分别通过直接作用于受体和增加突触间隙乙酰胆碱含量来增强胆碱能神经的作用。本任务主要介绍 M 受体激动药和易逆性胆碱酯酶抑制药,难逆性胆碱酯酶抑制药主要是有机磷酸酯类农药将在后续的解毒药中介绍。

一、M 受体激动药

M 受体激动药是一类选择性地与 M 受体结合并激动受体,产生 M 样作用的药物。代表药物为毛果芸香碱。

毛果芸香碱

毛果芸香碱(pilocarpine,匹鲁卡品)是从毛果芸香属植物叶中提取的生物碱,具有较高脂溶性,多采取眼部局部给药。

【作用与用途】

1. 对眼的作用　滴眼后可出现缩瞳、降低眼压和调节痉挛作用。

(1)缩瞳:毛果芸香碱能直接激动瞳孔括约肌上的M受体,使瞳孔括约肌收缩,瞳孔缩小。临床上与扩瞳药交替使用,治疗虹膜睫状体炎,以防止虹膜晶状体粘连。

(2)降低眼压:房水是维持眼压的重要因素。房水由睫状体上皮细胞分泌及血管渗出而成,经瞳孔流入前房,到达前房角间隙,再经小梁网流入巩膜静脉,最后进入血液循环。毛果芸香碱通过缩瞳作用使虹膜根部变薄,前房角间隙扩大,有利于房水通过小梁网进入巩膜静脉窦,促进房水循环,使眼压降低。临床上主要用于治疗闭角型青光眼,对开角型青光眼早期也有一定疗效。

(3)调节痉挛(视近物清楚):视力的调节依赖于晶状体的曲度变化。晶状体本身富有弹性,但由于受到悬韧带的牵拉,通常呈较为扁平状态。悬韧带受睫状肌控制。毛果芸香碱能激动睫状肌上的M受体,使睫状肌向瞳孔中心方向收缩,悬韧带松弛,晶状体因本身弹性变凸,屈光度增加,导致近视状态,毛果芸香碱的这种作用称为调节痉挛(图2-2-1)。

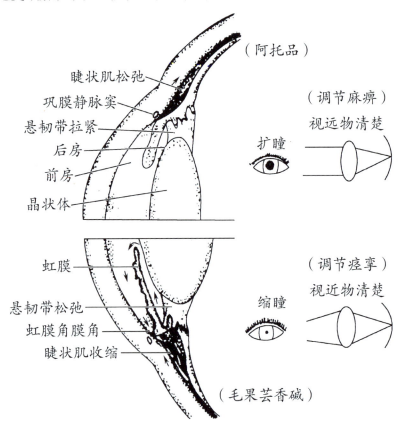

图2-2-1　毛果芸香碱和阿托品对眼的作用示意图

上图:阿托品的作用;下图:毛果芸香碱的作用。

箭头表示房水流通及睫状肌收缩或松弛的方向。

2. 其他作用　毛果芸香碱能激动腺体上的 M 受体，使腺体尤其是汗腺和唾液腺分泌明显增加。临床上可全身给药，解救阿托品等 M 受体拮抗药中毒引起的外周症状。

知识链接

青光眼

青光眼是眼科常见疾病，因视物可见光源周围有彩色晕圈而得名。本病以眼压增高，进行性视神经乳头凹陷和视力减退为主要特征，同时伴有头痛、恶心、眩晕等症状，严重时可致失明。分为闭角型、开角型青光眼两种。其中闭角型青光眼又称急性或慢性充血性青光眼，多是由于虹膜睫状体炎等引起前房角狭小，或滤帘病变阻碍房水回流（图 2-2-2）所致，好发于青壮年。开角型青光眼又称慢性单纯性青光眼，多是由于有关血管发生动脉粥样硬化，通透性改变，房水生成过多，回流减少所致，多见于老年人。

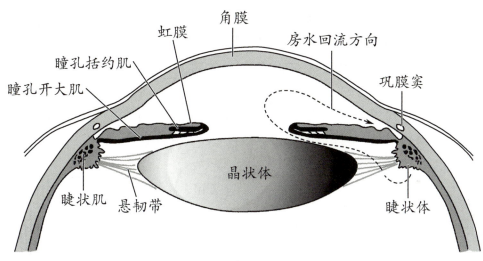

图 2-2-2　房水循环示意图
（箭头表示房水回流方向）

【不良反应及防治】

1. 滴眼液以 1%～2% 为宜，浓度过高易导致头痛、眼痛等症状。滴眼后可引起视远物不清，在症状消失前勿做精细工作，驾驶员尤其应注意。滴眼时注意压迫内眦，以减少药物经鼻泪管流入鼻腔而产生吸收作用。

2. 毛果芸香碱吸收过量可出现流涎、多汗、腹痛、腹泻、支气管痉挛等 M 样症状，可用阿托品对抗处理。

同类药物还有醋甲胆碱、卡巴胆碱、贝胆碱等。

二、胆碱酯酶抑制药

胆碱酯酶抑制药能抑制胆碱酯酶的活性,使胆碱能神经末梢释放的 ACh 因水解减少而蓄积,从而激动 M 受体和 N 受体,产生拟胆碱作用。根据胆碱酯酶活性恢复的难易程度分为易逆性胆碱酯酶抑制药和难逆性胆碱酯酶抑制药,前者常用药物有新斯的明、毒扁豆碱等,后者主要是有机磷酸酯类。

(一)易逆性胆碱酯酶抑制药
新斯的明

新斯的明(neostigmine,普洛斯的明)属季铵类化合物,口服吸收少而不规则,多注射给药,主要分布于肌肉组织,不易分布脑和眼,对中枢和眼几无作用。

【作用与用途】 新斯的明可逆性抑制胆碱酯酶,间接产生 M 样和 N 样作用。对骨骼肌作用最强,对胃肠道和膀胱平滑肌作用次之,对心脏、支气管、腺体、眼的作用较弱。

1. 兴奋骨骼肌 对骨骼肌的选择性高,抑制胆碱酯酶的活性而发挥作用;可直接激动 N_2 受体并促进运动神经末梢释放乙酰胆碱,改善肌无力症状,主要用于治疗重症肌无力,也可用于对抗筒箭毒碱类的肌松药过量引起的肌肉松弛(图 2-2-3)。

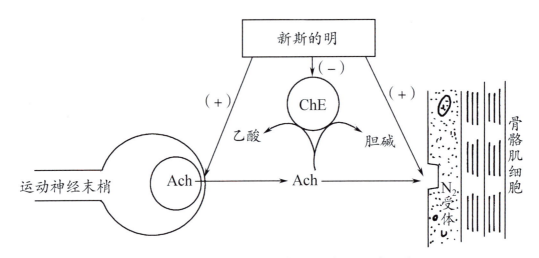

图 2-2-3 新斯的明兴奋骨骼肌作用环节示意图

 知识链接

重症肌无力

重症肌无力是一种自身免疫性疾病,病理性免疫反应导致体内产生了 N_2 受体的相应抗体,影响 N_2 受体的结构和功能,进而发生神经肌肉接头传递功能障碍。早期表现为眼睑下垂,颈和四肢无力,随着受体破坏程度加重,逐渐出现咀嚼和吞咽困难,严重者可出现呼吸困难等症状。新斯的明对早期症状疗效较好。

2. 兴奋平滑肌　对胃肠平滑肌和膀胱逼尿肌的作用较强,用于治疗手术后腹气胀和尿潴留。

3. 抑制心脏　间接兴奋 M 受体,减慢房室传导,减慢心率,用于治疗阵发性室上性心动过速。

【不良反应及防治】　治疗量时不良反应较少,过量可引起明显恶心、呕吐、腹痛、心动过缓、呼吸困难、肌肉震颤等,严重时可能引起"胆碱能危象",出现大汗、两便失禁、心动过缓、肌无力,甚至呼吸麻痹。新斯的明个体差异大,一般不静脉给药,用药前应测心率,解救筒箭毒碱中毒时,应注意给患者吸氧,并备好阿托品,以免引起心动过缓甚至心搏骤停。机械性肠梗阻、尿路梗阻和支气管哮喘患者禁用。

 护理学而思

鉴别肌无力高危症状,尽力提高护理质量

肌无力患者常会发生急性高危症状,很多与药物有关,不及时处置会危及生命。

1. 肌无力危象　患者常因感染、创伤或药物减量引起急性的呼吸肌麻痹、咳痰吞咽无力而危及生命。此时迅速静脉给予新斯的明有缓解效果,依酚氯铵试验有助鉴别。

2. 胆碱能危象　是重症肌无力危象的主要表现,是由于胆碱酯酶抑制药新斯的明等使用过量所致。临床表现为呕吐、腹痛、腹泻、瞳孔缩小、多汗、流涎、气管分泌物增多、心率减慢、肌肉震颤、痉挛和紧缩感等。

3. 反拗危象　此情况发生特殊,难以区别危象性质,不能用停药或加大剂量改善症状。多在长期较大剂量治疗后发生。肌电图检查有助于鉴别。

肌无力患者出现上述危象应迅速处置,护士密切观察病情变化,配合医生迅速采取吸氧、机械辅助呼吸等抢救措施,保持气道的湿化,及时清除口鼻分泌物,保证呼吸道通畅,防止肺部并发症发生。同时要给予患者心理护理,帮助其克服濒死感、恐惧感,以积极心态配合治疗,上述措施需要护士以优良的职业精神和人文素养完成,以期挽救患者生命。

毒扁豆碱

毒扁豆碱(physostigmine,依色林)为可逆性抑制胆碱酯酶,对眼的作用与毛果芸香碱相似,但作用强且持久,选择性低,毒性大,仅作眼科用药。主要用于治疗青光眼。

毒扁豆碱水溶液不稳定,见光易变色、失效,应避光保存,溶液呈深红色时则不宜使用。滴眼液或眼膏常用 0.25% ~ 0.5%,滴眼时应压迫内眦,以避免药物吸收引起中毒。

常用胆碱酯酶抑制药还有吡斯的明、依酚氯铵、安贝氯铵、加兰他敏等。

(二)难逆性胆碱酯酶抑制药

主要是有机磷酸酯类农药,如:美曲膦酯、敌敌畏(DDVP)、乐果、对硫磷(1605)、马

拉硫磷、内吸磷（1059）、甲拌磷（3911）等，可与胆碱酯酶牢固结合，形成难以水解的磷酰化胆碱酯酶，使胆碱酯酶丧失水解乙酰胆碱的能力，造成乙酰胆碱堆积，过度激动胆碱受体而出现一系列中毒症状。具体中毒表现和抢救措施见项目十三任务二的解毒药有关内容。

任务解析和岗位对接

1. 毛果芸香碱是 M 受体激动药，能直接激动虹膜括约肌上的 M 受体，使虹膜括约肌收缩，瞳孔缩小，虹膜根部变薄，前房角间隙扩大，房水易于进入巩膜静脉窦，流出量增加，从而降低眼压，用于治疗急性闭角型青光眼。

2. 滴眼时注意药物浓度不能超过 2%，压迫内眦 1～3min。建议患者定期去医院复查，保持心情舒畅，饮食清淡营养丰富，劳逸结合。

3. 应在青光眼用药护理的各个环节做到规范化、精准化，并重视护患沟通和健康宣教，体现护士的专业精神和职业素养。

岗位对接参考下面任务工作清单模拟完成。

用药前	护理评估	①健康评估：观察患者健康状况和精神状态，了解既往病史；②用药禁忌证评估：评估患者是否患有虹膜睫状体炎、急性角膜炎等眼科相关疾病和其他影响治疗的全身性疾病；③用药情况评估：了解用药史，是否对毛果芸香碱等药物过敏，适当了解其他信息，如是否经常驾驶汽车等。
	调配药品	①主要剂型是滴眼液，毛果芸香碱用于慢性青光眼：使用 0.5%～4% 的滴眼液，一次 1 滴，一日 1～4 次；用于急性闭角型青光眼急性发作期：使用 1%～2% 的滴眼液，一次 1 滴，每 5～10 分钟 1 次，3～6 次后改为每 1～3 小时 1 次，直至眼压下降；②其他药物参见相关项目任务。
	提示建议	①滴眼后可引起视远物模糊，在症状消失前勿做精细工作和驾驶汽车；②滴眼时压迫内眦，以减少药物经鼻泪管流入鼻腔；③未明事项应查阅药品说明书或向医师、药师等反馈问询。
用药中	护理问题	①药物浓度过高易导致头痛、眼痛；②经鼻腔－口腔吸收过量可出现流涎、多汗、腹痛、腹泻、支气管痉挛等症状；③其他可能影响疗效和安全性的问题等。
	护理措施	①遵医嘱或处方，严格掌握剂量及给药途径，并注意观察视力变化，以免影响患者生活质量；②密切关注患者的用药反应，眼压过高等症状是否得到改善，配合进行后续康复指导；③全身的不良反应可用抗胆碱药进行对抗治疗。
	用药要点	①药物适应证、给药剂量和给药方法；②滴眼时用手指压迫内眦；③加强不良反应观察和处置。

用药后	健康教育	①适度介绍青光眼药物治疗方案和疾病发展变化过程;②帮助患者消除对视力损害的紧张、焦虑等情绪,配合治疗,达到长期改善的目标。
	评价效果	①客观评价药物疗效、安全性及远近期治疗效果;②综合判断采取的用药护理措施、方法的适宜性;③了解患者对青光眼及治疗药物知识的知晓度是否提高,能否坚持和配合治疗等。
	回顾小结	①整理物品、记录资料,回顾合理使用毛果芸香碱等药物的要点;②小结本任务用药护理心得,查找不足,制定改进措施等。

学习小结

　　本任务主要介绍了 M 受体激动药和胆碱酯酶抑制药。毛果芸香碱对眼的作用是本任务的重点内容。难点是把握新斯的明使用的注意事项,过量可引起"胆碱能危象"。护士在学习和应用中应学会青光眼、重症肌无力等疾病的用药护理,指导患者合理用药,提高治疗效果。

 思考与练习

　　1. 毛果芸香碱对眼的作用有哪些? 使用时,有哪些注意事项?

　　2. 新斯的明为什么对肌肉的作用强? 对骨骼肌、平滑肌、心肌作用有什么不同?

　　3. 对以下用药护理案例进行分析。

　　(1)患者,女,50 岁,因胃溃疡进行手术,术后出现肠胀气、尿潴留。

　　请思考并回答:①该患者此症状可选用何药治疗? ②在用药过程中该药可出现哪些不良反应? ③针对该患者应如何做好用药护理?

　　(2)患者,男,48 岁,近 1 个月来感到伸舌不灵、饮食呛咳、四肢无力。其症状一般清晨较轻,活动或疲劳后加重,休息后见好转。经检查诊断为重症肌无力。

　　请思考并回答:①该患者应选用何药物治疗? ②在用药过程中应如何做好用药护理? ③在这个案例中,护士应在哪些方向体现专业精神和职业素养?

(姚勇志　张　庆)

任务三　抗胆碱药与用药护理

学习目标

知识目标:

1. 掌握阿托品作用、用途、不良反应和用药护理措施。

2. 熟悉山莨菪碱、东莨菪碱作用特点和用药护理。

3. 了解神经节阻滞药、骨骼肌松弛药的作用特点。

技能目标：

1. 熟练掌握指导内脏绞痛患者，正确合理使用药物的用药护理技能。

2. 学会观察 M 受体拮抗药的疗效，并能及时妥善处理药物出现的不良反应。

素质目标：

初步具备关爱患者，认真细致的职业素质和关心、尊重、理解患者的人文素养。

 工作情景与任务

导入情景：

患者，女，46 岁，因食用过夜凉菜出现上腹部持续性隐痛，阵发性加剧，伴恶心、呕吐、腹泻、低热乏力前来就诊。配合血常规等检查，诊断为急性感染性肠炎。医嘱：①硫酸阿托品注射液，0.5mg，肌内注射。②盐酸左氧氟沙星氯化物注射液，0.5g（100ml），静脉滴注，一日 1 次。针对这位患者，护士请思考并完成工作任务。

工作任务：

1. 该患者的用药方案是否合理，为什么？

2. 护士向该患者解释使用阿托品的目的，并告知患者在使用过程中应注意的事项。

3. 在这个案例中，护士应该在哪些方面体现专业精神和职业素养？

抗胆碱药又称胆碱受体拮抗药，能与胆碱受体相结合，本身不产生或极少产生拟胆碱作用，却能阻断乙酰胆碱或胆碱受体激动药与胆碱受体结合，从而产生抗胆碱作用。按其对 M 受体和 N 受体选择性不同，可分为 M 受体拮抗药和 N 受体拮抗药。

一、M 受体拮抗药

本类药物多从茄科植物颠茄、莨菪或曼陀罗等植物中提取，如阿托品、东莨菪碱、山莨菪碱等，也可人工合成。

阿托品

阿托品（atropine）一般采用口服或注射给药，可与乙酰胆碱竞争 M 受体，呈现 M 样受体阻断作用。临床常用人工合成品，口服吸收快，1h 后作用显著，持续 2～4h。肌内注射 15min 血药浓度达峰值。可透过血－脑屏障，并能通过胎盘到达胎儿血液。眼科局部应用时其作用可持续数天，可能与通过房水循环消除缓慢有关。

作用机制为选择性阻断 M 受体而对抗乙酰胆碱或胆碱受体激动药的 M 样作用。大剂量也能阻断 N 受体及扩张外周血管。

阿托品类药物的由来

很多茄科植物如颠茄、洋金花(曼陀罗)等都具有各种生活用途和药用价值,古人早就使用颠茄汁液及其提取物,如华佗的中医麻醉方剂麻沸散被认为含有洋金花(曼陀罗)成分,而古代地中海妇女以瞳孔大为美,因颠茄汁可散瞳而广泛使用,颠茄的拉丁名(belladonna)就含有美女的意思。阿托品则是从颠茄、洋金花中提取的消旋体生物碱,其左旋体又称莨菪碱。我国学者分别于1965年及1970年从植物中提取山莨菪碱和东莨菪碱,后来人工合成了许多阿托品代用品,丰富了本类药物的种类。

【作用与用途】

1. 抑制腺体分泌　小剂量即可抑制唾液腺和汗腺分泌,出现口干、皮肤干燥;随着剂量增大,对呼吸道腺体抑制作用增强;大剂量可抑制胃酸分泌。临床上用于麻醉前给药抑制呼吸道腺体和唾液腺分泌,防止吸入性肺炎的发生;也用于治疗严重盗汗、流涎症。

2. 对眼睛的作用　与毛果芸香碱相反,可产生扩瞳、升高眼压、调节麻痹(导致远视)作用。临床上用于:①预防虹膜与晶状体的粘连,常与缩瞳药交替使用治疗虹膜睫状体炎;②用于儿童验光配眼镜,因儿童睫状肌调节作用较强,选用阿托品可完全阻断该作用;③检查眼底,因经房水循环消除慢、维持时间长,现已被消除较快的后马托品取代。

3. 解除内脏平滑肌痉挛　对痉挛状态的内脏平滑肌有明显松弛作用,对胃肠道平滑肌作用最强,尿道和膀胱平滑肌次之,胆管、输尿管、支气管平滑肌作用较弱,对子宫平滑肌影响小。临床上常用于缓解各种内脏绞痛,胃肠绞痛、膀胱刺激症状(如尿频、尿急)疗效好,对胆绞痛和肾绞痛疗效差,常与阿片类镇痛药(哌替啶)配伍增强疗效。

4. 兴奋心脏　能解除迷走神经对心脏的抑制作用,使心率加快,房室传导加快。临床上用于缓慢型心律失常治疗。

5. 扩张血管　大剂量可扩张外周及内脏血管,解除微小血管痉挛,改善微循环。临床上用于暴发型流行性脑脊髓膜炎、中毒性菌痢、中毒性肺炎等所致的感染性休克。

6. 兴奋中枢　治疗量阿托品对中枢无明显影响,随着剂量增大出现兴奋延髓呼吸中枢作用;大剂量时中枢兴奋作用加强,出现幻觉、定向障碍、运动失调和惊厥等,严重时由兴奋转入抑制,出现昏迷、呼吸麻痹而死亡。

7. 解救有机磷酸酯类中毒　大剂量阿托品可解除有机磷酸酯类中毒的 M 样症状,对中、重度中毒应配合使用胆碱酯酶复活药(见项目十三任务二的解毒药部分)。

【不良反应及防治】

1. 副作用　常见口干、皮肤干燥、视近物模糊、畏光、面部潮红、心悸、排尿困难、便秘和体温升高等,停药后可逐渐消失。用药前应向患者解释,以免引起惊慌;滴眼时压迫内眦，外出佩戴太阳镜保护眼睛。老年人、心动过速患者慎用，青光眼或有眼压升高倾向的患者及前列腺肥大患者禁用。

2. 毒性反应　大剂量（3～5mg）时，上述副作用加重，并出现躁动不安、谵妄、幻觉、头痛等中枢兴奋症状，中毒剂量（10mg以上）可产生高热、惊厥，由兴奋转为抑制，出现昏迷、呼吸抑制甚至呼吸麻痹而死亡。注射大剂量阿托品前，应备好对抗药物毛果芸香碱、毒扁豆碱、新斯的明以及抗惊厥药物地西泮等急救药。用于有机磷酸酯类中毒时，其用量不受药典规定的极量限制，可用至"阿托品化"（即大量使用阿托品后出现瞳孔扩大、颜面潮红、皮肤干燥、四肢变暖、心率加快、肺部湿啰音明显减少或消失、轻度躁动不安等）表现，待中毒症状明确缓解后减量维持治疗。

 护理学而思

话说"流涎"症

流涎是指唾液分泌增多的症状，俗称流口水。导致流涎的病症主要有面神经炎、脑性瘫痪、唐氏综合征、帕金森病等。因M受体拮抗药能抑制腺体分泌，可用于治疗流涎症。

祖国医学非常重视此病症，口角流涎在《黄帝内经》中称"涎下"，在《伤寒杂病论》《金匮要略方论》中称"口吐涎"。中医对流涎的分类也非常多，主要包括：风中于络型、风痰上涌型、脾虚不敛型、脾胃热蒸型等。并根据不同类型辨证施治，治疗流涎效果更加明显。

护士在工作中会经常遇到流涎患者，在应用M受体拮抗药治疗的同时，可提醒患者配合中医治疗，按照流涎种类，对症下药，同时在护理中，不能有嫌弃、厌恶情绪，以体现护士的优良职业精神和人文素养。

山莨菪碱

山莨菪碱（anisodamine，654）人工合成品称为654-2。作用与阿托品相似，但选择性解除血管、内脏平滑肌痉挛作用强，不良反应较阿托品少，故常代替阿托品治疗内脏绞痛及感染性休克。也可用于脑血管痉挛、血管神经性头痛等与微循环障碍有关疾病的治疗。

副作用与阿托品相似，毒性较低。脑出血急性期、青光眼患者禁用。

东莨菪碱

东莨菪碱（scopolamine）从洋金花等茄科植物中提取的生物碱。一般认为公元2世纪名医华佗的中药麻醉剂麻沸散，其有效成分可能是东莨菪碱。

【作用与用途】

1. 外周作用　外周抗胆碱作用与阿托品相似，抑制腺体分泌作用较强。

2. 中枢作用　治疗量即可产生中枢抑制，随剂量的增加，可引起镇静、催眠甚至意识消失进入浅麻醉状态。但对呼吸中枢有兴奋作用。

临床用于：①麻醉前给药，效果优于阿托品；②防治晕动病，与抑制前庭神经或大脑皮质有关,与 H_1 受体拮抗药苯海拉明合用可增强疗效。对妊娠及放射病所致的呕吐也有效;③治疗帕金森病,与中枢抗胆碱作用有关,可缓解帕金森病及抗精神病药等引起的肌肉震颤等症状;④治疗有机磷酸酯类中毒、感染性休克等。

【不良反应及防治】 本药具有嗜睡等中枢抑制的不良反应,其他不良反应和禁忌证与阿托品相似。用于防治晕动病宜提前用药,与 H_1 受体拮抗药苯海拉明合用可增强疗效。不宜与吗啡、哌替啶等镇痛同时使用,会引起遗忘症和意识暂时缺失等。

二、阿托品的合成代用品

1. 人工合成扩瞳药 主要有后马托品、托吡卡胺、环喷托酯等。

后马托品

后马托品(homatropine)的散瞳和调节麻痹作用弱,起效快而持续时间短(1~2d),多用于眼底检查及验光配镜,滴眼的注意事项及眼科禁忌证同阿托品,青光眼患者禁用。

托吡卡胺

托吡卡胺(tropicamide)散瞳和调节麻痹作用强,起效快而持续时间更短(4~6h),主要代替后马托品用于眼底检查、验光配镜及预防青少年功能性近视,不良反应同后马托品。

2. 人工合成解痉药 主要有溴丙胺太林、贝那替嗪、哌仑西平等。

溴丙胺太林

溴丙胺太林(propantheline)口服吸收不完全,胃肠道平滑肌解痉作用强并抑制胃酸分泌,用于胃、十二指肠溃疡、胃肠绞痛和泌尿道痉挛,也可用于遗尿症及妊娠呕吐。不良反应与阿托品相似,中毒时阻断神经肌肉接头引起呼吸麻痹。

贝那替嗪

贝那替嗪(benactyzine)口服易吸收,胃肠道平滑肌解痉作用强,抑制胃酸分泌,并有安定作用。适用于伴焦虑症状的消化性溃疡患者。也可用于胃肠蠕动亢进、膀胱刺激症状。不良反应有口干、头晕、嗜睡等。

三、N 受体拮抗药

N 受体拮抗药按其对受体的选择性分为 N_1 受体拮抗药和 N_2 受体拮抗药。

1. N_1 受体拮抗药(神经节阻滞药)选择性地与 N_1 受体结合,竞争性阻断 ACh 对 N_1 受体的激动作用,从而阻断神经冲动在神经节的传导。常用药物有美加明、樟磺咪芬等。因不良反应较多且严重,现已少用。

2. N_2 受体拮抗药(骨骼肌松弛药)选择性地与 N_2 受体结合,阻碍神经肌肉接头处神经冲动的正常传递,使骨骼肌松弛,称为骨骼肌松弛药,为全身麻醉的辅助用药。按其作用机制不同,可分为去极化型肌松药和非去极化型肌松药。

琥珀胆碱

琥珀胆碱(succinylcholine)为去极化型肌松药。肌肉松弛作用快而短暂,肌松前有短暂的肌束颤动。对喉肌松弛作用强,静脉注射适用于气管内插管、气管镜、食管镜及胃镜检查等短时间操作。静脉滴注适用于较长时间手术。

不良反应主要是眼压升高、肌肉酸痛、高钾血症等,过量可致呼吸肌麻痹,因新斯的明不能对抗其肌松作用,反而加重症状,故用药前需备好人工呼吸机。禁用于青光眼、白内障患者晶体摘除术。有大面积组织损伤如烧伤、脑血管意外等潜在高血钾患者慎用。不能与氨基糖苷类抗生素、多黏菌素等药物合用,以免加重肌松作用。

筒箭毒碱

筒箭毒碱(tubocurarine)为非去极化型肌松药。起效快,肌肉松弛前无肌束颤动,可作为麻醉辅助用药。过量可引起呼吸肌麻痹,可用新斯的明解救。因不良反应较多,现已少用。

泮库溴铵

泮库溴铵(pancuronium bromid,潘可罗宁)为人工合成的长效非去极化型肌松药,是最早应用于 ICU 中的肌松药,其作用强于右旋筒箭毒碱 4~5 倍,对 M 受体有较弱的阻断作用,一般不会引起组胺释放、神经节阻滞和直立性低血压等,是最为常用的肌松药之一,用于全麻时的气管插管及手术中的肌肉松弛,静脉注射(静注)4~6min 起效,维持时间 2~3h。不良反应较少,治疗量可引起心率加快和血压升高。重症肌无力者禁用,肾功能不全者慎用。过量中毒时可静注新斯的明及阿托品解救。

同类药物还有多库溴铵、米库溴铵、哌库溴铵、罗库溴铵等。

任务解析和岗位对接

该处方和处置措施均合理,急性感染性肠炎患者以上腹部持续性疼痛,阵发性加剧,伴恶心、呕吐、腹泻、发热等为临床症状,阿托品可解除胃肠道平滑肌痉挛,缓解胃肠绞痛,化学合成抗微生物药左氧氟沙星可抗感染等。在用药过程中,护士应向患者解释阿托品的不良反应并做好心理辅导,有助于提高疗效。同时应注重在模拟训练和岗位实践中培养并体现关心患者,认真细致、科学严谨的专业精神和职业素养。

岗位对接参考下面任务工作清单模拟完成。

用药前	护理评估	①健康评估:观察患者健康状况和精神状态,了解既往病史;②用药禁忌证评估:评估患者是否有青光眼或眼压升高倾向、前列腺肥大、心动过速等情况;③用药情况评估:了解用药史、药物过敏史等;适当了解其他相关信息如进食情况等。
	调配药品	①阿托品为片剂和注射剂,一般内脏绞痛可采取口服:0.3~0.6mg,3 次/d,极量 1mg/次,3mg/d;如急性胃肠道绞痛可采取皮下、肌肉或静脉注射:每次 0.5~1mg,极量 2mg/次;②左氧氟沙星等药物参见相关项目任务。

	提示建议	①阿托品给药后可引起口干、皮肤干燥、视近物模糊、畏光、面部潮红、心悸、排尿困难、便秘等;②因患者有感染指征,需配伍抗微生物药左氧氟沙星;③未明事项应查阅药品说明书或向医师、药师等反馈。
用药中	护理问题	①急性胃肠炎根据病因采取不同措施,进行综合治疗;②阿托品不良反应多,个体差异大,中老年人容易发生排尿困难、便秘、口干、眼压升高等;③注意左氧氟沙星的合理用药;④其他可能影响疗效的问题等。
	护理措施	①遵医嘱或处方,严格掌握剂量、给药时间、给药途径等,观察心率、呼吸、瞳孔、腺体分泌等;②注意患者的腹痛、腹泻等症状是否得到改善,协助进行补液等相关措施指导;③青光眼、对喹诺酮类过敏患者禁用;④老年患者尤其年龄在60岁以上者慎用阿托品等。
	用药要点	①阿托品的作用和不良反应与给药剂量和途径密切相关。口服相对较好,严重的平滑肌绞痛可皮下或肌内注射给药,缓解后改为口服或换用颠茄片等,阿托品过量易出现中枢兴奋、谵妄等症状,必要时给予毛果芸香碱对抗;②大剂量用于抗休克和抢救有机磷农药中毒,具体见有关项目任务;③左氧氟沙星及其他治疗措施见后续内容;④加强不良反应观察和处置。
用药后	健康教育	①适度介绍药物治疗方案和有关康复常识,引导患者放松精神,缓解焦虑,配合治疗;②如病情较紧急危重,可先向家属宣教或待病情稳定再作宣教等。
	评价效果	①客观评价药物疗效、安全性及远近期治疗效果;②综合判断采取的用药护理措施、方法的适宜性;③了解患者对本类疾病防治知识的知晓度是否提高,能否坚持和配合治疗等。
	回顾小结	①整理物品、记录资料,回顾合理治疗药物的要点;②小结本任务用药护理心得;查找不足,制订改进措施等。

学习小结

　　本任务主要介绍了 M 受体拮抗药阿托品及其替代品的特点。重点是阿托品的作用和用途,难点是阿托品的不良反应及防治措施。护士在学习和应用中应学会相关疾病的用药指导,促进患者尽快康复。

思考与练习

1. 试述阿托品的作用、用途及用药护理要点。

2. 为什么阿托品在临床使用中受到限制,其替代品有哪些,各有什么特点?

3. N 受体拮抗药都有哪些代表药,各有什么特点?

4. 对以下用药护理案例进行分析。

患者,女,35 岁,5d 前受凉后突然寒战、高热、咳嗽伴气促。近 1d 烦躁、出汗,四肢厥冷,食欲减少,无既往病史。查体:T 39.7℃,P 101 次 /min,R 27 次 /min,BP 77/49mmHg。呈急性热病容,意识模糊,口唇发绀;右上肺浊音,语颤增强,可闻及支气管呼吸音,心界不大,律齐无杂音,肢端冰凉,发绀。其余未见异常。辅助检查:胸片示右上肺大片状致密影。血 WBC 19×10^9/L,N 90%。初步诊断:右上肺炎,感染中毒性休克。

医生在应用抗微生物药和糖皮质激素的基础上,应用阿托品治疗。具体医嘱为:阿托品 1mg×5。每次 1mg,每 4h 一次,静脉注射。

请思考并回答:①此患者应用阿托品是否合理? ②如何对该患者进行用药护理? ③在这个案例中,护士应该在哪些方面体现专业精神和职业素养?

（姚勇志　张　庆）

任务四　拟肾上腺素药与用药护理

学习目标

知识目标:

1. 掌握肾上腺素、去甲肾上腺素、异丙肾上腺素和多巴胺的作用、用途、不良反应和用药护理要点。

2. 熟悉麻黄碱、间羟胺等药物的主要特点。

3. 了解其他拟肾上腺素药的作用特点。

技能目标:

1. 熟练掌握应用肾上腺素等药物进行用药护理,协助做好用药安全的技能。

2. 学会观察拟肾上腺素药的疗效与不良反应,指导患者安全、合理用药。

素质目标:

具有爱伤观念及良好的医疗安全意识,正确应用相关药品开展急危重症及其他疾病患者用药护理的职业素质。

　工作情景与任务

导入情景:

患者,女,30 岁,因感冒发热、头痛、咳嗽、多痰,呼吸急促 2d 入院。经相关检查诊断为"大叶性肺炎"。医嘱:给予青霉素 G 等药物静脉滴注治疗。护士遵医嘱做青霉素 G 皮肤过敏试验,皮试过程中患者突感胸闷、心慌、面色苍白、口唇青紫、大汗淋漓、脉搏细弱、血压测不到。医生迅速进行抢救,需要护士迅速进行配合支持。

工作任务:

1. 该患者出现上述症状最可能的原因是什么? 首选什么药物抢救,为什么?

2. 在用该药抢救过程中要注意什么问题? 如何做好用药护理。

3. 在这个案例中,护士应该在哪些方面体现专业精神和职业素养?

拟肾上腺素药又称肾上腺素受体激动药,是一类能与肾上腺素受体相结合并激动受体,产生肾上腺素样作用的药物。因其作用与交感神经兴奋时效应相似,又称拟交感胺类药。根据药物对受体的选择性不同可分为三类:①α、β 受体激动药;②α 受体激动药;③β 受体激动药。

一、α、β 受体激动药

肾上腺素

肾上腺素(adrenaline,AD,副肾素)是肾上腺髓质嗜铬细胞分泌的主要激素,药用肾上腺素是从家畜肾上腺中提取或人工合成。其化学性质不稳定,见光易分解,遇中性,尤其是碱性溶液易氧化变色失去活性。口服无效,皮下注射吸收缓慢,肌内注射的吸收速度较皮下注射快但持续时间较短,紧急情况下也可采用静脉给药或心室内注射。

【药理作用】 激动 α 受体和 β 受体,产生 α 型和 β 型作用。特点是起效快、作用强、持续时间短。

1. 兴奋心脏 激动心脏的 β_1 受体,使心肌收缩力增强、传导加快、心率加快,心排血量增加;并激动 β_2 受体,舒张冠状血管,改善心肌血液供应。若剂量过大或给药速度过快,可引起心律失常,甚至心室纤颤。

2. 舒缩血管 激动 α_1 受体,使 α_1 受体占优势的皮肤、黏膜、内脏血管平滑肌收缩,激动 β_2 受体,使 β_2 受体占优势的骨骼肌血管、冠脉血管扩张。

3. 影响血压 本药对血压的影响主要与剂量有关。①治疗量时,心脏兴奋,收缩压升高;另一方面,因骨骼肌血管扩张作用抵消或超过了皮肤、黏膜、内脏的血管收缩作用,舒张压不变或略降低,此时脉压增大,身体各部分血液重新分布,有利于紧急状态下机体血液供应的需要。②大剂量时,兴奋 α 受体的作用逐渐加强,收缩压和舒张压均升高。若先用 α 受体拮抗药(如酚妥拉明),再用升压剂量的肾上腺素,因肾上腺素的 α 样缩血管作用被取消,只保留了 β_2 样扩血管作用,导致血压下降,此现象称"肾上腺素升压作用的翻转"(图 2-4-1)。

4. 扩张支气管 激动支气管平滑肌上的 β_2 受体,使支气管平滑肌舒张,并能抑制肥大细胞释放过敏介质。激动支气管黏膜血管上的 α_1 受体,使黏膜血管收缩,减轻或消除黏膜水肿。

5. 促进代谢 激动 β 受体,促进糖原分解、脂肪分解,使机体代谢加快,耗氧量增加。

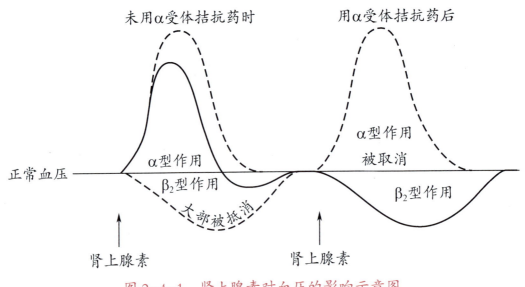

图 2-4-1　肾上腺素对血压的影响示意图

【临床用途】

1. 心搏骤停　用于溺水、麻醉和手术过程中的意外、药物中毒、传染病和心脏传导阻滞等所致的心搏骤停,在采用各种心肺复苏措施的同时,可用肾上腺素做心室内注射。对电击所致的心搏骤停,用肾上腺素配合心脏除颤器或利多卡因等除颤。

2. 过敏性休克　肾上腺素可兴奋心脏,升高血压,缓解支气管痉挛,减少过敏介质释放,扩张冠脉血管,可迅速缓解过敏性休克的临床症状,是治疗过敏性休克的首选药(图 2-4-2)。应用时一般肌内或皮下注射给药,严重病例亦可用生理盐水稀释 10 倍后缓慢静脉注射,但必须控制注射速度和用量,以免引起血压骤升及心律失常等不良反应。

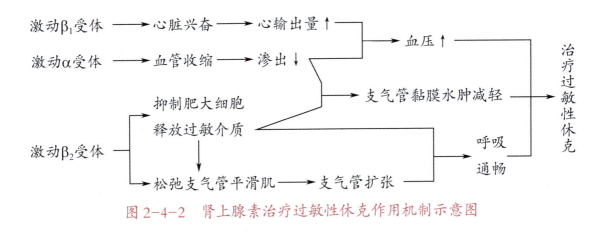

图 2-4-2　肾上腺素治疗过敏性休克作用机制示意图

3. 支气管哮喘　可扩张支气管、抑制过敏介质的释放,收缩血管以降低通透性,使支气管黏膜水肿减轻等,但由于不良反应多,仅用于支气管哮喘急性发作。

4. 局部给药　在局麻药中加入少量的肾上腺素,可延长局麻作用时间并可防止局麻药吸收中毒。但在手指、足趾、阴茎等处手术时,不宜加肾上腺素,以免引起局部组织缺血坏死。也可用于鼻黏膜、齿龈等局部止血。

【不良反应与防治】 治疗量可出现心悸、烦躁、头痛、血压升高,也可升高血糖。剂量过大或静脉给药速度过快时,可使血压骤升,有发生脑出血、心室纤颤的危险。应严格掌握剂量和给药途径,并观察血压、脉搏等变化。高血压、心源性哮喘、器质性心脏病、糖尿病、甲状腺功能亢进症等禁用。

多巴胺

多巴胺(dopamine,DA)是去甲肾上腺素生物合成的前体,也是一种重要的神经递质。药用为人工合成品。本药口服无效,一般静脉滴注给药。

【药理作用】 激动 α 受体、β 受体和外周多巴胺受体,并能促进神经末梢释放 NA。

1. 兴奋心脏 多巴胺激动心脏 β_1 受体,使心肌收缩力增强,心排血量增加。大剂量可加快心率,但较少引起心律失常。

2. 舒缩血管 激动多巴胺受体,使肾脏、肠系膜血管舒张;大剂量时激动 α_1 受体,使皮肤、黏膜血管收缩,对 β_2 受体几乎无作用,这些作用能使全身的血液供应合理分配,改善心、脑、内脏等重要器官的供血。

3. 影响血压 治疗量多巴胺通过兴奋心脏,舒缩血管等综合作用使收缩压升高,舒张压无明显变化。大剂量因 α 受体兴奋作用占优势而引起血管收缩,收缩压和舒张压均升高。

4. 改善肾功能 治疗量时激动多巴胺受体,使肾血管扩张,肾血流量和肾小球滤过率增加,并有排钠利尿作用。

【临床用途】

1. 抗休克 用于治疗各种休克。尤其对伴有心收缩力减弱、尿量减少而血容量已补足的休克患者疗效较好。

2. 急性肾损伤 常与高效能利尿药合用早期应用可保护肾功能,防止肾衰的发生发展。

【不良反应与防治】 治疗量不良反应较轻,偶见恶心、呕吐。剂量过大或静脉滴注速度过快可出现心动过速、心律失常和肾血管收缩导致肾功能下降等,一旦发生,应减慢静脉滴注速度或停药。嗜铬细胞瘤、心动过速者禁用,高血压及心脏有器质性病变者慎用。

麻黄碱

麻黄碱(ephedrine,麻黄素)是从中药麻黄中提取的生物碱,现已人工合成,口服易吸收,可透过血脑屏障。

 知识链接

伪麻黄碱

伪麻黄碱是麻黄碱的立体异构体(左旋麻黄碱、右旋伪麻黄碱),其作用与麻黄碱相似但较弱,在缓解感冒带来的鼻部不适如鼻塞、流鼻涕的同时,精神兴奋、失眠等中枢方面的不良反应较麻黄碱有所减轻,常作为复方感冒药的组成成分之一。

【作用与用途】 激动 α 受体和 β 受体,并能促进神经末梢释放 NA。与肾上腺素相比,麻黄碱的特点是:①化学性质稳定,口服有效;②兴奋心脏、收缩血管、升高血压和舒张支气管的作用弱而持久;③中枢兴奋作用较显著;④易产生快速耐受性。

主要用于:①预防支气管哮喘发作和治疗轻度支气管哮喘;②缓解鼻黏膜充血引起的鼻塞,减轻荨麻疹和血管神经性水肿的皮肤黏膜症状;③防治硬脊膜外麻醉和蛛网膜下腔麻醉时引起的低血压。

【不良反应与防治】 有中枢兴奋作用,可引起不安、失眠等,可加用镇静催眠药防止失眠;短期内反复应用可产生快速耐受现象;老年人和前列腺肥大者易引起急性尿潴留;禁忌证同肾上腺素。

 护理学而思

宝贵的科学精神

——由发现麻黄碱治疗哮喘作用想到的

陈克恢教授是现代中药药理学的开创者之一。其舅父是位名中医,他幼年时常在中药房里读书玩耍,对中药十分感兴趣。正是从舅舅那里,他知道了中药麻黄。1918 年陈克恢赴美留学,即立志用现代药理学方法研究中药。1923 年陈克恢受聘任协和医学院药理系助教,开始着手研究中药麻黄。他与同事合作提取出左旋麻黄碱,并首次用动物实验证明麻黄碱与肾上腺素具有同样的作用。当时的外国文献仅记载麻黄碱具有扩瞳作用,为系统阐述麻黄碱的药理作用,陈克恢夜以继日、勤奋工作,用大量的实验证据证实麻黄碱有拟交感神经作用,并积极推进了麻黄碱的临床应用研究,证明麻黄碱可用于治疗过敏性疾病、干草热和支气管哮喘,还可用于预防外科麻醉时的低血压等。自此,麻黄的中药药性与现代药理作用相互印证,而麻黄碱则成为预防和治疗支气管哮喘的重要药物。作为护理人员,应该学习陈克恢教授热爱祖国医学、勇于探索,敬业、开拓、创新的工匠精神,实现关爱患者,救死扶伤的职业使命。

二、α 受体激动药

去甲肾上腺素

去甲肾上腺素(noradrenaline,NA,正肾素)是去甲肾上腺素能神经末梢释放的主要递质,肾上腺髓质也能少量分泌。药用为人工合成品。其化学性质不稳定,遇中性尤其是碱性溶液易氧化失效,遇光易分解变色,应避光保存。本药口服无效,皮下或肌内注射因强烈的收缩血管效应易导致局部组织坏死，故禁止皮下或肌内注射，一般采用静脉滴注给药。

【作用与用途】 对 α 受体激动作用强，对 $β_1$ 受体作用弱，对 $β_2$ 受体几乎无作用。

1. 收缩血管　激动 α 受体，使血管收缩，皮肤黏膜血管收缩最明显，其次是肾脏血管。此外，脑、肝、肠系膜甚至骨骼肌血管也呈收缩反应。冠脉血管舒张，主要是由于心脏兴奋，心肌的代谢产物(腺苷等)增加所致。

2. 兴奋心脏　激动 $β_1$ 受体，使心肌收缩力增强，心率和传导加快，心排血量增加。但在整体情况下，心率可因血压升高而反射性减慢。

3. 升高血压　可使收缩压和舒张压升高，升压作用强，且升压作用不因 α 受体阻断而翻转。

本药主要用于：①某些休克，如神经源性休克早期，短期、小剂量使用，以保证心、脑、肾等重要器官供血；②酚妥拉明、氯丙嗪等药物引起的直立性低血压；③上消化道出血，需稀释后口服。

【不良反应与防治】

1. 局部组织缺血坏死　静脉滴注时间过长、浓度过高或药液外漏，可引起局部组织缺血，甚至坏死。静脉滴注时应注意防止药液外漏，注意观察注射部位情况，如发现皮肤苍白，立即更换注射部位，进行热敷，并用普鲁卡因或 α 受体拮抗药如酚妥拉明作局部浸润注射。

2. 急性肾损伤　滴注时间过长或剂量过大，可使肾血管剧烈收缩，产生少尿、无尿和肾实质损伤，故用药期间尿量应保持每小时不少于 25ml。

3. 停药反应　长时间静脉滴注去甲肾上腺素骤然停药，可出现血压突然下降，应逐渐减慢滴速后停药。

高血压、动脉硬化症、器质性心脏病、少尿、无尿及严重微循环障碍的患者禁用。

间羟胺

间羟胺(metaraminol，阿拉明)可直接激动 α 受体，对 $β_1$ 受体作用较弱，也能促进神经末梢释放 NA。其特点为：①收缩血管、升高血压作用较弱而持久；②很少引起急性肾损伤；③兴奋心脏，使心排血量增加的同时心率变化不明显，很少引起心律失常；④化学性质稳定，可静脉给药，也可肌内注射。作为去甲肾上腺素的代用品，主要用于各种原因引起的休克早期或低血压状态。

去氧肾上腺素

去氧肾上腺素(phenylephrine，苯肾上腺素)全身用药时，其收缩血管升高血压作用较弱而持久，可用于防治低血压，也可用于控制阵发性室上性心动过速。局部滴眼，能快速、短效扩瞳，一般不易引起眼压升高和调节麻痹，用于开角型青光眼鉴别及眼底检查时作快速短效扩瞳剂。故扩瞳可使闭角型青光眼眼压升高而禁用。

三、β 受体激动药

异丙肾上腺素

异丙肾上腺素（isoprenaline，喘息定）口服无效，可气雾吸入和舌下给药，也可静脉滴注。

【药理作用】 异丙肾上腺素激动 β 受体，对 β_1 和 β_2 受体无明显选择性。

1. 兴奋心脏 激动心脏 β_1 受体，使心肌收缩力增强、心率加快、传导加快，心排血量增加，耗氧量增加，对窦房结选择性高，易引起心动过速，但较少引起室性心律失常。

2. 舒张血管 激动 β_2 受体，使骨骼肌和冠脉血管舒张，也可舒张肾和肠系膜血管，但作用较弱。

3. 影响血压 兴奋心脏，收缩压升高；扩张血管，外周阻力下降，舒张压降低，脉压增大。

4. 扩张支气管 激动支气管平滑肌 β_2 受体，使支气管平滑肌舒张，也可抑制组胺等过敏介质释放。

5. 促进代谢 激动 β 受体，促进糖原和脂肪分解，提高组织耗氧量。

【临床用途】

1. 心搏骤停 用于抢救溺水、手术意外、窦房结功能异常等引起的心搏骤停，可心内注射。

2. 房室传导阻滞 舌下或静脉给药，治疗二度、三度房室传导阻滞。

3. 支气管哮喘 舌下或气雾吸入给药，用于控制支气管哮喘急性发作，疗效快而强。但无 α 样作用，消除支气管黏膜水肿作用不如肾上腺素。久用可产生耐受性。

4. 休克 在补足血容量的基础上，用于治疗心排出量低、外周阻力较高的感染性休克。

【不良反应与防治】 常见的不良反应是心悸、头晕、头痛、面色潮红等。用药过程中应注意观察心率，静脉滴注时根据心率调整滴速。剂量过大可引起心绞痛、心室纤颤甚至猝死。应嘱咐患者气雾吸入时注意控制剂量，长期使用可产生耐受性。冠心病、心肌炎和甲状腺功能亢进症等患者禁用。

多巴酚丁胺

多巴酚丁胺（dobutamine）选择性激动 β_1 受体，其正性肌力作用显著，能加强心肌收缩力，增加心排血量，但对心率影响不明显。主要用于心肌梗死后心功能不全、心脏手术后心排血量低的休克、顽固性左心功能不全等。口服无效，仅供静脉给药。

β 受体激动药还包括选择性激动 β_2 受体的药物，常用的药物有沙丁胺醇、特布他林、克仑特罗等，临床主要用于支气管哮喘的治疗。

任务解析和岗位对接

1. 该患者出现症状的最可能的原因是青霉素 G 引起过敏性休克所导致。过敏性休克应首选肾上腺素抢救。因为肾上腺素通过激动 α 受体和 β 受体，兴奋心脏，升高血压，缓解支气管痉挛，减少过敏介质释放，迅速缓解过敏性休克的临床症状。

2. 使用肾上腺素注意：①掌握好剂量，注射速度不可太快，以免血压骤升，注射后应对局部进行按摩，以促进药物吸收；②皮下或肌内注射时注意抽回血，以免误入血管，引起不良反应；③给药后，应密切监护患者，除观察疗效以便决定是否重复给药外，还应密切观察血压、脉搏、患者面容及情绪；④肾上腺素遇光和热均可氧化变色而失效，且为临床必备的抢救药物，应注意保管并定期检查，如发现药液变色不可再用。

3. 抢救过程，护士应充分体现认真细致、科学严谨的专业精神和职业素养。

岗位对接参考下面任务工作清单模拟完成。

用药前	护理评估	①健康评估：观察健康状况和精神状态，了解既往病史等；②用药禁忌评估：评估患者是否有高血压、心源性哮喘、器质性心脏病、糖尿病、甲状腺功能亢进症等情况；③用药情况评估：了解用药史，避免与其他拟交感药、单胺氧化酶抑制剂、三环类抗抑郁药等合用；适当了解其他相关信息等。
	调配药品	①盐酸肾上腺素注射剂：0.5mg/0.5ml，1mg/1ml；皮下注射，0.25～1mg/次，心室内注射，0.25～1mg/次，用生理盐水稀释10倍后；极量，皮下注射，1mg/次；②其他药物参见相关项目任务。
	提示建议	①静脉或心内注射时，必须用 0.9% 氯化钠注射液稀释后才能注射，否则有引起血压骤升和脑出血的危险；②应避光贮存，变色不宜使用；③不能与碱性药物配伍使用；④未明事项应查阅药品说明书或向医师、药师等反馈。
用药中	护理问题	①患者的血压、脉搏、心率等变化；②与药物不良反应有关症状的处理；③药物正确的给药方法等；④其他可能影响疗效的问题等。
	护理措施	①遵医嘱或处方，严格掌握剂量及给药途径，并注意观察血压、心率、脉搏等变化，以免出现血压骤升或心室纤颤；②密切关注患者的用药反应，症状是否得到改善，配合进行日常起居的生活指导；③反复在同一部位给药可导致组织坏死，注射部位必须轮换。
	用药要点	①每次局麻使用肾上腺素不可超过 300μg，否则可引起心悸、头疼、血压升高等；②抗过敏性休克时，由于血管的通透性增加，有效血容量不足，需同时补充血容量；③加强不良反应观察和处置。
用药后	健康教育	①适度介绍药物治疗方案和有关康复常识，引导患者放松精神，缓解焦虑，配合治疗；②对病情较紧急危重，无法面对自己疾病的患者，待病情稳定后再作宣教等。

评价 效果	①客观评价药物疗效、安全性及近远期治疗效果;②采取的用药护理措施、方法的适宜性;③对药物治疗和不良反应及防治相关知识的知晓度是否提高,能否坚持和配合治疗等。
小结 过程	①整理物品、记录资料,回顾合理使用肾上腺素等药物的要点;②总结本任务用药护理心得;查找不足,制订改进措施等。

学习小结

　　本任务主要介绍拟肾上腺素药与用药护理,其中重点是肾上腺素、去甲肾上腺素、异丙肾上腺素的药理作用、临床用途、典型不良反应。难点是拟肾上腺素药的药理作用。在学习和应用中需要注意归纳、分析、比较并强化用药护理。

❓ 思考与练习

　　1. 抢救过敏性休克首选药是什么? 为什么?

　　2. 异丙肾上腺素为什么能够用于治疗支气管哮喘? 应用时需要注意什么?

　　3. 对以下用药护理案例进行分析。

　　患者,男,55岁。入院后给予去甲肾上腺素静脉滴注治疗。用药过程中出现滴注部位皮肤苍白,皮肤温度下降。

　　针对这位患者,请思考并回答:①出现这种情况护士应该怎样处置,该患者出现上述症状的最可能的原因是什么? ②护士应该采取哪些用药护理措施? ③在这个案例中,护士应该在哪些方面体现专业精神和职业素养?

（杨飞雪）

任务五　抗肾上腺素药与用药护理

学习目标

知识目标:

1. 掌握 β 受体拮抗药的药理作用、临床应用及不良反应。

2. 熟悉 α 受体拮抗药的药理作用、临床应用及不良反应。

3. 了解抗肾上腺素药的用药指导和抗休克药物的正确使用方法。

技能目标:

1. 熟练掌握酚妥拉明、普萘洛尔为代表的抗肾上腺素药合理用药技能。

2. 学会观察抗肾上腺素药的疗效与不良反应，并能及时妥善处理药物出现的不良反应。

素质目标：

具有关爱嗜铬细胞瘤、雷诺病、心血管疾病等患者，正确应用药品做好用药护理的职业素质。

 工作情景与任务

导入情景：

患者，女，37 岁，既往有支气管哮喘病史 15 年。近期头晕、头痛 1 个月，自测血压：160/95mmHg，因家里老人有原发性高血压，长期用普萘洛尔降压，效果较好，遂自行服用该药，用药后第二天，哮喘发作加重。

工作任务：

1. 该患者使用普萘洛尔后哮喘加重的原因是什么？

2. 长期服用普萘洛尔的患者，应采取哪些用药护理措施？

3. 在这个案例中，护士应该在哪些方面体现专业精神和职业素养？

抗肾上腺素药又称肾上腺素受体拮抗药，能阻断肾上腺素受体从而拮抗去甲肾上腺能神经递质或肾上腺素受体激动药的作用。根据药物对受体的选择性不同，肾上腺素受体拮抗药分为三类：①α 受体拮抗药；②β 受体拮抗药；③α、β 受体拮抗药。

一、α 受体拮抗药

根据药物对 α_1、α_2 受体选择性不同又分为：①非选择性 α 受体拮抗药，如酚妥拉明等；②选择性 α_1 受体拮抗药，如哌唑嗪等；③选择性 α_2 受体拮抗药，如育亨宾，主要作为实验研究的工具药。

（一）α 受体拮抗药

酚妥拉明

酚妥拉明（phentolamine，立其丁）可竞争性阻断 α 受体，对 α_1、α_2 受体选择性低。

【药理作用】

1. 扩张血管　具有阻断血管平滑肌上的 α_1 受体和直接扩张血管作用。因血管扩张，外周血管阻力降低，血压下降。

2. 兴奋心脏　可使心收缩力加强，心率加快，心排血量增加。此作用与血管扩张，血压下降，反射性兴奋交感神经有关，也与阻断去甲肾上腺素能神经末梢突触前膜的 α_2 受体,促进去甲肾上腺素的释放有关。

3. 其他　有拟胆碱作用和组胺样作用,使胃肠平滑肌兴奋、胃酸分泌增加。

【临床用途】

1. 外周血管痉挛性疾病　如雷诺病、血栓闭塞性脉管炎等。

2. 去甲肾上腺素滴注外漏　皮下浸润注射可对抗静脉滴注去甲肾上腺素外漏时引起局部血管剧烈收缩。

3. 抗休克　可舒张血管,心排出量增加,并能降低肺循环阻力,防止肺水肿的发生,改善休克状态时的内脏血流灌注,改善微循环。可用于感染性休克、心源性休克和神经源性休克,给药前必须补足血容量。

4. 急性心肌梗死和顽固性充血性心力衰竭　解除心功能不全时小动脉和小静脉的反射性收缩,降低外周血管阻力,降低心脏前后负荷和左心室充盈压,增加心排出量,使心功能不全、肺水肿和全身性水肿得以改善。

5. 诊治嗜铬细胞瘤　嗜铬细胞瘤的鉴别诊断和防治手术过程中突然发生的高血压危象。

6. 阳痿　口服或直接阴茎海绵体内注射用于诊断或治疗阳痿。

知识链接

肾上腺嗜铬细胞瘤

嗜铬细胞瘤好发于肾上腺髓质,可大量分泌肾上腺素及去甲肾上腺素,引起血压升高及代谢紊乱,表现为血压间断性或持续升高,伴剧烈头痛、心悸、心律失常等,严重者可致急性左心衰竭或心脑血管意外。此时如果用酚妥拉明不仅能降低血压,还能使肾上腺素升压作用翻转,血压急剧下降,有时可做嗜铬细胞瘤的辅助诊断。

【不良反应与防治】

1. 胃肠反应　常见腹痛、腹泻、呕吐、胃酸分泌增多等,消化性溃疡患者禁用。

2. 心血管反应　可表现为直立性低血压、心动过速等。为防治直立性低血压,注射给药需注意监测血压和脉搏,给药后应让患者静卧30min,变换体位时动作要慢;一旦发生低血压反应应平卧,采用头低足高位,必要时给予去甲肾上腺素,禁用肾上腺素升压。

妥拉唑啉

妥拉唑啉(tolazoline,苄唑啉)作用与酚妥拉明相似,但较弱。组胺样作用和拟胆碱作用较强。不良反应与酚妥拉明相似,发生率较高。

酚苄明

酚苄明(phenoxybenzamine,苯苄胺)为长效 α 受体拮抗药,起效慢,但作用强而持久(一次给药,作用约可维持 3~4d),临床应用与酚妥拉明相似。也可用于良性前列腺增生,改善排尿困难。

（二）α₁ 受体拮抗药

α₁ 受体拮抗药对动脉和静脉的 α₁ 受体均有较高的选择性阻断作用,对 α₂ 受体作用极弱。在扩张血管,降低外周阻力,降低血压的同时,加快心率的作用较弱。临床常用哌唑嗪（prazosin）、特拉唑嗪（terazosin）及多沙唑嗪（doxazosin）等,主要用于治疗高血压病和顽固性心力衰竭（见项目四）;也用于良性前列腺肥大,改善排尿困难的症状（见项目九）。

（三）α₂ 受体拮抗药

育亨宾（yohimbine）为选择性 α₂ 受体拮抗药,可促进去甲肾上腺素能神经末梢释放 NA,增加交感神经张力,导致血压升高,心率加快。不良反应多,主要用作实验研究中的工具药。

二、β 受体拮抗药

根据药物对 β 肾上腺素受体的选择性不同,可分为非选择性 β 受体拮抗药,选择性 β₁ 受体拮抗药。常用药物有普萘洛尔（propranolol）、阿替洛尔（atenolol）和美托洛尔（metoprolol）等,常用 β 受体拮抗药种类比较多,其作用特点各不相同（表 2-5-1）。

表 2-5-1 常用 β 受体拮抗药种类及作用特点

分类	药物	内在拟交感活性	膜稳定作用	降低眼压	抗血小板聚集	降低肾素水平
非选择性 β 受体拮抗药	普萘洛尔	−	++		+	+++
	噻吗洛尔	−	−	++	−	+++
	吲哚洛尔	+	±		+	−
	纳多洛尔	−	−		+	++
β₁ 受体拮抗药	美托洛尔	−	−		++	+++
	阿替洛尔	−	−		−	++

【药理作用】

1. β 受体阻断作用

（1）抑制心脏:阻断心脏 β₁ 受体,使心收缩力减弱,心率减慢,传导减慢,心排血量降低,心肌耗氧量减少。

（2）收缩支气管平滑肌:阻断支气管平滑肌的 β₂ 受体,使支气管平滑肌收缩,呼吸道阻力增加,诱发或加重支气管哮喘。

（3）影响代谢:能抑制交感神经兴奋所引起的脂肪、糖原分解,此类药物往往会掩盖低血糖症状如心悸等,从而延误了低血糖的及时诊断。

（4）肾素释放减少:阻断肾小球旁器细胞的 β_1 受体,减少肾素分泌,使血压下降。

2. 内在拟交感活性　有些 β 受体拮抗药(如吲哚洛尔)除能阻断 β 受体外,对 β 受体亦具有部分激动作用,称为内在拟交感活性。由于此作用较弱,通常被 β 受体阻断作用掩盖。

3. 膜稳定作用　有些 β 受体拮抗药具有局麻作用和奎尼丁样作用,称为膜稳定作用。这一作用在常用量时与其治疗作用基本无关。

4. 其他　噻吗洛尔可降低眼压,与房水生成减少有关。有些药物还具有一定程度的抑制血小板聚集作用。

【临床用途】

1. 心律失常　对快速型心律失常,尤其是交感神经兴奋性过高、甲状腺功能亢进等引起的窦性心动过速疗效好。

2. 心绞痛和心肌梗死　对心绞痛有较好的疗效,可减少心绞痛发作次数,降低心肌梗死复发率和猝死率。

3. 高血压　尤其对心排血量高、肾素水平高的患者效果好,为一线抗高血压药物。

4. 慢性心力衰竭　可改善心脏的舒张功能,缓解由儿茶酚胺引起的心脏损害,使 β 受体上调,恢复心肌对内源性儿茶酚胺的敏感性。

5. 甲状腺功能亢进症　可降低基础代谢率、减慢心率、控制激动不安等症状,也可抑制甲状腺素(T_4)转变为三碘甲状腺原氨酸(T_3),作为甲状腺功能亢进的辅助治疗。

6. 其他　可用于治疗青光眼、偏头痛等。

【不良反应与防治】

1. 消化道反应　常见恶心、呕吐、轻度腹泻等。

2. 心脏反应　可出现窦性心动过缓、房室传导阻滞、心功能不全等。用药过程中注意心率的变化,如心率低于 50 次 /min,应及时报告医生。

3. 外周血管收缩和痉挛　可出现四肢发冷、皮肤苍白、发绀等症状或间歇性跛行,甚至引起脚趾溃疡和坏死。

4. 诱发或加重支气管哮喘　非选择性的 β 受体拮抗药可使支气管收缩,因此禁用于伴有支气管哮喘的患者。选择性 β_1 受体拮抗药和具有内在拟交感活性的 β 受体拮抗药对支气管的收缩作用较弱,一般不诱发或加重哮喘,但对哮喘患者仍应慎用。

5. 反跳现象　长期应用如突然停药,可使原来病情加重。故长期用药者不宜突然停药。

6. 其他　偶见眼 – 皮肤黏膜综合征,个别患者有失眠、多梦、抑郁、幻觉等精神症状,应避免临睡前用药。

严重心功能不全、窦性心动过缓、重度房室传导阻滞和支气管哮喘等禁用。心肌梗死及肝功能不良者慎用。糖尿病患者在使用降血糖药期间,不宜合用此类药物,以免掩盖低血糖症状。

三、α、β受体拮抗药

拉贝洛尔

拉贝洛尔(labetalol,胺苄心定)能阻断α受体和β受体,对$β_1$和$β_2$受体的作用强度相似,对$α_1$受体作用较弱,对$α_2$受体无作用。临床主要用于高血压、心绞痛的治疗,静脉给药可抢救高血压危象。

常见不良反应为眩晕、乏力、上腹不适等,大剂量可引起直立性低血压。支气管哮喘及心功能不全者禁用。

同类药物还有卡维地洛(carvedilol)等,兼有抗氧化和保护细胞膜作用,适用于心绞痛、慢性心力衰竭等疾病的治疗,临床评价相对较高,具体见项目四相关内容。

任务解析和岗位对接

1. 该患者出现哮喘加重的原因是普萘洛尔通过阻断支气管平滑肌上的$β_2$受体,可使支气管收缩,哮喘患者使用后易诱发或加重哮喘发作。

2. 用药后应仔细观察患者情况,及时测量脉搏、血压,当心率低于50次/min,及时报告医生。本药物长期用药不能突然停药,有反跳现象,停药前要有减量过程。普萘洛尔尽量避免睡前服用,以免引起幻觉、多梦和失眠等。支气管哮喘、重度房室传导阻滞、低血压等患者禁用。

3. 在对患者进行用药护理时,应在关心患者,加强健康宣教,指导合理用药等方面体现专业精神和职业素养。

岗位对接参考下面任务工作清单模拟完成。

用药前	护理评估	①健康评估:观察患者健康状况和精神状态,了解既往病史等;②用药禁忌评估:询问患者有无心脏疾患,如严重心功能不全、心动过缓、重度房室传导阻滞和肺部疾病,如支气管哮喘、慢性阻塞性支气管疾病等;③用药情况评估:了解用药史,避免与抑制心脏的麻醉药(如乙醚)、降血糖药等合用,适当了解其他相关信息等。
	调配药品	①普萘洛尔:片剂,每片10mg;缓释片,每片40mg、80mg;缓释胶囊,每粒40mg;注射剂:5mg/5ml;具体剂量应采取个体化给药方案;②其他药物参见相关项目任务。
	提示建议	①β受体拮抗药应用广泛,疗效和安全性与受体选择性、疗程和配伍用药密切相关;②注意诱发哮喘、血脂紊乱、精神异常等不良反应,与降血糖药同用,因其会掩盖低血糖反应,易导致低血糖意外;③未明事项应查阅药品说明书或向医师、药师等反馈咨询。

用药中	护理问题	①注意患者的血压、心率等变化，长期应用对血脂、血糖等影响；②药物正确的给药方法和联合用药情况；③其他可能影响疗效的问题等。
	护理措施	①遵医嘱或处方，根据心率、血压等征象指导临床用药，如心动过缓（通常＜50～55次/min）时不能再增加剂量；②及时向医生反映或提示可能诱发或加重不良反应的用药情况；③首次用药需从小剂量开始逐渐增量并密切观察患者反应；长期用药者不宜突然停药，因有反跳现象，需逐渐减量停药。
	用药要点	①密切注意不良反应和禁忌证，如：窦性心动过缓、重度房室传导阻滞及支气管哮喘、过敏性鼻炎的患者禁用；②合理确定给药方案，如可引起多梦，不宜睡前服用，不可突然停药等；③加强药物不良反应观察和处置。
用药后	健康教育	①适度介绍用药注意事项、合理生活方式等内容，提高用药依从性；②加强沟通，悉心照护，建立良好护患关系，力求实现长期健康促进。
	评价效果	①客观评价药物疗效，综合判断用药护理措施、方法适宜性；②了解有关药物知识的知晓度是否提高；③评估患者用药依从性是否改善等。
	回顾小结	①整理物品、记录资料，回顾合理使用普萘洛尔等药物的要点；②小结本任务用药护理心得；查找不足，制订改进措施等。

学习小结　本任务主要介绍抗肾上腺素药及用药护理，其中重点是酚妥拉明、普萘洛尔的药理作用、临床用途、典型不良反应。难点是酚妥拉明、普萘洛尔的药理作用。在学习和应用中需要注意归纳、分析、比较并强化用药护理。

思考与练习

1. 简述酚妥拉明的药理作用，临床用途。

2. 简述 β 受体拮抗药共同的药理作用。

3. 对以下用药护理案例进行分析。

患者，女，27岁，因手指麻木、疼痛入院，患者四肢麻木、苍白、发绀、疼痛，双手发作较双足明显，患肢浸泡冷水中可诱发，水加温后缓解。医生诊断为雷诺病。除防寒保暖等措施外，医生给予酚妥拉明治疗。

针对这位患者，请思考并回答：①酚妥拉明为什么可以用于雷诺病的治疗？②护士应该如何做好用药护理？③在这个案例中，护士应该在哪些方面体现专业精神和职业素养？

（杨飞雪）

项目三 | 中枢神经系统药物与用药护理

项目三数字内容

　　本项目包括镇静催眠药、抗癫痫药、抗惊厥药、抗帕金森病药、抗阿尔茨海默病药、抗精神分裂症药、抗心境障碍药、镇痛药、解热镇痛抗炎药、中枢兴奋药和大脑复健药等中枢神经系统药物，涵盖了临床护理中常见的神经与精神系统疾病的常用药，治疗发热、疼痛、炎症等常见疾病的药物由于药物作用机制的缘故，也在本项目进行介绍。

　　其中应重点掌握地西泮、苯妥英钠、氯丙嗪、吗啡、哌替啶、阿司匹林等代表药的作用与用途、主要不良反应和用药护理措施，熟悉目前临床常用药的分类和主要特点，了解其他中枢神经系统药物的种类和名称。

　　学习本项目有助于护士在未来相关疾病临床护理中，学会遵医嘱合理用药，观察疗效，做好不良反应的防治措施，并高度重视特殊药品滥用的危害性，能够正确指导患者合理用药，提高用药护理能力。

任务一　镇静催眠药与用药护理

学习目标

知识目标：

1. 掌握地西泮的作用、用途、不良反应和用药护理。

2. 熟悉新型非苯二氮䓬类药物的作用、不良反应及防治措施。

3. 了解巴比妥类和其他类镇静催眠药的作用特点。

技能目标：

1. 熟练掌握指导焦虑症、失眠症等相关疾病患者正确合理使用药物的技能。

2. 学会观察镇静催眠药的疗效，并能及时妥善处理药物出现的不良反应。

素质目标：

初步具备关爱失眠症等相关疾病患者，认真细致开展用药护理的职业素质和关心、尊重、理解患者的人文素养。

导入情景：

患者，女，44岁，性格较孤僻，疑心重，半年前诊断为神经症，采用地西泮等药物治疗，近日因家庭矛盾病情加重，出现焦虑，头痛、记忆力减退，精神不集中，夜不能寐。医生制定用药方案如下：①地西泮片5mg/次，每日3次；②氯氮䓬片10mg/次，每日3次；③阿普唑仑片0.4mg/次，睡前服。

工作任务：

1. 说出该患者的药物治疗方案是否合理，并简述药理学依据。

2. 说明针对此患者应采取的用药护理措施。

3. 在这个案例中，护士应该在哪些方面体现专业精神和职业素养？

镇静催眠药是一类对中枢神经系统具有抑制作用，能产生镇静和近似生理性睡眠的药物。镇静药和催眠药之间并无明显界线，应用小剂量的催眠药可产生镇静作用，应用大剂量的镇静药即产生催眠作用，故统称为镇静催眠药。本类药物大多数为第二类精神药品，是处方药，临床应用非常广泛，存在药物滥用的潜在危害性。学习本类药物对临床护理具有重要意义。

常用的镇静催眠药包括苯二氮䓬类、新型非苯二氮䓬类、巴比妥类与其他类。

一、苯二氮䓬类

苯二氮䓬类药物临床常用的有20余种。因疗效好，安全范围大，不良反应少，所以是临床常用的镇静催眠药。本类药物除具有镇静催眠作用外，尚可改善患者焦虑不安、紧张、恐惧等焦虑症状故又属于抗焦虑药。

地西泮

地西泮（diazepam，安定）口服吸收迅速而完全，服后1h血药浓度达高峰。肌内注射吸收不规则且慢，静脉注射时，由于脂溶性较高，可迅速到达脑等中枢部位，并可再分布而蓄积于脂肪和肌组织中，故中枢抑制作用虽起效快，但维持时间较短。主要在肝脏代谢转化为奥沙西泮（oxazepam），仍具药理活性，故连续应用可蓄积。代谢产物经肾排泄，也可通过胎盘屏障进入胎儿体内，或经乳汁排泄。

【作用与用途】

1. 抗焦虑　小剂量地西泮具有较好的抗焦虑作用，能有效缓解患者恐惧、紧张、忧虑、失眠、出汗、震颤等症状。对各种原因引起的焦虑均有显著疗效，是焦虑症的首选药物。

2. 镇静催眠　随着剂量的增大，可表现出镇静催眠作用，能缩短入睡时间，显著延长睡眠持续时间,减少觉醒次数。其优点是:①对快动眼睡眠时相(REM)影响较小,停药后出现反跳性 REM 延长较巴比妥类轻,噩梦发生率低;②治疗指数高,对呼吸影响小,不引起麻醉,安全范围大;③对肝药酶几乎无诱导作用,不影响其他药物的代谢;④依赖性、戒断症状较轻。目前此类药物已取代巴比妥类药物成为临床常用的镇静催眠药。临床广泛用于治疗各种失眠症。

地西泮在镇静的同时,可引起暂时性的记忆缺失,可减轻患者对手术的恐惧,减少麻醉药用量而增加其安全性,故可用于麻醉前给药,也作为心脏电复律术和内镜检查的辅助用药。

 知识链接

生理性睡眠与反跳现象

根据人类睡眠状态下脑电图的波形,可将睡眠分为快动眼睡眠(REM)和非快动眼睡眠(NREM)两个时相。成年人睡眠开始后首先进入 NREM,持续 80～120min 后转入 REM,持续 20～30min 又转入 NREM,整个睡眠过程中两种时相一般反复交替 4～6 次。

1. 非快动眼睡眠(NREM) 又称慢波睡眠。脑电图显示的脑电活动以慢波为主,机体的肌张力减弱、呼吸和心率减慢、血压降低。该期促进生长和体力的恢复。

2. 快动眼睡眠(REM) 又称快波睡眠。脑电图显示脑电活动由慢波转为快波,呼吸快且不规则,心率加快,血压升高,并伴有快速眼球运动现象。该期促进学习记忆和精力恢复,且多有梦境发生。

如果药物影响 REM,久用停药则可出现该时相延长,致使噩梦不断,即为反跳现象。

3. 抗惊厥、抗癫痫 地西泮具有强大的抗惊厥作用,临床上可用于治疗破伤风、子痫、小儿高热及药物中毒引起的惊厥。静脉注射地西泮是治疗癫痫持续状态的首选药物。

4. 中枢性肌肉松弛 地西泮有较强的肌肉松弛作用,可使骨骼肌张力降低,但不影响其正常活动。临床上可用于治疗脑血管意外、脊髓损伤等引起的中枢性肌肉强直,缓解局部关节病变、腰肌劳损及内镜检查所致的肌肉痉挛,并可增强全麻药的肌松作用。

5. 其他作用 较大剂量可导致暂时记忆缺失,血压降低、心率减慢。

【作用机制】 现已证实,苯二氮䓬类药物能增强 γ- 氨基丁酸(GABA)能神经传递功能和突触抑制效应,也能促进 γ- 氨基丁酸(GABA)与其受体相结合。当苯二氮䓬类药物与脑内的苯二氮䓬受体(BZ 受体)结合后,就会促进 GABA 与 GABA 受体结合,从而使 Cl⁻ 通道开放,Cl⁻ 内流增多,引起神经细胞超极化,抑制动作电位的发生,呈现中枢抑制作用。

【不良反应及防治】

1. 中枢神经系统反应 治疗量连续应用可出现头昏、乏力、嗜睡和记忆力下降等,大剂量偶见共济失调,故驾驶员、高空作业和机械操作者等禁用。

2. 耐受性和依赖性　长期应用可产生耐受性和依赖性。久用骤停可出现反跳现象和戒断症状,如失眠、焦虑、激动、震颤等。故使用时应严格掌握适应证,避免滥用,一般宜短期或间断性用药,停药时应逐渐减量。

3. 急性中毒　过量或静脉注射速度过快可导致急性中毒,表现为呼吸和循环功能抑制,严重者可致呼吸及心跳停止。除采用洗胃、对症治疗外,还可采用特效解毒药,苯二氮草受体(BZ 受体)拮抗药氟马西尼(flumazenil)解救。故静脉注射速度宜缓慢,每分钟不超过 5mg。

4. 老年人和小儿慎用,青光眼、重症肌无力、孕妇、哺乳期妇女等禁用。

其他常用苯二氮草类药物见表3-1-1。

表3-1-1　其他常用苯二氮草类药物作用特点比较

类别	药物	半衰期/h	作用特点及应用
长效	氟西泮(flurazepam,氟安定)	50~100	催眠作用强而持久,不易产生耐受性,用于各型失眠症
中效	氯硝西泮(clonazepam,氯硝安定)	22~38	抗癫痫、抗惊厥作用强,用于控制各型癫痫、惊恐障碍、失眠症
	硝西泮(nitrazepam,硝基安定)	21~30	具有安定、镇静及显著催眠作用,用于失眠症、抗惊厥、癫痫
	艾司唑仑(estazolam,舒乐安定)	10~24	抗焦虑,镇静催眠作用强,依赖性较轻,用于焦虑症、失眠症、癫痫、抗惊厥
	阿普唑仑(alprazolam,佳静安定)	12~18	作用与地西泮相似,抗焦虑作用比地西泮强10倍,用于焦虑症、失眠症
	劳拉西泮(lorazepam,氯羟安定)	10~18	作用与地西泮相似,抗焦虑作用比地西泮强5倍,用于焦虑症、失眠症、癫痫、麻醉辅助给药
	奥沙西泮(oxazepam,舒宁)	5~10	作用与地西泮相似而较弱,用于焦虑症、失眠症、癫痫
	氯氮草(chlordiazepoxide,利眠宁)	5~15	作用与地西泮相似而较弱,用于焦虑症、失眠症、癫痫
短效	三唑仑(triazolam,三唑安定)	2~4	作用强而短,后遗效应轻,用于各型失眠症
	咪达唑仑(midazolam,速眠安)	1.5~2.5	起效快而持续时间短,安全范围大,用于各型失眠症、手术或检查时诱导睡眠

附：苯二氮䓬受体拮抗药

氟马西尼

氟马西尼（flumazenil）能与苯二氮䓬类受体（BZ 受体）特异位点结合，竞争性拮抗 BZ 受体激动药的中枢效应。能有效地催醒患者和改善 BZ 类中毒所致的呼吸和循环抑制。主要用于 BZ 类过量的治疗，也可用作 BZ 类过量的诊断，还可改善酒精性肝硬化患者的记忆缺失等症状。

 护理学而思

睡眠与健康

世界卫生组织和世界睡眠研究组织联合发布的睡眠与健康的报告中提出：睡眠和空气、食物、水一样，是人类生活的基本必需品。如果剥夺睡眠，人的思维、情绪、行为就会异常。科学研究证明：剥夺睡眠的实验动物 3 周后就会死亡。睡眠是维护生命的"守护神"。人通常需要的睡眠时间随年龄而有一定差异，新生儿平均每天需要 18～20h 的睡眠时间，一岁以后的儿童需睡眠 9～14h，青壮年每天睡眠 8h 左右，老年人夜间睡眠时间减少，而白天的短时间睡眠增加。

关注健康必须重视睡眠。长期睡眠不良可以带来一系列的机体损害，包括思考能力减退，警觉力和判断力下降，免疫功能低下，内分泌混乱等。科学健康的睡眠需要科学的睡眠姿势、合理的睡眠时间、适宜的睡眠环境等重要因素。

作为一名青少年，你又是如何看待睡眠与健康的关系？

作为未来的医护工作者，除应用药物外，如何指导患者进行科学健康睡眠？

二、新型非苯二氮䓬类

由于失眠及相关疾病逐年增多，目前常用药物除苯二氮䓬类外，还有相似作用机制但不属于苯二氮䓬化学结构的新型药物，其主要优点是作用强，不良反应少，特别是药物依赖性发生率相对较低。

丁螺环酮

丁螺环酮（buspirone）的抗焦虑作用与地西泮相似，但无镇静、肌肉松弛和抗惊厥作用。口服吸收好，首过消除明显，在肝中代谢。临床用于各种类型的焦虑症。不良反应有头晕、头痛及胃肠功能紊乱等，无明显依赖性。

佐匹克隆

佐匹克隆（zopiclone，唑吡酮）是新型快速催眠药。可缩短睡眠潜伏期，减少觉醒次数，提高睡眠质量。适用于各种类型失眠症。长期用药突然停药会出现戒断症状。

本类药物还包括右佐匹克隆(eszopiclone)、唑吡坦(zolpidem)、扎来普隆(zaleplon)等,不良反应较小,而且成瘾性和耐受性低。

三、巴比妥类

巴比妥类是巴比妥酸的衍生物。根据其脂溶性大小、起效快慢和持续时间的长短分为长效、中效、短效和超短效四类。常用的药物有:苯巴比妥、异戊巴比妥、司可巴比妥、硫喷妥钠等,各药特点具体见表3-1-2。

表3-1-2 巴比妥类药物作用比较

分类	药物	脂溶性	显效时间/min	作用维持时间/h	主要用途
长效	苯巴比妥	低	30～40	6～8	抗惊厥、抗癫痫
中效	异戊巴比妥	稍高	15～30	3～6	镇静催眠
短效	司可巴比妥	较高	15	2～3	抗惊厥、镇静催眠
超短效	硫喷妥钠	最高	静脉注射,立即	1/4	静脉麻醉

【作用与用途】 巴比妥类对中枢神经系统有普遍性抑制作用。随剂量增加,依次表现为镇静、催眠、抗惊厥、抗癫痫和麻醉等作用。剂量过大可抑制呼吸中枢和血管运动中枢,最终因呼吸麻痹而导致死亡。

1. 镇静催眠 由于安全性差,易发生依赖性,故已很少用于镇静催眠,临床已被苯二氮䓬类取代。

2. 抗惊厥 大于催眠剂量的巴比妥类有较强的抗惊厥作用,临床用于小儿高热、破伤风、子痫、脑膜炎、脑炎及中枢兴奋药引起的惊厥。

3. 抗癫痫 苯巴比妥具有抗癫痫作用,常用于治疗癫痫大发作和癫痫持续状态。

4. 麻醉及麻醉前给药 硫喷妥钠可用做静脉麻醉和诱导麻醉。其他巴比妥类可作麻醉前给药,以消除患者术前的恐惧情绪。

5. 增强其他中枢抑制药作用 镇静剂量的巴比妥类与解热镇痛药合用,可增强后者的镇痛作用,因此各种复方止痛药物中常含有巴比妥类。

【不良反应及防治】

1. 后遗效应 服药后次日晨可出现头晕、困倦,思睡、精神不振及定向力障碍等,亦称"宿醉"反应。

2. 耐受性与依赖性 长期连续服用巴比妥类可使患者产生精神依赖性和身体依赖性,停药后,出现戒断症状,表现为激动、失眠、焦虑,甚至惊厥。

3. 急性中毒及解救 大剂量服用或静脉注射过快可导致急性中毒,主要表现有:昏迷、呼吸抑制、血压下降、体温降低等，呼吸衰竭是致死的主要原因。

解救措施：①排除毒物：口服巴比妥类药物未超过3h者，可用温生理盐水或1:2 000~5 000的高锰酸钾溶液洗胃，然后再用硫酸钠（禁用硫酸镁）导泻。静脉滴注碳酸氢钠或乳酸钠碱化血液、尿液，以加速毒物排泄。也可用利尿药或甘露醇促进药物的排泄。②对症疗法和支持疗法：保持呼吸道通畅，吸氧或人工呼吸，必要时气管切开或气管插管，使用呼吸兴奋剂或升压药，以维持呼吸和循环功能。严重者可进行血液透析。

4. 其他　少数患者可出现荨麻疹、血管神经性水肿、药物热等过敏反应，偶见剥脱性皮炎等较严重的变态反应。

四、其　他　类

镇静催眠药使用历史较长，种类较多，除了上述介绍的药物之外，还有其他药物，如：甲喹酮（methaqualone）、水合氯醛等。

水合氯醛

水合氯醛（chloral hydrate）是三氯乙醛的水合物，口服吸收迅速，15min后起效，催眠作用维持6~8h。不缩短快动眼睡眠时相，无后遗效应。可用于顽固性失眠或对其他催眠药效果不佳的患者。大剂量有抗惊厥作用，可用于小儿高热、子痫以及破伤风等所致的惊厥。

口服易引起恶心、呕吐及上腹部不适等，故胃炎及溃疡患者不宜口服。为减少刺激，可稀释后口服或直肠给药。剂量过大对心、肝、肾等脏器有损害，故心、肝、肾功能严重障碍者禁用。久用可产生耐受性和成瘾性。

任务解析和岗位对接

首先确定该方案不合理，选用的三种药物均为苯二氮䓬类，此种配伍易产生严重的中枢抑制现象，会出现呼吸抑制和心血管抑制等不良反应，一般对于以焦虑症为主要表现的神经症患者，多选用一种药物，如地西泮，疗效不佳时可换用苯二氮䓬类中其他作用更强的药物或新型抗焦虑药，如丁螺环酮等。在用药的过程中，护士应做好患者的心理辅导，有助于提高疗效。并做好睡眠健康宣教和生活促进措施的指导，用优质护理服务体现专业精神和职业素养。

岗位对接参考下面任务工作清单模拟完成。

| 用药前 | 护理评估 | ①健康评估：观察患者健康状况和精神状态，了解既往病史等；②用药禁忌评估：评估患者是否有急性肺功能不全、睡眠呼吸停止、重症肌无力、急性闭角型青光眼、肝肾功能不全等情况；③用药情况评估：了解用药史等，避免与其他中枢抑制药、易产生依赖性药合用；适当了解其他相关信息等。 |

	调配药品	①地西泮片：2.5mg、5mg；抗焦虑，成人2.5～5mg/次，3次/d；失眠，成人5～10mg/次，睡前服；术前给药，成人5～20mg；抗惊厥，成人10～20mg，灌肠；癫痫，成人每日15～30mg，分3次服用；②地西泮注射液：10mg/2ml；基础麻醉或静脉全麻，10～30mg；癫痫持续状态或严重频发性癫痫，开始静脉注射10mg，每隔10～15min可按需增加甚至达到极量；③其他药物参见相关项目任务。
	提示建议	①静脉注射给药宜缓慢，每分钟2～5mg，否则有引起中枢过度抑制产生昏迷的危险；②与抗高血压药、利尿药、西咪替丁、扑米酮、异烟肼、地高辛等合用，可相互影响代谢，增强作用，应调整剂量；③妊娠早期有致畸作用，可通过乳汁分泌，妊娠期和哺乳期禁用；④未明事项应查阅药品说明书或向医师、药师等反馈。
用药中	护理问题	①患者的呼吸、血压、脉搏、心率等变化；②长期连续用药产生依赖性和成瘾性的预防和处理；③过量用药引起的严重嗜睡、心率异常减慢、呼吸困难等急性毒性反应的处理；④药物正确的给药方法；⑤其他可能影响疗效的问题等。
	护理措施	①遵医嘱或处方，严格掌握剂量及给药途径，并注意观察呼吸、血压、心率、脉搏等变化；②严格掌握适应证，避免长期使用和滥用，一般采用短期或间断性用药，逐渐减量停药；③密切关注患者的用药反应，症状是否得到改善，配合进行日常起居的生活指导；④发生急性中毒宜及早采取催吐、洗胃和呼吸循环支持等对症治疗，并用氟马西尼解救；⑤服药期间不可从事驾车、操作机械或登高等作业。
	用药要点	①肌内注射应选择深部肌肉；②幼儿、老年人中枢神经系统对本药较敏感，应谨慎给药；③有肝肠循环，代谢产物仍有药理活性，长期用药有蓄积作用；④加强不良反应观察和处置。
用药后	健康教育	①适度介绍药物治疗方案和健康睡眠有关常识，引导患者放松心情，缓解焦虑，配合治疗；②本药属于精神药品，适度介绍药物依赖性的危害和保管常识，避免药物误服和滥用；③对病情较紧急危重的患者，可先向家属作健康宣教或待病情稳定后再作健康宣教。
	评价效果	①客观评价有关药物的疗效、安全性及近远期治疗效果；②综合判断采取的用药护理措施、方法的适宜性；③了解患者对治疗药物相关知识的知晓度是否提高，能否坚持和配合治疗等。
	回顾小结	①整理物品、记录资料，回顾合理使用地西泮等镇静催眠药物的要点；②小结本任务用药护理心得；查找不足，制订改进措施等。

　　本任务主要介绍了镇静催眠药与用药护理,其中重点是地西泮的作用、用途、不良反应和用药护理,新型非苯二氮䓬类药物的类别和作用特点,巴比妥类及其他镇静催眠药的作用与用途等;难点是镇静催眠药的用药护理,在学习和应用中需要特别注意药物的毒性反应、依赖性等严重不良反应,学会防治和处理的方法。

 思考与练习

1. 简述地西泮的作用和应用。

2. 简述巴比妥药物急性中毒的解救措施。

3. 对以下用药护理案例进行分析。

　　患者,男,55 岁,大学教授。1 个月前因科研需要天天熬夜做实验,2 周前完工,但在夜间出现了入睡困难现象。后来睡前服用三唑仑,疗效较好。用药 1 周后停药,发现变得异常兴奋,并且入睡困难更加严重。

　　请思考并回答:①该患者选用三唑仑是否合理,为什么? ②护士如何解释其停药后的失眠加重现象? ③在这个案例中,护士应该在哪些方面体现专业精神和职业素养?

4. 请用线将下列镇静催眠药与对应的主要特点连接起来。

药物名称	主要特点
地西泮	属于短效苯二氮䓬类镇静催眠药
三唑仑	常用于静脉麻醉
苯巴比妥	别名鲁米那,可用于治疗癫痫大发作和癫痫大发作持续状态
硫喷妥钠	首选静脉注射治疗癫痫持续状态
水合氯醛	常采用灌肠方式给药

（顾忠强）

任务二　抗癫痫药、抗惊厥药与用药护理

知识目标:

1. 掌握抗癫痫药的分类、作用、用途。

2. 熟悉抗癫痫药的不良反应、用药注意事项及应用原则。

3. 了解抗惊厥药的作用特点和注意事项。

技能目标：

1. 熟练掌握指导癫痫患者合理用药的技能。

2. 学会观察抗癫痫药的疗效和不良反应并及时妥善进行处理。

素质目标：

具有尊重、关爱癫痫、惊厥患者，认真细致开展用药护理的职业素质和关心患者的人文素养。

 工作情景与任务

导入情景：

患者，男，15 岁，5 岁开始经常出现双手前伸抖动，眼上翻，意识未完全丧失，间隔 5～10min 不等再次发作，发作的时间极短，发作时如电击样。结合脑电图检查拟诊癫痫（癫痫小发作）。医嘱：给予乙琥胺口服，初始剂量每次 250mg，每天 2 次，根据病情及患者耐受程度调整至合适的维持量。

工作任务：

1. 按照抗癫痫药的应用原则，指导患者正确服用乙琥胺等常用的抗癫痫药。

2. 开展用药宣教，使患者与家属熟悉抗癫痫药物的作用特点、不良反应和用药注意事项。

3. 在这个案例中，护士应该在哪些方面体现专业精神和职业素养？

一、抗 癫 痫 药

（一）概述

癫痫是一种病因复杂的慢性反复发作的神经系统疾病，是大脑局部神经元高度异常放电并向周围正常组织扩散所致的大脑功能短暂失调综合征。根据癫痫发作的临床表现，可以将其分为局限性发作和全身性发作，全身性发作又分为失神性发作（小发作）、肌阵挛性发作、强直－阵挛性发作（大发作）和癫痫持续状态。

抗癫痫药是通过抑制脑细胞异常高频放电或作用于病灶周围正常脑组织，抑制异常放电的扩散而发挥作用的，阻止运动、感觉、意识或精神失常，从而消除或减轻癫痫发作频率。

（二）常用药物

苯妥英钠

苯妥英钠（phenytoin sodium，大仑丁）临床常用钠盐为强碱性，刺激性大不宜肌内注射。口服吸收缓慢而不规则,连续给药6～10d才能达到有效血药浓度。不同制剂的生物利用度差别很大,用药个体差异较大,要注意个体化给药,苯妥英钠的血药浓度 >10μg/ml时可控制癫痫发作,>20μg/ml时可出现毒性反应,因此应根据患者用药后疗效、毒性反应及血药浓度调整剂量。

【作用与用途】

1. 抗癫痫　苯妥英钠可阻止异常高频放电的扩散,从而呈现抗癫痫作用,而对正常的低频放电无明显影响。是治疗大发作和单纯局限性发作的首选药,缓慢静脉注射可有效缓解癫痫持续状态,对精神运动性发作也有效,但对小发作(失神性发作)无效,甚至会加重病情。

2. 治疗中枢疼痛综合征　包括三叉神经痛、舌咽神经痛等,苯妥英钠可减轻疼痛,减少发作次数。

3. 抗心律失常　主要用于强心苷中毒引起的心律失常(见项目四任务二)。

【不良反应与防治】

1. 局部刺激　本药碱性强(pH 10.4),局部刺激性大,常见胃肠道反应,如食欲减退、恶心、呕吐、上腹部疼痛等,多采用饭后服用。静脉注射可致静脉炎,宜稀释后选用较粗大的血管缓慢给药。

2. 牙龈增生　长期用药可致齿龈增生,多见于儿童和青少年,发生率约20%,与本药可经唾液排出,刺激胶原组织增生有关。服药期间要经常按摩牙龈,注意口腔卫生,停药后3～6个月可自行消失。

3. 神经系统反应　用药量过大或用药时间过长可引起中毒,血浆药物浓度 >20μg/ml时可出现眼球震颤,>30μg/ml可出现共济失调,>40μg/ml会出现严重不良反应,如嗜睡、昏迷。

4. 血液系统反应　本药抑制叶酸吸收、加速其代谢及抑制二氢叶酸还原酶活性,久服导致叶酸缺乏,可致巨幼细胞贫血,宜补充亚叶酸钙(甲酰四氢叶酸钙)。

5. 过敏反应　可见药物热、皮疹、粒细胞减少、血小板减少、再生障碍性贫血等。偶见肝损害。定期做血常规和肝功能检查,如有异常,应及早停药。

6. 骨骼系统反应　本药通过诱导肝药酶而加速维生素D的代谢,长期用药可导致低钙血症、佝偻病。必要时服用维生素D预防。

7. 其他　偶见致畸、肝损害、男性乳房发育、女性多毛、淋巴结肿大等。长期应用突然停药可诱发癫痫大发作。

【药物相互作用】　本药能诱导肝脏微粒体酶,因而加速与这些酶有关的药物代谢,同时又经肝药酶代谢,因此易与其他药物发生药物相互作用。保泰松、苯二氮䓬类、磺胺类、水杨酸类及口服抗凝药可与苯妥英钠竞争血浆蛋白,使后者血药浓度升高。

癫痫发作类型与临床表现

癫痫是一种神经系统性疾病，临床分为全身性发作和局限性发作，全身性发作包括：①强直－阵挛性发作（大发作）：发作时患者突然意识丧失，全身肌肉强直性痉挛，继而转入阵挛，持续数分钟，最后疲劳性昏睡；②失神性发作（小发作）：多见于儿童，主要表现为突然神志丧失和动作中断，持续几秒或几分钟后恢复；③肌阵挛性发作：按年龄分为婴儿、儿童和青春期肌痉挛，均表现为肌肉阵挛性抽搐；④癫痫持续状态：指大发作连续发生，患者反复抽搐，持续昏迷，甚至危及生命。

局限性发作包括：①单纯性局限性发作（局部性发作），表现为一侧肢体或局部肌群抽搐或感觉异常；②复合性局限性发作（精神运动性发作），主要表现为阵发性精神失常和无意识非自主运动，无意识丧失及抽搐，持续数分钟或数日。

卡马西平

卡马西平（carbamazepine）口服吸收慢且不规律，经肝脏代谢，代谢产物仍有抗癫痫作用。该药能诱发肝药酶活性，加速自身代谢，个体差异较大，食物可促进吸收。

【作用与用途】

1. 抗癫痫　卡马西平是一种安全、有效、广谱的抗癫痫药，临床上是治疗单纯性局限性发作和大发作的首选药物之一，对癫痫并发的精神症状亦有效果。

2. 治疗中枢性疼痛综合征　对治疗神经痛如三叉神经痛和舌咽神经痛疗效优于苯妥英钠，且不良反应相对较轻。

3. 抗躁狂抑郁症　对躁狂症及抑郁症治疗作用明显，对锂盐无效的躁狂、抑郁症也有效；也可减轻或消除精神分裂症的躁狂和妄想症状；还可改善癫痫患者的精神症状。

4. 治疗中枢性尿崩症　卡马西平可促进抗利尿激素（血管加压素、ADH）释放，缓解多饮多尿等症状。

【不良反应与防治】　常见视物模糊、复视、眼球震颤、头痛等。少见变态反应、史蒂文斯－约翰（Stevens-Johnson）综合征或中毒性表皮坏死松解症、皮疹等，一般不需中断治疗，一周左右逐渐消失。偶见严重不良反应，如骨髓抑制、肝损害等。

癫痫患者不可突然停药否则会引起惊厥或癫痫持续状态。

苯巴比妥

苯巴比妥（phenobarbital，鲁米那）除具有镇静催眠作用外，还有抗癫痫作用，既能抑制病灶神经元的异常放电，又能抑制发作时异常放电的扩散，其起效快、疗效好、毒性小和价格低而广泛用于临床。临床可用于治疗大发作和癫痫持续状态，对精神运动性发作及单纯局限性发作有效，对小发作和婴儿痉挛效果差。大剂量因中枢抑制作用明显而较少使用。

用药初期可产生嗜睡、精神萎靡、共济失调等不良反应，长期使用后因耐受而自行缓解。偶见皮疹，严重者可能发生剥脱性皮疹和史蒂文斯－约翰综合征。该药可诱导肝药酶，加速药物代谢，降低疗效。

扑米酮

扑米酮（primidone）在体内经肝代谢为苯巴比妥和苯乙基丙二酰胺，两者均有抗癫痫作用。该药对大发作及单纯局限性发作疗效好，对精神运动性发作也有效。本药与苯巴比妥相比无特殊优点，主要用于其他药物不能控制的大发作。常见不良反应有嗜睡、镇静、眩晕和共济失调等，偶可发生巨幼细胞贫血、白细胞减少和血小板减少等。

乙琥胺

乙琥胺（ethosuximide）口服吸收迅速、完全，对小发作疗效好，不良反应和耐受性少，为治疗小发作（失神性发作）的首选药，对其他类型无效。该药毒性低，常见胃肠道反应如食欲减退、恶心、呕吐等，其次为中枢神经系统症状如嗜睡、眩晕等，有神经病史者慎用。偶见粒细胞减少、血小板减少及再生障碍性贫血。长期用药应注意检查血象。

丙戊酸钠

丙戊酸钠（sodium valproate）为广谱抗癫痫药，可用于各型癫痫，对大发作疗效不及苯妥英钠和苯巴比妥，但对后两者无效者，本药仍有效；对小发作疗效优于乙琥胺，但因其有肝毒性，故不作首选药；对精神运动性发作和复杂部分性发作疗效近似卡马西平。丙戊酸钠是大发作合并小发作的首选药，对其他药物控制无效的顽固性癫痫也有效。常见不良反应为消化道反应，宜饭后服用；严重毒性为肝损害，可表现为天冬氨酸氨基转移酶升高，应定期检查肝功能。有致畸作用，妊娠早期禁用。

拉莫三嗪

拉莫三嗪（lamotrigine）为第二代广谱抗癫痫药，口服吸收快而完全，生物利用度高，主要通过阻断电压依赖型钠通道，减少钠离子内流而稳定神经元；同时抑制钙通道，减少谷氨酸释放而发挥抗癫痫作用。单用治疗全身性发作，疗效类似卡马西平，对失神性发作也有效。临床上多与其他药物合用治疗难治性癫痫。

常见中枢神经系统及消化系统症状，偶见变态反应。不宜突然停药。与丙戊酸钠合用，出现皮肤反应的风险增加。雌二醇避孕药可显著降低本药血药浓度，导致癫痫发作控制失效。孕妇、哺乳妇女慎用。

奥卡西平

奥卡西平（oxcarbazepine）为卡马西平的衍生物，代谢产物仍具抗癫痫作用。可作为卡马西平的替代药物用于对卡马西平过敏者，治疗成人及 4 岁以上儿童全身强直－阵挛发作和复杂性部分发作。不良反应比卡马西平轻，对肝药酶的诱导作用也低于卡马西平，常见嗜睡、头痛、头晕、复视、恶心、呕吐等。

托吡酯

托吡酯（topiramate）为第二代广谱抗癫痫药，对各类癫痫发作均有效，对单纯或复杂部分发作、全身强直－阵挛发作效果明显,对肌阵挛、婴儿痉挛也有效。也用于偏头痛的预防治疗。用药期间可致头晕、复视、眼震颤、嗜睡、抑郁、共济失调等,可能引起认知障碍,慎用于学龄期的儿童和青少年。孕妇、哺乳妇女、肾功能不全者慎用,对本药过敏者禁用。

氟桂利嗪

氟桂利嗪(flunarizine)为强效钙通道阻滞剂,主要用于治疗偏头痛和眩晕症,近年发现具有较强的抗惊厥作用,安全有效,适用于各种癫痫,尤其对局限性发作、大发作效果好。毒性小,不良反应少见,常见不良反应为困倦疲倦等。

左乙拉西坦

左乙拉西坦(levetiracetam)新型抗癫痫药,口服吸收比较迅速,对各种癫痫发作类型都有效。用于成人及 4 岁以上儿童癫痫患者部分性发作的加用治疗。不良反应较传统的抗癫痫药少,常见不良反应为镇静嗜睡等。

 护理学而思

正确处置癫痫发作,关心帮助癫痫患者

癫痫的发作具有突发性,且痉挛等症状可能使周围人群陷入惊慌而不能及时给予援护。作为护士,应充分发挥专业素养,积极施救,首先确保患者周围环境的安全,避免因患者乱动而出现意外事故发生,并注意患者的隐私保护,同时采取以下措施。

1. 防止患者咬伤舌头　癫痫发作时,应迅速将一块材质较软的布压在患者牙齿上,以防止抽搐咬牙时损伤舌头。

2. 对抗患者下颌过张　尽量使患者保持平卧位,然后一只手托起患者枕部,另一只手托着患者的下颌,以对抗其下颌过张造成的身体损伤。

3. 保持口水自然流出　如发现患者口中有白沫等分泌物出现,应及时将其呈侧卧位,以保持口水自然流出,防止呛咳。

4. 穴位掐按避免发作　在癫痫患者尚未发作而有征兆时,如能立即掐按患者的人中、合谷、足三里等穴位,可能会避免出现癫痫大发作等。

5. 不可强行按压肢体　患者抽搐时不可强行按压其肢体,以免造成韧带撕裂、关节脱臼甚至骨折等损伤;切忌强行给其灌药应采用注射给药方式。

(三)抗癫痫药的应用原则

1. 根据癫痫发作类型和患者具体情况合理选择药物(表 3-2-1)。

2. 治疗方案个体化　单药治疗,小剂量开始,如合并用药不超过 3 种。单纯型癫痫最好选用一种有效药物,从小剂量开始逐渐增加剂量,达到理想效果后进行维持治疗。若一种药物难以奏效或混合型癫痫患者,常需合并用药,联合用药时要注意药物间的相互作用。

表 3-2-1　常见抗癫痫药的选择

发作类型	药物选择
强直-阵挛性发作	苯妥英钠(首选)、丙戊酸钠、卡马西平、苯巴比妥、扑米酮
失神性发作	乙琥胺(首选)、氯硝西泮、丙戊酸钠、拉莫三嗪
复杂部分性发作	卡马西平(首选)、苯妥英钠、苯巴比妥、丙戊酸钠、扑米酮
单纯部分性发作	苯妥英钠(首选)、卡马西平、苯巴比妥
肌阵挛性发作	氯硝西泮、丙戊酸钠
婴儿痉挛症	氯硝西泮
癫痫持续状态	静脉注射地西泮(首选)、苯巴比妥、苯妥英钠
混合型癫痫	联合用药或选用广谱抗癫痫药

3. 更换药物逐渐过渡　即在原用药物的基础上,逐渐加用新药,待新药发挥疗效后,再逐渐减量至停用原药。否则可致癫痫发作或癫痫持续状态。

4. 长期用药　不可突然停药,癫痫症状完全控制后应至少维持 2~3 年再逐渐停药。大发作患者减药过程至少要一年,小发作至少需 6 个月,有些患者需终生用药。

5. 定期检查　用药期间应定期观察药物效应与不良反应;要定期进行血、尿、肝功能等检查;有条件者可采用药物血药浓度检测等方法。

二、抗 惊 厥 药

惊厥是中枢神经系统过度兴奋的一种症状,临床表现为全身骨骼肌不自主地强烈收缩,呈强直性或阵挛性抽搐。多伴有意识障碍,如救治不及可危及生命。多见于小儿高热、子痫、破伤风、癫痫大发作和中枢兴奋药中毒等。常用抗惊厥药包括苯二氮䓬类、巴比妥类、水合氯醛和硫酸镁等。

硫酸镁

硫酸镁(magnesium sulfate)作用广泛,可因给药途径不同而产生不同的药理作用。口服具有导泻、利胆作用,外敷可消炎去肿,注射给药可产生肌松、抗惊厥、降压等作用。

注射给药后,血中 Mg^{2+} 浓度升高,拮抗 Ca^{2+} 参与神经接头处乙酰胆碱的释放,抑制中枢及松弛骨骼肌,产生肌松、抗惊厥作用。临床上用于破伤风及子痫所致的惊厥。

注射剂剂量过大可引起呼吸抑制、血压骤降、心搏骤停等。肌腱反射消失是呼吸抑制的先兆,连续用药过程应注意检查肌腱反射。中毒时,应立即进行人工呼吸,并缓慢注射钙剂加以对抗。

任务解析和岗位对接

1. 按照抗癫痫药的应用原则,指导患者正确服用乙琥胺等常用的抗癫痫药。

（1）根据患者为癫痫小发作首选乙琥胺，该药口服吸收迅速、完全，对小发作疗效好，不良反应和耐受性少，为治疗小发作(失神性发作)的首选药。

（2）单药治疗，小剂量开始逐渐增加剂量，达到理想效果后进行维持治疗。

（3）定期检查。定期进行血、尿、肝功能等检查；有条件者可检测血药浓度。

2. 乙琥胺毒性低，常见胃肠道反应如食欲减退、恶心、呕吐等，其次为中枢神经系统症状如嗜睡、眩晕等，有神经病史者慎用。

3. 注意提高患者长期用药依从性的多种措施，加强心理支持，并充分体现专业精神和职业素养。

岗位对接参考下面任务工作清单模拟完成。

用药前	护理评估	①健康评估：观察健康状况和精神状态，了解既往病史，患者用药依据等；乙琥胺为琥珀酰亚胺抗癫痫药，是临床应用于失神性发作的首选药；②用药禁忌评估：对乙琥胺过敏的患者禁止使用，有卟啉症的患者禁止使用，对琥珀酰亚胺类药物如甲琥胺及苯琥胺可有交叉过敏反应；③用药情况评估：是否用过抗癫痫药；④适当了解其他相关信息等。
	调配药品	①乙琥胺胶囊剂：250mg；乙琥胺糖浆剂：5g/100ml，儿童多选用；②其他药物规格参见相关项目任务。
	提示建议	①应根据癫痫类型合理选择药物，以首选药为主；②给药剂量应个体化，从小剂量开始，逐渐增量，以控制发作且不引起严重不良反应为宜，6岁以上及成人：初始剂量每次250mg，每天2次，根据病情及患者耐受情况可增加至每天1.5g，通常每4~7d增加250mg；③正确对待药物不良反应：用药前向患者介绍乙琥胺的不良反应，提高其用药依从性；未明事项应查阅药品说明书或向医师、药师等反馈。
用药中	护理问题	①患者及家属对癫痫和药物治疗的认识程度；②药物不良反应会导致用药依从性降低；③癫痫及治疗药物对生活带来的影响及其他相关问题。
	护理措施	①主动与患者交流，尊重患者；②让患者注意休息，避免劳累，避免精神紧张刺激，注意饮食清淡，避免吃辛辣刺激食物；③餐后服药，可减少胃肠道反应；④用药期间应避免大量饮水，避免饮酒，漏服时应尽快补服。
	用药要点	①常见有恶心、呕吐、头痛、食欲减退、呃逆等不良反应，若轻微，适当对症处理，可继续用药，如较严重，应立即就医调整治疗方案；②用药期间需定期检查血常规和肝肾功能；③乙琥胺可出现血液系统不良反应，如发热、胸痛、严重皮疹、口腔溃疡或出血等，需立即就医；④乙琥胺不能突然停药，否则可能使患者处于失神性发作持续状态，降低剂量也需逐渐缓慢进行；⑤加强不良反应观察和处置。

用药后	健康教育	①用药指导：乙琥胺是处方药，必须由医生根据患者病情开处方使用，自行用药可能会增加不合理使用药物风险，病情完全控制前患者症状可能会有所减轻，不可减量、停药，以免病情反复或者再次加重；②生活指导：要培养良好的生活规律和习惯，注意调整饮食，多食蔬菜水果。
	评价效果	①客观评价药物疗效、安全性及近远期治疗效果；②观察治疗后的发作频率是否改善，生活质量是否提高；③综合判断采取的用药护理措施、方法的适宜性。
	小结过程	①整理物品、记录资料，回顾合理使用抗癫痫药的任务要点，强调遵医嘱或处方足量、规范用药；②小结本任务用药护理心得，关注合理用药指导，查找不足，制订改进措施等。

学习小结

　　本任务主要介绍了抗癫痫药、抗惊厥药的用药护理，其中重点是抗癫痫药的分类、用途、不良反应和用药注意事项，不同类型癫痫首选用药，难点是抗癫痫药的作用机制，在学习和应用中需要学会观察抗癫痫药和抗惊厥药的疗效和不良反应并及时妥善进行处理，正确指导合理用药。

思考与练习

　　1. 对癫痫持续状态迅速控制症状应首选什么药物？该药物使用中应注意什么问题？

　　2. 控制儿童破伤风惊厥症状可以用什么药物？该药的临床应用还有哪些？该药中毒时的抢救措施是什么？

　　3. 请用线将下列抗癫痫药与对应的主要特点连接起来。

药物名称	主要特点
苯妥英钠	静脉注射首选用于癫痫持续状态
卡马西平	首选用于癫痫失神性发作
丙戊酸钠	用于肌阵挛性发作、婴儿痉挛症
氯硝西泮	首选用于癫痫复杂部分性发作
乙琥胺	首选用于癫痫强直－阵挛性发作、单纯部分性发作，对复杂部分性发作也有效
地西泮	广谱抗癫痫药，首选用于强直－阵挛性发作合并失神性发作的患者

　　4. 对以下用药护理案例进行分析。

　　患者，女，19岁，因癫痫强直－阵挛性发作入院，其母叙述曾服苯巴比妥10个月，疗效不佳,2d前停掉苯巴比妥,改服治疗量苯妥英钠。服用苯妥英钠后,病情反而加重。

请思考并回答:①患者病情加重的原因是什么? ②为进一步提高疗效,应采取哪些用药护理措施? ③在这个案例中,护士应该在哪些方面体现专业精神和职业素养?

(马彬峡)

任务三　抗帕金森病药、抗阿尔茨海默病药与用药护理

学习目标

知识目标:

1. 掌握抗帕金森病药的分类、作用、用途。

2. 熟悉抗帕金森病药的不良反应和用药注意事项。

3. 了解抗阿尔茨海默病药的作用特点和注意事项。

技能目标:

学会观察抗帕金森病药和抗阿尔茨海默病药的疗效和不良反应,正确指导患者合理用药。

素质目标:

具有关爱帕金森病、阿尔茨海默病患者,认真细致开展用药护理的职业素质和关心、尊重、理解患者的人文素养。

 工作情景与任务

导入情景:

患者,男,56岁,3年前出现表情僵硬,话语少,行动不如以前灵活。近半年症状加重,休息时右手抖动,动作较之前迟缓,走路时步态缓慢,逐渐步子越来越小,越来越快,不能及时停下,容易跌倒。有肌肉僵硬酸痛感,与周围人群交流减少,不愿参加社交聚会等。拟诊帕金森病。采用左旋多巴+卡比多巴治疗。

工作任务:

1. 指导患者正确服用左旋多巴、卡比多巴。

2. 观察抗帕金森病药物的疗效和不良反应。

3. 在这个案例中,护士应该在哪些方面体现专业精神和职业素养?

一、抗帕金森病药与用药护理

(一)概述

帕金森病(PD)又名震颤麻痹,是最常见的神经退行性疾病之一,典型症状为静止震

颤、肌肉强直、运动迟缓和共济失调等。其发病机制为黑质多巴胺能神经元退行性病变，致使纹状体内多巴胺递质降低，胆碱能神经功能占优势（图 3-3-1）。经典抗帕金森药主要包括拟多巴胺类药和抗胆碱药两类。

（二）常用药物

1. 拟多巴胺类药　本类药物是治疗帕金森病的最主要药物，种类繁多，主要包括：多巴胺前体药左旋多巴、氨基酸脱羧酶抑制药卡比多巴、单胺氧化酶（MAO-B）抑制药司来吉兰、儿茶酚 -O- 甲基转移酶（COMT）抑制药硝替卡朋、多巴胺受体激动药溴隐亭、促多巴胺释放药金刚烷胺等。

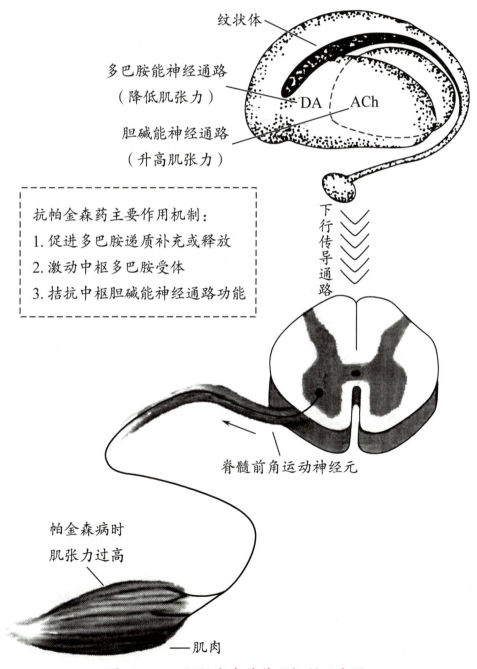

图 3-3-1　抗帕金森药作用机制示意图

左旋多巴

左旋多巴（L-dopa，levodopa）属于多巴胺前体药。是儿茶酚胺的中间产物，多为人工合成品。口服后在小肠被迅速吸收，极大部分在肠黏膜、肝和其他外周组织被氨基酸脱羧酶脱羧成多巴胺，仅 1% 左右的左旋多巴能进入中枢神经系统发挥疗效。左旋多巴在外周被脱羧后易引起恶心、呕吐等不良反应。常与氨基酸脱羧酶抑制药如卡比多巴合用，减少外周 DA 生成，使更多的左旋多巴进入脑内转化成 DA 而生效，同时减少外周的不良反应。

【作用与用途】 本药通过血脑屏障后，在中枢转变为多巴胺，补充纹状体中多巴胺的不足而发挥治疗作用。而多巴胺因脂溶性较差不易通过血脑屏障进入脑组织，因此不能用于治疗 PD。左旋多巴临床上用于治疗各年龄段各类型的帕金森病患者，但对吩噻嗪等抗精神病药所致的帕金森综合征无效。其作用特点为：①对轻中度患者的疗效较好，重度或老年人较差；②对肌肉僵直和运动困难的疗效好，对肌肉震颤的疗效差；③起效慢，用药 2~3 周出现体征改善，用药 1~6 个月后疗效最强。

随着治疗时间延长疗效渐渐下降，连续用药 3~5 年后其疗效已不显著。同时服用 COMT 抑制药恩他卡朋（entacapone）对此有一定预防作用。据统计，服用左旋多巴的 PD 患者的寿命与未服者相比明显延长、生活质量明显提高。

【不良反应与防治】 长期用药不良反应较多。分为早期和长期两大类。

（1）早期反应

1）胃肠道反应：单独用药早期约 80% 患者出现畏食、恶心、呕吐等，继续用药数周后多能耐受，如与外周脱羧酶抑制剂合用，则胃肠道的耐受性较好。为减轻消化道症状，可在两餐之间或餐后服药。

2）心血管系统：治疗初期 30% 患者出现直立性低血压、心悸、心动过速及高血压。部分患者可出现心律不齐，主要是由于新生的多巴胺作用于心脏 β 受体的缘故，可用 β 受体拮抗剂加以治疗。

（2）长期反应

1）运动过多症：也称运动障碍。多见于连续用药 2 年以上患者，服用大量左旋多巴后，多巴胺受体过度兴奋而表现为面部、舌、上肢、头部及身体上部出现舞蹈病样及不自主动作、手颤增加、运动徐缓发作、肌肉抽搐、角弓反张、噩梦、惊厥等症状。

2）症状波动：连续用药 3~5 年后，超过 40% 患者由于对该药的耐受而出现症状快速波动，重者出现"开－关反应"，"开"时活动正常或基本正常，而"关"时突然出现严重的 PD 症状。两种现象交替出现，严重妨碍患者的日常活动。

3）精神症状：长期用药 10%~15% 患者出现梦幻、幻想、幻视等症状，部分出现抑郁、严重抑郁（包括自杀倾向）及轻躁狂。

【药物相互作用】 维生素 B_6 是多巴胺脱羧酶的辅基，可加速左旋多巴在外周组织脱羧成 DA，增加不良反应，降低疗效，因此不宜合用。

帕金森病的安全护理

帕金森病患者存在不同程度的运动障碍和情志改变，要加强对患者的看护，做到以下几点：①防止患者摔倒和发生意外：注意生活设施的布置，家居布置方便合理、减少障碍，处处为患者行动方便着想；②护士要关心和爱护患者：帮助患者理智地对待疾病，控制情绪；③注意喂食安全：病情较重的患者可能存在吞咽困难，要注意喂食安全，以防误吸引起肺部感染；④督促患者坚持服药：护士要督促患者坚持按时、按量服药，及时发现药物不良反应，注意有无失眠谵妄等精神症状。

卡比多巴

卡比多巴（carbidopa，α-甲基多巴）属于氨基酸脱羧酶抑制药，是左旋多巴增效药。本药不能通过血脑屏障，与左旋多巴合用时抑制外周氨基酸脱羧酶，使进入中枢神经系统的左旋多巴增加，既可以减少左旋多巴的剂量，又减少外周不良反应，症状波动减轻。本药与左旋多巴常按1:4或1:10组成复方制剂。

苄丝肼

苄丝肼（benserazide）与左旋多巴组成复方制剂，比例为1:4，作用与卡比多巴相似。

司来吉兰

司来吉兰（selegiline，丙炔苯丙胺）属于不可逆的选择性中枢神经系统单胺氧化酶（MAO-B）抑制剂。MAO-B主要分布于黑质-纹状体，其功能是降解DA。司来吉兰能迅速通过血脑屏障，降低脑内多巴胺降解代谢，使多巴胺浓度增加，延长多巴胺的有效时间。与左旋多巴合用后能增强疗效，减少后者用量和外周不良反应，并能消除长期使用左旋多巴后出现的"开-关反应"，有利于缓解症状，延长寿命。

硝替卡朋

硝替卡朋（nitecapone）通过抑制外周儿茶酚胺氧位甲基转移酶，既能减少DA降解，又能减少3-氧位-甲基多巴（3-OMD）的竞争性抑制作用，从而增加纹状体中左旋多巴和多巴胺含量，提高左旋多巴的生物利用度，减轻PD症状。

托卡朋、恩他卡朋

托卡朋（tolcapone）和恩他卡朋（entacapone）为新型儿茶酚胺氧位甲基转移酶（COMT）抑制药物，能延长左旋多巴半衰期，使更多的左旋多巴进入脑组织，安全、有效地延长症状波动患者"开"的时间。两者均可改善病情稳定的PD患者日常生活能力和运动功能，尤其适用于伴有症状波动的患者。恩他卡朋仅抑制外周COMT且抑制作用弱。托卡朋为临床上唯一具有同时抑制外周和中枢COMT的药物，比恩他卡朋生物利用度高，作用强，主要不良反应为肝损害，故仅用于其他抗PD药物无效时，且应严密监测肝功能。

溴隐亭

溴隐亭（bromocriptine）为 D_2 类受体（含 D_2、D_3、D_4 受体）强效激动药，小剂量可抑制催乳素与生长激素的分泌，可用于乳溢－闭经综合征和肢端肥大症的治疗；增大剂量可激动黑质－纹状体多巴胺通路的 DA 受体，与左旋多巴合用增强疗效，临床主要用于治疗左旋多巴疗效差或不能耐受的帕金森病患者。不良反应较多，常见消化道反应如食欲减退、恶心、呕吐、便秘，可诱发消化性溃疡出血，用药初期常见直立性低血压。可诱发心律失常，运动障碍等。可产生幻觉、错觉、思维混乱等精神障碍。

同类药物有利舒脲（lisuride）、培高利特（pergolide）、罗匹尼罗（ropinirole）、普拉克索（pramipexole）和阿扑吗啡（apomorphine）。

金刚烷胺

金刚烷胺（amantadine）能促多巴胺释放，但疗效不及左旋多巴。本药可通过多种方式加强多巴胺的功能，用药后显效快、作用持续时间短，数天即可获得最佳疗效，但连用 6～8 周后疗效逐渐减弱，对 PD 的肌肉强直、震颤和运动障碍缓解作用较强，长期用药常出现下肢网状青斑，此外尚可引起精神不安、失眠和运动失调等。

2. 抗胆碱药

苯海索

苯海索（benzhexol，安坦）口服易吸收，通过拮抗胆碱受体而发挥作用，抗震颤效果好，也可改善运动障碍和肌肉强直，对僵直和运动迟缓效果差，疗效不及左旋多巴，主要用于早期轻症患者、不能耐受左旋多巴或多巴胺受体激动药的帕金森病患者，也可用于抗精神病药所致的帕金森综合征。不良反应跟阿托品相似，禁用于青光眼和前列腺肥大患者。

同类药物有苯扎托品（benzatropine，苄托品）等。

（三）帕金森病药物治疗原则

1. 给药应从小剂量开始，缓慢递增，在获得最佳疗效后将剂量减少 15%～20% 为宜，长期以此剂量作为维持量。

2. 早期、轻症病例一般以单一药物治疗为宜。

3. 长期用药会产生疗效下降或症状波动现象，疗效下降时可加用其他抗帕金森病药，症状波动可调整用药次数和剂量或联合用药。

4. 长期用药突然停药会导致反跳现象，应逐渐减量或用其他抗帕金森病药替代。

二、抗阿尔茨海默病药与用药护理

（一）概述

老年性痴呆症可分为原发性痴呆症、血管性痴呆症（vascular dementia）和两者的混合型，前者又称为阿尔茨海默病。阿尔茨海默病（Alzheimer's disease，AD）是一种与年龄高度相关的、以进行性认知障碍和记忆力损害为主的中枢神经系统退行性疾病。表现为记忆力、判断力、抽象思维等一般智力的丧失，但视力、运动能力不受影响。病因未明，典型组织病理学改变为脑内淀粉样蛋白沉积和神经元纤维缠绕目前普遍认为 AD 患者大脑中胆碱能神经元不足，治疗策略是增加中枢胆碱能神经功能和拮抗谷氨酸能神经功能，其中胆碱酯酶抑制（AChE）药和 N- 甲基 -D- 天冬氨酸（NMDA）受体拮抗药效果相对肯定，但只能改善症状，不能治愈。

 护理学而思

重视对阿尔茨海默病患者的护理

阿尔茨海默病（AD），其病因和发病机制极为复杂，一般好发于 65 岁以上人群，目前尚不能治愈，对其精细化、规范化护理就尤为重要。

阿尔茨海默病患者的护理要注意以下几点：①指导正确用药：了解药物的作用、剂量、用法、不良反应和注意事项，遵医嘱正确服用；②康复训练：建议在专科医师指导下开展运动和体能训练，循序渐进，并长期坚持延缓肌肉功能丧失等；③心理护理：阿尔茨海默病患者会有沮丧、心情消极、哭笑无常等症状情绪，协助家属积极开导沟通，使其保持心情愉悦，避免患者精神症状加重；④生活辅助措施：如把常用的钥匙、钱包等用品固定放置，给患者随身携带身份信息、联系方式等卡片，鼓励参加社会活动或游戏娱乐等。

（二）常用药物

1. 胆碱酯酶抑制药

多奈哌齐

多奈哌齐（donepezil）为第二代可逆性中枢胆碱酯酶抑制药，通过抑制胆碱酯酶来增加中枢 ACh 的含量，与第一代他克林相比对中枢胆碱酯酶有更高的选择性和专属性，半衰期长，能改善轻度至中度阿尔茨海默病患者的认知能力和临床综合功能。具有剂量小、毒性低等优点。

利斯的明

利斯的明（rivastigmine，卡巴拉汀）属于第二代胆碱酯酶抑制药，口服吸收迅速，易透过血脑屏障，具有安全、耐受性好、不良反应轻、无外周活性等优点，是较理想的阿尔茨海默病治疗药物，主要用于改善阿尔茨海默病患者的认知功能障碍，提高认知能力，尤其适用于伴有心、肝、肾疾病的阿尔茨海默病患者。

加兰他敏

加兰他敏（galantamine）属于第二代胆碱酯酶抑制药，对神经元中的胆碱酯酶有高度选择性，临床上用于治疗轻、中度阿尔茨海默病，有效率为 50%～60%，且无肝毒性，连续用药 6～8 周治疗效果开始明显，可做为治疗阿尔茨海默病的首选药之一。

石杉碱甲

石杉碱甲（huperzine A，哈伯因）是中国学者从天然植物中提取的一种生物碱。本药口服吸收迅速完全，生物利用度高达 96.9%，易透过血脑屏障，为强效、可逆性胆碱酯酶抑制药，临床上用于老年性记忆功能减退及阿尔茨海默病患者，明显改善记忆和认识能力。

2. N-甲基-D-天冬氨酸（NMDA）受体非竞争性拮抗药

美金刚

美金刚（memantine，美金刚胺）是临床上第一个用于治疗晚期阿尔茨海默病的 NMDA 受体非竞争性拮抗药，常与胆碱酯酶抑制药合用，能显著改善轻度到中度血管性痴呆症患者的认知能力，对严重的患者效果更好；对中度至重度的 AD 患者，还能显著改善其动作能力、认知障碍和社会行为。

（三）抗血管性痴呆药

血管性痴呆指脑血管病变引起的脑损害所致的痴呆，患病率仅次于阿尔茨海默病。其临床表现包括认知功能障碍及相关脑血管病的神经功能障碍两个方面，严重时可并发记忆力下降、精神错乱、肢体瘫痪等。治疗原则包括防治卒中、改善认知功能及精神症状。

治疗药物有以下几种：①预防卒中再发。可用抗血小板聚集药如阿司匹林、氯吡格雷以及抗凝药物。②改善认知功能障碍。可使用胆碱酯酶抑制剂，如多奈哌齐、利斯的明、加兰他敏等药物。③控制行为和精神症状。可以给予抗抑郁药和抗精神病药物。④脑细胞保护药，如依达拉奉右莰醇注射液，以清除自由基、抗氧化、抗炎为主要机制，可对脑血管病患者起到治疗作用。

血管性痴呆临床中早期筛查非常重要，尤其对有脑血管病危险因素的人群更应及早发现，尽早控制发病因素，尽早治疗，才能延缓或防止血管性痴呆或混合型痴呆的发生。

任务解析和岗位对接

1. 左旋多巴与卡比多巴合用口服治疗帕金森病。服药期间应减少高蛋白饮食。左旋多巴需要足量、足疗程应用，不要轻易减量、停药。用药期间有日间活动时突然入睡的可能，故应谨慎驾驶或机械操作。

2. 用药一段时间后，患者帕金森症状得到改善，尤其是肌肉僵直和运动困难得以缓解。常见的不良反应是运动障碍（一种异常的不自主运动）。其他较常见的不良反应有恶心、幻觉、精神错乱、头晕、舞蹈病和口干。

3. 告知患者及家属帕金森病长期治疗与康复的重要性，并在关爱患者、健康教育等方面充分体现专业精神和职业素养。

岗位对接参考下面任务工作清单模拟完成。

用药前	护理评估	①健康评估：观察健康状况和精神状态，了解既往病史等；患者服用本类药的原因或症状；②用药禁忌评估：非选择性单胺氧化酶（MAO）抑制剂类药物不能与左旋多巴/卡比多巴的复方制剂同时服用；③用药情况评估：了解用药史如抗帕金森病药和其他疾病用药等；④适当了解其他相关信息。
	调配药品	①复方多巴1号片含卡比多巴10mg，左旋多巴100mg；2号片含卡比多巴25mg，左旋多巴250mg；同类药多巴丝肼片剂或胶囊剂有两种规格，分别含苄丝肼25mg和50mg，左旋多巴100mg和200mg；②常用量开始时每日用卡比多巴25~50mg，左旋多巴0.25~0.5g(每日用1~2小格装)；治疗一周后，每服3~4d，增加卡比多巴25mg，左旋多巴0.25g(用1小格装)；或遵医嘱；维持量，每日卡比多巴75~100mg，左旋多巴0.75~1g(3~4小格装)分3~4次服用；③其他药物参见相关项目任务。
	提示建议	①左旋多巴可与卡比多巴或苄丝肼组成的多种复方制剂，药品名称和含量均不同，应准确掌握有关信息并指导患者用药；②服用某些抗高血压药的患者，在同时服用左旋多巴/卡比多巴复方制剂时可出现症状性直立性低血压；③未明事项应查阅药品说明书或向医师、药师等反馈。
用药中	护理问题	①患者及家属对帕金森病和药物治疗的认识程度；②药物不良反应会导致用药依从性降低；③帕金森病及治疗药物对生活质量和工作学习带来的影响及其他相关问题。
	护理措施	①关注帕金森病及药物治疗实际效果，配合做好情绪障碍、消化功能障碍、睡眠障碍等的护理；②倡导药物治疗同时配合适当的运动和形体训练；③针对药物治疗后的各种变化，辅导实施吞咽训练、饮食管理等措施；④提示患者和家属经常性就诊，配合医生根据病情变化，及时调整药物以及康复手段。
	用药要点	①准确知晓各类复方制剂信息，倡导个体化给药方案，必须遵医嘱或处方足量、足疗程应用，不得自行用药，不得轻易减量、停药；②关注药物可能引起的不良反应对用药依从性的影响；③加强不良反应观察和处置。
用药后	健康教育	①加强用药指导，提高患者依从性；②配合康复锻炼，改善运动症状；③加强心理护理，克服疾病和药物不良反应带来的不良情绪；④建议采取合理膳食，提高营养支持，对咀嚼功能严重障碍应加强饮食辅助措施；⑤重视生活护理，提高药物治疗实际效果。

评价效果	①客观评价药物疗效、安全性及近远期治疗效果;②重点关注症状是否得到改善,患者工作情况、社会关系、生活质量是否提高;③综合判断采取的用药护理措施、方法的适宜性。
回顾小结	①整理物品、记录资料,回顾合理使用抗帕金森药的要点,重点是复方制剂、疗程管理、不良反应等内容;②小结本任务用药护理心得,查找不足,制订改进措施等。

学习小结

　　本任务主要介绍了抗帕金森病药、抗阿尔茨海默病药的用药护理,其中重点是抗帕金森病药的分类、作用、用途、不良反应和注意事项,帕金森病患者和阿尔茨海默病患者的用药护理,难点是帕金森病和阿尔茨海默病的发病机制。在学习和应用中需要学会观察抗帕金森病药、抗阿尔茨海默病药的疗效和不良反应并及时妥善进行处理,正确指导患者合理用药。

思考与练习

　　1. 常用的抗帕金森病药有哪些? 左旋多巴使用中要注意什么问题?

　　2. 左旋多巴为什么要跟卡比多巴合用?

　　3. 常用的抗阿尔茨海默病药有哪些? 针对该患者应进行哪些用药护理? 应该在哪些方面体现专业精神和职业素养?

(马彬峡)

任务四　抗精神分裂症药与用药护理

知识目标:

1. 掌握氯丙嗪的作用、用途、不良反应和用药护理要点。

2. 熟悉硫杂蒽类、丁酰苯类的代表药物及药物作用特点。

3. 了解其他类抗精神分裂症药的作用特点。

技能目标:

1. 熟练掌握指导精神分裂症患者合理用药的技能。

2. 学会观察抗精神分裂症药物的疗效,并能及时妥善处理药物不良反应。

素质目标:

具有尊重关爱精神障碍患者,认真细致开展用药护理的职业素质。

导入情景：

患者，女，19岁，大学新生，性格内向。入学后参加社团竞选，落选后逐渐表现异常。常将自己锁在寝室自言自语，睡眠质量差，逐渐出现幻觉、幻听，总认为有同学嘲讽、歧视和迫害她，并出现喜怒无常，情绪无法控制。通知其家人后，由家人陪同就诊。诊断为精神分裂症。医生医嘱给予盐酸奥氮平治疗。

工作任务：

1. 说出使用奥氮平的目的。

2. 针对此患者，护士应如何完成用药护理程序？

3. 在这个案例中，护士应该在哪些方面体现专业精神和职业素养？

精神分裂症是最常见的一类精神障碍，以思维、情感、行为之间不协调，精神活动与现实脱离为主要特征。其分为Ⅰ型和Ⅱ型，前者以阳性症状（幻觉和妄想）为主，后者以阴性症状（情感淡漠、主动性缺乏等）为主。

抗精神分裂症药主要用于治疗精神分裂症及其他精神障碍的躁狂症状。通常治疗量并不影响患者的智力和意识，却能有效地控制Ⅰ型症状，对Ⅱ型症状疗效差。本类药物根据化学结构不同分为吩噻嗪类、硫杂蒽类、丁酰苯类等传统抗精神分裂症药，近年来新型抗精神分裂症药有较多发展，均具有疗效确切，不良反应轻的特点。

一、吩 噻 嗪 类

氯丙嗪

氯丙嗪（chlorpromazine，冬眠灵）是最常用的吩噻嗪类的代表药。本药口服吸收慢而不规则，易受胃内食物和胃排空时间的影响。不同个体口服相同剂量，血药浓度可相差10倍以上，临床给药剂量应个体化。

【作用与用途】 主要拮抗中枢的多巴胺（DA）受体及外周的 α 受体和 M 受体，因此作用较广泛。

1. 对中枢神经系统的作用

（1）镇静安定、抗精神病作用：正常人口服治疗量氯丙嗪后可出现安静、活动减少、情感淡漠、注意力下降，反应迟钝，在安静环境中易诱导入睡。精神分裂症患者用药后能迅速控制兴奋、躁狂症状，长期用药（6周～6个月）能消除患者的幻觉、妄想等症状，减轻思维障碍，使其理智恢复、情绪安定、生活自理、合作治疗，但对抑郁症状无效。

临床主要用于治疗精神分裂症的阳性症状，对急性患者疗效较好，但无根治作用，必须长期服用以维持疗效，减少复发。也可治疗躁狂症及其他精神病伴有的兴奋、紧张及妄想等症状。

（2）镇吐作用：小剂量抑制延髓催吐化学感受区（CTZ区）的多巴胺受体，大剂量直接抑制呕吐中枢，本药镇吐作用强，但对前庭神经刺激引起的呕吐无效。

临床上主要对药物（如洋地黄、吗啡、四环素等）和疾病（如尿毒症、肿瘤放疗或化疗）及中毒等原因所致的呕吐有显著的作用，对顽固性呃逆也有疗效，对运动病（晕动病）呕吐无效。

（3）对体温调节中枢的影响：通过抑制下丘脑体温调节中枢，使体温调节能力减退，导致体温随环境温度的升降而变化，在配合物理降温的基础上可使体温低于正常体温。

临床上使用氯丙嗪配合物理降温用于低温麻醉。氯丙嗪与异丙嗪、哌替啶组成"冬眠合剂"，配合物理降温，可使患者体温、基础代谢及组织耗氧量均降低，增强患者对缺氧的耐受力，减弱机体对各种病理性刺激的反应性，有助于机体度过某些严重疾病的危险期，这种状态称为"人工冬眠"，此疗法可作为严重创伤、感染性休克、高热惊厥及甲状腺危象等病症的辅助治疗。

（4）加强中枢抑制药的作用：本药可加强麻醉药、镇静催眠药、镇痛药及乙醇的作用，合用时应适当减量，以免加重对中枢神经系统的抑制。

 知识链接

精神分裂症的发病机制

目前认为，精神分裂症的发病机制与中脑－边缘系统和中脑－皮质系统DA能神经功能亢进有关。脑内DA能神经通路主要有4条，分别是：①中脑－边缘系统通路，主要调控情绪反应；②中脑－皮质通路，主要调控认知、思想、感觉、理解、推理能力，目前认为精神分裂症主要与上述两条通路功能亢进密切相关；③黑质－纹状体通路，与锥体外系的运动功能有关，功能减弱可引起帕金森病的症状，功能亢进可引起多动症等；④结节－漏斗通路，与神经内分泌活动有关，主要调控垂体激素的分泌。

2. 对自主神经系统的影响　氯丙嗪对肾上腺素能神经和胆碱能神经都有一定拮抗作用，还具有较弱的抗组胺活性。

（1）阻断α受体：扩张血管，降低血压，大剂量可出现直立性低血压，也不适用于高血压的治疗。

（2）阻断M受体：作用弱，可引起口干、便秘及视物模糊等，无治疗意义。

3. 对内分泌系统的影响　作用于下丘脑结节－漏斗系统多巴胺能神经通路，抑制催乳素抑制因子、性激素、ACTH、生长激素等激素的分泌，出现乳房肿大、性功能障碍、肾上腺皮质功能减退和影响儿童生长发育等表现。亦可用于肢端肥大症、巨人症等的辅助治疗。

【不良反应与防治】

1. 副作用　主要有中枢抑制症状,如嗜睡、无力、淡漠等,α受体、M受体阻断的外周症状,如鼻塞、低血压、口干、心悸、便秘、尿潴留和视物模糊。局部刺激性强,不作皮下注射,可深部肌内注射。静脉注射可引起血栓性静脉炎。如注射给药,应稀释后缓慢注射。

2. 锥体外系反应　长期大量应用氯丙嗪时,可引起锥体外系反应。其表现有:①帕金森综合征:肌张力增强、面容呆板、动作迟缓、肌肉震颤及流涎等;②急性肌张力障碍:强迫性张口、伸舌、斜颈、呼吸运动障碍及吞咽困难等;③静坐不能:坐立不安、反复徘徊;④迟发性运动障碍:表现为口、面部不自主地刻板运动、广泛性舞蹈样手足徐动症。前三种表现可以通过减少药量或停药来缓解症状,也可用中枢性抗胆碱药苯海索治疗。迟发性运动障碍与DA受体的向上调节有关,目前无有效药物治疗,要及早发现及时停药,更换治疗方案。

3. 心血管反应　常见直立性低血压,注射后宜卧床休息1~2h,不宜剧烈改变体位,如发生低血压现象时,需要用去甲肾上腺素或间羟胺治疗,禁用肾上腺素,亦可见心动过速和心电图异常波增多等。

4. 急性中毒　一次服用大剂量氯丙嗪可致急性中毒,表现为昏睡、低血压甚至休克、心肌受损等,应立即停药并进行对症治疗。

5. 其他　可见肝脏损害、粒细胞减少、贫血等;过敏反应主要有皮疹和光敏皮炎。长期用药可见乳腺增大、泌乳、月经停止、儿童生长发育迟缓等内分泌系统紊乱。用药期间应定期检查血象、肝功能和心电图。

本药对有癫痫史,严重肝损害和肝性脑病患者禁用,伴有心血管病的老年患者慎用。

其他吩噻嗪类药物作用特点见表3-4-1。

表3-4-1　吩噻嗪类抗精神病药作用比较表

药物	抗精神病强度	镇静	锥体外系反应	降压
氯丙嗪	1	+++	++	++
氟奋乃静	50	+	+++	++
三氟拉嗪	15	+	+++	+
硫利达嗪	1	+++	+	+++

注:"+++"明显作用;"++"中等作用;"+"作用弱。

 护理学而思

正确协助精神病患者服药

精神分裂症患者的治疗关键是按时按量服用药物,良好的用药依从性是治疗的关键,护士可以发挥重要作用。首先,建立良好的护患关系。护士要关爱患者,消除其病耻感。要从了解患者的基本心理状态开始,解决其实际心理问题,彼此间相互信任,从而信任护士提供的药品。其次,对待工作认真负责,严格执行给药制度,按时按量提供药物,做到发药到口,服后检查,防止藏药。在用药护理中按操作流程进行,认真负责对待每一个环节,确保药物服用发挥作用。最后,用药后加强护患交流,及时发现不适症状并做好解释,做好应对措施,积极建议改善用药方案,让患者建立治疗信心,增强用药依从性,提高药物治疗的实际效果。

二、其他传统抗精神分裂症药

(一)硫杂蒽类

本类药物抗精神病作用比氯丙嗪弱,但镇静、抗焦虑、抗抑郁作用较强,适用于伴有抑郁、焦虑症状的精神分裂症、更年期抑郁症及焦虑性神经症等。代表药物氯普噻吨(chlorprothixene,泰尔登)与氯丙嗪相比,其抗精神分裂症的幻觉、妄想作用和 α 受体、M 受体阻断作用均较弱,不良反应轻,锥体外系症状也较少。禁用于躁狂患者。

(二)丁酰苯类

本类药物作用和用途与吩噻嗪类相似,为强效抗精神病药。代表药物氟哌啶醇(haloperidol)与氯丙嗪相比,其抗精神病作用迅速、强大而持久,对以兴奋、幻觉和妄想为主要表现的各种急慢性精神病症状有较好疗效。需要注意的是这类药物的锥体外系不良反应发生率高,程度严重。同类药物主要有:①氟哌利多(droperidol)作用短暂,临床常与强效镇痛药如芬太尼合用,进行"神经安定镇痛术",可应用于小型外科手术和某些特殊检查等;②匹莫齐特(pimozide)为氟哌利多衍生物,与氯丙嗪相比,其镇静、降压、抗胆碱等不良反应弱,而锥体外系反应较强,有较好的抗幻觉、妄想作用。临床上主要用于治疗精神分裂症、躁狂症等,伴心脏病患者禁用。

(三)其他类

五氟利多

五氟利多(penfluridol)为口服长效抗精神病药,一次用药疗效可维持一周。适用于急慢性精神分裂症,尤其适用于以幻觉、妄想和退缩症状为主的精神分裂症的维持与巩固治疗,不良反应以锥体外系反应常见。

舒必利

舒必利(sulpiride)对紧张型精神分裂症疗效高、起效快,对以木僵、退缩、幻觉和妄想症状为主的精神症状有较好疗效,对其他药物治疗无效的难治性病例也有一定疗效。此外常作为强效中枢性镇吐药应用,也可用于抑郁症的治疗。不良反应相对较少。

三、新型抗精神分裂症药

近年来,随着对精神分裂症发病机制的深入研究和更有效的临床实践,大量新型抗精神分裂症药不断涌现,这些药物被称为第二代抗精神分裂症药,又称非典型抗精神分裂症药,作用机制为拮抗脑内5-HT$_2$受体和D$_2$受体,对阳性症状和第一代抗精神分裂症药物作用相当,但对阴性症状、伴发的抑郁症状等情感障碍、认知障碍等也有明显改善作用,且不良反应较轻,患者耐受性和依从性好,利于长期使用。代表药物有氯氮平、利培酮、奥氮平、喹硫平等(表3-4-2),目前第二代抗精神分裂症药物已作为抗精神分裂症一线药物而应用。

表3-4-2 非典型抗精神病药物

类别	代表药物	作用特点	用途
二苯二氮䓬类	氯氮平(clozapine)	起效快,抗精神病作用强,但几乎没有锥体外系和内分泌系统的不良反应,且对迟发运动障碍有明显改善作用	对急慢性精神分裂症均有较好的疗效,起效快,作用强,但长期应用易导致粒细胞缺乏
	奥氮平(olanzapine)	起效快,镇静作用强,无锥体外系反应	适用于精神分裂症及其他伴有严重阳性症状或阴性症状的精神病急性期和维持期的治疗
二苯硫氮䓬类	喹硫平(quetiapine)	口服吸收良好,代谢完全,有较强的抗精神病作用,锥体外系反应轻	治疗精神分裂症和双相情感障碍的躁狂发作
苯丙异噁唑类	利培酮(risperidone)	用药剂量小、起效快、用药方便、锥体外系反应轻和患者依从性高等特点而明显优于其他抗精神病药物	对精神分裂症阳性、阴性症状均有效
喹啉酮类	阿立哌唑(aripiprazole)	口服吸收良好,且不受食物的影响,药物应用时个体差异小	可用于治疗各类型的精神分裂症的阳性和阴性症状均有明显疗效,也能改善伴发的情感症状,降低精神分裂症的复发率
苯异硫唑类	齐拉西酮(ziprasidone)	药物血浆蛋白结合率高,食物能增加药物的吸收	适用于成人精神分裂症,对精神分裂症患者急性激越症状效果好,不良反应轻

任务解析和岗位对接

首先该患者的用药是合理的,奥氮平是目前较为常用的治疗精神分裂症药物,其特点是不良反应较轻,尤其适用于初次治疗患者。尤其对阳性症状疗效好。

在治疗的过程中,要了解患者的基本情况,看是否存在用药的禁忌证,客观地评价药物使用的基本情况。同时护士应该积极与患者沟通,进行心理疏导,提高用药的依从性,并注意做好家属或监护人的精神病用药护理相关知识和健康宣教,共同营造有利于患者康复的家庭和社会氛围,并在具体用药指导中充分体现专业精神和职业素养。

岗位对接参考下面任务工作清单模拟完成。

用药前	护理评估	①健康评估:观察患者的健康状况和精神状况,了解既往病史;②用药禁忌评估:基底神经节病变、帕金森病、帕金森综合征、癫痫病史、青光眼和昏迷等患者禁用;③用药情况评估:了解用药史,避免与乙醇或其他中枢神经系统抑制药、抗高血压药、单胺氧化酶抑制剂、三环类抗抑郁药等合用;④适当了解其他相关信息等。
	调配药品	①奥氮平片规格2.5mg、5mg、10mg,建议起始剂量10mg/d,每日一次,可以根据患者的临床状态调整日剂量为5~20mg/d;②其他抗精神分裂症药如:氯丙嗪主要剂型是片剂和注射液,口服每次12.5~50mg,3次/d,肌内注射,每次25~50mg,2次/d,静脉滴注从小剂量开始,一般不超过50mg/次,缓慢滴注,不宜静脉推注;氟哌利多治疗精神分裂症:10~30mg/d,分1~2次,肌内注射;神经安定镇痛术:每次5mg,加入芬太尼0.1mg,在2~3min内缓慢静脉注入,5~6min内如未达一级浅麻状态,可追加半量到一倍量,麻醉前给药:手术前半小时肌内注射2.5~5mg。
	提示建议	①剂量个体化,老年人对本类药耐受能力偏低,剂量酌情减少;②对于依从性较差的患者建议使用长效制剂;③应定期检查肝功能与白细胞计数;④要注意药物性状的改变,变色或沉淀时禁止使用;⑤未明事项应查阅药品说明书或向医师、药师等反馈。
用药中	护理问题	①精神分裂症的症状是否缓解;②患者的血压、脉搏的变化;③是否存在不合作,藏药或弃药等情况;④药物不良反应如锥体外系反应的相关症状及处理措施;⑤其他可能影响疗效的问题等。
	护理措施	①遵医嘱或处方,严格按操作规范使用药物,注意静脉注射速度和给药浓度;②密切关注患者的用药反应,症状是否得到改善,配合进行日常起居的生活指导;③注射或大剂量给药后应卧床1~2h;④加强心理护理,指导患者正确服药。
	用药要点	①遵循早期、低剂量起始、逐渐加量、足量足疗程的原则;②注意药物的相互作用;③加强不良反应如锥体外系反应等的观察和处置。

用药后	健康教育	①适度介绍药物治疗方案和有关康复常识,引导患者放松精神,缓解焦虑,配合治疗;②与患者沟通,进行心理疏导,提高用药的依从性;③对患者进行心理干预,注意安全护理。
	评价效果	①客观评价药物疗效、安全性及近远期治疗效果;②综合采取的用药护理措施、方法的适宜性;③对药物治疗和不良反应及防治相关知识的知晓度是否提高,能否坚持和配合治疗等。
	回顾小结	①整理物品、记录资料,回顾合理使用抗精神病药物的要点;②小结本任务用药及护理心得;查找不足,制订改进措施等。

学习小结

　　本任务讲述了治疗精神分裂症药物和用药护理,重点学习氯丙嗪等药物的作用、用途、不良反应及注意事项,难点是抗精神分裂药的分类、代表药物及药物的作用机制和特点。在学习和应用的过程中需要学会观察抗精神分裂症药的疗效和不良反应并及时有效地进行处理,正确指导患者合理用药。

❓ 思考与练习

1. 长期应用氯丙嗪引起锥体外系反应的原因是什么? 如何防治?

2. 简述氯丙嗪的药理作用和临床应用。

3. 对以下用药护理案例进行分析。

　　患者,男,22岁,因诊断为精神分裂症入院治疗。医生给予氯丙嗪口服,300mg,一日2次。治疗7周后患者精神症状有所好转,但出现肌张力增高、动作迟缓、流涎、手抖、坐立不安、反复徘徊等现象。

　　请思考并回答:①该患者的药物治疗方案是否合理? ②后续应采取哪些用药护理措施? ③如果上述肌张力异常的症状持续存在,应采取何种措施对抗? ④在这个案例中,护士应该在哪些方面体现专业精神和职业素养?

(魏　睿)

任务五　抗心境障碍药与用药护理

学习目标

知识目标:

1. 掌握丙米嗪、氟西汀、文拉法辛等代表药物的作用用途、不良反应和用药护理要点。

2. 熟悉抗抑郁药的分类,抗躁狂药碳酸锂的主要特点。

3. 了解其他抗抑郁药的作用特点。

技能目标:

1. 熟练掌握指导心境障碍患者合理用药的能力。

2. 学会观察本类药物的疗效及不良反应。

素质目标:

具有关爱患者和解决患者之疾苦为己任的职业素养和人文精神。

 工作情景与任务

导入情景:

患者,女,20岁,性格内向且敏感,半年前发生家庭变故后经常失眠、厌食,不愿与人交往,对任何事情没有兴趣,近日症状加重,常自责哭泣,后发生自残行为,被送到医院抢救。医生问诊时,患者情绪低落,自感前途渺茫、人生无望。诊断为心境障碍抑郁症。

工作任务:

1. 对该患者的治疗提出治疗方案。

2. 简述护士对患者进行用药护理时的注意事项。

3. 在这个案例中,护士应该在哪些方面体现专业精神和职业素养?

心境障碍又称情感性精神障碍,是由多种原因引起的显著而持久的心境或情感改变为主要特征的一组疾病。心境障碍在临床上可分为抑郁发作、躁狂发作或混合发作。其发病是在5-羟色胺(5-HT)缺乏的基础上伴有去甲肾上腺素的改变,若脑内5-HT减少伴有去甲肾上腺素(NA)缺乏一般表现为抑郁发作;若脑内5-HT减少伴有去甲肾上腺素过多一般表现为躁狂发作。目前的治疗药物主要是通过调节中枢神经递质(如5-HT、NA、DA)而发挥作用。

一、抗 抑 郁 药

抑郁症是以情绪低落、倦怠疲劳、精力不足、自责自罪为主要特征,严重时有自杀倾向。常用药物包括三环类抗抑郁药、去甲肾上腺素再摄取抑制药、选择性5-羟色胺再摄取抑制药和其他抗抑郁药。

(一)三环类抗抑郁药

丙米嗪

丙米嗪(imipramine,米帕明)是三环类药物的典型代表,非选择性抑制单胺摄取,从而增加突触间隙5-HT和NA的浓度而发挥抗抑郁作用。

【作用与用途】

1. 对中枢神经系统的作用　丙米嗪通过阻断5-HT、NA在神经末梢的再摄取，使突触间隙的递质浓度增高，从而促进突触传递功能。正常人服用丙米嗪后出现安静、嗜睡和血压稍降、头晕、目眩，并出现口干、视物模糊等抗胆碱反应，但抑郁症患者用药后却表现为精神振奋、情绪提高、思维改善、活动增加、食欲和睡眠好转，需连续用药2～3周才显效。

临床上用于各类抑郁症、强迫症和恐怖症的治疗，对内源性抑郁症、更年期抑郁症疗效较好，但对精神分裂症伴发的抑郁状态无效；此外尚可用于治疗遗尿症、焦虑。

2. 对自主神经系统的作用　丙米嗪可阻断M受体产生视物模糊、口干、便秘等抗胆碱样作用。

3. 对心血管系统的作用　丙米嗪可导致低血压、心律失常，其中以心动过速常见。另外，丙米嗪对心肌有奎尼丁样作用。

【不良反应与防治】

1. 抗胆碱作用　是其常见的不良反应，主要表现为口干、扩瞳、视物模糊、便秘、排尿困难和心动过速等。青光眼和前列腺肥大患者禁用。

2. 心血管系统作用　对心脏有一定的毒性，可导致心律失常和直立性低血压，故心血管病患者慎用。

3. 神经系统作用　表现为无力、头晕、反射亢进、共济失调、肌肉震颤等，大剂量可诱发兴奋躁狂症状。

4. 其他　少数患者可出现肝功能损害和粒细胞缺乏等过敏反应，长期用药应定期作白细胞计数及肝功能检查。

 知识链接

躁狂症和抑郁症简介

躁狂症和抑郁症是一组以情绪的高涨或低落为基本症状的精神障碍。情绪高涨时，多伴有联想加速、活动过多、言语过多和夸大事实等症状，称为躁狂发作或躁狂症。情绪低落时，伴有悲观、缺乏乐趣、缺乏精力以致动作和思维迟钝等，称为抑郁发作或抑郁症。患有其他精神病或躯体疾病时发生的抑郁或躁狂发作称为继发性情感性精神障碍。以情感症状为原发者称为原发性情感性精神障碍。情感性精神障碍多有反复发作倾向，有一定的隐匿性，间歇期精神活动基本正常，一般不出现人格缺陷等症状。

阿米替林

阿米替林（amitriptyline，依拉维）是临床上常用的三环类抗抑郁药。阿米替林与丙米嗪作用相似，有较强的镇静作用，一般睡前口服。临床上可用于各种原因引起的抑郁状态、伴抑郁状态的精神分裂症；对强迫症疗效较好。阿米替林的不良反应与丙米嗪的相似但比其严重。

其他三环类药物还有氯米帕明，多塞平等。

（二）选择性 5-HT 再摄取抑制药

选择性 5-HT 再摄取抑制药（SSRIs）是第二代抗抑郁药，其对 5-HT 再摄取的抑制作用具有高度的选择性，对其他递质和受体作用甚微。本类药物与三环类抗抑郁药疗效相似，但安全性和耐受性有了更大改进。此外，SSRIs 药物对焦虑障碍，如强迫障碍、惊恐障碍等也有疗效。临床常用的 SSRIs 药物有：氟西汀、帕罗西汀、舍曲林、氟伏沙明、西酞普兰、艾司西酞普兰等。

氟西汀

氟西汀（fluoxetine）口服吸收好，半衰期为 48～72h，在肝脏代谢生成去甲氟西汀有活性的产物。

【作用与用途】

1. 抗抑郁症作用　氟西汀能强效抑制神经元从突触间隙中摄取 5-HT，增加突触间隙中神经递质，从而改善情感状态。氟西汀对 NA 受体、组胺受体、胆碱能受体亲和力低。其疗效与三环类抗抑郁药相当，很少引起镇静作用，对心血管和自主神经系统影响小，主要用于抑郁症，尤其是老年性抑郁症。因其安全有效，耐受性好，是一线抗抑郁药。

2. 治疗强迫症、神经性贪食症等疾病　上述疾病均与脑内 5-HT 功能低下或突触间隙 5-HT 含量降低密切相关。氟西汀配合心理治疗可明显缓解强迫思维、强迫行为以及相关焦虑、自责情绪，改善过度节食、进食障碍、强迫性呕吐等症状。氟西汀等 SSRIs 还对早泄具有一定改善效果。

【不良反应与防治】　氟西汀偶有恶心呕吐、畏食、震颤等。因半衰期长，故肝肾功能较差的患者或老年患者，应适当减少剂量。有癫痫史、孕妇及哺乳期妇女慎用。禁与单胺氧化酶抑制药合用，警惕"5-HT 综合征"发生。必要时应停用本药 5 周，才可换用单胺氧化酶抑制剂。

帕罗西汀

帕罗西汀（paroxetine）为强效选择性 5-HT 再摄取抑制药，其通过增加突触间隙中的递质浓度，提高 5-HT 能神经传导，产生了抗抑郁症的作用。其对各种类型的抑郁症、强迫性神经症、惊恐障碍和社交焦虑症等产生较好的治疗和预防复发的作用。常见不良反应有口干、便秘、视物模糊、恶心、呕吐、眩晕等。用药时要注意缓慢停药，孕妇、哺乳期妇女、有癫痫病史及青光眼的患者慎用。禁与单胺氧化酶抑制药合用。

（三）NA 再摄取抑制药

马普替林

马普替林（maprotiline）为选择性 NA 再摄取抑制剂，对 5-HT 摄取几乎无影响。本药口服吸收慢而完全。

【作用与用途】　抗抑郁作用与丙米嗪相似，抗胆碱作用比阿米替林弱，同时可产生镇静作用。主要用于内因性、反应性及更年期抑郁发作；也可用于精神因素引起抑郁状态。

【不良反应】 主要表现为抗胆碱样作用，如口干、便秘等。癫痫、前列腺肥大、闭角型青光眼患者禁用。

地昔帕明

地昔帕明（desipramine，去甲丙米嗪）口服吸收快，是强效 NA 再摄取抑制剂，对轻、中度的抑郁症疗效好。临床上用于抑郁症、强迫症、社交恐怖症的治疗。不良反应少，儿童老人对药物敏感，用药时适当减量。

（四）其他抗抑郁药

文拉法辛

文拉法辛（venlafaxine）为常用的二环类抗抑郁药。口服易吸收，生物利用度约为 45%。主要通过抑制突触前膜对 5-HT 和 NA 的再摄取而发挥作用，多用于各种类型抑郁障碍、广泛性焦虑障碍，对难治性抑郁症的疗效明显优于 5-HT 再摄取抑制剂，甚至对多种不同抗抑郁药治疗失败者仍有效。不良反应较轻，常见嗜睡、失眠、焦虑及性功能障碍等，严重不良反应有粒细胞缺乏、紫癜等。

同类药物还有度洛西汀，是强效、高度特异性的 5-HT 和 NA 再摄取抑制药。适用于各种抑郁症，不良反应少，患者的依从性好。其他抗抑郁药物作用特点见表 3-5-1。

表 3-5-1　其他抗抑郁药物作用特点

代表药物	作用特点	不良反应
吗氯贝胺（moclobemide）	为强效的单胺氧化酶抑制剂，其提高脑内的 5-HT、NA、DA 神经递质的水平，产生抗抑郁的作用。适用于各种抑郁状态，对三环类不适用或无效的患者	不良反应少，禁止与能增强 5-HT 活性的药物合用，防止产生 5-HT 综合征
米氮平（mirtazapine）	是近年来新开发的对 NA 和 5-HT 有双重作用的抗抑郁药。本药物口服吸收快而完全，可透过胎盘屏障和乳汁，老年人和肾功能不全患者半衰期延长。米氮平抗抑郁作用与阿米替林相当，主要用于各种抑郁症，尤其是伴有焦虑、失眠的抑郁症	不良反应轻，常见食欲增加及嗜睡
曲唑酮（trazodone）	口服吸收快而完全。其具有 5-HT₂ 受体拮抗及 5-HT 再摄取抑制作用（SARI），但抗胆碱和心血管作用发生率低。可用于治疗抑郁症，具有镇静作用，适用于夜间给药。常与选择性 5-HT 再摄取抑制药合用，可相互增强抗抑郁作用	不良反应少，偶见困倦、乏力、口干、便秘、恶心、呕吐、直立性低血压、心律失常、阴茎异常勃起

代表药物	作用特点	不良反应
奈法唑酮 （nefazodone）	与曲唑酮相似，对某些焦虑、失眠的抑郁症和老年性抑郁症有效	不良反应可见恶心、困倦、口干、便秘、视物模糊等。无心血管系统及性功能障碍等不良反应为其优点
噻奈普汀 （tianeptine）	可增加突触前 5-HT 的再摄取，减少突触对 5-HT 的利用。不仅有良好的抗抑郁作用，几乎无心血管系统作用，无镇静作用。长期使用可预防复发	不良反应少，程度轻

 护理学而思

综合施策促进抑郁症患者康复

抑郁症目前是常见病、多发病，患者情绪低落，缺乏乐趣，悲观厌世，动作、思维迟钝，脱离社会等，不仅严重降低其生活质量，也会影响家庭和社会的幸福感。抑郁症的防治应采取综合措施，特别应重视非药物治疗手段。一般可采取：①对有抑郁倾向或处于抑郁情绪的疑似患者及时进行预防性干预，采取有效心理抚慰措施等；②当有明显抑郁症状时，应及时就医，由专科医生开展针对性治疗，并加强随访；③协助抑郁症患者建立长期可靠的社会帮扶关系，重点提高其亲友对疾病的正确认知；④引导患者积极参与社会活动、体育锻炼，培养积极健康的兴趣爱好，增强自我褒扬和自尊心等。

作为未来的护理人员，我们应该发挥专业特长，在工作和生活中关心、关爱抑郁症群体，综合施策，让他们感受温暖，走向阳光。

二、抗 躁 狂 药

躁狂症是一种以情感活动呈病态的过分高涨为基本表现的精神失常。目前认为该病的发病机制是由于脑内 5-HT 缺乏和去甲肾上腺素能神经功能增强。抗躁狂药主要是通过调节 5-HT 的含量和抑制去甲肾上腺素能神经功能而发挥作用。抗躁狂药主要有碳酸锂、抗精神分裂症药及抗癫痫药物等。

碳酸锂

碳酸锂（lithium carbonate）口服吸收快而完全，但通过血脑屏障进入脑组织和神经细胞较慢，因此起效较慢。主要经肾排泄，在肾小管与钠盐竞争重吸收，故增加钠离子摄入可以促进其排泄。

【作用与用途】 碳酸锂主要是锂离子发挥药理作用,治疗剂量对正常人精神行为没有明显影响,但对躁狂症和精神分裂症的躁狂症状疗效显著,临床主要用于躁狂症,对精神分裂症的兴奋躁动也有效,与抗精神分裂症药合用疗效较好;还可治疗躁狂抑郁症。

【不良反应与防治】

1. 胃肠道反应　用药早期可见如恶心、呕吐、腹泻、口干等胃肠道反应,继续用药1~2周内逐渐减轻或消失。

2. 蓄积中毒　碳酸锂安全范围窄,中毒时可出现意识障碍、昏迷、深反射亢进、共济失调等中枢神经症状,应立即停药,静注0.9%氯化钠注射液加速锂的排泄。由于锂盐中毒无特效解毒药,故用药期间应定期检查血锂浓度。当血锂浓度升至1.6mmol/L时,应立即停药。

老年人或身体虚弱者、甲状腺功能减退者、严重心血管疾病、肾病、糖尿病、脑损伤、癫痫、帕金森病、严重脱水、尿潴留及使用利尿药者禁用。

任务解析和岗位对接

患者应选择抗抑郁药物治疗,建议患者选用起效快、作用持续时间长及不良反应少的一线抗抑郁药,如氟西汀、文拉法辛、米氮平等。在用药时要按操作规范用药,注意调整用药剂量,密切观察患者用药后症状的改变;加强安全护理,密切观察患者的异常举动;加强患者和家属的心理护理,指导患者正确服药,提高用药依从性,并在用药护理各个方面体现专业精神和职业素养。

岗位对接参考下面任务工作清单模拟完成。

用药前	护理评估	①健康评估:观察患者的健康状况和精神状况,了解既往病史;②用药禁忌评估:孕妇、哺乳期妇女慎用,前列腺肥大、青光眼患者禁用抗抑郁药,急慢性肾炎、肾功能不全、严重心血管疾病、电解质紊乱者禁用抗躁狂药;③用药情况评估:了解用药史,避免与乙醇或其他中枢神经系统抑制药、抗惊厥药、抗组胺药和甲状腺制剂等合用;④适当了解其他相关信息等。
	调配药品	①主要剂型是片剂和胶囊剂,氟西汀口服治疗抑郁症20mg/次,1次/d,如必要3~4周后加量,最大剂量不超过一日60mg;老人用药应酌情减量或减少给药次数;②丙米嗪开始每次25~50mg,2次/d,逐渐加量,严重病例可用到300mg/d;年老体弱者可以从12.5mg/d开始逐渐增加;③其他药物参见相关项目任务。
	提示建议	①使用丙米嗪、氟西汀后,应缓慢停药,需停药14d后才可换用单胺氧化酶抑制剂;②丙米嗪对肝肾功能有影响;③用药期间不宜驾驶车辆、操作机械或高空作业;④未明事项应查阅药品说明书或向医师、药师等反馈。

用药中	护理问题	①抑郁或躁狂的症状是否缓解或出现新的症状(如抑郁/躁狂交替症状);②与药物不良反应有关症状的处理;③患者生命安全性护理,避免自残、自杀行为发生等;④其他可能影响疗效的问题等。
	护理措施	①遵医嘱或处方,严格掌握剂量及给药途径,定期检查血象、肝肾功能等;②注意对患者要进行安全照护,保护隐私等;③密切关注患者的用药反应,症状是否得到改善,配合进行日常起居的生活指导;④加强用药的依从性,防止不合作、藏药或弃药等;⑤其他可能影响疗效的问题等。
	用药要点	①抗抑郁药、抗躁狂药应个体化用药,切忌频繁换药,调整方案需谨慎;②加强不良反应观察与处置;③全程严格遵医嘱或处方用药。
用药后	健康教育	①与患者有效沟通,适度介绍药物治疗方案,配合心理疏导等措施;②建议抑郁患者积极参加家庭和社会活动,注意隐私保护,增强战胜疾病的信心;③辅导家属协助药物治疗和社会康复等。
	评价效果	①客观评价药物疗效、安全性及近远期治疗效果;②综合判断采取的用药护理措施、方法的适宜性;③了解患者对治疗药物相关知识的知晓度是否提高,能否坚持和配合治疗等。
	回顾小结	①整理物品、记录资料,回顾合理使用丙米嗪、氟西汀等抗心境障碍药物的要点;②总结本任务用药及护理心得;查找不足,制订改进措施等。

学习小结

　　本任务主要介绍治疗心境障碍疾病药物和用药护理,重点学习丙米嗪、氟西汀的作用、用途、不良反应及注意事项,难点是抗抑郁药的作用机制和特点。在学习和应用的过程中需要学会观察抗抑郁药的疗效和不良反应并及时有效地进行处理,正确指导患者合理用药。

? 思考与练习

　　1. 抗抑郁药有哪些类型及代表药物是什么?

　　2. 简述丙米嗪和氟西汀的作用、用途和不良反应。

　　3. 对以下用药护理案例进行分析。

　　患者,女,16岁,因半月来出现无明显原因的情绪高涨、话多且行为怪异。家长带其就医。就医时主动与医生交谈,滔滔不绝,难以打断。自诉:感觉特别高兴,自认为非常聪明,但家长说孩子注意力无法集中,答非所问,无自控能力,学习成绩下降很严重。初步诊断为躁狂症。

请思考并回答：①该患者可以选用什么药物治疗？②针对此患者,应如何做好用药护理？③在这个案例中,护士应该在哪些方面体现专业精神和职业素养?

（魏　睿）

任务六　镇痛药与用药护理

学习目标

知识目标:

1. 掌握吗啡的作用、用途、不良反应和用药护理要点。
2. 熟悉可待因、哌替啶、芬太尼、喷他佐辛等镇痛药的特点,不良反应和用药护理程序。
3. 了解其他镇痛药和纳洛酮的特点。

技能目标:

1. 熟练掌握对疼痛患者进行镇痛药用药指导和麻醉药品使用宣教的技能。
2. 学会观察镇痛药的疗效,并能及时妥善处理药物出现的不良反应。

素质目标:

具有关爱和帮助疼痛等相关疾病的患者,并能充分认识滥用麻醉药品的危害性的职业素质和人文素养。

　工作情景与任务

导入情景:

患者,女,30 岁,妊娠 40 周,现已入院待产。医生检查可以顺产,预计胎儿约 6h 娩出。由于患者宫缩时腹痛难忍,一度意识模糊,为缓解患者的痛苦,医生医嘱:在麻醉下行分娩镇痛术。麻醉师将 125ml 生理盐水、100mg 罗哌卡因和 25μg 舒芬太尼加入止疼泵中进行分娩镇痛术。

工作任务:

1. 患者能否换用吗啡来实施分娩镇痛术?
2. 针对此患者,说出用药护理要点。
3. 在这个案例中,护士应该在哪些方面体现专业精神和职业素养?

疼痛是临床上最常见的疾病症状之一,是机体受到伤害性刺激时的一种保护性反应。剧烈的疼痛会给患者带来不良情绪,还会引发生理功能紊乱,严重时危及生命。适当应用镇痛药可以缓解疼痛,消除不良情绪防止休克。但疼痛可以为疾病的诊断提供依据,在未明确诊断之前慎用镇痛药。

镇痛药是一类作用于中枢神经系统,能选择性地消除或缓解疼痛而不影响意识和其他感觉的药物。因其反复应用易致成瘾,又称麻醉性镇痛药,是国家规定的特殊管理药品,临床应用受到严格限制。

临床上常用的镇痛药可分三类:①阿片生物碱类镇痛药;②人工合成镇痛药;③其他类镇痛药。

一、阿片生物碱类镇痛药

阿片又名鸦片,来源于罂粟未成熟蒴果的浆汁,含有吗啡、可待因、罂粟碱等多种生物碱。

吗啡

吗啡(morphine)是阿片中的主要生物碱,口服吸收快,首过消除明显,生物利用度低,常采用注射给药。该药在体内分布广,易通过胎盘进入胎儿体内,但不易通过血脑屏障,在肝脏代谢,少量可经胆汁和乳汁排出。

【药理作用】

1. 中枢神经系统作用

(1)镇痛、镇静作用:通过激动脑内的丘脑内侧、脊髓胶质区、脑室和导水管周围的阿片受体产生突触前膜抑制,使痛觉传导递质减少,痛觉信号强度衰减,提高痛阈而发挥镇痛作用(图3-6-1)。吗啡镇痛作用强,选择性高,在不影响意识的情况下,明显减轻或消除各种锐痛和钝痛,对持续性慢性钝痛的作用强于间断性急性锐痛,对神经性疼痛效果差。同时,还具有明显的镇静作用和致欣快作用,能消除由疼痛引起的焦虑、紧张、恐惧等症状,提高对疼痛的耐受性。给药后激动边缘系统与蓝斑核的阿片受体易引起欣快症,表现为满足感以及幻觉等,是造成强迫用药的重要原因。

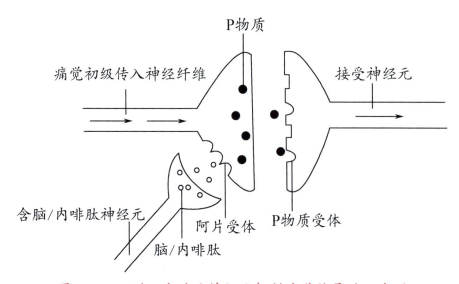

图 3-6-1　脑／内啡肽神经元抑制痛觉传导的示意图

（2）抑制呼吸：吗啡通过降低中枢对 CO_2 的敏感性及直接抑制呼吸中枢产生抑制呼吸的作用，表现为呼吸频率减慢、肺通气量减少。随剂量增大，抑制作用加强。急性中毒时呼吸频率可减慢至每分钟 3～4 次，呼吸抑制是吗啡急性中毒致死的主要原因。婴儿、新生儿尤其敏感。

（3）镇咳：吗啡激动延髓孤束核的阿片受体，直接抑制延髓咳嗽中枢，使咳嗽反射减轻或消失，产生强大的镇咳作用。对多种原因引起的咳嗽均有效，因易产生成瘾性，常用可待因替代。

（4）其他：①催吐作用，吗啡兴奋延髓催吐化学感受区（CTZ 区），引起恶心、呕吐；②缩瞳作用，吗啡激动中脑盖前核阿片受体，兴奋动眼神经，使瞳孔缩小，中毒时瞳孔为针尖样大小，为吗啡中毒的明显特征。

2. 兴奋平滑肌

（1）胃肠道平滑肌：吗啡能提高胃肠道平滑肌和括约肌张力，使胃肠蠕动减慢，肠内容物通过速度减慢，使患者便意和排便反射减弱，可引起便秘。

（2）胆道平滑肌：吗啡能使胆道括约肌收缩，阻止胆囊排空而升高囊内压，引起上腹部不适，严重者引起胆绞痛，可用阿托品缓解。

（3）其他：吗啡降低子宫张力、收缩频率和收缩幅度，延长产程；提高膀胱外括约肌张力和膀胱容积，导致尿潴留；大剂量可引起支气管收缩，诱发或加重哮喘。

3. 心血管系统　可扩张血管，引起直立性低血压；此外，吗啡抑制呼吸，导致 CO_2 潴留，脑血管扩张，引起颅内压升高。

4. 免疫系统　对细胞免疫和体液免疫均有抑制作用，减少淋巴细胞增殖，长期滥用会使机体免疫力下降。

【临床用途】

1. 镇痛　吗啡对多种原因引起的疼痛均有效，但由于其药物依赖性明显，临床上仅用于其他镇痛药无效的急性锐痛，如严重创伤、烧伤及手术等引起的剧烈疼痛；吗啡常用于癌症晚期剧痛第三阶梯；治疗心肌梗死引起的剧痛，扩张血管减轻患者心脏负担，仅血压正常者方可使用；对内脏平滑肌痉挛引起的绞痛，如胆、肾绞痛应与阿托品类解痉药合用；对神经压迫性疼痛疗效较差。

 知识链接

癌症疼痛的阶梯疗法

癌症疼痛的阶梯疗法是根据晚期癌症患者的疼痛程度来按照一定规律循序渐进用药的方式。

第一阶梯：对轻度疼痛患者，给予非甾体抗炎镇痛药如阿司匹林、对乙酰氨基酚、布洛芬、吲哚美辛等。

第二阶梯:对中度疼痛患者,选用弱效镇痛药如可待因、曲马多、布桂嗪、罗通定与解热镇痛抗炎药合用。

第三阶梯:对剧烈疼痛患者,使用高效阿片类镇痛药如吗啡、哌替啶、芬太尼。可以配合使用非甾体抗炎药和辅助止痛药增强效果。

用药过程中尽量选择口服给药途径,提倡有规律、按时给药而非按需给药,给药剂量个体化及增加辅助支持药物等。

2. 心源性哮喘　因左心衰竭突发急性肺水肿所致的心源性哮喘,除应用强心苷、氨茶碱及吸氧外,配合静注吗啡可获得良好的效果,缓解患者气促和窒息感,促进水肿液的吸收。其机制:①吗啡扩张外周血管,降低外周阻力,减少回心血量,降低心脏负荷,有利于减轻肺水肿;②吗啡抑制呼吸中枢,降低呼吸中枢对 CO_2 的敏感性,缓解急促浅表的呼吸;③其镇静作用可消除患者焦虑、恐惧情绪,间接减轻心脏的负担。

3. 止泻　选用阿片酊或复方樟脑酊治疗急、慢性非感染性腹泻。

【不良反应与防治】

1. 副作用　治疗量可引起眩晕、恶心、呕吐、便秘、排尿困难、呼吸抑制、直立性低血压、嗜睡等。

2. 耐受性及成瘾性　常规剂量连续用药 2~3 周即可产生耐受性和依赖性,后者表现为躯体依赖性,停药后出现戒断症状,如兴奋、失眠、流泪、流涕、呕吐、出汗、虚脱、意识丧失等,有明显的强迫性觅药行为,迫使患者不择手段获取药物,给个人、家庭和社会带来极大的危害,必须严格按照麻醉药品管理条例和国际禁毒公约管理。

3. 急性中毒　用量过大可致急性中毒,表现为昏迷、呼吸深度抑制、瞳孔极度缩小呈针尖样,常伴有发绀、体温下降、血压降低及尿潴留,可因呼吸麻痹而死亡。抢救措施主要为人工呼吸、吸氧和静脉注射阿片受体拮抗药纳洛酮等,必要时给予呼吸兴奋药尼可刹米。

【禁忌证】　颅脑外伤所致的颅内压增高者、支气管哮喘、肺源性心脏病、原因不明的疼痛、严重肝功能不全、分娩止痛、哺乳期妇女、新生儿和婴儿禁用。

可待因

可待因(codeine,甲基吗啡)口服易吸收,在体内转变为吗啡发挥作用。其作用特点:①作用与吗啡相似,镇痛作用仅为吗啡的 1/12~1/10;②镇咳作用与呼吸抑制作用为吗啡的 1/4;③镇静作用,成瘾性较吗啡弱,但仍属限制性应用的麻醉药品。

临床主要用于剧烈干咳,是典型的中枢性镇咳药,还可用于中等程度的疼痛。不良反应轻,无明显的便秘、尿潴留及直立性低血压等不良反应。

二、人工合成镇痛药

哌替啶

哌替啶（pethidine，度冷丁）是化学合成药物。口服易吸收，临床常采用注射给药。能透过胎盘进入胎儿体内，经肝脏代谢生成去甲哌替啶，因其有中枢兴奋作用，中毒时可以产生惊厥。

【药理作用】 哌替啶作用与吗啡相似，但相对较弱。

1. 中枢神经系统作用　镇痛作用为吗啡的 1/10，起效快，持续时间较短，有明显镇静作用，可消除患者因疼痛引起的情绪反应，易于入睡，同时药物依赖性较吗啡轻，发生慢。等效镇痛剂量时，哌替啶抑制呼吸作用程度与吗啡相当，但持续时间短。镇咳、缩瞳作用不明显，用药后有恶心呕吐的作用。

2. 扩张血管作用　可引起直立性低血压和颅内压升高，机制同吗啡。

3. 对平滑肌的作用　主要包括：①能增加胃肠道平滑肌及括约肌张力，减慢肠蠕动，但由于持续时间短，较少引起便秘；②兴奋胆道平滑肌，升高胆内压，但比吗啡弱；③大剂量可引起支气管平滑肌收缩；④对妊娠末期子宫收缩活动无影响，不延长产程。

【临床用途】

1. 镇痛　因成瘾性相对较小，常替代吗啡用于创伤、手术后以及晚期癌症等各种剧痛；内脏绞痛（胆、肾绞痛）需与阿托品等解痉药合用；可用于分娩止痛，但临产前 2～4h 不宜使用，以免抑制新生儿的呼吸。

2. 心源性哮喘　可替代吗啡用于心源性哮喘，且效果良好。

3. 人工冬眠　与氯丙嗪、异丙嗪合用组成冬眠合剂，用于人工冬眠疗法。

4. 麻醉前给药　可消除患者术前的紧张和恐惧感，减少麻醉药用量并缩短诱导期。

【不良反应与防治】

1. 副作用　治疗量时不良反应与吗啡相似，可出现眩晕、恶心、呕吐、出汗、口干、心悸和直立性低血压等。

2. 毒性反应　剂量过大可明显抑制呼吸，偶有震颤、反射亢进、惊厥等，除了应用纳洛酮外，还要配合抗惊厥药。

3. 耐受性和成瘾性　久用可产生耐受性和成瘾性应严格按有关规定管理和使用药物。禁忌证与吗啡相似。

 护理学而思

合理使用麻醉药品

麻醉药品连续使用或者不合理使用，易产生身体依赖性和精神依赖性，是特殊管理的药品。为了防止麻醉药品滥用,国家专门制定了《麻醉药品和精神药品管理条例》,规定了麻醉药品管理的"五专"制度,即专人管理、专柜保管、专用账册、专用处方和专册登记,从法律的角度严格管制药物,防止发生麻醉药品滥用。

护士在工作中要高度重视麻醉药品的管理和使用,严格按照规定使用药物,协助医生减少或避免成瘾性的发生。同时还应不断地学习,掌握新型镇痛药物的特点和使用方法,为患者提供更优质的用药护理。

美沙酮

美沙酮(methadone)强效镇痛药。口服与注射给药效果相似,镇痛作用强度与吗啡相似,耐受性和成瘾性发生较慢,戒断症状较轻,且易于治疗。抑制呼吸、缩瞳、便秘以及升高胆内压作用均较吗啡弱。主要用于创伤、手术后、晚期癌症等所致的剧痛,也可用于戒除吗啡或海洛因成瘾者的脱毒治疗。不良反应多见眩晕、恶心、呕吐、口干、嗜睡、便秘及直立性低血压等;皮下注射有局部刺激作用,可致疼痛硬结。禁用于呼吸功能不全者、分娩止痛,以免抑制呼吸。

芬太尼

芬太尼(fentanyl)镇痛作用强,为吗啡的80～100倍,作用迅速,但维持时间短,为短效镇痛药。芬太尼的衍生物有舒芬太尼(sufentanil)和阿芬太尼(alfentanil),舒芬太尼镇痛作用约是芬太尼的5～7倍,而阿芬太尼作用弱于芬太尼。可用于各种剧烈疼痛;与麻醉药合用,可减少麻醉药用量;与氟哌利多配伍用于神经安定镇痛术。此外尚有新型芬太尼衍生物瑞芬太尼(remifentanil)等,芬太尼及其衍生物是目前较为常用的手术镇痛药,应高度关注其合理应用,杜绝滥用现象。

不良反应有眩晕、恶心、呕吐及胆道括约肌痉挛;大剂量产生明显的肌肉僵直,可采用纳洛酮或肌松药对抗,静注过快可产生呼吸抑制,成瘾性较吗啡、哌替啶小。支气管哮喘、脑损伤或脑肿瘤、重症肌无力及2岁以下小儿禁用。

氯芬待因

氯芬待因(diclofenac sodium and codeine phosphate tables)是双氯芬酸钠和磷酸可待因的复方制剂。适用于术后疼痛、癌性疼痛、骨骼病变等中度疼痛。多见口服用药,胃肠道吸收迅速、口服1h内起效,可持续4h左右。可通过胎盘,肝脏代谢,肾脏排泄,可少量有胆汁排泄和乳汁分泌。本药物不良反应少,长期应用可引起依赖性。

喷他佐辛

喷他佐辛(pentazocine,镇痛新)为阿片受体部分激动药,单独使用时产生与吗啡相似的作用,与吗啡合用时能减弱吗啡的镇痛作用。该药镇痛作用为吗啡的1/3,呼吸抑制作用为吗啡的1/2,且抑制程度不随剂量增加而增强,故相对较为安全,适用于各种慢性钝痛。成瘾性小,已列入非麻醉药品管理范畴。

常见嗜睡、眩晕、恶心、呕吐、出汗等;剂量增大可致呼吸抑制、血压升高、心率加快等;反复使用,可产生成瘾性,但戒断症状比吗啡轻,使用时应逐渐减量至停药。护理时注意局部反复注射,可使给药部位产生无菌性脓肿、溃疡和瘢痕形成,应常更换注射部位。

三、其他类镇痛药

曲马多

曲马多(tramadol)镇痛效果好,不产生欣快感,治疗量不抑制呼吸,也不影响心血管功能。适用于中度及重度急、慢性疼痛,如手术、创伤、分娩及晚期肿瘤疼痛等。偶有多汗、眩晕、恶心、呕吐、疲劳等不良反应;耐受性和成瘾性小。抗癫痫药卡马西平可降低曲马多血药浓度,减弱其镇痛作用;安定类药可增强其镇痛作用,合用时应调整剂量。

罗通定

罗通定(rotundine)具有镇静、安定、镇痛和中枢性肌肉松弛作用。镇痛作用比哌替啶弱,但较解热镇痛药作用强。对慢性持续性钝痛效果较好,无明显的成瘾性。

适用于胃肠及肝胆系统疾病等引起的钝痛、一般性头痛及脑震荡后头痛等,也可用于痛经和分娩止痛,对胎儿和产程均无不良影响。治疗量一般无不良反应,大剂量可抑制呼吸,偶见眩晕、乏力、恶心和锥体外系症状。

布桂嗪

布桂嗪(bucinnazine)镇痛作用为吗啡的 1/3,起效快,作用持续 3~6h,为速效镇痛药。可用于偏头痛、三叉神经痛、关节痛、炎症性及外伤性疼痛、晚期癌痛等。呼吸抑制和胃肠道反应较轻,长期应用可成瘾。

附:阿片受体拮抗药

纳洛酮

纳洛酮(naloxone)化学结构与吗啡相似,与阿片受体的亲和力比吗啡强,但无内在活性,对各型阿片受体都有竞争性拮抗作用。口服易吸收,首过消除明显,故常静脉给药。

临床适用于阿片类镇痛药急性中毒,解救呼吸抑制及其他中枢抑制症状,可使昏迷患者迅速复苏;也可用于阿片类药物依赖者的鉴别诊断及急性酒精中毒的解救;同时作为研究疼痛与镇痛的重要工具药。同类药物尚有纳曲酮(naltrexone)。

任务解析和岗位对接

主要有:①患者不能换用吗啡实施分娩镇痛术。因为吗啡有较强呼吸抑制作用和延长产程的作用,对分娩的产妇和新生儿都有很大的危害,所以不可以用吗啡;②遵循口服给药、按时给药、阶梯给药、用药个体化的原则,在用药护理中要加强对胎儿生理指标和新生儿呼吸的监护,采用止疼泵可以更好地控制进入产妇体内的药物量,同时备好预防新生儿窒息的设备和药品,并告诫孕产妇芬太尼可引起便秘、排尿困难和眩晕等不良反应；③针对实际情况，做好麻醉药品使用的宣教工作，并在关爱患者，帮助其减缓病痛等方面体现专业精神和职业素养。

岗位对接参考下面任务工作清单模拟完成。

用药前	护理评估	①健康评估：观察患者健康状况和精神状态，了解既往病史等；②用药禁忌评估：分娩止痛和哺乳期妇女止痛禁用；支气管哮喘、肺心病、颅内压增高、癫痫、新生儿、婴儿及肝功能严重减退患者禁用；③用药情况评估：了解用药史，避免与吩噻嗪类、单胺氧化酶抑制剂、三环类抗抑郁药等合用；适当了解其他相关信息等。
	调配药品	①舒芬太尼注射剂：50μg(2ml)，100μg(2ml)，250μg(2ml)，总剂量2μg/kg，维持量10～25μg，麻醉时间2h左右；②其他药物参见相关项目任务。
	提示建议	①本类药物大多数为国家特殊管理的麻醉药品，务必严格遵守国家对麻醉药品的管理条例；②吗啡可干扰对脑脊液压升高的病因诊断；③诊断未明的疼痛不适合用镇痛药；④吗啡避免与氨茶碱等碱性药液合用；⑤未明事项应查阅药品说明书或向医师、药师等反馈。
用药中	护理问题	①患者的血压、心率、呼吸等变化；②与药物不良反应有关症状的处理；③药物正确的给药方法等；④避免药物依赖性的产生措施；⑤其他可能影响疗效的问题等。
	护理措施	①遵医嘱或处方，按操作规范用药，选择适当的给药途径和时间间隔，口服给药是治疗疼痛的首选给药途径，对于刺激性强的喷他佐辛、美沙酮不宜皮下注射，注射给药时要注意更换注射部位，密切监测患者用药后血压、心率、呼吸等；②密切关注患者可能出现的副作用，并提出护理措施，指导患者合理膳食，戒烟戒酒；③疼痛易受心理、精神因素的影响，应进行心理护理，指导患者正确服药。
	用药要点	①遵循口服给药、按时给药、阶梯给药、用药个体化的原则；②根据患者疼痛类型、程度和患者的实际情况选择药物；③加强不良反应观察和处置。
用药后	健康教育	①适度介绍药物治疗方案和有关康复知识，加强与患者沟通，进行心理疏导，配合非药物治疗减少用药量；②建议患者多饮水，多食纤维性食物，养成定时排便的良好生活习惯；③告知患者及家属滥用镇痛药的危害和用药注意事项，加强对药物依赖性和禁毒的宣教。
	评价效果	①客观评价药物疗效、安全性及近远期治疗效果，②采取的用药护理措施、方法的适宜性；③对药物治疗和不良反应及防治相关知识的知晓度是否提高，能否坚持和配合治疗等。

小结过程	①整理物品、记录资料,回顾合理使用有关镇痛药物的要点;②总结本任务用药及护理心得,查找不足,制订改进措施等。

学习小结

　　本任务介绍了镇痛药及用药护理,重点内容是镇痛药吗啡的作用、用途和不良反应及用药注意事项,难点是吗啡的镇痛机制和用药护理。在学习和应用的过程中需要学会观察镇痛药的疗效和不良反应并及时有效地进行处理,正确指导患者合理用药。

 思考与练习

1. 常用的镇痛药有哪些? 试比较其主要特点。

2. 简述吗啡治疗心源性哮喘的作用机制。

3. 哌替啶与阿托品合用治疗胆绞痛和肾绞痛的原因。

4. 对以下用药护理案例进行分析:

患者,男,67岁,肝癌晚期广泛转移,近一周持续性腹部疼痛难忍,患者苦不堪言,出现明显悲观厌世情绪,拒绝进食和治疗。

请思考并回答:①患者拒绝进食和治疗的主要原因可能是什么? ②为其制订一个减缓疼痛的用药护理方案,并说明要点和依据。③在这个案例中,护士应该在哪些方面体现专业精神和职业素养?

（魏　睿）

任务七　解热镇痛抗炎药与用药护理

学习目标

知识目标:

1. 掌握阿司匹林的作用、用途和用药护理要点。

2. 熟悉其他常用解热镇痛抗炎药的作用特点。

3. 了解常用解热镇痛抗炎药复方制剂的组成和应用。

技能目标:

1. 熟练掌握指导患者正确使用解热镇痛抗炎药的技能。

2. 学会观察解热镇痛抗炎药的疗效和不良反应。

素质目标:

具备关爱患者的职业道德,认真细致的专业精神和尊重、理解患者的人文素养。

导入情景：

患者，女，38岁，全身多处关节红肿疼痛延迟未愈，3周前开始出现右手近端指关节、掌指关节肿痛，晨僵10min左右，病情逐渐加重，无皮疹、皮下结节。查体：一般状况良好，类风湿因子阳性。初步诊断：类风湿关节炎。医生制订治疗方案：①阿司匹林片，1.0g/次，一日3次；②硫酸罗通定片，60mg/次，一日3次。

工作任务：

1. 说出该患者应用阿司匹林治疗的依据。

2. 说出针对此患者，应采取的用药护理措施有哪些？

3. 在这个案例中，护士应该在哪些方面体现专业精神和职业素养？

一、概　述

解热镇痛抗炎药（NSAIDs）均具有解热、镇痛作用，大多数还具有抗炎、抗风湿作用。鉴于其抗炎作用与糖皮质激素等甾体抗炎药不同，故称为非甾体抗炎药。目前认为它们共同的药理作用机制是抑制前列腺素（PG）的生物合成（图3-7-1）。

1. 解热作用　能使发热患者体温下降或恢复正常，但对正常人体温几乎无影响。下丘脑体温调节中枢通过调节产热及散热过程，使机体体温维持相对恒定水平。病原体及其毒素进入机体，刺激中性粒细胞，产生并释放内热原，内热原在下丘脑引起合成与释放PG增多，PG作为中枢性发热介质作用于体温调节中枢，使体温定点升高，引起发热。解热镇痛药能抑制下丘脑环氧合酶（COX），阻断PG的合成，使体温调节中枢的体温定点恢复正常。

2. 镇痛作用　本类药物对炎症及组织损伤引起的疼痛尤为有效，如头痛、牙痛、神经痛、肌肉痛或关节痛、痛经等效果良好；而对尖锐的一过性刺痛，各种严重创伤性剧痛及内脏平滑肌绞痛无效；与麻醉性镇痛药相比，药物依赖性较低，故广泛用于临床。

本类药物镇痛作用主要在外周。当组织损伤或出现炎症时，局部产生和释放某些致痛因子，如缓激肽、PG等，作用于痛觉感受器，引起疼痛。本类药物通过抑制外周的COX，使PG合成减少而减轻疼痛。

3. 抗炎抗风湿作用　PG是参与炎症反应的重要活性物质，不仅能使血管扩张，通透性增加，引起局部充血、水肿和疼痛，还能协同和增强缓激肽等致炎物质的作用，加重炎症反应。本类药物能抑制炎症反应时PG合成和释放，从多个方面发挥抗炎抗风湿作用。

4. 其他作用　由于PG在体内具有多种生理病理作用，本类药物抑制其合成，可呈现多种不同作用和应用，如对血小板功能，肿瘤的发生发展，神经组织发育等均有一定影响。

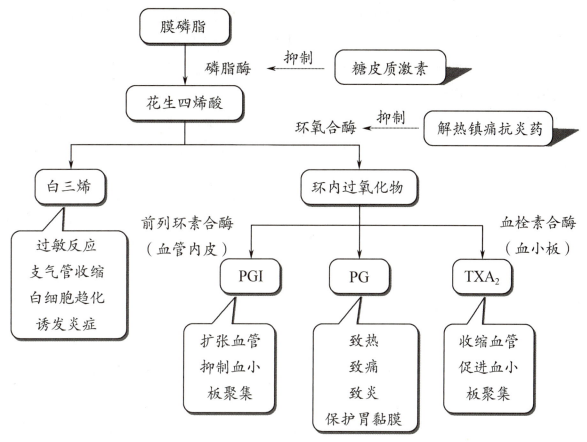

图 3-7-1　前列腺素的生物合成及药物作用机制示意图

二、常用解热镇痛抗炎药

阿司匹林

阿司匹林(aspirin,乙酰水杨酸)是本类药物中临床应用最早的经典药物。

【作用与用途】

1. 解热镇痛及抗炎抗风湿作用　呈剂量相关性,中等剂量有较强的解热、镇痛作用,常单独或与其他解热镇痛药组成复方制剂,用于感冒发热及头痛、牙痛、神经痛、肌肉痛、痛经等慢性钝痛;大剂量(每日 3～4g)有较强的抗炎抗风湿作用。适用于急性风湿热和类风湿关节炎。急性风湿热患者可在用药后 24～48h 内退热,关节红、肿及疼痛症状缓解,血沉下降;对类风湿关节炎患者,可使关节炎症消退,关节损伤减轻,目前仍为风湿和类风湿关节炎对症治疗的首选药。也可用于急性风湿热的鉴别诊断。

2. 影响血小板的功能　小剂量阿司匹林(75～150mg)即能抑制血小板环氧合酶,减少血栓素 A_2(TXA_2)的生成而防止血小板聚集及血栓形成,发挥抗凝作用。大剂量阿司匹林能抑制血管壁中环氧合酶,减少 PGI_2 合成,PGI_2 是 TXA_2 的生理对抗剂,其合成减少可能促进血栓形成。因此,小剂量阿司匹林可防止血栓形成,用于预防心肌梗死和脑血栓形成;也可用于治疗缺血性心脏病,降低病死率及再梗死率。

3. 其他　儿科用于皮肤黏膜淋巴结综合征(川崎病),也可治疗肿瘤放射治疗引起的腹泻,驱除胆道蛔虫等。此外,还可以用粉剂撒于患处治疗足癣。研究表明,长期规律服用阿司匹林可降低结肠癌发生风险,预防阿尔茨海默病的发生等。

【不良反应与防治】

1. 胃肠道反应　口服刺激胃黏膜,引起上腹部不适、恶心、呕吐。较大剂量或长期服用可引起胃溃疡和无痛性胃出血,使原有溃疡病症状加重。饭后服药、同服抗酸药可避免或减轻胃肠道反应。

2. 凝血障碍　阿司匹林能抑制血小板聚集,延长出血时间。大剂量或长期使用,可抑制凝血酶原的形成,引起凝血障碍,维生素 K 可以预防,用药期间应注意检查血象。严重肝病、维生素缺乏症、血友病、产妇和孕妇禁用。术前1周应停用阿司匹林。

3. 过敏反应　少数患者用药后可出现荨麻疹、血管神经性水肿、过敏性休克。某些哮喘患者服用阿司匹林后可诱发哮喘,称为阿司匹林哮喘。用药前询问用药过敏史,哮喘、鼻息肉及慢性荨麻疹患者禁用阿司匹林。

4. 水杨酸反应　剂量过大可出现头痛、眩晕、恶心、呕吐、耳鸣、视力及听力减退等,称为水杨酸反应,是水杨酸类中毒的表现,严重者可出现过度呼吸、酸碱平衡失调。

5. 急性肝脂肪变性 – 脑病综合征(瑞氏综合征)　患病毒性感染伴有发热的儿童或青少年,如流感、水痘、流行性腮腺炎等使用阿司匹林退热时,有发生瑞氏综合征的危险,以肝衰竭合并脑病为突出表现,可致死。故病毒感染患儿不宜用阿司匹林。

 护理学而思

阿司匹林发现及应用过程的启示

古代苏美尔人很早就发现服用柳树皮上刮取的粉末可以缓解疼痛,我国古代本草等著作也有类似记载。19世纪后,化学家先后从柳树皮等部位提取出水杨苷、水杨酸等物质并用于治疗关节疼痛,但由于上述药物明显引起胃肠道不适而未能广泛使用。1897 年德国化学家霍夫曼为缓解其父亲严重的关节疼痛,专心研究水杨酸的制备方法,通过乙酰化制得了胃肠道不良反应较轻的乙酰水杨酸,即阿司匹林,从而推动了解热镇痛抗炎药的应用与发展。到了 20 世纪 70 年代,科学家进一步研究发现阿司匹林是通过抑制前列腺素合成而发挥作用,并不断发现了阿司匹林的抗血小板等诸多新用途,这些研究也带来了人们对炎症、免疫、肿瘤等领域的新发现和新成果。阿司匹林的发现过程充分印证了科学发展的普遍规律,对事物的不断探索和创新是社会进步的根本动力之一,也是医药卫生专业人员不断学习、不断提高的必然要求。

对乙酰氨基酚

对乙酰氨基酚(acetaminophen,扑热息痛)口服吸收快而完全,主要在肝代谢,由肾排泄。解热作用与阿司匹林相似,镇痛作用弱,几无抗炎抗风湿作用。临床主要用于感冒发热、头痛、牙痛、肌肉痛、月经痛等,WHO 推荐在 2 个月龄以上儿童退热中可做首选药。治疗量不良反应少,对胃肠刺激作用小,偶见皮疹、药物热等过敏反应。一次过量(成人 10～15g)应用可致急性中毒,引起肝坏死。长期使用极少数人可致肾毒性。

吲哚美辛

吲哚美辛(indomethacin),又名消炎痛,是最强的 COX 抑制剂之一。

【作用与用途】 具有显著的解热及抗炎作用,对炎性疼痛效果明显。但不良反应多且重,一般不用于解热镇痛,目前仅用于其他药物不能耐受或疗效不显著的风湿及类风湿关节炎、强直性脊柱炎及骨关节炎等,对癌性发热及其他难以控制的发热常能见效。

【不良反应与防治】

1. 胃肠反应 表现为食欲减退、恶心、呕吐、腹痛、腹泻,诱发或加重溃疡,严重者可引起出血穿孔。应饭后服药,或者选用栓剂等其他剂型以减少胃肠反应。

2. 中枢神经系统反应 20%～50% 患者可出现前额痛、眩晕,偶有精神失常。用药后应注意观察,一旦出现应立即通知医生,并做相应处理。

3. 对造血系统的影响 可致中性粒细胞和血小板减少,偶有再生障碍性贫血等。

4. 过敏反应 常见皮疹,严重者可致哮喘、血管性水肿及休克。

消化性溃疡、帕金森病、癫痫、精神失常、阿司匹林哮喘、肝、肾功能不全者、高血压、心功能不全、从事危险或精细工作人员、孕妇及儿童禁用。

同类药物还有舒林酸(sulindac)等,作用类似于吲哚美辛,不良反应较轻。

布洛芬

布洛芬(ibuprofen)具有较强的抗炎、解热及镇痛作用,其效价强度与阿司匹林相似。广泛用于风湿性及类风湿关节炎。根据国内外研究,布洛芬治疗儿童高热安全、有效、持续时间长,儿科应用较为广泛,并制成多种剂型。胃肠道反应较轻,患者易耐受,但长期服用仍应注意胃溃疡和出血。偶见头痛、眩晕和视力障碍,一旦出现视力障碍应立即停药。

同类药物尚有萘普生(naproxen)、酮洛芬(ketoprofen)等。

其他常用解热镇痛药类药物见表 3-7-1。

表 3-7-1 其他解热镇痛药类药物种类与作用特点

药物	作用特点	临床应用
双氯芬酸(diclofenac)	解热、镇痛、抗炎作用强	用于各种中等程度疼痛
尼美舒利(nimesulide)	抗炎作用强,胃肠道反应轻	用于各类炎性疼痛,禁用于 12 岁以下儿童

药物	作用特点	临床应用
塞来昔布(celecoxib)	镇痛抗炎作用强,胃肠道反应轻	用于各类炎性疼痛
依托考昔(etoricoxib)	镇痛抗炎作用强,胃肠道反应轻	用于各类炎性疼痛及原发性痛经等

 知识链接

选择性COX-2抑制剂的应用现状

解热镇痛抗炎药的结构差别很大,但具有相同的作用机制即抑制合成前列腺素所需要的环氧合酶(COX)达到解热、镇痛、抗炎的目的。COX具有两种异构酶体称为COX-1和COX-2。COX-1属正常组织成分,主要完成基础前列腺素的合成而参与生理过程,而COX-2则完成炎症或其他病理情况下前列腺素的产生。理想的解热镇痛抗炎药应对COX-1的抑制极弱,而选择性地抑制COX-2。以减少药物在消化道、肾脏等部位的不良反应。

近年来,随着塞来昔布等选择性COX-2抑制剂的使用,因关节炎治疗导致的胃肠道不良反应而住院的患者明显减少。但临床应用和多项大规模循证医学实验证实,此类药物明显增加心脏病、脑卒中等心血管不良反应的发生率,使用受限制,应高度重视对此类药物在心血管等方面不良反应的监测。

三、常用复方制剂的组成与应用

为改善症状,提高疗效,减少不良反应,解热镇痛抗炎药常制成复方制剂,以缓解普通感冒或流行性感冒引起的发热、头痛、四肢酸痛、鼻塞、流涕、打喷嚏等症状。临床常用抗感冒复方制剂见表3-7-2。其常用配伍药物主要有以下五类:

1. 对抗鼻咽症状的药物　用于消除鼻塞流涕等鼻黏膜症状,如伪麻黄碱。

2. 缓解头痛的药物　可收缩脑血管,缓解脑血管扩张引起的头痛症状,对偏头痛也有一定疗效,如咖啡因。

3. 对抗过敏症状的药物　主要是抗组胺药,如氯苯那敏,但会带来嗜睡、倦怠等中枢抑制不良反应,对从事精密工作有一定不安全性。

4. 镇咳药　一般选用作用强,成瘾性很弱的中枢性镇咳药,如右美沙芬等。

5. 抗病毒药　由于流感病毒和其他呼吸道病毒的变异性强,目前无理想抗病毒药,可选金刚烷胺、利韦巴林等提高疗效。

另外，人工牛黄、维生素C以及某些中药（如金银花、连翘等）也经常出现在感冒药配方中，以提高疗效。

表3-7-2　常用解热镇痛抗炎药物的复方制剂示例

复方制剂名称	每片（包）主要成分和含量
复方锌布颗粒	布洛芬150mg，氯苯那敏2mg，葡萄糖酸锌100mg
氨酚黄那敏颗粒	对乙酰氨基酚125mg，氯苯那敏0.5mg，人工牛黄5mg
复方氨酚烷胺片	对乙酰氨基酚250mg，金刚烷胺100mg，咖啡因15mg，人工牛黄10mg，氯苯那敏2mg
氨酚伪麻美芬片	对乙酰氨基酚325mg，伪麻黄碱30mg，右美沙芬15mg
氨麻苯美片	对乙酰氨基酚325mg，伪麻黄碱30mg，右美沙芬15mg，苯海拉明10mg

任务解析和岗位对接

阿司匹林具有解热、镇痛、抗炎抗风湿作用，该患者使用阿司匹林属于对症治疗。但阿司匹林胃肠刺激大，嘱咐患者饭后或与牛奶同服，尽量使用肠溶制剂减少胃肠刺激。服药后观察患者疼痛是否缓解或消失，如有腹痛等胃肠道反应及时报告医生。针对该患者，护士应了解患者既往有无消化性溃疡、哮喘，凝血情况等以减少不良反应的发生。

岗位对接参考下面任务工作清单模拟完成。

<table>
<tr><td rowspan="3">用药前</td><td>护理评估</td><td>①健康评估：观察患者健康状况，了解既往病史等；②用药禁忌评估：评估患者是否有消化性溃疡，严重肝肾功能异常、维生素缺乏症、血友病、哮喘、慢性荨麻疹及妊娠哺乳等情况；③用药情况评估：了解用药史，避免与其他解热镇痛抗炎药及其复方制剂以及甲氨蝶呤、促尿酸排泄药、抗凝药物等合用；适当了解其他相关信息等。</td></tr>
<tr><td>调配药品</td><td>①阿司匹林主要有肠溶制剂、泡腾片等，规格有50mg、100mg、500mg，解热镇痛每次0.3～0.6g，3次/d；抗炎、抗风湿3～5g/d，分4次服；抗血栓每天50～100mg，1次/d；②其他药物参见相关项目任务。</td></tr>
<tr><td>提示建议</td><td>①本类药物应用广泛，许多复方制剂中含有同类成分，注意避免重复用药；②肠溶剂型应饭前用适量水送服，泡腾片应饭后用温水溶解后服用；③未明事项应查阅药品说明书或向医师、药师等反馈。</td></tr>
</table>

用药中	护理问题	①患者用药后发热、疼痛改善情况，相应的呼吸道、胃肠道及凝血情况等变化；②与药物不良反应有关症状的处理；③药物正确的给药方法等；④其他可能影响疗效的问题等。
	护理措施	①遵医嘱或处方，严格掌握剂量及给药时间，并注意观察呼吸道、消化道等变化，以免出现上消化道出血或哮喘；②密切关注患者的用药反应，症状是否得到改善，用于解热镇痛及抗炎时避免长期使用和滥用，配合进行日常起居的生活指导；③做好阿司匹林哮喘的抢救措施。
	用药要点	①解热镇痛药均属于对症治疗，治疗过程中注意对病因的治疗；②加强不良反应观察和处置。
用药后	健康教育	①适度介绍药物治疗方案和有关康复常识，引导患者平抚心情，缓解焦虑，配合治疗；②对不同的剂型采取合适的服药时间。
	评价效果	①炎症和疼痛等的缓解需要过程，抗血栓作用的显现需要更长时间，应客观合理制定评价指标；②综合判断采取的用药护理措施、方法的适宜性；③了解患者对治疗药物相关知识的知晓度是否提高，能否坚持和配合治疗等。
	小结过程	①整理物品、记录资料，回顾合理使用阿司匹林等药物的要点；②小结本任务用药护理心得；查找不足，制订改进措施等。

学习小结

本任务主要介绍了解热镇痛抗炎药的作用及不良反应。其中重点是阿司匹林的临床用途和不良反应，难点是阿司匹林对血小板功能的影响，在学习和应用中需要注意不同剂量阿司匹林的作用及不同解热镇痛抗炎药的使用区别。

❓ 思考与练习

1. 阿司匹林的作用和用途有哪些？
2. 阿司匹林用于解热镇痛时的主要不良反应和注意事项有哪些？
3. 常见的解热镇痛药的有哪些？各举一个代表药物。
4. 对以下用药护理案例进行分析。

患者，女，16岁，头痛、头晕、畏冷发热2d，查体：T 38.7℃，咽部红，双侧扁桃体肿大，表面未见脓点；拟诊：急性扁桃体炎；医嘱：青霉素注射液400万单位，2次/d，皮试后静脉滴注；对乙酰氨基酚0.5g，3次/d。

请思考并回答：①此方案中使用对乙酰氨基酚的目的是什么？②是否可以选择其他解热镇痛药？③此方案的用药护理应注意哪些？④在这个案例中，护士应该在哪些方面体现专业精神和职业素养？

（邵素倩）

任务八　中枢兴奋药、促脑功能恢复药与用药护理

知识目标：

1. 熟悉咖啡因、尼可刹米的主要特点。

2. 了解中枢兴奋药的分类、常用药物及用药护理。

技能目标：

学会正确使用中枢兴奋药和大脑复健药，并能观察药物疗效，指导患者合理用药。

素质目标：

具有关爱帮助患者，认真细致开展用药护理的职业素质和人文修养。

 工作情景与任务

导入情景：

患者，男，32岁，极度消瘦，急诊时处于昏迷状态，原因未明，检查：瞳孔极度缩小成针尖样大小，呼吸深度抑制。医生结合既往病史，拟诊断为阿片类药物过量中毒，给予尼可刹米和纳洛酮。

工作任务：

1. 分析使用尼可刹米的原因。

2. 讨论尼可刹米的不良反应及用药护理要点。

3. 在这个案例中，护士应该在哪些方面体现专业精神和职业素养？

中枢兴奋药是能提高中枢神经系统功能活动的一类药物。根据其主要作用部位不同可分为：①主要兴奋大脑皮质药，如咖啡因等；②呼吸中枢兴奋药，如尼可刹米、二甲弗林、洛贝林等。另外促脑功能恢复药，如吡拉西坦、胞磷胆碱等主要影响大脑皮质功能，也在本任务介绍。

一、主要兴奋大脑皮质药

咖啡因

咖啡因(caffeine)是咖啡豆中的主要生物碱。

【作用与用途】 小剂量(50~200mg)可兴奋大脑皮质,振奋精神,减轻疲劳,提高工作效率。较大剂量(250~500mg)可直接兴奋延髓呼吸中枢和血管运动中枢,使呼吸加深加快,血压升高,在呼吸中枢受抑制时作用尤为明显。过量(>800mg)中毒时引起中枢神经系统广泛兴奋,甚至惊厥。咖啡因还有收缩脑血管,减小脑血管搏动的幅度,缓解头痛的作用。

临床主要用于解救严重传染病及中枢抑制药过量所致的呼吸抑制和循环衰竭。与解热镇痛抗炎药阿司匹林或对乙酰氨基酚配伍,治疗一般性头痛;与麦角胺配伍,可治疗偏头痛。

【不良反应】 不良反应较少。较大剂量可引起激动、不安、失眠、头痛、心悸;过量可致惊厥,婴幼儿高热时更易发生惊厥,应避免使用含咖啡因的复方制剂退热。胃溃疡患者禁用。

哌甲酯

哌甲酯(methylphenidate,利他林)中枢兴奋作用温和,能改善精神活动,振奋精神,解除轻度抑制,消除疲劳。较大剂量也能兴奋呼吸中枢,过量可致惊厥。临床可用于巴比妥类及其他中枢抑制药过量中毒、轻度抑郁症、小儿遗尿症及儿童多动综合征。

治疗量不良反应少,大剂量可引起血压升高、眩晕、头痛等。小儿长期应用影响其生长发育。癫痫及高血压患者禁用。

 知识链接

呼吸抑制与缺氧

氧气是维持人体正常生理功能所必需的元素,各种原因导致的呼吸抑制或呼吸衰竭均可导致人体缺氧而危及生命。大脑和心脏对缺氧均很敏感,容易受到损伤。如大脑的供血供氧完全中断,在8~15s就会丧失知觉,6~10min就会造成不可逆转的损伤。对于中枢性呼吸衰竭,临床主要采用人工呼吸、吸氧等综合措施进行救治;呼吸兴奋药作为次要的辅助治疗,应小剂量、间歇、反复多次给药或几种药物交替使用。

二、呼吸中枢兴奋药

尼可刹米

尼可刹米(nikethamide,可拉明)可直接兴奋延髓呼吸中枢,也可刺激颈动脉体和主动脉体化学感受器,反射性兴奋呼吸中枢,并能提高呼吸中枢对二氧化碳的敏感性,使呼吸加深加快。

【临床用途】 作用温和,维持时间短(一次用药仅维持 5~10min),安全范围较大。临床用于各种原因所致的中枢性呼吸抑制,其中对吗啡中毒引起的呼吸抑制效果较好,对巴比妥类中毒引起的呼吸抑制效果较差。

【不良反应】 治疗量不良反应少。反复用药或大剂量给药可引起血压升高、心动过速、出汗、呕吐、肌肉震颤等。中毒时可出现惊厥,一旦发生惊厥,应及时静脉注射苯二氮䓬类药物或小剂量硫喷妥钠对抗。

二甲弗林

二甲弗林(dimefline)可直接兴奋延髓呼吸中枢,作用快、强、维持时间短。能显著改善呼吸,使呼吸加深加快。临床用于治疗各种原因引起的中枢性呼吸抑制,对肺性脑病有较好的促苏醒作用。本药安全范围小,过量易致惊厥,小儿尤易发生。静脉给药需用葡萄糖稀释后缓慢注射。孕妇禁用。

洛贝林

洛贝林(lobeline)本药通过刺激颈动脉体和主动脉体的化学感受器,反射性兴奋呼吸中枢。作用快、弱、短暂,仅维持数分钟。临床主要用于新生儿窒息、小儿感染性疾病所致的呼吸衰竭、一氧化碳中毒。

本药安全范围大,不易引起惊厥。大剂量可兴奋迷走神经中枢而致心动过缓、传导阻滞,过量可兴奋交感神经节和肾上腺髓质而致心动过速,甚至惊厥。

三、促脑功能恢复药

甲氯芬酯

甲氯芬酯(meclofenoxate)主要兴奋大脑皮质,能促进脑细胞的氧化还原代谢,增加葡萄糖的利用,调节细胞代谢,对抑制状态的中枢神经有兴奋作用,改善中枢神经功能。作用缓慢,需反复用药。临床用于颅脑外伤后昏迷、新生儿缺氧症、脑动脉硬化及中毒所致的意识障碍、儿童精神迟钝、小儿遗尿等。

吡拉西坦

吡拉西坦(piracetam,脑复康)能增加脑血流量,保护缺氧脑细胞免受损伤,改善脑缺氧及物理、化学因素所引起的记忆障碍。临床用于阿尔茨海默病、脑动脉硬化、脑外伤所致的记忆及思维功能减退,也用于治疗儿童智力低下。

胞磷胆碱

胞磷胆碱(citicoline)能促进脑细胞内磷托吡胆碱(卵磷脂)的生物合成,增加脑血流量和氧的消耗,促进脑功能恢复和苏醒。主要用于急性颅脑外伤和脑手术后的意识障碍。在脑内出血急性期不宜大剂量应用。

中枢兴奋药的合理应用

中枢兴奋药主要用于严重传染病、中枢抑制药中毒所致的呼吸衰竭，但其选择性不高，安全范围较小，随剂量增加，不仅作用强度增强，而且作用范围也相应扩大，可使中枢神经系统出现广泛而强烈的兴奋，引起惊厥。由于兴奋呼吸中枢的剂量与致惊厥剂量很接近，且作用维持时间短，常需反复用药(一般每2~4h注射1次)，故须严格掌握剂量和给药间隔，并严密观察病情。目前临床抢救呼吸衰竭主要采用人工呼吸机维持呼吸，中枢兴奋药仅为综合治疗的措施之一，应用限于短时就能纠正的呼吸衰竭。中枢兴奋药对心搏骤停、循环衰竭所致的呼吸衰竭疗效不佳或无效，对呼吸肌麻痹所致的外周性呼吸衰竭无效。

所以护士在中枢兴奋药的用药护理中应该严格按医嘱操作，认真严谨，规范准确，配合医生做好相关疾病的救治和康复工作。

任务解析和岗位对接

该患者符合阿片类中毒指征，尼可刹米可直接兴奋延髓呼吸中枢。临床用于各种原因所致的中枢性呼吸抑制，其中对吗啡中毒引起的呼吸抑制效果较好。尼可刹米在用药前应确保呼吸道通畅。用药中执行护理计划时，要密切注意患者表现，若出现烦躁、不安、肌肉震颤、抽搐等现象，应立即酌情减量或减慢滴速，并及时报告医生。

严格掌握用药剂量及给药间隔时间，切忌间隔时间太短或频繁反复用药及过量用药，以免引起惊厥。用药后应结合患者的缺氧症状改善以及血氧饱和度等指标进行护理评价，注意本类药物大多为暂时性用药，在呼吸改善后，应针对引起呼吸衰竭的疾病进行治疗，无特殊需要不可反复给药。阿片类和中毒引起的呼吸衰竭具有一定的反复性，应随时备好特效解毒药纳洛酮。在用药护理过程中，应配合医生认真细致执行各项医嘱，并做好健康教育，体现关心、关爱患者的专业精神和职业素养。

岗位对接参考下面任务工作清单模拟完成。

用药前	护理评估	①健康评估：观察患者健康状况和精神状态，了解既往病史、呼吸抑制的程度及原因等，用药前应确保呼吸道通畅；②用药禁忌评估：评估患者是否有妊娠、急性卟啉症、抽搐等情况；③用药情况评估：了解用药史，避免与其他中枢兴奋药等合用。
	调配药品	①尼可刹米注射剂：0.25g/2ml，0.5g/1ml；皮下注射、肌内注射、静脉注射均可，遵医嘱调配；②其他药物参见相关项目任务。
	提示建议	①应避光常温贮存；②避免与鞣酸、有机碱盐类及各类金属盐类配伍；③未明事项应查阅药品说明书或向医师、药师等反馈。

用药中	护理问题	①患者的呼吸、血压、心率、血氧饱和度等变化;②与药物不良反应有关症状的处理;③药物正确的给药方法等;④其他可能影响疗效的问题等。
	护理措施	①遵医嘱或处方,严格掌握剂量及给药频率,并注意观察呼吸、血压、脉搏等变化,以免出现血压升高,心律失常、惊厥等情况;②密切关注患者的用药反应,症状是否得到改善;③配合对症治疗和支持治疗。
	用药要点	①各类呼吸衰竭应及时纠正病因,配以吸氧、机械通气等生命支持措施,中枢兴奋药因安全性较低,不作为主要措施;②密切观察患者神志恢复情况,随时调整药量和给药间隔;③加强惊厥等不良反应观察和处置。
用药后	健康教育	①适度介绍药物治疗方案和有关康复常识,帮助患者平抚情绪,缓解焦虑,配合治疗;②对病情较紧急危重,可先向家属宣教或待病情稳定后再作宣教等。
	评价效果	①结合患者的缺氧症状改善以及血氧饱和度等指标,观察生命体征是否恢复正常,肌腱和咽喉反射是否正常,客观评价药物疗效;②综合判断采取的用药护理措施、方法的适宜性;③了解患者对治疗药物相关知识的知晓度是否提高,能否坚持和配合治疗等。
	小结过程	①整理物品、记录资料,回顾合理使用尼可刹米等药物的要点;②小结本任务用药护理心得;查找不足,制订改进措施等。

学习小结

　　本任务主要介绍了中枢兴奋药和促脑功能恢复药的作用及不良反应。其中重点是中枢兴奋药的临床应用和不良反应,难点是咖啡因的作用和临床作用,在学习和应用中需要注意中枢兴奋药等的合理应用。

思考与练习

　　1. 根据主要作用部位对中枢兴奋药进行分类,每类举1~2种药物。

　　2. 中枢兴奋药主要的不良反应有哪些? 应该采取怎样的用药护理?

　　3. 对以下用药护理案例进行分析。

　　患者,男,13岁,一周前出现发热、头痛、呕吐、精神不振、嗜睡、医生诊断为流行性乙型脑炎,收入院治疗,今突然出现高热、昏迷、反复抽搐、呼吸衰竭,按医嘱给予咖啡因对症兴奋呼吸中枢。

　　请思考并回答:①使用咖啡因的原因? ②应采取哪些用药护理措施? ③在这个案例中,护士应该在哪些方面体现专业精神和职业素养?

　　　　　　　　　　　　　　　　　　　　　　　　　　　　　　　　　　　(邵素倩)

项目四 心血管系统药物与用药护理

项目四数字内容

心血管系统疾病是指由于高脂血症、血液黏稠、动脉粥样硬化、高血压等所导致的心脏、大脑及全身组织发生的缺血性或出血性疾病。心血管系统疾病是一种严重威胁人类，特别是50岁以上中老年人健康的常见病，具有高患病率、高致残率和高病死率的特点。本项目将重点阐释常见心血管系统疾病如高血压、心律失常、心力衰竭、心绞痛和高脂血症疾病的药物治疗。

学习本项目有助于护士在未来心血管系统疾病临床护理中，能够正确指导患者合理用药，做好药物不良反应的预判和防治，提高用药护理能力。

任务一　抗高血压药与用药护理

学习目标

知识目标：

1. 掌握利尿药、钙通道阻滞药、血管紧张素转化酶抑制药、血管紧张素 II 受体拮抗药及 β 受体拮抗药的药理作用、临床用途及不良反应防治。
2. 熟悉抗高血压药的分类及代表药物及抗高血压药的用药原则。
3. 了解中枢性抗高血压药、α₁ 受体拮抗药、血管扩张药的药理作用、临床用途及不良反应防治。

技能目标：

1. 熟练掌握指导高血压患者正确合理服用药物，提高患者长期用药依从性，开展健康教育工作的能力。
2. 学会观察抗高血压药的疗效，并能及时妥善处理药物出现的不良反应。

素质目标：

具备与患者及家属沟通、关心关爱高血压患者的人文素养和责任担当、团结协作、奉献敬业的职业素养。

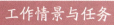

导入情景：

患者，女，49 岁，一年前在体检时发现血压升高，平时自觉无身体不适，并不在意。近一个月来，偶尔出现头痛，头晕，在情绪激动或劳累后更明显，休息后可减轻缓解，去医院检查后发现血压为 153/97mmHg。医生诊断为原发性高血压 1 级。

工作任务：

1. 该患者是否需要药物治疗？可优先选择哪几类抗高血压药？

2. 如何对该患者进行高血压病的健康宣教？

3. 在这个工作任务中，护士应该在哪些方面体现专业精神和职业素养？

一般人群在未使用抗高血压药物的情况下，收缩压≥140mmHg 和 / 或舒张压≥90mmHg 即为高血压。绝大部分高血压病因不明，称为原发性高血压或高血压病；约 10% 的高血压继发于某些疾病，称为继发性高血压，如嗜铬细胞瘤、肾动脉狭窄等。高血压的并发症有脑血管意外（脑卒中）、肾衰竭、心力衰竭、冠心病、眼底病变等，且这些并发症大多可致死或致残。总体而言，高血压人群如不经合理治疗，平均寿命较正常人群缩短 15 ~ 20 年。临床上根据血压升高的水平，将高血压分为 1 级、2 级和 3 级。级别越高，其危害程度就越严重。

原发性高血压的发病机制不明，体内血压调节系统最主要的有交感神经 - 肾上腺素系统及肾素 - 血管紧张素系统（RAAS）。此外，血管缓激肽 - 激肽 - 前列腺素系统、血管内皮松弛因子 - 收缩因子系统都参与了血压的调节。分别作用于上述不同的环节（图 4-1-1），能够降低动脉血压用于高血压治疗的药物称为抗高血压药，又称为降压药。

一、抗高血压药的分类

目前，抗高血压药种类较多（表 4-1-1），临床上把利尿药、钙通道阻滞药、血管紧张素转化酶抑制剂、血管紧张素Ⅱ受体拮抗药和 β 受体拮抗药作为常用抗高血压药物，即一线抗高血压药物，其疗效确切，不良反应较轻，且不易耐受。其他的药物作为二线用药，较少单独应用，常与其他药物联合应用或组成复方制剂使用。

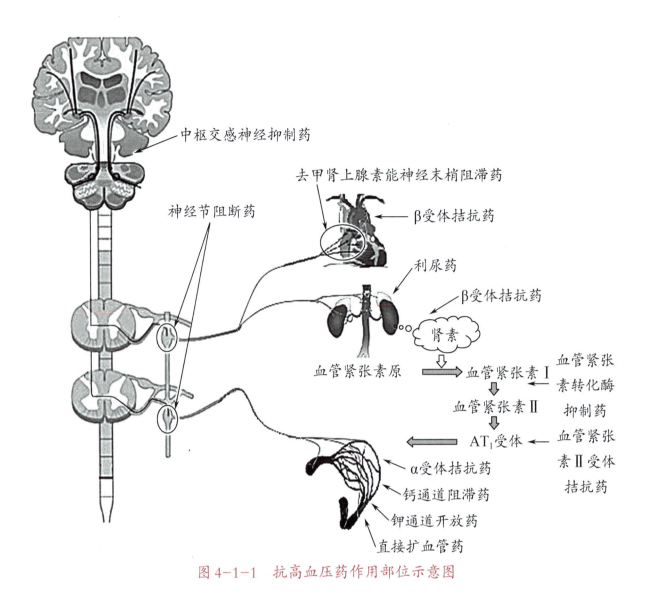

中枢交感神经抑制药

去甲肾上腺素能神经末梢阻滞药

β受体拮抗药

神经节阻断药

利尿药

β受体拮抗药

肾素

血管紧张素原

血管紧张素 I

血管紧张素转化酶抑制药

血管紧张素 II

AT₁受体

血管紧张素 II 受体拮抗药

α受体拮抗药

钙通道阻滞药

钾通道开放药

直接扩血管药

图 4-1-1　抗高血压药作用部位示意图

表 4-1-1　抗高血压药分类及常用药物

类别	常用药物
利尿药	
1. 噻嗪类等利尿药	氢氯噻嗪、吲达帕胺
2. 袢利尿药	呋塞米、布美他尼
3. 保钾利尿药	螺内酯、氨苯蝶啶
钙通道阻滞药	硝苯地平、氨氯地平
肾素－血管紧张素－醛固酮系统抑制药	
1. 血管紧张素转化酶抑制药	卡托普利、依那普利
2. 血管紧张素II受体拮抗药	氯沙坦、缬沙坦、替米沙坦

类别	常用药物
交感神经抑制药	
1. 中枢性抗高血压药	可乐定、甲基多巴、莫索尼定
2. 神经节阻断药	樟磺咪芬、美卡拉明
3. 去甲肾上腺素能神经末梢阻滞药	利血平、胍乙啶
4. 肾上腺素受体拮抗药	
（1）α_1 受体拮抗药	哌唑嗪、特拉唑嗪、多沙唑嗪
（2）β 受体拮抗药	普萘洛尔、美托洛尔、阿替洛尔
（3）α、β 受体拮抗药	拉贝洛尔、卡维地洛
血管扩张药	
1. 直接扩张血管药物	肼屈嗪、硝普钠
2. 钾通道开放药	二氮嗪、吡那地尔、米诺地尔
3. 其他	酮色林、波生坦、西氯他宁、乌拉地尔

二、常用的抗高血压药

（一）利尿药

中效利尿药是利尿药中最常用的抗高血压药,如氢氯噻嗪和吲达帕胺等。

氢氯噻嗪

氢氯噻嗪(hydrochlorothiazide)是中效利尿药代表药,也是最早用于高血压治疗的利尿药之一。胃肠道吸收良好,多采用口服给药,也是许多抗高血压药复方制剂的成分之一。

【药理作用】 用药初期通过排钠利尿,减少血容量而产生降压作用;连续用药3～4周,因排钠使血管平滑肌细胞内 Na^+ 的浓度下降,Na^+-Ca^{2+} 交换减少,导致细胞内 Ca^{2+} 减少,血管平滑肌对缩血管活性物质如去甲肾上腺素等的敏感性降低,血管扩张,血压下降。另外,也可诱导动脉壁产生扩血管物质如激肽、前列腺素等,使血管扩张,血压下降。氢氯噻嗪小剂量长期使用可降低心脑血管并发症的发生率和病死率。大剂量使用可增加血浆肾素活性,反而会增加不良反应。

【临床用途】 单独应用为治疗轻度高血压的首选药,作为基础抗高血压药常与其他抗高血压药联合用于中、重度高血压的治疗,尤其对老年人高血压或并发慢性心功能不全的患者降压效果较好,对合并氮质血症或尿毒症的高血压患者以及高血压危象应选用高效能利尿药呋塞米等。目前主张小剂量(单独使用不超过 25mg)用药,可减少不良反应,降压作用温和而持久,长期应用无明显耐受性,不影响心率和心排血量,不引起直立性低血压,无水钠潴留现象,且能对抗长期应用其他抗高血压药引起的水钠潴留。单用噻嗪类抗高血压药治疗,尤其是长期治疗时,应合并使用保钾利尿剂或合用血管紧张素转化酶抑制药以减少 K⁺ 排出。

【不良反应】 长期大量使用噻嗪类除引起电解质改变外,尚对脂质代谢、糖代谢产生不良影响。详见项目六任务一利尿药。

吲达帕胺

吲达帕胺(indapamide)为强效、长效抗高血压药,兼有利尿和钙通道阻滞的双重作用,利尿作用弱。

本药口服后 2~3h 起效,作用可持续 24h,对糖、脂肪代谢无不良影响,长期应用可减轻和逆转左心室肥厚。临床上主要用于轻、中度高血压的治疗,对伴有糖尿病、高脂血症的患者更适用,可代替噻嗪类利尿药。不良反应少而轻,可见上腹部不适、恶心、食欲减退、头痛、嗜睡、皮疹等,严重肝肾功能不全和急性脑血管病患者禁用,妊娠期妇女慎用。

(二)钙通道阻滞药

钙通道阻滞药又称钙拮抗药,通过阻滞钙通道,抑制 Ca²⁺ 内流,松弛血管平滑肌,从而产生降压作用。降压的同时不降低重要器官的血流量,不引起脂质代谢紊乱及葡萄糖耐受性的改变。常用于降压的药物有硝苯地平、尼群地平、氨氯地平等,本类药物广泛用于高血压、心律失常和心绞痛的治疗。

硝苯地平

硝苯地平(nifedipine)口服吸收良好,一般多采用缓释剂或控释剂。

【作用与用途】 硝苯地平通过扩张小动脉,使外周血管阻力降低,血压下降,降压作用出现快而强,持续时间短,对正常血压无明显影响。口服 10~20min 见效,舌下含服 5~10min 显效。降压时伴有反射性心率加快、心排血量增加和血浆肾素水平增高,如与 β 受体拮抗药合用可避免。

临床用于治疗轻、中、重度高血压,尤其适用于伴有心绞痛、糖尿病、哮喘、肾脏疾病、高脂血症等患者。可单用或与利尿药、β 受体拮抗药、血管紧张素转化酶抑制药合用。目前对于长期降压多推荐应用硝苯地平缓释剂或控释剂,以减轻迅速降压造成的反射性交感活性增强。

【不良反应及防治】 常见有头痛、颜面潮红、眩晕、心悸、踝部水肿等,停药后可自行消失,踝部水肿为毛细血管前血管扩张所致。因降压作用快而强,宜从小剂量开始逐渐增加剂量,防止血压急剧下降,过量可出现低血压,偶可出现直立性低血压,注意防护。低血压患者慎用,孕妇、哺乳妇禁用。

尼群地平

尼群地平(nitrendipine)降压作用较硝苯地平温和而持久。

本药能选择性抑制血管平滑肌细胞 Ca^{2+} 内流，也能舒张冠状血管，反射性心率加快作用较弱。临床适用于各型高血压的治疗，尤其适用于老年人高血压及伴有心绞痛者。与利尿药或 β 受体拮抗药合用可增强疗效。不良反应与硝苯地平相似，肝功能不良者宜慎用或减量。

氨氯地平

氨氯地平（amlodipine）是长效钙通道阻滞药，对血管平滑肌选择性高，不影响心肌收缩力及心脏传导系统。口服吸收率和生物利用度高，$t_{1/2}$ 长达 35～50h，起效慢降压作用平稳，服药一次，降压作用可持续 24h。长期应用无反射性交感神经兴奋，无水钠潴留及耐药性，不影响肾血流量，也不引起直立性低血压。临床主要用于高血压和缺血性心脏病的治疗。不良反应较轻，常见有水肿、颜面潮红等。

非洛地平

非洛地平（felodipine）是新一代长效二氢吡啶类钙通道阻滞药，很少会出现负性肌力和负性传导的作用。在使用过程中可引起下肢水肿以及牙龈增生、肿胀、反射性心跳加快及面色潮红，部分患者会表现为头痛等不适症状，但不良反应出现的概率相对较小。

 知识链接

抗高血压药长效制剂的优点

正常人血压呈明显的昼夜波动，动态血压曲线呈双峰一谷，夜间血压最低，清晨起床活动后血压迅速升高，在上午 6—10 时及下午 4—8 时各有一高峰，这种血压升高尤其是早晨血压陡然升高可能导致心血管意外的发生。由于短效抗高血压药作用时间短，常使血压波动增大，导致血压不稳，导致器官损伤。在中国高血压联盟组织编撰的《中国高血压防治指南》修订版中，明确指出了在选择抗高血压药物时，应该优先使用一天一次给药，而有持续 24h 降压作用的药物。选择真正能持续 24h 降压的药物，对提高血压控制率，帮助患者获得一个 24h 健康血压，安度"血压晨峰"，降低凌晨心、脑血管事件发生率具有重要意义。长效抗高血压药需要在体内 24h 恒速释放药量，必须整片服用，避免将药片掰开或嚼碎，以免破坏缓释或控释片的作用。

 护理学而思

注重高血压患者的心理护理

高血压是一种身心疾病，发病与体重、遗传、饮食等诸多因素相关，与心理因素关系尤为密切。心情平和的人患高血压的概率相对较小，脾气急躁、性格焦虑的人患高血压的概率相对较大，因为在焦虑、紧张、激动、兴奋时，交感神经兴奋，血管收缩、心率加快，从而引起血压升高，且血压升高时患者更易出现情绪激动，这样陷入恶性循环之中。因此做好高血压患者的心理护理对其血压的平稳控制至关重要，应细心、耐心地告知患者的不良情绪往往会导致血压难以控制，降压应控制好自己的情绪，做到平和友善、宽容随和。

（三）肾素－血管紧张素－醛固酮系统抑制药

肾素－血管紧张素－醛固酮系统（RAAS）在血压调节及高血压发病机制中都有重要影响。肾素使血管紧张素原转化为血管紧张素I（Ang I），Ang I在血管紧张素I转化酶（ACE）的作用下转化为血管紧张素II（Ang II），Ang II通过激动相应受体可使血管收缩和醛固酮分泌增多，血压升高。还能促进平滑肌细胞增生和心肌细胞肥大，引起血管重构和心室肥厚等。RAAS抑制药主要通过抑制血管紧张素I转化酶而发挥降压作用。

1. 血管紧张素转化酶抑制药（ACEI） ACEI通过抑制血管紧张素转化酶的活性，减少血管紧张素II的生成并抑制缓激肽的降解，扩张血管而降压；也可减少醛固酮的分泌，降低血容量而降压（图4-1-2）。本类药物的作用特点：①降压时无反射性心率加快。②不产生直立性低血压。③使肾血管阻力降低，增加肾血流量，能改善糖尿病患者肾病变。④长期服药可预防和逆转高血压所致的血管壁增厚和心肌肥厚，改善心功能。⑤减少醛固酮释放，减轻水钠潴留。⑥不引起电解质紊乱和脂质代谢异常。⑦长期应用无耐受性，停药后无反跳现象。

ACEI类药物种类非常多，常见的有卡托普利、依那普利、赖诺普利、贝那普利、福辛普利、雷米普利、培哚普利、西拉普利等，其差别主要在半衰期不同，新品种一般可一日一次。

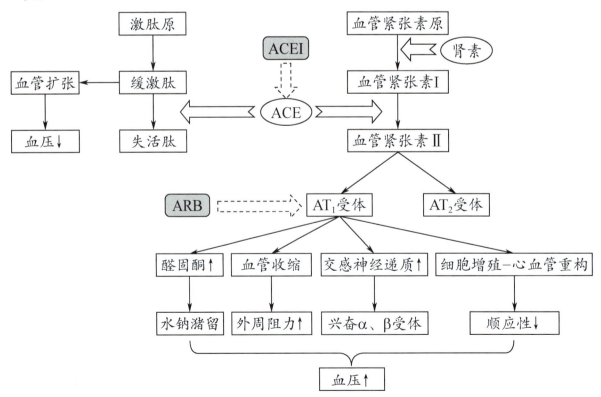

图4-1-2 肾素－血管紧张素系统及其抑制药的作用环节示意图

卡托普利

卡托普利(captopril,巯甲丙脯酸)为第一代 ACEI 类。

【作用与用途】 通过抑制血管紧张素Ⅰ转化酶,减少血管紧张素Ⅱ生成及醛固酮分泌,抑制循环和局部组织中的肾素 – 血管紧张素 – 醛固酮系统(RAAS),同时减少缓激肽的降解,使血管扩张,血容量减少,血压下降。作用强,起效快,口服 15min 即可生效,1~2h 达高峰,持续 4~5h。

适用于各型高血压的治疗,对原发性及肾性高血压均有良效,尤其适用于合并糖尿病、左心室肥厚、心力衰竭、急性心肌梗死的高血压患者,可明显改善患者生活质量且无耐受性。对常规治疗无效的重型、难治性高血压,常与 β 受体拮抗药、利尿药、钙通道阻滞药等合用,可明显提高疗效。

【不良反应及防治】 总体发生率较低,但长期应用应需加强用药指导。

(1)副作用可见刺激性干咳(发生率为 5%~20%),常于用药后 1 周至 6 个月内出现,停药后可自行消失,与缓激肽及前列腺素等物质在肺内积聚有关,也是患者不能耐受而停药的主要原因。

(2)肾功能不全、糖尿病患者及联用保钾利尿药时多见高钾血症,应注意观察和定期检查电解质。

(3)食物可减少吸收,宜在餐前 1h 给药。

(4)初始剂量过大可出现低血压,应少量开始试用并密切监测血压等。

(5)久用可致血锌降低而引起皮疹、味觉和嗅觉缺损、脱发等,长期用药应适当补锌。偶见血管神经性水肿、中性粒细胞减少、蛋白尿等。

(6)双肾动脉狭窄、严重肾功能不全及妊娠期妇女禁用,高血钾、哺乳妇慎用。

依那普利

依那普利(enalapril,恩那普利)为第二代 ACEI 类的代表药之一。

口服吸收迅速,且不受饮食影响。降压作用强而持久,作用持续时间可维持 24h,每日只需服用一次。主要用于各型高血压及心功能不全的治疗。不良反应与卡托普利相似但较轻。

2. 血管紧张素Ⅱ受体拮抗药 血管紧张素Ⅱ受体可分为 AT_1 受体和 AT_2 受体。血管紧张素Ⅱ受体拮抗药通过阻断 AT_1 受体,拮抗血管紧张素Ⅱ,而产生扩张血管,减少血容量,降低血压的作用,还能逆转心脏及血管重构,促进尿酸排泄并对肾脏具有保护作用。咳嗽、血管神经性水肿等不良反应明显低于 ACEI 类,且均具有良好的降压作用。长期给药还可逆转左心室肥厚和血管壁增厚。

氯沙坦

氯沙坦(losartan)作为第一个血管紧张素Ⅱ受体拮抗药,能有效地阻断 AngⅡ 与 AT_1 受体的结合,降低外周阻力,降压作用强大、持久。与 ACEI 类药物一样,具有逆转心室重塑的作用。降压时可增加肾血流量和肾小球滤过率,对降低尿酸也有一定的作用。

口服易吸收,1 周起效,降压作用平稳,可持续 24h。可用于治疗各型高血压,主要用于治疗不能耐受 ACEI 所致干咳的高血压患者。少数患者可出现眩晕、心动过速、低血压和高血钾等。不宜与保钾利尿药合用。哺乳妇女和孕妇禁用。

其他常用的血管紧张素Ⅱ受体拮抗药还有缬沙坦(valsartan)、厄贝沙坦(irbesartan)、坎地沙坦(candesartan)等,其中坎地沙坦作用大,用量小,维持时间长。厄贝沙坦是目前这类药物中最常用之一。

(四)交感神经抑制药

1. 中枢性降压药

可乐定

可乐定(clonidine)是最早的中枢性交感神经抑制药之一,目前较少使用。

【作用与用途】 降压作用的主要部位在中枢,其机制是通过激动中枢抑制性神经元突触后膜 α_2 受体和延髓腹外区的咪唑啉受体,降低外周交感神经张力使血压下降;还可激动外周交感神经突触前膜 α_2 受体,增强负反馈作用而减少去甲肾上腺素(NA)的释放,降压作用中等偏强。

主要适用于中度高血压的治疗。口服吸收良好,30min 起效,可持续 6～8h。因能抑制胃肠运动和腺体的分泌,故对伴有消化性溃疡的高血压患者尤为适用。

【不良反应及防治】

(1)常见口干、嗜睡等症状,少数患者出现眩晕、头痛、精神抑郁、食欲减退等。久用使水钠潴留,合用利尿药可避免。

(2)长期服用突然停药后可出现心悸、出汗、血压突然升高等短时的交感神经功能亢进现象,用 α 受体拮抗药酚妥拉明能缓解。

脑和冠脉供血不足、精神抑郁、高空作业或驾驶人员慎用或禁用。

甲基多巴

甲基多巴(methyldopa)降压作用与可乐定相似,属中等偏强。

降压时伴有心率减慢,心排血量减少,用药后外周血管阻力明显降低,并能增加肾血流量。适用于中度高血压的治疗,尤其伴有肾功能不良的高血压。常见有嗜睡、眩晕、口干、便秘等。活动性肝炎、肝硬化、嗜铬细胞瘤和精神抑郁症患者及孕妇禁用。用药期间如有体温增高应立即停药。

莫索尼定

莫索尼定(moxonidine)为第二代中枢性抗高血压药,作用与可乐定相似,属中等偏强。

主要通过激动延髓的咪唑啉受体而发挥降压效应。降压时伴有心率减慢、心排血量减少,长期用药也可逆转左心室肥厚。主要用于治疗中度高血压,尤其是伴有肾功能不全的患者,常与利尿药合用提高疗效。常见不良反应有嗜睡、口干、腹胀、腹泻、性功能减退等。

2. 神经节阻滞药 本类药物阻滞交感神经节对冲动的传递而引起血压下降。由于本类药物降压作用过快过强,仅用于一些特殊情况,如高血压危象、主动脉夹层动脉瘤、外科手术中的控制低血压等。常用药物有樟磺咪芬、美卡拉明等。

3. 去甲肾上腺素能神经末梢阻滞药　本类药物主要通过影响儿茶酚胺的摄取、贮存或释放产生降压作用，常用药物有利血平和胍乙啶。利血平因作用较弱，有副交感神经亢进及中枢抑制症状等不良反应，目前很少单独应用，常与利尿药等制成复方制剂用于1、2级高血压。加乙啶降压作用强而持久，但可引起直立性低血压，减少心、脑、肾血流量，仅用于舒张压较高的3级高血压。

4. 肾上腺素受体拮抗药

（1）α_1受体拮抗药

哌唑嗪

哌唑嗪（prazosin）常在一线药物治疗不满意时采用或联合用药。

【作用与用途】　能选择性地阻断血管平滑肌 α_1 受体，扩张小动脉及静脉血管，使外周血管阻力降低，降压作用中等偏强。降压时对心率、心排血量和血浆肾素活性无显著影响，还可改善脂类代谢，降低总胆固醇、甘油三酯和低密度脂蛋白，增加高密度脂蛋白的浓度，减轻冠脉病变。也能松弛前列腺平滑肌，改善轻、中度良性前列腺增生引起的排尿困难症状。

主要适用于轻、中度高血压以及伴有肾功能不全、血脂代谢紊乱、前列腺肥大的高血压患者。与利尿药和 β 受体拮抗药合用可提高疗效，用于治疗重度高血压。

【不良反应及防治】　部分患者首次用药 30～90min，易出现严重的直立性低血压，尤其在直立、饥饿、低钠时发生率高，主要表现为晕厥、心悸甚至意识丧失等称为"首剂现象"。如首次用量减为 0.5mg 并于睡前服用，可避免此反应的发生。常见口干、头晕、头痛、嗜睡、乏力、心悸、恶心等，减少剂量可逐渐减轻。严重心脏病患者及有精神病史者慎用，活动性肝脏病患者及过敏者禁用。本药与钙拮抗药硝苯地平、维拉帕米等合用时，可使血压急剧下降，应慎用并注意严密监护。

同类药物还有：特拉唑嗪、多沙唑嗪等，作用时间长，每日服药 1 次可有效控制血压。

（2）β 受体拮抗药：用于治疗高血压的 β 受体拮抗药有普萘洛尔、美托洛尔、阿替洛尔等。

普萘洛尔

普萘洛尔（propranolol）为非选择性 β 受体拮抗药，对 β_1、β_2 受体均有阻断作用，在心血管系统作用广泛。

【作用与用途】　降压作用缓慢而持久、中等偏强，连续服用 2～3 周后，收缩压可下降 15%～20%，舒张压下降 10%～15%，对立位、卧位降压作用相同。长期应用不产生耐受性，合用利尿药作用更显著。其降压机制为：①阻断心脏 β_1 受体，抑制心肌收缩力并减慢心率，使心排血量减少，降低血压。②阻断肾小球近球细胞的 β_1 受体，抑制肾素释放，阻碍肾素－血管紧张素－醛固酮系统对血压的调节而发挥降压作用。③阻断去甲肾上腺素能神经突触前膜的 β_2 受体，抑制其正反馈作用而减少去甲肾上腺素的释放。④阻断中枢β受体,抑制兴奋性神经元,使外周交感神经功能降低,血管扩张,血压下降。

主要用于轻、中度高血压的治疗,对伴有心排血量及肾素活性偏高的高血压疗效较好;尤其适用于伴有心绞痛、心动过速、脑血管疾病的患者。可单独应用,也可与利尿药或扩张血管药物联合应用治疗重度高血压。

【不良反应及防治】 不良反应及禁忌证见传出神经系统药物。因能抑制儿茶酚胺的糖原分解,高血压合并糖尿病的患者不宜选用。高血压患者长期应用不能突然停药,否则会导致血压升高甚至诱发心绞痛,宜逐渐减量。高血压伴有肾病患者用药期间应定期测定肌酐及尿素水平。

(3)α、β受体拮抗药

拉贝洛尔

拉贝洛尔(labetalol)是α受体和β受体拮抗药,特别适用于妊娠期高血压患者。

用药后不引起心率加快,降压作用温和。适用于各型高血压的治疗,静脉注射可治疗高血压危象。不良反应有眩晕、乏力、幻觉等,大剂量可致直立性低血压。

同类药物还有卡维地洛兼有抗氧化和保护细胞膜稳定作用,临床评价较高。

(五)血管扩张药

本类药物能直接松弛血管平滑肌,扩张血管,降低外周阻力,降低血压。降压时可反射性引起交感神经兴奋出现心率加快、心排血量增加、肾素活性增高及水钠潴留等影响其降压效果甚至诱发心绞痛,因此很少单用,但本类药物不抑制交感神经,不引起直立性低血压,常与利尿药及β受体拮抗药合用。

1. 直接扩张血管药

肼屈嗪

肼屈嗪(hydralazine)不良反应较多,临床上不作为常规抗高血压药。

对肾血管、冠状动脉及内脏血管的扩张作用大于对骨骼肌血管。适用于中度高血压,极少单用,多在复方制剂中使用。口服吸收好,给药1h作用达峰值,维持约6h。其不良反应有头痛、鼻充血、心悸、腹泻等。较严重时表现为心肌缺血和心力衰竭。大剂量使用时可引起全身性红斑性狼疮样综合征。

硝普钠

硝普钠(sodium nitroprusside)为快速、强效而短暂的抗高血压药。

静脉滴注给药,使用时须避光。主要用于高血压危象、高血压脑病和恶性高血压,也可用于高血压合并急性心肌梗死或冠状动脉供血不足的患者及难治性心功能不全。

常见有恶心、呕吐、精神不安、肌肉痉挛、头痛、畏食、皮疹、出汗、发热等不良反应。长期大量使用或对于肾功能不良患者,可引起硫氰酸盐蓄积中毒,出现甲状腺功能减退、低血压等。控制血压后应逐渐减量停药,并加用口服抗高血压药,以免出现"反跳现象"。甲状腺功能减退、肝肾功能不良患者慎用,孕妇禁用。严格控制剂量和滴速,用药过程中严密监测血压和心率变化。

其他药物还有二氮嗪（diazoxide）等。

 知识链接

高血压急症

高血压急症是指原发性或继发性高血压患者，在某些诱因作用下血压突然或显著升高（一般超过 180/120mmHg），常伴有进行性心、脑、肾等重要靶器官功能急性损害的一种严重危及生命的临床综合征。高血压急症包括高血压危象、高血压脑病、颅内出血、脑梗死、急性心力衰竭、肺水肿、急性冠脉综合征、主动脉夹层瘤、子痫等。一般起病突然，病情凶险。常表现为剧烈头痛，伴有恶心、呕吐，视力障碍和其他神经及精神方面异常改变。高血压急症需立即进行降压治疗，以防止或限制进一步的靶器官损害。

2. 钾通道开放药　又称钾通道激活药，有米诺地尔、二氮嗪、尼可地尔、吡那地尔等，是一类新型的血管扩张药。

米诺地尔

米诺地尔（minoxidil）通过直接松弛血管平滑肌，降低外周阻力而降压。

主要舒张小动脉，使外周血管阻力降低，血压下降，对容量血管无明显作用。其降压作用强大、持久。用于治疗严重的原发性高血压或肾性高血压，尤其对其他抗高血压药无效时。与噻嗪类利尿药、β 受体拮抗药合用可提高疗效。常见有心悸、水钠潴留、多毛症及恶心等。肺源性心脏病、心绞痛、慢性心功能不全及严重肝肾功能不全者慎用，嗜铬细胞瘤患者禁用。

3. 肾素抑制剂　代表药阿利吉仑（aliskiren）是第二代肾素抑制剂，能在第一环节阻断 RAAS 系统，降低肾素活性，减少 AngⅡ 和醛固酮的生成，不影响缓激肽和前列腺素的代谢，起到降血压和治疗心血管疾病的作用。从目前研究来看阿利吉仑是强效的、高度选择性的、口服有效的、长效的新一代抗高血压药物。该药作用与血管紧张素Ⅱ受体拮抗药（ARB，如氯沙坦、替米沙坦）相似，不良反应的发生率与安慰剂组相比无显著差异。

三、抗高血压药的用药原则

高血压治疗应遵循的原则主要是达标、平稳和综合管理。

1. 降压达标　不论采用何种治疗，将血压控制在目标值以下是根本（图 4-1-3）。而抗高血压药物治疗的时机取决于心血管风险评估水平，在改善生活方式的基础上，血压仍超过 140/90mmHg 和 / 或目标水平的患者应给予药物治疗。高危和很高危的患者，应及时启动抗高血压药物治疗，并对并存的危险因素和合并的临床疾病进行综合治疗。中危患者，可观察数周，评估靶器官损害情况，改善生活方式，如血压仍不达标，则应开始药物治疗。低危患者,则可对患者进行1~3个月的观察,密切随诊,尽可能进行诊室外血压监测,评估靶器官损害情况,改善生活方式,如血压仍不达标可开始抗高血压药物治疗。

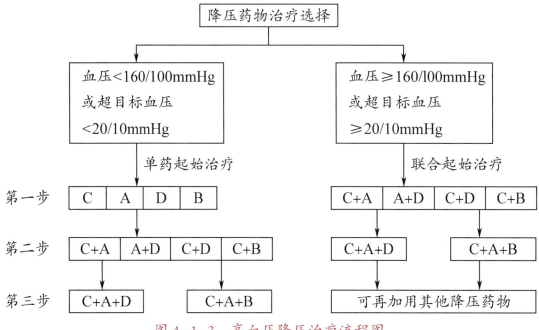

图4-1-3　高血压降压治疗流程图

A:ACEI或ARB;B:β受体拮抗药;C:钙通道阻滞药(CCB);D:利尿药(Diuretics);其他:醛固酮受体拮抗药、氨苯蝶啶、可乐定或α受体拮抗药。

2. 平稳降压　告知患者长期坚持生活方式干预和药物治疗,保持血压长期平稳至关重要;此外,长效制剂有利于每日血压的平稳控制,对减少心血管并发症有益,推荐使用。

3. 综合干预管理　选择抗高血压药物时应综合考虑其伴随合并症情况;如对已患心血管疾病的患者及具有某些危险因素的患者,应考虑给予抗血小板及降脂治疗,以降低心血管疾病再发及死亡风险。

4. 高血压患者的用药原则　①剂量原则:一般人群采用常规剂量,老年人从小剂量开始;②优先原则:优先选择长效制剂(从长时疗效和平稳性考虑)和固定复方制剂(从依从性考虑);③联合原则:联合用药(2级高血压或高危人群);④个体化原则:依据不同合并症和患者对药物不同的耐受性给予个体化用药。

任务解析和岗位对接

护士应知晓高血压危害主要是由于长期高血压引起的心、脑、肾、眼等重要脏器损害,造成脑卒中(中风)、心肌梗死、肾衰竭(严重的会导致尿毒症)、视力损害等严重后果,概括为"大心、小肾、脑卒中、视力损害"。高血压目前主要是药物治疗,一线抗高血压药有利尿药(如氢氯噻嗪)、钙通道阻滞药(如氨氯地平)、ACEI(如依那普利)、血管紧张素受体拮抗药(缬沙坦、厄贝沙坦)、β受体拮抗药(如美托洛尔)。

应积极做好高血压的健康宣教,包括并不限于平时应保持适宜的运动,控制体重,合理膳食且饮食上应清淡,限制盐和重口味食物的摄入量,多摄入富含钙、钾食物,戒烟限酒,保证睡眠时间,调整心态,保持心情愉悦,坚持长期规律用药。在用药护理中,情感上做到和患者共情,积极地关心、关爱病人,帮助患者解决问题;工作中,认真细致,一丝不苟,彰显护士的专业精神和职业素养。

岗位对接参考下面任务工作清单模拟完成。

	护理评估	①健康评估:观察健康状况和精神状态;了解既往病史;了解患者高血压分级和危险度分级,并向患者介绍病情、高血压常识及合理使用抗高血压药的重要性;②用药禁忌评估:对严重心动过缓、严重左室功能减退、明显房室传导阻滞及支气管哮喘患者禁用 β 受体拮抗药;合并二度或二度以上房室传导阻滞时禁用 β 受体拮抗药、维拉帕米和地尔硫䓬;伴有痛风患者或糖尿病患者应禁用噻嗪类利尿剂;高血钾者禁用 ACEI/ARB 类药物;③用药情况评估:了解用药史,ACEI 一般不与 ARB 合用;适当了解其他相关信息等。
用药前	调配药品	①氢氯噻嗪片:每日 25~100mg,分 1~2 次服用,并按降压效果调整剂量;②苯磺酸氨氯地平片:起始剂量为 5mg,最大剂量为 10mg,每日一次;③马来酸依那普利片:起始剂量为 10~20mg,每日一次;④缬沙坦片:起始剂量为 80mg,一般 4 周无效时可加大剂量至 160mg,每日一次;⑤厄贝沙坦片:初始剂量和维持剂量通常为每日 150mg,饮食对服药无影响;⑥美托洛尔片:每日 100~200mg,分 1~2 次服用;⑦硝普钠主要有注射剂 50mg;一次 50~100mg,临用前以 5% 葡萄糖注射液 2~3ml 溶解后,再用同一溶液 500ml 稀释,缓慢静脉滴注(容器避光),现配现用,滴速不宜过快;⑧其他药物参见相关项目任务。
	提示建议	①熟记一线抗高血压药包括:利尿药(如氢氯噻嗪)、钙通道阻滞药(如氨氯地平)、ACEI(如依那普利)、ARB(缬沙坦、厄贝沙坦)、β 受体拮抗药(如美托洛尔);②了解患者与高血压有关的高危因素,监测血压水平,告知长期控制血压可减少并发症等;③告知服用药物名称、用法用量、服用时间;④提示用药的可能不良反应及警惕可能危险因素;强调规律用药的重要性,切忌擅自停药;⑤未明事项应查阅药品说明书或向医师、药师等反馈。
用药中	护理问题	①患者的血压、脉搏、心率、头痛、头晕等变化;②与药物不良反应有关症状的处理;③药物正确的给药方法和疗程等;④其他可能影响疗效的问题等。
	护理措施	①了解患者用药时情况,静脉输入时严格控制滴速,告知其不能擅自调节;②提醒患者正确、规律用药,对老年患者,辅导家属协助规范用药;③根据不同药物采取不同的给药措施,硝普钠需新鲜配制并严格避光。

用药前	用药要点	①遵医嘱或处方规律用药，不可随意更改；②密切关注药物不良反应的情况服药可引起直立性低血压，服用普萘洛尔、可乐定等易导致反跳现象，服用可乐定药物时容易导致注意力不集中等；③根据个体化差异适时调整剂量；④根据并发症选择药物，高血压合并心绞痛、心功能不全、肾功能不全、支气管哮喘等并发症适宜药物选择。
用药后	评价效果	①客观评价药物疗效、安全性及近远期治疗效果，提高患者长期用药依从性，减少心肌梗死、脑梗死、脑出血和高血压肾病等并发症是提高生存治疗的关键；②用药期间嘱咐患者定期检查血压、血象、心功能、肝肾功能、电解质等情况；③综合判断采取的用药护理措施、方法的适宜性；④了解患者对治疗药物相关知识的知晓度是否提高，能否坚持和配合治疗等。
	健康教育	①对患者进行高血压健康宣教，根据具体情况纠正其不当的用药行为和生活方式，建议少盐，多吃蔬菜水果和高钾食物，少食辛辣刺激寒凉的食物，规律作息，适度运动，控制体重，放松心情等；②强调遵医嘱长期规律服药的重要性，根据高血压程度确定联合用药方案，提高治疗效果；③利用各种信息手段回访和门诊随诊等方式进行后续的指导和健康教育。
	小结过程	①整理物品、记录资料，回顾合理使用抗高血压药的要点；②小结本任务用药护理心得，强调高血压的非药物治疗如放松心情、运动减肥、规律饮食、高钾饮食、平时少盐和规律作息的重要性等；查找不足，制订改进措施等。

学习小结　　本任务主要介绍了抗高血压药物的作用用途、不良反应及防治和用药原则，其中重点是五类常用抗高血压药作用用途和不良反应，难点是常用抗高血压药的作用，在学习和应用中需要注意不同药物的配伍和掌握高血压危象的处理应对方法。

？思考与练习

1. 简述具有防止和逆转心肌重构的抗高血压药物的种类及代表药。

2. 请分析 ACEI 和 ARB 的降压作用机制、临床应用和不良反应。

3. 对以下用药护理案例进行分析。

患者，男，42 岁，高血压近 10 年，最高 200/100mmHg，未规律用药，有时会头痛头晕，左胸部及胸骨后有闷塞感。冠脉造影：近中段左前降支（LAD）70% 节段性狭窄，运动核素心肌显像正常：就诊血压 181/96mmHg，心率 84 次 /min，低密度脂蛋白胆固醇（LDL-C）3.4mmol/L，其余正常。

请思考并回答：①该患者应该选用哪些药物治疗，为什么？②如何做好该患者的用药护理和生活护理？③在这个案例中，护士应该在哪些方面体现专业精神和职业素养？

4. 请用线将下列抗高血压药与对应的不良反应连接起来。

药物名称	不良反应
氢氯噻嗪	踝部水肿
硝苯地平	干咳
卡托普利	诱发支气管哮喘
哌唑嗪	高血糖
普萘洛尔	硫氰化物中毒
硝普钠	首剂现象

（潘建萍）

任务二　抗心律失常药与用药护理

学习目标

知识目标：
1. 熟悉抗心律失常药的分类及代表药物，各类代表药作用、临床用途、不良反应及防治。
2. 了解抗心律失常药的基本电生理作用及临床常见快速型心律失常的药物选用。

技能目标：
1. 熟练掌握正确指导患者合理使用抗心律失常药的技能。
2. 学会观察抗心律失常药的疗效及不良反应。

素质目标：
具备与患者及家属沟通、宽慰患者的交际能力和责任担当、团结协作、奉献敬业的职业素养。

工作情景与任务

导入情景：

患者，男，36 岁，有哮喘史。近一段时间因忙于单位的项目，加班熬夜，夜间频发心悸、胸闷一周就诊，情绪表现为焦虑紧张。既往体健，无高血压、冠心病及脑血管病史。心电图示窦性心动过速、多发性室性期前收缩。医生给予美托洛尔药物治疗。

工作任务：

1. 为什么给该患者使用美托洛尔？

2. 用药时需注意哪些问题？

3. 在这个工作任务中，护士应该在哪些方面体现专业精神和职业素养？

心律失常是心动频率和节律的异常，主要是由于心肌电生理紊乱造成心脏的冲动形成异常或冲动传导异常或两者兼有所致，导致心脏泵血功能障碍，影响全身供血。心律失常是心血管系统常见的临床病征，按其发病机制及病情，临床上将心律失常分为缓慢型心律失常（如心动过缓、各种传导阻滞等）和快速型心律失常（如各种期前收缩、窦性或异位的心动过速、心房和心室的扑动或颤动等）。缓慢型心律失常一般采用异丙肾上腺素或阿托品等药物治疗。本任务主要讨论治疗快速型心律失常的药物。

一、抗心律失常药的基本作用与分类

（一）基本作用

抗心律失常药主要作用于心肌电生理过程，其基本作用是影响心肌细胞膜的离子通道，干扰 Na^+、K^+、Ca^{2+} 等离子的运转，从而改变细胞膜的电生理特性，抑制异常冲动的形成或传导，发挥抗心律失常作用。

1. 消除异常冲动的形成

（1）降低自律性：通过抑制快反应细胞 4 相 Na^+ 内流或慢反应细胞 4 相 Ca^{2+} 内流，降低自律性。普鲁卡因胺、维拉帕米等抑制 4 相 Na^+、Ca^{2+} 内流降低自律性，而利多卡因促进 4 相 K^+ 外流而降低自律性。

（2）减少后去极化和触发活动：后去极化是动作电位继 0 相去极化后所发生的去极化，其频率较快、振幅较小，呈振荡性波动，膜电位不稳定，可引起心律失常。后去极化容易引起异常冲动发放，故称触发活动。钙通道阻滞药和钠通道阻滞药通过抑制 Na^+、Ca^{2+} 内流，减少后去极化。

2. 冲动传导障碍

（1）改善单纯性传导障碍：阿托品和异丙肾上腺素可改善传导减慢、传导阻滞及单向传导阻滞等单纯性传导障碍，从而纠正缓慢型心律失常。

（2）消除折返冲动：折返冲动是指冲动经传导环路折回原处而反复运行的现象，是引起各种心律失常的重要机制之一（图 4-2-1）。利多卡因等通过促进 K^+ 外流，加快传导，取消单向传导阻滞而消除折返冲动；钙通道阻滞药、β 受体拮抗药、奎尼丁等可减慢传导，使单向阻滞变为双向阻滞而消除折返冲动。钠通道阻滞药可延长快反应细胞的有效不应期(ERP),钙通道阻滞药(维拉帕米)可延长慢反应细胞的有效不应期,减少折返冲动。

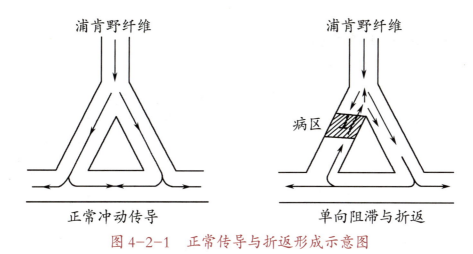

图 4-2-1　正常传导与折返形成示意图

(二)抗心律失常药的分类及作用机制

抗心律失常药主要通过降低心肌自律性、消除折返和减少后去极化来实现。根据其对心肌电生理和作用特点的影响,可将抗心律失常药分为四类(表4-2-1)。

表 4-2-1　抗心律失常药物分类及作用

分类		常用药物	主要作用部位	作用机制
I类 钠通道阻滞药	I A类	奎尼丁 普鲁卡因胺	心房肌、浦肯野纤维、心室肌	阻滞心肌细胞膜快 Na^+ 通道,抑制 4 相 Na^+ 内流,降低自律性,不同程度减慢 0 相去极化速度,减慢传导速度。部分药物尚能抑制膜对 K^+、Ca^{2+} 的通透性,有膜稳定作用
	I B类	利多卡因 苯妥英钠	浦肯野纤维、心室肌	
	I C类	普罗帕酮	心房肌、浦肯野纤维	
II类 β受体拮抗药		普萘洛尔	窦房结、房室结	拮抗儿茶酚类对心脏的作用,降低窦房结、房室结和传导组织的自律性,减慢传导,延长动作电位时程和有效不应期
III类 延长动作电位时程药		胺碘酮	心房肌、浦肯野纤维、心室肌	阻滞 K^+ 通道,延迟复极化,延长动作电位时程和有效不应期
IV类 钙通道阻滞药		维拉帕米	窦房结、房室结	阻滞心肌慢钙通道,抑制 Ca^{2+} 内流,减慢房室结传导速度,消除房室结区的折返激动

二、常用的抗心律失常药

（一）Ⅰ类药——钠通道阻滞药

1. Ⅰa类药物——适度阻滞钠通道药

普鲁卡因胺

普鲁卡因胺（procainamide）为局麻药普鲁卡因的衍生物，为广谱抗心律失常药。口服易吸收，也可注射给药。

【药理作用】

（1）降低自律性：抑制4相Na^+内流，能降低异位节律点的自律性，抑制异位冲动的发放，对正常窦房结的自律性影响很小。

（2）减慢传导速度：阻滞Na^+通道，抑制Na^+内流，降低心房肌、心室肌、浦肯野纤维0相上升速率和动作电位振幅，减慢传导速度，使单向阻滞变为双向阻滞，消除折返冲动。

（3）延长有效不应期：抑制0相Na^+内流和3相K^+外流，能使心房肌、心室肌、浦肯野纤维的ERP和动作电位时程（APD）均延长，ERP的延长更显著，可消除折返冲动。

【临床用途】 为广谱抗心律失常药，对房性、室性心律失常均有效。静脉给药用于室上性和室性心律失常急性发作的治疗，但对于急性心肌梗死所致的持续性室性心律失常，本药不作为首选药物，对房性心律失常如心房颤动及心房扑动有效，但疗效不及奎尼丁。

【不良反应及防治】 口服常见胃肠道反应，静脉注射可导致低血压及室内传导阻滞等；其次为变态反应如皮疹、药物热、粒细胞减少等。长期应用少数患者可出现红斑狼疮综合征，停药可恢复。用药期间应监测血压和心电图，肝肾功能不全及原有房室传导阻滞者慎用或禁用。

奎尼丁

本类药物还有奎尼丁（quinidine）主要用于阵发性心动过速、心房颤动、心房扑动及期前收缩等。但不良反应相对较重，应加强用药监护，防止心脏意外的发生。

 知识链接

心肌细胞的动作电位

心肌细胞在静息时处于极化状态，膜内电位负于膜外约90mV。心肌细胞动作电位分为5个时相。0相为去极化期，是大量Na^+内流所致；1相为快速复极化初期，是K^+短暂外流所致；2相为缓慢复极化期（平台期），主要Ca^{2+}缓慢内流所致；3相为快速复极化后期，是K^+快速外流所致；4相为静息期，通过离子泵（Na^+-K^+-ATP酶）主动转运使细胞内外离子浓度恢复到去极化前状态（图4-2-2）。

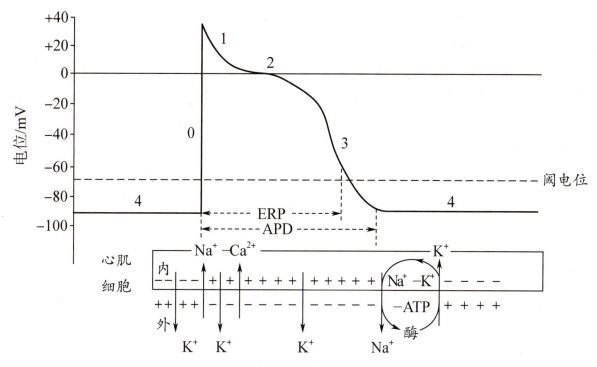

图 4-2-2　心肌细胞动作电位与离子转运示意图

2. Ⅰb 类药物——轻度阻滞钠通道药

利多卡因

利多卡因（lidocaine）为局麻药，1963 年用于治疗心律失常。属窄谱抗心律失常药，广泛用于治疗危及生命的室性心律失常。

【药理作用】　利多卡因主要影响希-浦系统，对心房几乎无作用。

（1）降低自律性：可轻度阻滞钠通道，减小动作电位 4 相去极化斜率，提高兴奋阈值，降低自律性，提高心室致颤阈值。

（2）对传导的影响：治疗量对传导速度无明显影响。在心肌缺血部位，细胞外 K^+ 浓度升高时，可使传导速度减慢，单向阻滞变为双向阻滞而消除折返；但在血 K^+ 浓度降低或心肌纤维受损或部分去极化时，可加快其传导，消除单向传导阻滞与折返。

（3）相对延长 ERP：由于其促进 K^+ 外流作用而缩短浦肯野纤维的 APD 及 ERP，以缩短 APD 更为显著，相对延长 ERP，有利于消除折返。

【临床用途】　利多卡因的心脏毒性低，主要适用于各种室性心律失常如室性期前收缩、室性心动过速及心室纤颤等，特别适用于危急病例。也可用于治疗急性心肌梗死及强心苷中毒导致的室性心动过速或心室纤颤。

【不良反应及防治】

（1）可致嗜睡、眩晕，剂量过大或静脉注射速度过快可引起语言障碍、惊厥、血压下降、传导阻滞，甚至呼吸抑制，偶见窦性过缓、房室阻滞等心脏毒性。

（2）静脉注射时注意观察患者神经系统的中毒症状如头晕、视线模糊、指尖麻木及局部震颤等,应严格控制剂量和滴速。

（3）用药期间观察患者心率、心律、血压和意识状态等,发现异常及时通知医生。

（4）本药因首过消除明显,故不能口服,应以静脉给药。先以每次50~100mg或每次1~2mg/kg,静脉注射,见效后可改为100mg以5%葡萄糖液100~200ml稀释后静脉滴注,滴速1~2ml/min。

（5）严重房室传导阻滞、癫痫患者禁用。

苯妥英钠

苯妥英钠(phenytoin sodium)的作用与利多卡因相似,临床主要用于治疗室性心律失常。除有抗癫痫作用外,还有抗心律失常作用。对心脏的作用与利多卡因相似,是治疗强心苷中毒所致各种快速型心律失常的首选药,对其他原因引起的室性心律失常疗效不如利多卡因。可口服或静脉给药,静注速度过快、剂量过大或静脉滴注时间过长可引起血压下降、心动过缓,甚至窦性停搏,多见于原有窦房结病变或传导阻滞者。

美西律

美西律(mexiletine)的作用与利多卡因相似,其特点是可口服、作用弱但维持时间长。促进 K^+ 外流和抑制 Na^+ 内流,降低自律性,减慢传导,相对延长 ERP,消除折返。一次口服,作用维持时间长达6~8h以上。主要用于治疗室性心律失常,对急性心肌梗死、心脏手术、强心苷中毒等引起的室性心律失常疗效较好。不良反应有恶心、呕吐,长期应用可致震颤、眩晕、共济失调等。

 护理学而思

怦然心动可能是"心病"

怦然心动可能是发生了阵发性室上性心动过速,它是急诊科常见的一种病症。该病有突发突止的特点,发作时心率可高达每分钟200余次,患者可出现心悸、胸闷、焦虑不安、头晕,严重者可晕厥、猝死。其可发生于器质性心脏病者,也可发生于非器质性心脏病年轻患者,后者发病可能与青春期神经症、应激平衡失调有关,且多发生于生活习惯不良者如常熬夜、缺乏体育锻炼、暴饮暴食、过度减肥节食、无节制饮酒等。该病预防远胜于治疗,应做到生活健康、心情平和。

3. Ic类药物——重度阻滞钠通道药

普罗帕酮

普罗帕酮(propafenone,心律平)为新型广谱抗心律失常药,器质性心脏病的患者应限制应用普罗帕酮。

口服吸收好但首过消除明显。能降低浦肯野纤维及心室肌的自律性,减慢传导速度,延长 APD 和 ERP,还有 β 受体阻断作用。对各种快速型心律失常有效,静脉注射用于阵发性室性心动过速和室上性心动过速（包括伴预激综合征者）。口服适用于治疗房性期前收缩、室性早搏及预防室上性心动过速的发作。

主要不良反应有胃肠道症状，也可引起缓慢型心律失常、房窦综合征。严重房室传导阻滞患者禁用，可引起负性肌力作用，心力衰竭和心源性休克患者应避免使用。肝肾功能不全时应减量，心肌严重损害、妊娠及哺乳妇慎用。心电图 QRS 波加宽超过 20% 或 Q-T 间期明显延长者，宜减量或停药。本药不宜与其他抗心律失常药合用，以免产生心脏抑制。

（二）Ⅱ类药——β受体拮抗药

普萘洛尔

普萘洛尔（propranolol）通过阻断 β 受体而产生抗心律失常作用，能够降低窦房结、心房及浦肯野纤维的自律性，在运动及情绪激动时作用明显。还能减慢传导速度，对房室结 ERP 有明显的延长作用。主要用于室上性心律失常，对交感神经功能亢进、甲状腺功能亢进（甲亢）等引起的心动过速尤为有效，对由运动或情绪变动所引发的室性心律失常效果良好。

（三）Ⅲ类药——延长 APD 药

胺碘酮

胺碘酮（amiodarone，乙胺碘呋酮）为长效广谱的抗心律失常药，口服和静脉注射给药均可。

【作用与用途】 胺碘酮具有延长心房肌、心室肌和浦肯野纤维的 APD 和 ERP，减慢传导作用。并有扩张冠脉和外周血管，增加冠脉血流量，减轻心脏负荷，减少心肌耗氧等作用。用于治疗各种室上性和室性心律失常，对危及生命的室性心动过速及心室颤动可静脉给药。

【不良反应及防治】 长期服用可引起食欲减退，恶心、呕吐、便秘、肝功能损害、角膜褐色微粒沉着等，停药后可消失；最为严重的是引起间质性肺炎，形成肺纤维化；静脉注射速度过快可致心律失常或加重心功能不全。因本药含有碘，可引起甲状腺功能亢进或低下，用药过程中应定时做 T_3、T_4 检查。甲状腺功能障碍、碘过敏、心动过缓和房室传导阻滞者禁用。

伊布利特

伊布利特（ibutilide）是特异性钾通道阻滞药，属新型Ⅲ类药抗心律失常药。此药仅供静脉注射，主要用于快速转复治疗心房颤动和心房扑动，尤其对心房扑动效果更为显著。

多非利特

多非利特（dofetilide）作用与伊布利特相似，可长期口服用于心房颤动和心房扑动的临床治疗。主要毒性反应是诱发尖端扭转型室性心动过速。

（四）Ⅳ类药——钙通道阻滞药

维拉帕米

维拉帕米（verapamil,异搏定）为非二氢吡啶类钙通道阻滞药,对心脏的选择性高。不同于二氢吡啶类钙通道阻滞药硝苯地平,对血管的选择性高。

维拉帕米能降低窦房结的自律性,也能减少或取消后去极化所引发的触发活动,减慢窦结和房室结的传导速度,延长慢反应动作电位的ERP。用于治疗房室结折返所致的阵发性室上性心动过速,可作首选药。还能治疗心房纤颤或扑动及房性心动过速。主要不良反应有胃肠症状及头痛、头晕等,偶见窦性心动过缓、房室传导阻滞,静脉注射速度过快会引起低血压。维拉帕米一般不与β受体拮抗药合用,因均可抑制心肌收缩力,减慢心率和传导,合用有导致心脏停搏的危险。与地高辛合用可致房室传导阻滞,并使地高辛的血药浓度升高,合用时需减少地高辛的用量。对窦房结疾病、房室传导阻滞及严重心功能不全者应慎用或禁用。

 知识链接

预激综合征

预激即预先激动,主要特点是在正常心脏传导束之外,先天存在异常房室传导束,因此从窦房结传出的冲动,可以通过异常传导束下传到心室,因此容易并发室上性心动过速、心房纤颤和心房扑动。主要靠心电图确诊,预激本身不需要特殊治疗。并发室上性心动过速时,治疗同一般室上性心动过速;并发心房纤颤和心房扑动时,如心室率快且伴循环障碍者,宜尽快采用同步直流电复律。近年来由于经皮导管射频消融技术的迅速发展,绝大多数患者经微创手术后可以治愈。

三、心律失常的合理用药

心律失常是临床症状,不是独立疾病。紧急处理快速型心律失常的总体原则是纠正心律失常、控制基础疾病、纠正诱发因素。临床用药应根据心律失常的类型、病情缓急、心功能状态和患者基础疾病的基础上,再综合考虑药物作用、适应证、不良反应、禁忌证及药物相互作用等因素,合理选择应用药物。药物治疗理想效果是恢复或维持窦性节律;如达不到则考虑减少或取消异位节律;如仍达不到,考虑控制心室率,维持一定的循环功能。

1. 快速型心律失常的选药原则　须综合各种因素选择,以下仅供参考:①窦性心动过速:应针对病因进行治疗,需要时选用β受体拮抗药,也可选用维拉帕米。②心房纤颤或扑动:转律用普鲁卡因胺(宜先给强心苷),或与普萘洛尔合用,预防复发可加用或单用胺碘酮,控制心室频率用强心苷或加用维拉帕米或普萘洛尔。③房性期前收缩:必要时选用普萘洛尔、维拉帕米、胺碘酮,次选普鲁卡因胺。④阵发性室上性心动过速:除先用兴奋迷走神经的方法外，可选用维拉帕米、普萘洛尔、胺碘酮、普罗帕酮。⑤室性期前收缩：必要时首选普鲁卡因胺、美西律、胺碘酮，急性心肌梗死时宜用利多卡因，强心苷中毒者用苯妥英钠。⑥阵发性室性心动过速：选用利多卡因、普鲁卡因胺、美西律等。⑦心室纤颤：选利多卡因、普鲁卡因胺（可心腔内注射）。

2. 常用抗心律失常药的主要不良反应

（1）胃肠道反应：奎尼丁、普鲁卡因胺、普罗帕酮和苯妥英钠口服可出现恶心、呕吐等胃肠道反应，宜饭后服用。

（2）心血管系统反应：抗心律失常药对心血管系统均有一定程度抑制作用，用量过大或静脉注射速度过快，可因抑制心脏、扩张血管而引起低血压。此外，所有抗心律失常药均有"致心律失常作用"，即在发挥抗心律失常作用时，均可诱发新的心律失常或使原有的心律失常恶化。用药时应严密观察血压、心率和心律的变化，静脉给药时应使用床边心电监护。

（3）过敏反应：部分抗心律失常药可出现过敏反应，但表现各异。奎尼丁主要表现为皮疹、紫癜和呼吸困难；普鲁卡因胺主要表现为皮疹、药物热和粒细胞减少；利多卡因主要表现为荨麻疹、血管神经性水肿、喉头水肿和支气管痉挛。使用以上药物前均应询问药物过敏史。

（4）特殊不良反应：奎尼丁有金鸡纳反应（头痛、头晕、恶心、呕吐、耳鸣或视物模糊等）和奎尼丁晕厥（意识丧失、四肢抽搐、呼吸停止等，严重时可致猝死）；普鲁卡因胺长期使用可发生红斑狼疮综合征；利多卡因可致眼球震颤；胺碘酮可引起肺纤维化、角膜褐色微粒沉着和甲状腺功能紊乱，长期应用必须定期监测肺功能和血清 T_3、T_4。

任务解析和岗位对接

首先因为美托洛尔属于 β 受体拮抗药，这类药物尤其适用于焦虑紧张引起交感神经兴奋性过高的窦性心动过速。因该患者有哮喘病史，故选用选择性 β_1 受体拮抗药美托洛尔。β 受体拮抗药使用时应注意：首次用药时需从小剂量开始，逐渐增加剂量并密切观察患者反应。用药护理过程中应注重情感共情，真诚对待病患，认真细致、科学严谨地执行医嘱，开展多项护理工作。

岗位对接参考下面任务工作清单模拟完成。

用药前	护理评估	①健康评估：观察健康状况和精神状态；了解既往病史；了解患者心律失常类型，并向患者合理介绍病情、心律失常疾病常识及注意事项；②用药禁忌评估，对不合理用药及时质疑，如钙通道阻滞药、β 受体拮抗药、普罗帕酮延缓房室传导的作用显著，禁用于房室传导阻滞患者；③用药情况评估：了解用药史，胺碘酮服用期间应避免在日光下暴晒；维拉帕米与地高辛合用时，须减少地高辛用量。

	调配药品	①盐酸利多卡因注射液：0.1g/5ml、0.4g/20ml，转复室性心律失常时，可一次静脉注射 50～100mg（1～1.5mg/kg），如 10min 内无效，可再静脉注射 1 次，但累积量不宜超过 300mg，有效后以 1～4mg/min 的速度静脉滴注，但每小时药量不宜超过 100mg；②胺碘酮片剂 200mg/片，400～600mg/d，注射剂 150mg/3ml，对快速型心律失常并需要立即复律者，可静脉注射，也可 600～1 000mg 溶于葡萄糖溶液中静脉滴注；③普罗帕酮片剂 100mg/片，300～600mg/d，注射剂：35mg/10ml，静脉注射每次 70mg，稀释后在 3～5min 内注射完，如无效，20min 后再注射 1 次，一日总量不超过 350mg；④酒石酸美托洛尔对快速型心律失常紧急治疗：成人剂量 5mg，用葡萄糖稀释后，以每分钟 1～2mg 速度缓慢静脉注射，如病情需要 5min 后重复注射一次，视病情而定，总剂量不超过 10mg（静脉注射后 4～6h，心律失常已经控制，用口服胶囊或片剂维持，每天 2～3 次，每次剂量不超过 5mg）；⑤其他药物及制剂参见相关项目任务。
	提示建议	①抗心律失常药治疗效果个体差异较大，应熟知合理用药原则和用药注意事项，如服用胺碘酮期间要避免日光下暴晒等；②指导患者熟悉服用药物名称、用法用量、服用时间；③提示用药可能不良反应及警惕可能危险因素；④未明事项应查阅药品说明书或向医师、药师等反馈。
用药中	护理问题	①患者用药后症状改善及血压、脉搏、心率及心电图等变化；②与药物不良反应有关症状的预防与处理；③药物正确的给药方法和疗程等；④其他可能影响疗效的问题等。
	护理措施	①遵医嘱或处方，严格掌握药物剂量及给药途径；②指导患者警惕药物的不良反应，特别是诱发新的心律失常等情况，熟悉各种不良反应的处理措施，不明情况及时向医生反馈。
	用药要点	①根据病情需要确定给药途径，轻症或预防采用口服给药，急危重心律失常应采用静脉给药；②抗心律失常药的剂量和作用强度有明显个体差异，应采用个体化给药方案，③严格掌握静脉给药速度，一般速度要慢，如维拉帕米静脉注射至少在 2min，但是腺苷给药时需静脉快速注射；④加强不良反应观察和处置，如服用奎尼丁应缓慢改变体位，以免发生直立性低血压等。
用药后	健康教育	①适度介绍心律失常疾病特点及药物治疗原则，强调与其他心血管疾病的关联性和规范治疗的意义；②协助患者坚持健康生活方式，如低盐、低脂、高蛋白、多维生素饮食，不饮用浓茶、咖啡，保持大便通畅；注意劳逸结合，适度体育锻炼等。

评价效果	①客观评价药物疗效、安全性及近远期治疗效果，综合判断用药护理方法、措施的适宜性；②提示密切监测药物可能的后续不良反应，如使用胺碘酮导致甲状腺功能改变和肺纤维化改变，普鲁卡因胺出现红斑狼疮综合征等；③了解患者对治疗药物相关知识的知晓度是否提高，能否坚持和配合治疗等。
回顾小结	①整理物品、记录资料，回顾合理使用抗心律失常药的要点；②小结本任务用药护理心得；查找不足，制订改进措施等。

学习小结

　　本任务主要介绍了钠通道阻滞药、β受体拮抗药、延长动作电位时程药（钾通道阻滞药）和钙通道阻滞药这四类抗心律失常药，其中重点掌握抗心律失常药的适应证，难点是抗心律失常药的作用机制，在学习和应用中需要注意Ⅰ、Ⅲ、Ⅳ类抗心律失常药的不良反应较多，不宜长期使用。

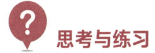

思考与练习

1. 说出抗心律失常药的分类与代表药物。

2. 简述抗心律失常药的主要作用机制和不良反应表现。

3. 对以下用药护理案例进行分析。

　　患者，男，20岁，由于临近考试晚上经常熬夜，又喝了大量浓茶，感觉心悸不适。经心电图检查，窦性心律118次/min，医生诊断为窦性心动过速。

　　请思考并回答：①该患者首选什么药物治疗？说明选药依据。②患者如果并发哪些疾病应禁用该药？③在这个案例中，护士应该在哪些方面体现专业精神和职业素养？

4. 请用线将下列抗心律失常药与对应的临床用途连接起来。

药物名称	临床用途
利多卡因	强心苷中毒引起的室性心动过速
苯妥英钠	急性心肌梗死引起的室性心律失常
普萘洛尔	阵发性室上性心动过速
维拉帕米	窦性心动过速

（潘建萍）

任务三　抗慢性心力衰竭药与用药护理

知识目标：

1. 掌握影响肾素－血管紧张素系统药物、利尿药、β受体拮抗药、醛固酮受体拮抗药、强心苷的药理作用、临床用途、不良反应及防治。
2. 熟悉抗心力衰竭药的分类及代表药物。
3. 了解血管扩张药、非强心苷类正性肌力药的药理作用、临床用途、不良反应及防治。

技能目标：

1. 熟练掌握根据适应证合理选择心衰诊疗药物及防治不良反应的技能。
2. 学会观察抗心力衰竭药的疗效，正确处理药物出现的不良反应。

素质目标：

具备关心关爱患者，与患者及家属交流沟通的人文关怀素养，并能够长期正确指导患者合理用药，降低慢性心力衰竭患者病死率的职业素养。

　　工作情景与任务

导入情景：

患者，男，68岁，患有慢性心衰，长期服用地高辛片治疗。近日出现恶心、呕吐、畏食等症状，由家人送至医院。经检测血药浓度为3.10ng/ml。患者自述每日服用半片地高辛，因近期劳累自感药效欠佳，自行将药量增加至每日1片。诊断为地高辛中毒。医生首先令患者停用地高辛，同时监测地高辛血药浓度，并根据血药浓度逐渐将地高辛剂量调回每日半片。7d后，患者症状消失，血药浓度为0.92ng/ml，好转出院。

工作任务：

1. 患者出现上述状况的原因是什么？
2. 患者服用地高辛时应注意哪些问题？
3. 在这个工作任务中，护士应该在哪些方面体现专业精神和职业素养？

心力衰竭简称心衰，是由各种心脏疾病导致心功能不全的一种临床综合征，亦称心功能不全。大多是指心肌收缩力下降，心排血量不能满足机体代谢的需要，导致器官，组织血液灌流不足，出现体循环和/或肺循环淤血的表现，称收缩性心力衰竭；少数情况下心肌收缩力尚可维持正常心排血量，但由于异常增高的左心室充盈压，导致肺静脉回流受阻，肺循环淤血，称舒张性心力衰竭，常见于冠心病和高血压心脏病心功能不全的早期或原发性肥厚型心肌病。心力衰竭时通常伴有体循环和/或肺循环的被动性充血,故又称充血性心力衰竭(congestive heart failure,CHF)。心力衰竭按发生过程可分为急性心力衰竭和慢性心力衰竭两类。心衰患者主要临床表现是呼吸困难、渐进性水肿、疲劳乏力,逐渐丧失自由活动能力和自理能力,直至生命终结。

目前慢性心力衰竭的治疗不仅是改善症状、提高生活质量,更要防止和延缓心肌重构的发展,延长患者寿命,减少再住院率,降低病死率。药物治疗仍是目前治疗 CHF 的主要手段。

 知识链接

慢性心功能不全分级

根据患者心衰的程度和疗效,可将心衰划分为四级,分级越高提示患者心衰越严重。

Ⅰ级:患有心脏病,但日常活动量不受限制,一般体力活动不引起疲乏、心悸、呼吸困难或心绞痛。

Ⅱ级:心脏病患者的体力活动轻度受限制。休息时无自觉症状,一般体力活动引起过度疲乏、心悸、呼吸困难或心绞痛。

Ⅲ级:体力活动明显受限制,休息时无症状,但小于一般体力活动即可引起上述的症状。

Ⅳ级:心脏病患者不能从事任何体力活动,休息状态下也出现心衰的症状,体力活动后加重。

根据药物的作用及作用机制,治疗慢性心力衰竭的药物可大致分为六类(图4-3-1)。

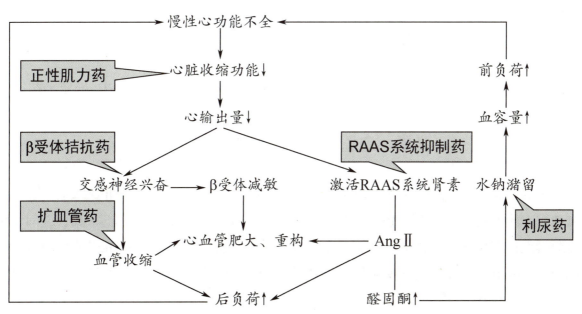

图4-3-1 慢性心力衰竭的发病机制及主要药物作用环节示意图

1. 肾素－血管紧张素－醛固酮系统抑制剂

（1）血管紧张素转化酶抑制药（ACEI）：卡托普利、依那普利等。

（2）血管紧张素Ⅱ受体拮抗药（ARB）：氯沙坦、缬沙坦等。

（3）醛固酮拮抗药：螺内酯等。

ACEI 和 ARB 是用于治疗心力衰竭的最重要药物之一，能防止和逆转心室重塑，提高心脏及血管的顺应性，不仅能缓解心力衰竭的症状，而且显著降低心力衰竭患者的病死率、改善预后。故这类药物作为心力衰竭治疗的一线用药广泛用于临床。

2. 利尿药　氢氯噻嗪、呋塞米等。利尿药在心衰的治疗中起着重要的作用，目前仍作为一线药物广泛用于各种心力衰竭的治疗。

3. β 受体拮抗药　美托洛尔、卡维地洛等。长期应用 β 受体拮抗药可以改善慢性心力衰竭（CHF）的症状，提高射血分数，改善患者的生活质量，降低病死率，目前已被推荐作为治疗慢性心力衰竭的常规用药。

4. 正性肌力药

（1）强心苷类药：地高辛等。传统的观点认为强心是治疗心力衰竭患者的首要治疗，现在的观点认为强心药作为需要时使用。

（2）非苷类正性肌力药：米力农、维司力农等。由于这类药物可能增加心衰患者的病死率，故不宜作常规治疗用药。

5. 扩血管药　硝普钠、硝酸异山梨酯、肼屈嗪、哌唑嗪、硝苯地平等。扩血管药因迅速降低心脏的前、后负荷可改善急性心力衰竭症状，一些长期的临床观察资料提示肼屈嗪、硝酸异山梨酯还可减轻心肌的病理重构。

6. 其他类药物　本类药物大多属于临床新药，主要有：①抗糖尿病药钠－葡萄糖共转运体 2（SGLT2）抑制剂，如达格列净等；②减慢窦性心律的钠通道阻滞药，如伊伐布雷定等；③血管紧张素脑啡肽酶抑制剂（ARNI），如沙库巴曲缬沙坦等；④钙增敏剂如左西孟旦等；⑤增强心脏保护的神经内分泌系统利钠肽，如奈西立肽等；⑥肾素抑制剂，如阿利吉伦等。远期疗效有待进一步临床实践。

由于多数药物在任务一抗高血压药等内容中已叙述，本任务重点介绍正性肌力药等。

一、肾素－血管紧张素－醛固酮系统抑制药

血管紧张素转化酶抑制药（如卡托普利、依那普利）和血管紧张素Ⅱ受体拮抗药（如氯沙坦、缬沙坦）也能扩张血管（参见本项目任务一），但除此之外，还能降低心脏前、后负荷，阻止醛固酮的分泌，减少水钠潴留，减少回心血量；抑制组织中 AngⅡ的生成，阻止或逆转心室重塑，改善心室收缩和舒张功能，用药后能明显缓解或消除 CHF 患者症状，对 CHF 有良好的治疗效果。

（一）血管紧张素转化酶抑制药

【作用与用途】

1. 改善血流动力学　通过抑制血管紧张素转化酶的活性，减少血液及组织中的血管紧张素Ⅱ，使全身阻力血管和容量血管扩张，降低心脏前后负荷，增加心排血量，从而缓解或消除 CHF 症状，也可增加肾血流量，改善肾功能。同时 ACE 还可水解缓激肽，通过抑制 ACE，减少缓激肽的水解，从而扩张血管。

2. 抑制心肌肥厚、血管增生及心肌重构　在 CHF 早期和中期就出现心肌重构，表现为心肌细胞肥大、心肌纤维化、心脏泵血功能减退。小剂量的 ACEI 就能有效地阻止或逆转 CHF 心室肥厚的发生，抑制纤维组织和肌层内冠脉壁的增厚，提高心肌和血管的顺应性，改善心功能，降低 CHF 病死率。

ACEI 类在临床上广泛用于各种原因引起的 CHF，常与利尿药、地高辛合用提高疗效。

（二）血管紧张素Ⅱ受体拮抗药

血管紧张素Ⅱ受体拮抗药能直接阻断 AngⅡ与其受体结合，发挥拮抗作用，故能预防和逆转心血管的肥厚和心肌重构。其抗 CHF 的作用与 ACEI 类相似，也能降低 CHF 的病死率，可作为对 ACEI 类耐受者的替代品。不良反应较少，不易引起咳嗽、血管神经性水肿等。

（三）醛固酮受体拮抗药

醛固酮在慢性心力衰竭的发生发展中起着重要作用，是一种介导心血管损害的重要神经内分泌因子。CHF 时血中醛固酮浓度及活性与心衰程度呈正相关。醛固酮受体拮抗药不仅能拮抗醛固酮的水钠潴留作用，而且能拮抗醛固酮促生长作用，可逆转左室肥厚，改善左室功能，还能抑制肾小管排钾及减少心肌细胞 K^+ 外流作用，可对抗中、强效利尿药钾排出增多引起的低血钾，也可降低强心苷中毒的发生率。醛固酮受体拮抗药适用于已接受 ACEI/ARB 及 β 受体拮抗药治疗而仍然持续存在症状（NYHA Ⅱ～Ⅳ级，LVEF≤35%）的所有心力衰竭患者。代表药物依普利酮（eplerenone）是新型选择性醛固酮受体拮抗药，对治疗心力衰竭、高血压和心肌梗死有确切疗效，对高血压引起心、脑和肾等靶器官的损害具有保护作用。依普利酮除导致血钾升高外，其他不良反应较少，耐受性好，可以作为螺内酯的良好替代药物。

二、利　尿　药

利尿药通过排钠利尿，降低血容量和回心血量，减轻心脏前负荷；排钠作用还可降低血管壁钠离子含量，减少 Na^+-Ca^{2+} 交换，降低细胞内钙离子浓度，扩张血管，减轻 CHF 症状。轻度 CHF 时可单独应用噻嗪类利尿药；中度 CHF 可口服强效利尿药与噻嗪类利尿药或与留钾利尿药合用；重度 CHF、CHF 急性发作或急性肺水肿时，则需要用高效能利尿药静脉注射，以迅速缓解肺淤血和肺水肿症状。

三、β受体拮抗药

β受体拮抗药因对心脏有抑制作用,传统观念认为禁用于心力衰竭的治疗。但现在认为该类药物在 CHF 治疗中有着重要意义,目前已广泛应用于临床。常用的药物有卡维地洛、比索洛尔、美托洛尔等。

【药理作用】

1. 拮抗交感神经及 RAAS 过度激活　①阻断心脏 $β_1$ 受体,拮抗过量儿茶酚胺对心脏的毒性作用。②阻断肾小球球旁细胞 β 受体,抑制肾素释放,从而抑制 RAAS,延缓或逆转心室重塑。③长期使用可上调心肌 $β_1$ 受体数量,增强心肌对去甲肾上腺素的敏感性,改善心肌收缩性能。但卡维地洛无此作用,卡维地洛可阻断 $α_1$ 受体,扩张血管,减轻心脏负荷,并有抗氧化作用,可保护心肌细胞。

2. 抗心律失常与抗心肌缺血作用　通过抑制心脏、减慢心率,降低心肌耗氧量;增加心脏舒张时间,延长左室充盈时间,增加冠脉血流灌注,产生抗心肌缺血的作用;β受体拮抗药可预防 CHF 伴发的心律失常,改善预后,降低病死率。

【临床用途】　主要适用于缺血性心脏病、高血压心脏病及扩张型心肌病所致的 CHF 患者。多数患者在用药早期作用不明显,但连续用药可明显改善心功能,阻止 CHF 症状恶化,提高生活质量,降低病死率。

【不良反应与防治】　该类药物治疗心衰时必须与常规治疗药物强心苷、利尿药等联合应用。在用药过程中应遵循以下原则:①从小剂量开始,根据病情逐渐加量,严密观察患者血压、心率、体重等。②调整剂量时应缓慢,避免心功能降低。③慎用于初治期的 CHF 患者。多用于 CHF 的长期治疗。

四、正性肌力药

（一）强心苷类

强心苷是一类选择性作用于心脏,具有增强心肌收缩力的苷类药物。常用药有地高辛、洋地黄毒苷、毛花苷 C、毒毛花苷 K,临床上主要用于治疗心功能不全和某些心律失常。

【药理作用】

1. 正性肌力作用(增强心肌收缩力)　强心苷能选择性地作用于心脏,增强心肌收缩力,对衰竭心脏作用尤其显著,并具有如下特点:

(1)增强心肌收缩效能:加快心肌收缩速度,缩短收缩期,相对延长舒张期,有利于衰竭心脏休息和静脉回流并能增加冠状动脉供血,改善心脏功能。

(2)降低衰竭心脏的耗氧量:心肌耗氧量取决于心肌收缩力、心率和室壁张力三个因素。衰竭心脏室壁张力增高、心率加快和外周阻力增加,耗氧量增加。应用强心苷后心肌收缩力增强,心排血量增加,使室壁张力降低,还可反射性兴奋迷走神经,减慢心率,降低外周阻力,这些降低耗氧量因素超过因收缩力加强所致耗氧量增加因素,总耗氧量减少,心脏工作效率提高。

（3）增加衰竭心脏的心排血量:强心苷可使心肌收缩力加强,心排血量明显增加,可反射性地降低交感神经活性,使外周血管扩张,阻力下降,心脏射血阻力下降,维持心排血量的增加。但对正常心脏的心排血量并不增加。

 知识链接

强心苷作用机制

强心苷治疗量时能轻度抑制心肌细胞膜上 Na^+-K^+-ATP 酶,使 Na^+-K^+ 交换减少,Na^+-Ca^{2+} 交换增多,细胞内 Ca^{2+} 增多,通过兴奋 – 收缩偶联使心肌收缩力加强。中毒剂量则严重抑制 Na^+-K^+-ATP 酶,导致细胞内明显低钾及钙反常,产生毒性反应如自律性升高、传导改变、ERP 缩短和迟后去极化等,引起各种心律失常。因此,强心苷的治疗作用和中毒机制都是通过抑制心肌细胞膜上 Na^+-K^+-ATP 酶产生作用(图 4-3-2)。

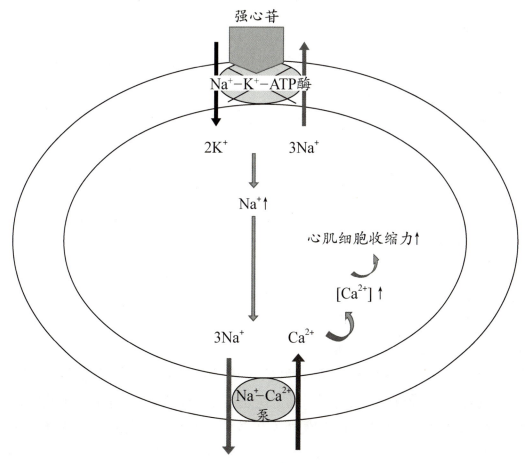

图 4-3-2　强心苷作用机制示意图

2. 负性频率作用（减慢心率）　强心苷通过增加心肌收缩力和心排血量，对颈动脉窦和主动脉弓压力感受器的刺激增强，反射性增加迷走神经活性，降低交感神经活性，使心率减慢。

3. 负性传导作用（减慢传导）　治疗量强心苷因增强迷走神经活性而降低窦房结自律性，减慢房室传导。中毒剂量可导致不同程度的传导阻滞，严重时可致心脏停搏。

4. 对心肌电生理特性的影响　强心苷可降低窦房结的自律性，升高浦肯野纤维的自律性；减慢房室结的传导；缩短心房和浦肯野纤维的有效不应期。治疗量强心苷最早引起 T 波低平或倒置，S-T 段下凹呈鱼钩状，P-R 间期延长，P-P 间期延长，Q-T 间期缩短。

5. 利尿作用　强心苷增加心排血量，使肾血流量和肾小球的滤过率增多，并能直接抑制肾小管 Na^+-K^+-ATP 酶，减少肾小管对 Na^+ 的重吸收，促进 Na^+ 和水的排泄，产生排钠利尿作用。

【临床用途】

1. 治疗慢性心功能不全　强心苷是治疗 CHF 的主要药物。但对不同病因引起的 CHF，其疗效存在一定的差异：①对瓣膜病、先天性心脏病、动脉硬化及高血压等所引起的 CHF 疗效良好，尤其对 CHF 伴有心房纤颤、心率过速者疗效最佳。②对继发于严重贫血、甲状腺功能亢进及维生素 B₁ 缺乏症的高排血量型 CHF 疗效较差。③对肺源性心脏病、严重心肌损伤、活动性心肌炎等引起的 CHF 疗效差，且易引起强心苷中毒。④对严重二尖瓣狭窄及缩窄性心包炎等机械因素引起的 CHF，强心苷疗效更差甚至无效。

2. 心律失常　主要是用于治疗心房纤颤和心房扑动。

（1）心房纤颤：强心苷通过抑制房室传导，使心房较多冲动不能穿透房室结下达心室而隐匿在房室结中，降低心室率，增加心排血量，从而改善循环障碍。对伴心室率过快的心房纤颤，强心苷是首选药物。

（2）心房扑动：心房扑动的心率虽较心房纤颤的频率低，但易传入心室，使室率过快而难以控制，危害比心房纤颤更大。强心苷通过缩短心房不应期，使心房扑动转为心房纤颤，继之抑制房室传导，降低心室率，是治疗心房扑动的常用药物。

【不良反应及防治】　强心苷安全范围小，治疗量与中毒量接近，一般治疗量相当于中毒量的 60%，且个体差异大，易发生中毒反应。

1. 胃肠道反应　是最常见的早期中毒症状，表现为畏食、恶心、呕吐、腹泻等，应注意与 CHF 所致胃肠道反应相鉴别。

2. 神经系统反应　有眩晕、头痛、疲倦、失眠、谵妄等症状，还可出现视觉障碍如黄视症、绿视症及视物模糊等。视觉异常通常是强心苷中毒的先兆，可作为停药指征。

3. 心脏毒性反应　大约 50% 病例可发生各种类型的心律失常，是强心苷中毒最严重、最危险的不良反应。①快速型心律失常：常见室上性或室性心律失常，其中室性期前收缩是最常见早期中毒表现，也可发生二联律、三联律、室性心动过速甚至心室纤颤。

②缓慢型心律失常：主要有窦性心动过缓及房室传导阻滞，以一度房室传导阻滞最常见，多于中毒早期出现，严重时可发生窦性停搏。心率低于60次/min是停药指征。

【中毒防治】

1. 中毒的预防　避免诱发强心苷中毒的因素如低血钾、高血钙、低血镁、心肌缺氧、酸中毒等，应注意调整患者体内离子平衡，纠正酸碱失调等。用药过程中要密切观察患者情况，注意中毒先兆，明确中毒诊断，有中毒先兆者立即减量或停用强心苷和排钾利尿药。

2. 中毒的诊断　密切观察用药前后患者的反应，警惕中毒先兆的出现，如一定次数的室性期前收缩、窦性心动过缓（低于60次/min）、视觉障碍及胃肠道反应加重等，同时注意心电图的变化与血浆电解质水平。测定血药浓度对确诊强心苷中毒有重要意义。

3. 中毒的治疗　应根据不同中毒类型采取不同措施：①对快速性心律失常者予以补钾，轻者可口服，必要时静脉滴注钾盐。严重者可首选苯妥英钠治疗，室性心律失常也可选用利多卡因。②对缓慢型心律失常如窦性心动过缓或房室传导阻滞不宜补钾，可用阿托品解救。③对危及生命的致死性中毒，应用地高辛抗体的Fab片段治疗，效果显著。

【给药方法】

1. 传统给药法　此种给药法先让患者在短期内获得最大效应量即全效量又称"洋地黄化"，然后逐日给予维持量，以维持疗效。此法的特点是显效快，但易中毒，现临床已少用。

2. 逐日维持量给药法　对病情不急的CHF，多采用小剂量维持疗法，即每日给维持量，经5个$t_{1/2}$，6～7d可达稳态血药浓度而取得稳定疗效。这种给药法可明显降低中毒发生率，为目前临床常用的给药方法。

 知识链接

充血性心力衰竭药物治疗的"金三角"

2014年中国心力衰竭诊断和治疗指南明确提出了慢性心衰治疗的"金三角"，开启神经内分泌抑制药治疗时代。循证医学证据证实ACEI能降低心衰患者病死率的第一类药物，是治疗心衰的基石和首选药物。β受体拮抗药通过拮抗长期持续的交感神经系统的过度激活和刺激，抑制交感神经系统和RAAS系统，恢复β_1受体的数量和功能。临床研究证实长期应用β受体拮抗药可以降低病死率、再住院率，并且显著降低猝死率。在ACEI基础上加用醛固酮受体拮抗药，可以进一步抑制醛固酮的有害作用，对心衰患者有更大的益处。在ACEI和β受体拮抗药黄金搭档的基础上加用醛固酮受体拮抗药，三药合用称之为"金三角"，已成为CHF的基本治疗方案。

（二）非强心苷类正性肌力药

1. 磷酸二酯酶抑制药

米力农、氨力农

米力农（milrinone）、氨力农（amrinone）临床主要用于 CHF 患者在应用强心苷等无效后的替选支持疗法。

本类药物通过抑制磷酸二酯酶，提高心肌细胞 cAMP 含量，使 Ca^{2+} 内流增加，从而增强心肌收缩力。此外还能扩张外周血管，降低外周阻力，减轻心脏前、后负荷，改善心功能。因本类药物长期应用可引起严重的心律失常，故临床主要用于急性重症 CHF，尤其是对强心苷、利尿药、血管扩张药联合治疗无效的患者。

氨力农的不良反应较严重，常见恶心、呕吐，心律失常发生率也较高，另可引起血小板减少和肝损害。米力农为氨力农替代品，抑酶作用强约 20 倍，不良反应发生率较低。

2. 儿茶酚类

多巴酚丁胺

多巴酚丁胺（dobutamine）选择性激动心脏 β_1 受体，兴奋心脏，使心肌收缩性增加，增强衰竭心脏的心脏指数，增加心排血量。临床主要用于对强心苷反应不佳的严重左心功能不全和心肌梗死后心功能不全。由于本药有诱发心律失常和心绞痛的潜在风险，不作 CHF 治疗的常规药。另外本药作为强心药也可用于急性心功能不全导致的心源性休克。具体见项目十三任务二的抗休克药有关内容。

五、血管扩张药

血管扩张药种类较多且特点不一（表 4-3-1），其用于心衰治疗主要是通过扩张静脉和动脉血管，降低心脏前、后负荷，缓解 CHF 症状，适用于心衰的各期。但血管扩张药对血压、器官灌注率、心率、血容量等都有较大影响，对心衰治疗具有较多复杂影响，要特别注意合理使用：①用于 CHF 治疗仅是辅助药物，可短期应用，解除呼吸困难、剧烈呕吐、腹泻等急性症状，不宜作为常规治疗药物；②用药期间密切观察血压变化，尤其是有明显低血压的心衰患者，要随时调整剂量，使血压维持在 90～100/50～60mmHg 为宜，避免血压过低，引起冠脉灌注压下降，影响心肌血供；③应从小剂量开始，停药时应逐渐减量，不可突然停药，否则将产生反跳现象，使病情突然变化甚至猝死。

表 4-3-1　常用扩张血管药种类及特点

常用药物	作用	应用
肼屈嗪、硝苯地平	舒张小动脉，降低心脏后负荷	心排血量减少，外周阻力升高的患者
硝酸酯类	舒张静脉，降低心脏前负荷	肺静脉淤血症状明显的患者
硝普钠、哌唑嗪	同时舒张动静脉，降低前后负荷	心排血量低，肺静脉压高的患者

六、其他类药物

1. 钠－葡萄糖共转运体 2（SGLT2）抑制剂　在治疗慢性心力衰竭中有较好疗效，是心衰治疗领域中备受瞩目的新药，代表药物有达格列净、恩格列净等。有关权威心衰管理指南推荐在"金三角"的基础上加用 SGLT2 抑制剂，用于治疗射血分数降低的心衰，心衰治疗"金三角"由此变成了"四重奏"。循证医学研究证实，SGLT2 抑制剂可降低糖尿病和非糖尿病心衰患者的住院率和病死率，在治疗第一年的绝对获益最大，对同时有糖尿病和其他心脑血管并发症的患者尤为适用。不良反应见抗糖尿病药的有关内容，主要是 SGLT2 抑制剂可使尿糖增加，可增加泌尿系统感染风险，对卧床和插导尿管的心衰患者更易发生。

2. 伊伐布雷定（ivabradine）　主要作为减慢窦性心律的药物，是单纯的窦房结 If 通道阻滞药。适用于窦性心律且心率≥75 次 /min、伴有心脏收缩功能障碍的 NYHA Ⅱ～Ⅳ级慢性心力衰竭患者，与传统的 β 受体拮抗药联合用药，或者用于禁忌或不能耐受 β 受体拮抗药治疗的患者。对于非窦性心律如房颤患者无效。

3. 沙库巴曲 / 缬沙坦（sacubatril/valsarta）　是首个 ARNI 类药物，通过抑制血管紧张素受体和脑啡肽酶发挥阻断 AT_1 受体和增强利钠肽系统的作用。用于射血分数降低的慢性心力衰竭（NYHA Ⅱ～Ⅳ级，LVEF≤40%）成人患者，降低心血管死亡和心力衰竭住院的风险。另外，沙库巴曲 / 缬沙坦钠片可代替血管紧张素转化酶抑制剂（ACEI）或血管紧张素Ⅱ受体拮抗药（ARB），与其他心力衰竭治疗药物合用。

4. 左西孟旦（levosimenda）　是钙增敏药，常与利尿药、ACEI/ARB/α、β 受体拮抗药、醛固酮拮抗药等心衰治疗药物合用，用于需要增加心肌收缩力的急性失代偿心力衰竭（ADHF）的短期治疗。本药作用机制包括：①通过直接与心肌细胞肌钙蛋白结合，从而使心肌收缩力增强，而心率、心肌耗氧量无明显变化；②具有一定的扩血管作用，使外周静脉扩张，心脏前负荷降低。使用期间需严密监测血压、心率等生命体征的监测，故仅用于住院患者。严重的肝肾功能不全和低血压患者禁用。

5. 奈西立肽（nesiritide）　是重组人 B 型利钠肽（脑钠肽，BNP），BNP 是由心室分泌，促进排钠、排尿，对抗容量负荷过重及高血压的主要内分泌物质之一，本药较天然 BNP 更稳定，作用时间长，具较强的舒张血管作用，可对抗肾素－血管紧张素－醛固酮系统（RAAS）的缩血管作用，常用于急、慢性心力衰竭。采用静脉给药，起效快，更适用于急性心力衰竭。目前临床多用于其他药物疗效不佳的心衰治疗，使用时防止低血压反应等。

6. 阿利吉仑（aliskiren）　是新一代非肽类肾素阻滞药，能在第一环节阻断 RAS 系统，降低肾素活性，减少血管紧张素Ⅱ和醛固酮的生成，发挥降压和治疗心力衰竭的作用。本药与 ACEI 和 ARB 相比的优势是不影响缓激肽和前列腺素的代谢，不引起血浆肾素活性代偿性升高。可用于其他药物疗效不佳的高血压患者和慢性心力衰竭患者。严重肾损伤、肾血管性高血压、钠或血容量不足者,以及 18 岁以下患者不宜使用。

 护理学而思

终末期心衰患者的临终关怀

终末期心衰患者大部分为危重症患者,其病情变化迅速且紧急,很多患者在临终前常常遭受生理和心理的双重痛苦。护理人员应以患者为中心,发扬医学人道主义精神,对患者实施临终关怀及护理,以此缓解患者的痛苦。首先应与患者建立良好的护患关系,提高患者对护理人员的信任度,并详细了解患者的生理和心理的护理需求。其次,护理人员在实施护理操作过程中,需要保持良好的态度,并增加与患者的语言沟通和目光交流,让患者感受到来自护理人员的关怀。再次,护理人员需要在尊重患者隐私的情况下,为其提供舒适安静的休息环境,为患者自我情感表达和与家属沟通提供机会,从而减轻患者的心理压力。

任务解析和岗位对接

地高辛为洋地黄类强心药物,治疗窗窄,易中毒。本例患者长期服用地高辛,因不了解用药风险而没有经过医生同意,自行调整服药剂量。在用药中应对患者进行严密观察,监测血药浓度,及时调整用药剂量。还应注意地高辛与其他药物容易发生药物相互作用,如钙剂、儿茶酚胺类药物、排钾利尿药、氨茶碱等。不可随意自行调整地高辛的剂量,同时不可随意服用其他药品。在用药期间出现任何不适,应及时就医。心衰患者一般病情较重,应加强综合措施,提供精细化护理服务,充分体现专业精神和职业素养。

岗位对接参考下面任务工作清单模拟完成。

用药前	护理评估	①健康评估:观察健康状况和精神状态;了解既往病史,患者心衰 NYHA 分级情况,适度介绍病情和心衰治疗目标;②用药禁忌评估:心率 <60 次/min 时应暂停服用强心苷;强心苷使用期间禁止静脉使用钙剂;对严重心动过缓、严重左室功能减退、明显房室传导阻滞及支气管哮喘患者禁用 β 受体拮抗药;③用药情况评估:了解用药史,注意与其他心血管药物的相互作用,如与排钾利尿药合用时需注意补钾等,适度了解其他有关信息。
	调配药品	①强心苷类药物中洋地黄毒苷片剂,每片 0.1mg,全效量 0.7~1.2mg,于 48~72h 内分次服用,维持量 0.05~0.1mg/d;地高辛片剂,每片 0.25mg,全效量 1~1.5mg,于 24h 内分次服用,维持量 0.125~0.5mg/d;毛花苷 C 注射剂 0.4mg/2ml,一次 0.4~0.8mg,以 25% 或 50% 葡萄糖注射液稀释后缓慢静脉注射;毒毛花苷 K:注射剂 0.25mg/1ml,一次 0.25mg,以 25% 葡萄糖注射液 10~20ml 稀释后缓慢静脉注射;②其他制剂及药物参见相关项目任务。

	提示建议	①不同患者心衰药物治疗方案差异很大,应准确掌握有关内容,根据个体化差异合理确定剂量,如β受体拮抗药应从小剂量开始服用,逐渐增加剂量等;②告知患者不良反应表现,警惕可能的危险因素,如强心苷类药物避免低血钾、高血钙、低血镁、心肌血氧、肾功能不全等诱发中毒的因素;③熟知服药时间,如利尿药宜在早晨或日间服用,卡托普利宜在饭前1h服用,强心苷宜在饭后服用;④未明事项应查阅药品说明书或向医师、药师等反馈咨询。
用药中	护理问题	①患者用药后症状改善情况,及相关血压、脉搏、心率、呼吸、心电图等的变化;②与药物不良反应有关症状表现与处置;③药物正确的给药方法和疗程管理等;④其他可能影响疗效的问题等。
	护理措施	①遵医嘱或处方,严格掌握剂量及给药途径,并注意观察血压、心率、脉搏、心电图等变化;②密切关注患者的用药反应,症状是否得到改善,配合进行日常起居的生活指导;③指导患者警惕药物的不良反应,如洋地黄类药物的胃肠道反应、心血管系统反应、神经系统反应等;④治疗中出现不明情况及时报告医生,配合做好相关处置。
	用药要点	①科学制定个体化给药方案并严格执行,密切监测病情变化,及时调整治疗方案;②患者一般有多种疾病,注意药物相互作用关系,洋地黄不能与奎尼丁、普罗帕酮(心律平)、维拉帕米(异搏定)、钙剂、胺碘酮等药物合用,以免增加药物毒性;③注意鉴别不同药物在不同病程的不良反应表现,以及相互叠加、干扰等现象。
用药后	健康教育	①加强针对性的用药教育和健康宣教,强调认真遵守医嘱,规律用药的重要性;②告知可能出现的重要不良反应,如ACEI时需预防直立性低血压,可能有蛋白尿、咳嗽、间质性肺炎等的发生;③加强心理辅导,改善情绪和生活方式,如低盐或限盐、低脂饮食,戒烟戒酒、控制体重等,共同提高治疗效果。
	评价效果	①客观评价药物疗效,安全性、近远期治疗效果等,综合判断采取的用药护理措施、方法的适宜性;②密切关注强心苷等的中毒先兆症状,若出现频发室性期前收缩、心率 <60 次/min、黄视绿视症时,应立即停药,长期心房颤动患者使用强心苷后心律变得规则,心电图 ST 段出现鱼钩样改变等,均有发生中毒的危险;③注意与其他心血管治疗药物合用的相互作用,了解患者对治疗药物相关知识的知晓度是否提高,能否坚持和配合治疗等。

回顾小结	①整理物品、记录资料,回顾合理使用抗慢性心力衰竭药的要点;②小结本任务用药护理心得,向患者强调与医护人员配合控制原发病的重要性,强调生活作息规律、劳逸结合、改变不良生活习惯如戒烟、戒酒、不喝浓茶和咖啡等,强调高蛋白、低脂低盐饮食、多食蔬菜和水果,避免饱食,保持大便通畅,避免精神刺激等;查找不足,制订改进措施等。

学习小结

本任务主要介绍了 RAAS 抑制药、利尿药、β 受体拮抗药、强心苷类和非苷类正性肌力药、扩血管药这五类抗心力衰竭药物,其中重点是 ACEI/ARB、β 受体拮抗药和强心苷类药的药理作用、临床应用、不良反应以及强心苷类的中毒防治,难点是药物作用,特别是 RAAS 抑制药能防止和逆转心血管重构,提高心脏和血管的顺应性,降低病死率,改善预后。在学习和应用中需要注意 β 受体拮抗药本身可加重心功能不全,使用时需注意剂量和个体化用药,同时应注意 CHF 患者用地高辛维持疗法时,禁钙补钾牢记心。

❓ 思考与练习

1. 简述治疗充血性心力衰竭的药物分类及代表药物。

2. 简述强心苷的毒性反应及防治措施。

3. 对以下用药护理案例进行分析。

(1)慢性心功能不全患者甲,在连续服用地高辛的同时,为进一步消除水肿给予氢氯噻嗪片 25mg/ 次,2 次 /d,连续服用 2 周后,出现恶心、呕吐、乏力、心电图显示室性期前收缩,二联律。诊断:地高辛中毒。试分析并回答:①患者为什么会发生地高辛中毒?②如何对中毒症状进行治疗?③在这个案例中,护士应该在哪些方面体现专业精神和职业素养?

(2)慢性心功能不全患者乙,每日服用的药物有依那普利、美托洛尔、地高辛,并于每日晨起监测体重。近 2d 来,发现每日体重增加 1kg。请思考并解释:①该患者如何调整用药方案?②对于该患者,长期使用依那普利和美托洛尔的意义是什么?③在这个案例中,护士应该在哪些方面体现专业精神和职业素养?

(潘建萍　张　庆)

任务四　抗心绞痛药与用药护理

知识目标：

1. 掌握硝酸甘油的抗心绞痛作用、临床用途、不良反应与用药护理要点。
2. 熟悉普萘洛尔、硝苯地平的抗心绞痛作用与临床用途。
3. 了解其他抗心绞痛药物的作用特点及心绞痛的临床用药原则。

技能目标：

1. 熟练掌握正确指导心绞痛患者合理使用药物，以有效缓解病情的技能。
2. 学会观察抗心绞痛药物的疗效，并能及时妥善处理药物出现的不良反应。

素质目标：

具备关爱冠心病患者和科学严谨、治病救人的职业素质，及尊重、理解患者的
人文素养。

工作情景与任务

导入情景：

患者，男，65岁。近半年来，常于劳累或情绪激动后反复发作胸骨后压榨性疼痛，并
放射至左肩背部和左上肢，休息后能缓解。来院就医，心电图示心肌缺血，心脏彩超示
冠状动脉粥样硬化斑块。诊断：冠心病，稳定型心绞痛。给药方案：硝酸甘油片，必要时
0.5mg舌下含服，普萘洛尔片10mg/次，每日3次，口服。

工作任务：

1. 试分析用药方案是否合理？并说明理由。
2. 硝酸甘油与普萘洛尔合用时要注意什么事项？
3. 在这个案例中，护士应该在哪些方面体现专业精神和职业素养？

一、抗心绞痛药概述

心绞痛是冠状动脉供血不足引起的急剧的、暂时性心肌缺血缺氧综合征。发作时典
型临床表现为阵发性胸骨后压榨性疼痛并向左肩、左上肢放射。若心绞痛持续发作不能
及时缓解则可能发展为急性心肌梗死。心绞痛发生的主要病理基础是心肌需氧与供氧的
失衡，任何引起心肌组织耗氧增加或供氧减少均可诱发心绞痛（图4-4-1）。抗心绞痛药
主要通过降低心肌耗氧量（减弱心肌收缩力、减慢心率、降低心室壁张力等）或增加心肌
供血供氧（扩张输送性冠脉及侧支血管），恢复心肌氧供需平衡以缓解心绞痛。临床常用

药物有硝酸酯类、β受体拮抗药、钙通道阻滞药等。

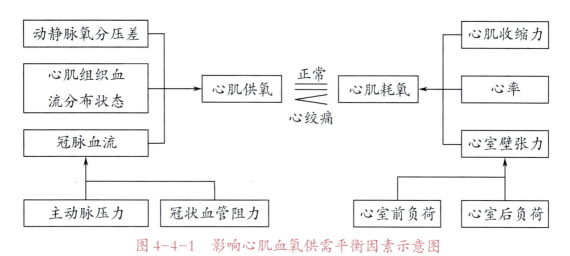

图 4-4-1　影响心肌血氧供需平衡因素示意图

 知识链接

心绞痛的类型

根据世界卫生组织诊断标准,临床上将心绞痛分为以下 3 种类型:①劳累型心绞痛,特点是由劳累、情绪激动或其他增加心肌耗氧量的因素诱发,休息或舌下含服硝酸甘油可缓解;此类心绞痛又可分为稳定型心绞痛、初发型心绞痛和恶化型心绞痛。②自发性心绞痛,特点是发作与心肌耗氧量无明显关系,多发生于安静状态,发作时症状重、持续时间长,含服硝酸甘油不易缓解;包括卧位型(休息或熟睡时发生)、变异型(冠状动脉痉挛诱发)、中间综合征和梗死后心绞痛。③混合型心绞痛,特点是在心肌耗氧量增加或无明显增加时都可发生。临床常将初发型、恶化型和自发性心绞痛统称为不稳定型心绞痛。

二、常用的抗心绞痛药

(一)硝酸酯类

本类药物有:硝酸甘油、硝酸异山梨酯和单硝酸异山梨酯等。此类药物作用相似,其起效时间、持续时间和作用强度不同。

硝酸甘油

硝酸甘油(nitroglycerin)脂溶性高,口服首过消除明显,生物利用度为 10% 左右,临床常采用舌下含服控制心绞痛急性发作,含服后 1～2min 起效,维持 20～30min,$t_{1/2}$ 为 2～4min。此外,硝酸甘油软膏或贴膜剂涂抹在前臂皮肤或贴在胸部皮肤,可持续较长时间的有效浓度。

【药理作用】　硝酸甘油在谷胱甘肽转移酶的作用下释放出一氧化氮(NO),从而松弛平滑肌,尤以血管平滑肌的松弛效果显著。

1. 降低心肌耗氧量　最小有效量的硝酸甘油可扩张静脉血管,减少回心血量,降低心脏前负荷;稍大剂量也能扩张动脉,降低后负荷,从而降低室壁张力及心肌耗氧量。

2. 增加缺血区心肌供血　硝酸甘油选择性扩张较粗大的冠状动脉输送性血管及侧支血管,对阻力血管舒张作用弱。当心肌缺血时,缺血区的阻力血管因缺氧和代谢产物的堆积而处于舒张状态,其阻力远小于非缺血区血管的阻力。使用硝酸甘油后,血液将顺压力差从输送血管及侧支血管流向缺血区,从而增加缺血区血流量(图4-4-2)。

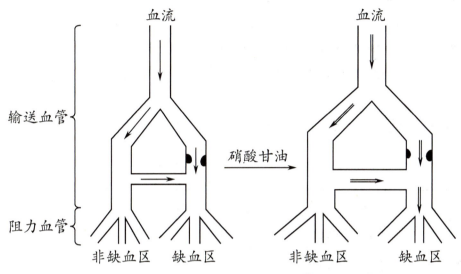

图4-4-2　硝酸甘油对冠脉血流分布影响示意图

3. 降低左室充盈压,增加心内膜供血　心内膜下血管由心外膜血管垂直穿过心肌延伸而来,血流易受心室壁张力及心室内压力的影响。硝酸甘油扩张静脉,减少回心血量,降低心室内压;扩张动脉,降低心室壁张力,有利于血液从心外膜流向心内膜下缺血区域。

4. 保护缺血心肌细胞　硝酸甘油通过释放一氧化氮,促进内源性的前列环素(PGI$_2$)和降钙素基因相关肽等物质的生成和释放,这些物质对缺血心肌细胞具有保护作用;此外,硝酸甘油通过产生一氧化氮而抑制血小板聚集、黏附,有利于冠心病的治疗。

【临床用途】

1. 防治各型心绞痛　舌下含服能迅速缓解各型心绞痛发作,常作为首选药。与β受体拮抗药合用可提高疗效。局部外用硝酸甘油软膏或缓释贴膜等可预防心绞痛发作。

2. 急性心肌梗死　静脉给药,通过减少心肌耗氧量、增加缺血区心肌供血,及抗血小板聚集和黏附作用,可缩小梗死范围,用于急性心肌梗死急救治疗。

3. 慢性充血性心力衰竭　通过扩张动静脉血管,减轻心脏前、后负荷,缓解心衰症状。

【不良反应及防治】

1. 副作用　用药后由于血管舒张作用,可出现血管搏动性头痛、颜面潮红、心悸、眼压升高等,过量可致直立性低血压、晕厥。剂量过大可因血压过低,冠脉灌注压过低,及反射性心率加快、心肌收缩力增强致心肌耗氧量增加,而加重心绞痛。

2. 毒性反应　如过量用药或频繁用药时可发生高铁血红蛋白血症,表现为呕吐、发绀。

3. 耐受性　连续用2~3周可产生耐受性,停药1~2周后可消失。如调整用药次数和剂量,间歇用药和补充含巯基的药物,可减少耐受性的发生。

4. 心绞痛患者应随身携带该类药物,发作时可及时救治。青光眼、低血压、急性心肌梗死伴低血压、颅内高压、颅内出血等患者禁用。

硝酸异山梨酯

硝酸异山梨酯(isosorbide dinitrate,消心痛)属长效硝酸酯类,作用与硝酸甘油相似,但较弱,起效慢,维持时间长。临床主要用于预防心绞痛发作及心肌梗死后心力衰竭的长期治疗。

各类硝酸酯类药物作用机制相同,但药动学参数有较大差异(表4-4-1)。

表4-4-1　硝酸酯类药物的比较

药物	用药方法	剂量 / (mg·次$^{-1}$)	起效时间 / min	作用持续时间 /h	$t_{1/2}$/min	给药次数 / (次·d^{-1})
硝酸甘油	舌下	0.3~0.6	1~2	20~40min	2~4	—
硝酸异山梨酯	舌下	5~10	2~3	1~2	45	3
	口服	10	15~30	2~4		3
单硝酸异山梨酯	口服	10~20	15	8	240	2~3

 护理学而思

"心脏救命药"硝酸甘油如何正确使用?

硝酸甘油治疗心绞痛已有百余年历史,如何指导患者正确使用才能产生救命效果呢?①心绞痛发作时,应让患者采取舒适的坐位或半卧位,避免用药后出现直立性低血压,发生头晕、摔倒等;②取一片硝酸甘油舌下含服或嚼碎后含服,不可吞服或用水送服;③含服后若疼痛不缓解,可重复含服,连续用3次仍不缓解,应及时就医;④有冠心病、心绞痛病史的患者,应嘱咐随身携带,为避免药物见光遇热分解失效,应密封在棕色瓶中放置在挎包或不贴身的衣兜;⑤虽然硝酸甘油有效期注明为3年,但开封后、保存不当或环境潮热等因素极易分解失效,嘱患者最好不超过1年,甚至是3个月,就应更换药品,含在舌下若有烧灼感说明药品有效。我们作为治病救人的护士,能否耐心细致地指导正确用药,直接关系到患者的生命健康。

（二）β 受体拮抗药

常用药物有普萘洛尔、阿替洛尔、美托洛尔等。卡维地洛既能阻断 β_1 受体、β_2 受体和 α 受体，又具有一定的抗氧化作用，不仅用于心功能不全和高血压，也可用于心绞痛的治疗。

【抗心绞痛作用】

1. 降低心肌耗氧量　本类药物通过阻断心脏 β_1 受体，使心率减慢、心肌收缩力减弱，心肌耗氧量降低。

2. 改善缺血区心肌供血　由于心率减慢，使舒张期延长，冠脉的灌流时间延长，有利于血液从心外膜血管流向易缺血的心内膜区；心肌耗氧量的降低及冠脉 β 受体阻断，使非缺血区冠状动脉阻力增加，而缺血区的冠状动脉仍处于代偿性扩张状态，使血液更多地流向缺血区。

3. 其他　能促进氧合血红蛋白的解离而增加组织包括心肌的供氧，改善缺血区心肌对葡萄糖的摄取和利用。

【临床用途】　用于稳定型心绞痛，对伴有高血压或快速型心律失常者更为适用。不宜用于冠状动脉痉挛诱发的变异型心绞痛，因冠脉上的 β 受体被阻断后，α 受体占优势，易致冠状动脉收缩。对心肌梗死也有效，能缩小梗死范围。

临床上常将硝酸酯类与 β 受体拮抗药联合应用治疗心绞痛，两类药物合用不仅能明显降低心肌耗氧量，而且可取长补短（表4-4-2）。其优点：①β 受体拮抗药能纠正硝酸酯类所引起的反射性心率加快和心肌收缩力增强的不利影响。②硝酸酯类可对抗 β 受体拮抗药所致冠脉收缩和心室容积增大的缺点。但应注意：①两类药物均能降低血压，要注意调整剂量并监测血压、心率变化，防止出现血压下降导致冠脉灌注压下降影响冠脉供血。②由于剂量的个体差异大，应从小剂量开始，逐渐加量。

表4-4-2　硝酸酯类与普萘洛尔配伍的意义

作用	硝酸酯类	普萘洛尔	配伍意义
抗心绞痛作用	+	+	增强疗效
心率	↑	↓	
心肌收缩力	↑	↓	互相纠正不良反应
心室壁张力	↓	↑	
冠脉	扩张	收缩	
血压	↓	↓	注意调节剂量

【不良反应及防治】　见传出神经系统药物肾上腺素受体拮抗药。

（三）钙通道阻滞药

钙通道阻滞药是临床用于预防和治疗心绞痛的常用药，特别是对变异型心绞痛疗效好。由于本类药物药理作用广泛，可用于治疗心绞痛、高血压、快速型心律失常、脑血管病等。因此，心肌缺血伴高血压或心律失常者可选用。常用药物有：硝苯地平、维拉帕米、地尔硫草等。

【抗心绞痛作用】 本类药物通过阻滞 Ca^{2+} 内流，发挥以下抗心绞痛作用。

1. 降低心肌耗氧量　钙通道阻滞药通过阻滞心肌细胞 Ca^{2+} 内流，减弱心肌收缩力，减慢心率；通过阻滞血管平滑肌细胞 Ca^{2+} 内流，松弛血管平滑肌，扩张血管，减轻心脏负荷，从而降低心肌耗氧量。

2. 扩张冠状动脉　本类药物对冠脉中较大的输送性血管和小的阻力血管均有扩张作用，特别是对处于痉挛状态的血管解除痉挛效果显著，从而增加缺血区血液灌注；此外，还可增加侧支循环，改善缺血心肌的供血供氧。

3. 保护缺血心肌细胞　心肌缺血时，细胞外 Ca^{2+} 内流，使细胞内特别是线粒体 Ca^{2+} 超载，促使细胞死亡。本类药物阻滞 Ca^{2+} 内流，减轻缺血心肌细胞内 Ca^{2+} 超载，从而保护心肌细胞。

4. 抑制血小板聚集　本类药物可降低血小板内 Ca^{2+} 浓度，抑制血小板聚集，从而防止血栓形成。

【临床用途】 不同的钙通道阻滞药对心脏及血管的作用强度不同，因此对心绞痛的临床应用有区别：硝苯地平扩张冠脉和外周小动脉作用强，对变异型心绞痛效果好，对伴有高血压患者尤为适宜，对伴有房室传导阻滞患者较为安全；但其短效制剂在降压时会引起反射性心率加快、心肌收缩力增强，从而增加心肌耗氧量，增加心肌梗死发生的危险。维拉帕米和地尔硫草对心脏抑制作用较强，特别适用于伴有心房扑动、心房纤颤、室上性心动过速的患者，禁用于伴有心功能不全、窦房结功能低下或房室传导阻滞的心绞痛患者。

【不良反应及防治】 相对较为轻微，易于耐受，具体见项目四任务一抗高血压药钙通道阻滞药有关内容。

（四）其他抗心绞痛药物

1. 血管紧张素转化酶抑制剂　包括卡托普利（captopril）、赖诺普利（lisinopril）和雷米普利（ramipril）等。该类药物可通过扩张动静脉血管减低心脏前后负荷，降低心肌耗氧量，增加冠脉供血，改善心肌供氧，并对抗自由基，减轻心肌细胞的损伤和阻止血管紧张素Ⅱ所致的心脏和血管重构作用，可用于心绞痛治疗。

2. 尼可地尔（nicorandil）　本药是 K^+ 离子通道激活药，能促进 K^+ 离子外流，使细胞膜超极化，抑制 Ca^{2+} 内流作用，还能释放 NO。上述两种作用可使平滑肌松弛，冠脉血管扩张，改善冠脉供血，并减轻 Ca^{2+} 超载对缺血心肌细胞的损害。主要用于变异型心绞痛和慢性稳定型心绞痛，不易产生耐受性。

3. 吗多明（molsidomine）　该药的代谢产物可产生 NO，通过与硝酸酯类相似的作用机制，扩张血管，从而降低心肌耗氧量，改善心肌供血。舌下含服或喷雾吸入用于稳定型心绞痛或心肌梗死伴高充盈压患者，疗效较好。

三、心绞痛的临床用药原则

主要是根据不同类型的心绞痛合理选择药物。

1. 稳定型心绞痛　根据发病阶段选择：①发作期首选硝酸甘油舌下含化；②缓解期主要措施是避免各种诱发因素，为预防复发可选择长效硝酸酯类、β受体拮抗药和钙通道阻滞药。血压正常者选用长效硝酸酯类，原发性高血压患者可与长效钙通道阻滞药或β受体拮抗药联用。

2. 不稳定型心绞痛　此类患者常因动脉粥样硬化斑块不稳定和血小板聚集，随时有心肌梗死发生的危险，故应住院进行心电监护；除稳定型心绞痛治疗方案外，常需静脉滴注硝酸甘油或硝酸异山梨酯，并加用阿司匹林和肝素，达到抗血小板聚集和抗凝的效果。

3. 变异型心绞痛　首选钙通道阻滞药，或联合应用硝酸酯类，常能有效地缓解心绞痛发作；不宜使用β受体拮抗药，因其可致冠脉收缩。

任务解析和岗位对接

首先明确该给药方案合理，硝酸甘油舌下含服是控制心绞痛急性发作的首选药。普萘洛尔降低心肌耗氧量，改善缺血区心肌供血，适用于防治稳定型心绞痛。普萘洛尔与硝酸酯类合用，在协同降低心肌耗氧，增加治疗心绞痛效果的同时，还可以取长补短，相互纠正不良反应：普萘洛尔可纠正硝酸酯类反射性引起心率加快、心肌收缩力增强的缺点；硝酸酯类可纠正普萘洛尔引起的冠脉收缩和心室壁张力升高的缺点。使用时应注意：①心绞痛急性发作含服硝酸甘油时不宜立位，防止发生直立性低血压；注意定期检查药物是否失效。②长期口服普萘洛尔不宜突然停药。此外，两者均可降低血压，用药期间注意监测血压和心率。

建议结合护理学而思等内容，在用药护理训练和岗位实践中充分体现良好的专业水平和认真细致的职业素养。

岗位对接参考下面任务工作清单模拟完成。

用药前	护理评估	①健康评估：观察健康状况和精神状态，了解既往病史等；②用药禁忌评估：评估患者是否有青光眼、低血压、急性心肌梗死伴低血压、颅内高压、颅内出血等情况，若有应禁用硝酸甘油；评估患者是否有支气管哮喘、低血压、窦性心动过缓、重度房室传导阻滞、严重心功能不全等情况，若有应禁用β受体拮抗药；③用药情况评估：了解用药史，是否应用其他抗高血压药、抗心律失常药等，避免引起低血压等不良反应；适当了解其他相关信息等。

	调配药品	①硝酸甘油舌下片：0.3mg/片、0.5mg/片、0.6mg/片，抗心绞痛，每次 0.3～0.6mg，舌下含服；可每 5 分钟重复一次直至症状缓解，若 15min 内给药 3 片，胸痛不缓解，应立即就诊；②普萘洛尔片剂：10mg/片，抗心绞痛 10mg/次，3 次/d；③其他药物参见相关项目任务。
	提示建议	①向患者及家属介绍硝酸甘油的用药知识，应密封在棕色瓶中阴凉处保存，建议 3 个月未用完则弃去换新药；②嘱患者随身携带硝酸甘油，以防心绞痛急性发作；③未明事项应查阅药品说明书或向医师、药师等反馈。
用药中	护理问题	①头痛、心悸、面红等；②潜在危害如低血压、升高眼压和颅内压等；③硝酸甘油有耐受现象；④普萘洛尔具有停药反应；⑤药物正确的给药方法等；⑥其他可能影响疗效的问题等。
	护理措施	①遵医嘱或处方，严格掌握剂量及给药途径，指导患者正确服药；②用药期间注意监测血压、脉搏与心率；③含服硝酸甘油时应采取坐位或半卧位；④注意不要随意停药，定期复查；⑤指导患者学会观察疗效与日常生活起居注意。
	用药要点	①硝酸甘油舌下含服，不可吞服，注意确定药效的特征；②安抚患者，消除紧张情绪；③加强不良反应观察和处置。
用药后	健康教育	①与患者沟通，心理疏导，缓解患者焦虑、恐惧情绪；②建议患者避免过饱、过劳、精神紧张，戒烟；③适度介绍药物治疗方案和有关健康保健常识等。
	评价效果	①客观评价药物疗效、安全性及近远期治疗效果；②综合判断采取的用药护理措施、方法的适宜性；③了解患者对治疗药物相关知识的知晓度是否提高，能否坚持和配合治疗等；④了解生活质量改善情况等。
	回顾小结	①整理物品、记录资料，回顾合理使用硝酸甘油与普萘洛尔等药物的要点；②小结本任务用药护理心得；查找不足，制订改进措施等。

学习小结

　　本任务学习重点是常用抗心绞痛药硝酸甘油、β 受体拮抗药、钙通道阻滞药的作用、用途、不良反应及用药护理。学习难点是抗心绞痛药的作用机制，及药物联用时的相互作用。学习过程中注意比较各类抗心绞痛药的作用特点，理解其在临床抗心绞痛应用方面的优缺点；做好用药指导及护理，学会发现问题，并提高运用知识解决问题的能力。

思考与练习

1. 简述硝酸甘油抗心绞痛作用。

2. 简述普萘洛尔与硝酸甘油联用防治心绞痛的临床意义。

3. 对以下用药护理案例进行分析。

患者,男,55岁。2年前于体力劳动时,突然发生胸骨后压迫性疼痛,放射至左上肢、左手尺侧直至小指和无名指,停止活动休息数分钟后缓解。此后时有发作,表现基本相同。此次因搬运重物而再次发作,患者为能迅速显效,立即将两片硝酸甘油嚼后含服,约2min后心前区疼痛缓解,但出现头晕、心悸。

请思考并回答:①患者出现心悸、头晕的原因是什么?②针对该患者心绞痛发作特点,日常可服用何药防治心绞痛发作?③在给患者指导用药时应如何解释患者的用药后现象?④在这个案例中,护士应该在哪些方面体现专业精神和职业素养?

(巴 艳)

任务五 调血脂药与用药护理

知识目标:

1. 熟悉他汀类调血脂药的作用、临床用途、不良反应与用药护理要点。

2. 了解其他调血脂药的作用特点和临床用途。

技能目标:

1. 熟练掌握正确指导患者安全、合理使用调血脂药的技能。

2. 学会观察调血脂药的不良反应,并能及时妥善处理。

素质目标:

具有关心理解高脂血症患者的人文素养,认真细致宣教、善于发现问题、对病患负责的职业素质。

 工作情景与任务

导入情景:

患者,男,56岁。高血压病史3年,吸烟史20年,喜饮酒、肉食,肥胖。实验室检查:总胆固醇5.86mmol/L,甘油三酯1.6mmol/L,低密度脂蛋白3.82mmol/L,高密度脂蛋白0.85mmol/L。医生给予洛伐他汀20mg口服,每日1次,晚餐时服用。

工作任务：

1. 该患者用药方案是否合理？并说明理由。

2. 如何进行用药护理指导？

3. 在这个工作任务中，护士应该在哪些方面体现专业精神和职业素养？

血脂是血浆中所含脂类的总称，主要包括胆固醇（Ch）、甘油三酯（TG）、磷脂（PL）及游离脂肪酸（FFA）等。人体内胆固醇主要有胆固醇酯（CE）和游离胆固醇（FC），两者之和为总胆固醇（TC）。血脂不溶于水，在血浆中与载脂蛋白（Apo）结合成脂蛋白（LP），才能溶于血液中而进行转运与代谢。血浆脂蛋白分为乳糜微粒（CM）、极低密度脂蛋白（VLDL）、低密度脂蛋白（LDL）、中间密度脂蛋白（IDL）、高密度脂蛋白（HDL）等。

各种脂蛋白在血浆中的比例失衡，即为脂代谢紊乱，是引起动脉粥样硬化的重要因素。某些血脂或脂蛋白高出正常范围称为高脂血症或高脂蛋白血症。高脂血症按病因分为原发性高脂血症和继发性高脂血症，前者为遗传性脂代谢紊乱，世界卫生组织（WHO）将其分为6型（表4-5-1）。近年来的研究认为，血浆中VLDL、LDL、IDL、甘油三酯的浓度高出正常，HDL低于正常，是导致动脉粥样硬化的重要危险因素。

表4-5-1　原发性高脂蛋白血症分型

类型	升高的脂蛋白	脂质变化	
		TC	TG
I	CM	+	+++
IIa	LDL	++	-
IIb	LDL、VLDL	++	++
III	IDL	++	++
IV	VLDL	+	++
V	CM、VLDL	+	++

调血脂药是指能改善脂蛋白代谢异常，对动脉粥样硬化具有防治作用的药物，根据作用机制不同，分为主要降低TC和LDL的药物和主要降低TG和VLDL的药物。

一、主要降低胆固醇和低密度脂蛋白药物

（一）他汀类

此类又称3-羟基-3-甲基戊二酰辅酶A（HMG-CoA）还原酶抑制药，为胆固醇

生物合成抑制剂。常用药物有洛伐他汀（lovastatin）、辛伐他汀（simvastatin）、普伐他汀（pravastatin）、氟伐他汀（fluvastatin）、阿托伐他汀（atorvastatin）、瑞舒伐他汀（rosuvastain）等。

【药理作用】

1. 调血脂作用　他汀类药物在治疗量时能明显降低低密度脂蛋白胆固醇（LDL-C），降低 TC 作用次之，降低 TG 作用较弱；高密度脂蛋白胆固醇（HDL-C）略升高。其作用机制是通过竞争性抑制肝脏胆固醇合成的限速酶——HMG-CoA 还原酶的活性，使胆固醇合成受阻；通过负反馈调节机制，引起肝细胞表面 LDL 受体代偿性合成增加或活性增强，使血浆中大量 LDL 被摄取分解，从而降低血浆中 LDL 水平；此外，肝脏合成和释放 VLDL 减少。HDL 的升高可能是 VLDL 减少的间接结果。

2. 非调血脂作用　他汀类除调血脂作用外，还具有下列药理作用：①改善血管内皮功能，提高血管内皮对扩血管物质的反应性。②减少动脉壁泡沫细胞和巨噬细胞的形成，使动脉粥样硬化斑块稳定和缩小。③降低血浆 C 反应蛋白，减轻动脉粥样硬化过程的炎症反应。④抑制血小板聚集和提高纤溶活性等。上述作用均有助于抗动脉粥样硬化。

【临床用途】　治疗以胆固醇升高为主的高脂血症，主要用于杂合子家族性和非家族性Ⅱa、Ⅱb 和Ⅲ型高脂血症，也可用于 2 型糖尿病性和肾病综合征引起的高胆固醇血症。此外，本类药物还可预防心脑血管急性事件，减少缺血性脑卒中、稳定型和不稳定型心绞痛发作、心肌梗死的发生。

【不良反应及防治】　不良反应较少而轻。大剂量应用时，少数患者出现胃肠道反应、头痛、皮疹等，偶见无症状性血清转氨酶升高，停药后可恢复正常。需注意本类药物可引起肌痛、肌炎、横纹肌溶解等肌肉不良反应。用药期间应定期检查肝功能，有肌肉不适者需检测肌酸激酶，必要时减量或停药。妊娠期妇女、哺乳期妇女、儿童及肝肾功能异常者禁用。

 知识链接

横纹肌溶解

横纹肌溶解是指横纹肌细胞因某些因素造成损伤，细胞膜完整性被破坏，细胞内物质（如肌红蛋白、肌酸激酶等）释放至细胞外液和血液，引起肌肉疼痛、压痛、全身乏力、茶色尿等，严重者可出现急性肾损伤，甚至危及生命。临床上他汀类药物对多数人而言是相对安全的，其肌肉不良反应发生率低，表现为肌痛、肌炎等，极少数情况下可能发生横纹肌溶解，导致急性肾衰，危及生命。因此，应避免大剂量使用他汀类药物，注意孕期、哺乳期妇女、肝肾功异常者、年老体弱者、长期饮酒者，或接受贝特类和烟酸类调血脂药、大环内酯类抗生素、环孢素、吡咯类抗真菌药等药物治疗的患者，在应用他汀类时发生横纹肌溶解的危险性增加。

（二）胆汁酸结合树脂

常用药物有：考来烯胺（cholestyramine，消胆胺）和考来替泊（colestipol，降胆宁）。胆汁酸结合树脂为一类碱性阴离子交换树脂，进入肠道后不吸收，能与胆汁酸结合，减少食物中脂类（包括胆固醇）的吸收，同时妨碍胆汁酸的肝肠循环，促其从肠道排泄。由于胆汁酸的丢失，促使肝内胆固醇转化为胆汁酸，导致肝内胆固醇减少、肝细胞表面 LDL 受体增多，摄取并分解 LDL-C 增多，从而降低血浆 TC 和 LDL-C 水平。适用于Ⅱa、Ⅱb 型高脂蛋白血症及家族性杂合子高脂蛋白血症，对Ⅱb 型高脂蛋白血症应与降 TG 和 VLDL 的药物合用。常见胃肠道反应如腹胀、便秘、食欲减退等。长期使用可引起脂溶性维生素缺乏，应注意补充。

（三）肠道胆固醇吸收抑制药

依折麦布

依折麦布（ezetimibe）是新型胆固醇吸收抑制药。本药在小肠抑制饮食及胆汁中胆固醇的吸收，而不影响胆汁酸和其他物质的吸收。与他汀类药物合用，可克服他汀类剂量增加而效果不明显增强的缺陷，具有良好调血脂作用，进一步减少心血管不良事件发生率。不良反应轻，多为一过性，与他汀类合用可出现头痛、腹痛、腹泻、腹胀、便秘、恶心、乏力、肌痛、转氨酶升高等。

（四）PCSK9 抑制剂

PCSK9 抑制剂有阿利西尤单抗（alirocumab）和依洛尤单抗（evolocumab）等。

本类药物是针对人前蛋白转化酶枯草溶菌素 9（PCSK9）的单克隆免疫球蛋白。体内 PCSK9 可以通过与 LDL 受体结合，降低肝脏从血液中清除 LDL 的能力。PCSK9 抑制剂可以与 PCSK9 结合，抑制 PCSK9 与 LDL 受体的结合，从而阻止 PCSK9 介导的 LDL 受体的降解，提高肝脏清除 LDL 的能力，降低 LDL-C 水平。临床用于高胆固醇血症和成人动脉粥样硬化性心血管疾病的治疗。不良反应可见过敏反应，依洛尤单抗还可引起流感样反应。

 护理学而思

护航生命立足于知识、实践、责任心

护士小张的邻居王大爷，近 70 岁，曾因胸闷就诊，做冠脉造影显示两支冠脉主干狭窄 60%~65%，出院后长期服用阿司匹林、美托洛尔等药物外，还服用辛伐他汀 20mg/次，每日 1 次，最近因顽固性脚癣加服伊曲康唑 200mg，每日 2 次，服用一段时间后，出现双侧小腿疼，并未引起重视。后出门遇见护士小张聊天，谈及身体，说起自己感觉有点腿痛，护士小张因对王大爷病情有所了解，立即追问其用药及症状，嘱咐王大爷尽早来医院检查，不能拖延。随后，王大爷入院检查示肌酸激酶 12 695U/L，血肌酐 187μmol/L。王大爷经积极治疗康复出院后对护士小张非常感激。这一案例提示：努力学习，以专业知

识为基础，以实践经验提升能力，才能以爱心和责任心更好地为患者生命保驾护航。

二、主要降低甘油三酯和极低密度脂蛋白药物

（一）贝特类

贝特类又称苯氧酸类药物，常用药物有吉非贝齐（gemifbrozil）、苯扎贝特（bezafibrate）、非诺贝特（fenofibrate）等。

【作用与用途】 本类药物能明显降低血浆 TG、VLDL-C 和 IDL 含量，可升高 HDL。还能降低血小板黏附性和聚集性，具有抗凝血、增加纤溶酶活性和抗动脉粥样硬化过程中炎症反应等作用。

临床主要用于以 TG 或 VLDL 升高为主的原发性高脂血症，如治疗Ⅱb、Ⅲ、Ⅳ型高脂血症。也可用于低 HDL-C 和 2 型糖尿病的高脂血症患者。

【不良反应及防治】 主要为胃肠道反应，可见轻度腹痛、腹泻、恶心等，饭后服用可减轻。偶有皮疹、脱发、视物模糊、血常规异常、血清谷丙转氨酶增高等，用药期间应嘱患者定期检查肝功能和血常规，反应明显应停药。本类药物肌炎不常见，一般不与他汀类药物合用，以减少横纹肌溶解危险。肝肾功能不全、孕妇及哺乳妇慎用。

（二）烟酸类与烟酸酯类

烟酸

烟酸（nicotinic acid，尼克酸）属于水溶性 B 族维生素，药理剂量具有调血脂作用。

【作用与用途】 大剂量烟酸能降低血浆中 TG 和 VLDL；降低血浆 LDL 的作用慢而弱，若与胆汁酸结合树脂合用作用增强；能升高血浆 HDL。降脂作用可能与降低脂肪酶的活性，从而抑制脂肪组织中脂肪分解、肝脏合成 TG 原料不足等因素有关。此外，具有抑制血小板聚集和扩张血管作用。

烟酸为广谱调血脂药，对Ⅱb 和Ⅳ型高脂蛋白血症疗效较好。适用于混合性高脂血症、高甘油三酯血症、低高密度脂蛋白血症和高脂蛋白血症。

【不良反应及防治】 口服可出现胃肠刺激症状如恶心、呕吐、腹泻等，餐时或餐后服用可减轻。由于血管扩张作用可引起皮肤潮红、瘙痒、头痛等。大剂量可引起血糖升高，血尿酸增多，肝功能异常，长期大量使用应定期检查血糖、肝功能和肾功能。消化性溃疡、痛风、糖尿病患者禁用。

阿昔莫司

阿昔莫司（acipimox）为烟酸衍生物。作用与烟酸相似，可明显降低血浆 TG，升高 HDL，与胆汁酸结合树脂合用可加强降低 LDL-C 作用。不良反应较烟酸少见，临床常代替烟酸用于治疗Ⅱb、Ⅲ和Ⅳ型高脂血症及 2 型糖尿病伴有高脂血症。

三、其他抗动脉粥样硬化药物

普罗布考

普罗布考(probucol)是疏水性抗氧化剂。

【药理作用】

1. 调血脂作用　降低血浆中 TC、LDL-C 和 HDL-C，能提高 HDL 的活性，加快胆固醇逆转运清除。

2. 抗氧化作用　普罗布考分布于脂蛋白后本身被氧化为普罗布考自由基，阻断脂质过氧化，抑制氧化型 LDL 的生成及其所致的病变过程，如血管内皮损伤、泡沫细胞形成等。

【临床用途】　用于治疗各型高胆固醇血症和防治动脉粥样硬化。

【不良反应及防治】　以胃肠道反应为主，如腹泻、腹胀、腹痛、恶心等，偶有嗜酸性粒细胞增多、肝功能异常、高尿酸血症、高血糖、血小板减少、肌病、感觉异常等。极为少见的严重不良反应是 Q-T 间期延长，用药期间应注意心电图的变化。室性心律失常、Q-T 间期延长、血钾过低、孕妇及小儿禁用。

n-3 型多烯脂肪酸

n-3 型多烯脂肪酸(n-3 polyenoic fatty acids)包括二十碳五烯酸(eicosapentaenoic acid, EPA)和二十二碳六烯酸(docosahexaenoic acid, DHA)，主要来自海洋生物。EPA 和 DHA 可以降低 TG 及 VLDL-TG，升高 HDL-C，还具有抗血小板聚集、增加红细胞可塑性等非调血脂作用，从而发挥抗动脉粥样硬化效应。适用于高 TG 性高脂血症。无明显不良反应，长期或大剂量应用，可使出血时间延长、免疫反应降低等。

任务解析和岗位对接

明确该给药方案合理，洛伐他汀具有降低 LDL-C、TC、TG 作用，升高 HDL-C；此外，还具有改善血管内皮功能，减少动脉壁泡沫细胞和巨噬细胞的形成，使动脉粥样硬化斑块稳定和缩小，降低血浆 C 反应蛋白，抑制血小板聚集和提高纤溶活性等。上述作用有助于抗动脉粥样硬化。指导患者不要随意停药，注意有无肌痛、乏力等现象，定期复查治疗效果及肝肾功能、肌酸磷酸激酶，建议戒烟，少饮酒，适当运动。后续模拟训练中应结合具体护理步骤充分体现专业细致和认真负责的职业素养。

岗位对接参考下面任务工作清单模拟完成。

用药前	护理评估	①健康评估：观察健康状况和精神状态，了解既往病史等；②用药禁忌评估：评估患者是否有肝肾功能异常；③用药情况评估：了解用药史，避免与贝特类和烟酸类调血脂药、大环内酯类抗生素、环孢素、吡咯类抗真菌药（如伊曲康唑）、香豆素类抗凝药等合用；④适当了解其他相关信息等。

	调配药品	①洛伐他汀片剂或胶囊：10mg、20mg，每次20mg，1次/d，晚餐时服用，若需调整剂量应间隔4周，最大剂量不超过80mg/d；②其他药物参见相关项目任务。
	提示建议	①与贝特类和烟酸类调血脂药、大环内酯类抗生素、环孢素、吡咯类抗真菌药（如伊曲康唑）等合用增加肌病危险；与香豆素类抗凝药合用可增加凝血障碍的危险；②了解患者肝肾功能情况，提示严重不良者禁用；③未明事项应查阅药品说明书或向医师、药师等反馈。
用药中	护理问题	①了解患者血脂异常的改善情况，以及常见副作用，如面红、皮肤瘙痒等；②警惕重要不良反应的表现，如肌痛、无力、尿液颜色变化等；③提示肝肾功能不全的影响；④注意其他可能影响疗效的问题等。
	护理措施	①遵医嘱或处方，严格掌握剂量、给药方法及时间；②用药期间注意监测肝肾功、血常规、肌酸激酶、尿酸等；③指导患者学会观察疗效及不良反应。
	用药要点	①注意洛伐他汀的给药时间，晚餐时服用；②用药期间若联用其他治疗药物，应咨询医师或药师，避免横纹肌溶解、肝损害等严重不良反应发生；③加强不良反应观察和处置。
用药后	健康教育	①适度介绍药物治疗方案和有关康复常识，帮助患者平抚心情，缓解焦虑，配合治疗；②建议患者采取健康生活方式，控制饮食、运动锻炼、戒烟戒酒等提高疗效。
	评价效果	①客观评价调血脂药的疗效、安全性及近远期治疗效果；②综合判断采取的用药护理措施、方法的适宜性；③了解患者对治疗药物相关知识的知晓度是否提高，能否坚持和配合治疗等；④了解生活质量改善情况和远期降低心脑血管意外的情况等。
	回顾小结	①整理物品、记录资料，回顾合理使用洛伐他汀等药物的要点；②小结本任务用药护理心得；查找不足，制订改进措施等。

学习小结

　　本任务学习重点是常用调血脂药他汀类的作用、用途、不良反应及用药护理。学习难点是调血脂药的作用机制与降血脂的类型，及药物联用时的相互作用。学习过程中注意血脂类型与动脉粥样硬化的关系，比较药物降血脂的不同特点，更好理解调血脂药物的临床适应证；注重他汀类药物的不良反应与注意事项；做好用药护理，提高运用知识解决问题的能力。

思考与练习

1. 简述常用调血脂药物分类及代表药。

2. 简述他汀类药物不良反应。

3. 对以下用药护理案例进行分析。

患者，男，62岁。冠心病，冠状动脉支架术（PCI）后，一直服用阿托伐他汀治疗。平时每天有饮酒习惯。近日感臀部疼痛，尤其是坐位明显，且逐渐加重。查血肌酸磷酸激酶（CK）350U/L。建议患者戒酒，CK恢复正常后，换用瑞舒伐他汀，未再出现臀部疼痛，复查CK无升高。

请思考并回答：①患者出现臀部疼痛的原因？②针对患者该现象，应如何做好用药护理？③在这个案例中，护士应该在哪些方面体现专业精神和职业素养？

（巴　艳）

项目五 ｜ 血液和造血系统药物与用药护理

项目五数字内容

本项目包括两大类：影响凝血系统药物和影响造血系统药物。前者包括促凝血药、抗凝血药、抗纤维蛋白溶解药（抗纤溶药）、促纤维蛋白溶解药和抗血小板药；后者包括治疗缺铁性贫血药、治疗巨幼细胞贫血药和其他影响血液成分的药物。涵盖了临床护理中血液和造血系统常见疾病，如出血、血栓栓塞性疾病、贫血等的常用疾病的用药。

本项目重点掌握维生素 K、肝素、铁剂等代表药的作用与用途、不良反应及用药护理要点，熟悉尿激酶、叶酸、维生素 B_{12} 的作用特点、主要用途和不良反应，了解枸橼酸钠、抗血小板药、血容量扩充药的作用特点及应用。

学习本项目有助于护士在未来相关血液系统疾病临床护理中，学会遵医嘱合理用药，观察药物疗效和不良反应，做好不良反应防治措施，提高用药护理能力。

任务一　影响凝血系统药物与用药护理

学习目标

知识目标：

1. 掌握维生素 K、氨甲苯酸、肝素及香豆素类的作用、用途、不良反应及用药注意事项。
2. 熟悉促纤溶药、抗血小板药的特点及用药注意事项。
3. 了解枸橼酸钠等其他药物的作用特点及应用。

技能目标：

熟练掌握或学会观察促凝血药和抗凝血药物的疗效及不良反应，能够正确指导患者合理用药。

素质目标：

具备关爱患者的职业道德，认真细致的专业精神和尊重、理解患者的人文素养。

导入情景:

患者,男,56 岁,诊断冠心病 1 年。因突发心悸、胸闷伴心前区疼痛入院就诊。经检查,诊断为急性心肌梗死。在尿激酶 150 万 U 溶栓治疗后,医嘱予肝素钠注液 8 000U,稀释于 0.9% 氯化钠注射液 200ml 静脉滴注,每 4h 1 次。患者用药后心前区疼痛逐渐缓解,但出现皮下多处出血点。

工作任务:

1. 给患者使用肝素有哪些用药护理注意事项?

2. 使用肝素后患者出现了哪些不良反应?应如何处理?

3. 在这个案例中,护士应该在哪些方面体现专业精神和职业素养?

正常情况下,血液系统同时具有凝血与抗凝血、纤溶与抗纤溶功能,两者保持动态平衡,使血液处于流动的理想状态(图 5-1-1)。一旦平衡失调,就可导致血管内凝血,形成血栓栓塞性疾病,或引起出血性疾病。本类药物就是通过影响血液系统凝血与抗凝血、纤溶与抗纤溶功能,从而产生止血、防止血栓形成或溶解血栓作用的一类药物。

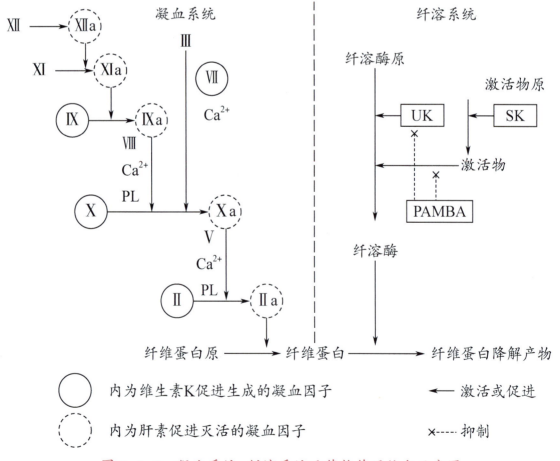

图 5-1-1 凝血系统、纤溶系统及药物作用位点示意图

凝血与血友病

血液由流动状态变为不流动的胶冻状凝块的过程,称为血液凝固,简称凝血。凝血过程有内源性和外源性两条途径;包括三个阶段。①凝血酶原激活物的形成;②凝血酶形成;③纤维蛋白形成。凝血过程本质上是一系列连锁的酶促反应,每一步骤都是密切联系的,一个环节受阻则整个凝血过程就会受到影响而停止,如先天性缺乏Ⅷ、Ⅸ、Ⅺ因子的患者,凝血过程缓慢,轻微外伤引起出血不止,分别称为甲型、乙型血友病和遗传性FⅪ缺乏症。

一、促 凝 血 药

促凝血药是一类能加速血液凝固或抑制纤维蛋白溶解或降低毛细血管通透性而使出血停止的药物。具体主要通过参与凝血因子的合成,抑制纤溶酶激活或活性,或直接发挥凝血酶作用而产生凝血作用。

维生素 K

维生素 K(vitamin K)遇光易分解,其中维生素 K_1 和 K_2 为天然品,具有脂溶性,K_1 从绿色植物中提取,而 K_2 可由肠道细菌(如大肠埃希菌)合成,吸收需胆汁协助;维生素 K_3 和维生素 K_4 为人工合成品,具有水溶性,吸收不需胆汁协助。

【作用与用途】 维生素 K 作为羧化酶的辅酶,参与了肝脏凝血因子Ⅱ、Ⅶ、Ⅸ、Ⅹ的合成。当维生素 K 缺乏时,上述凝血因子合成减少,凝血过程受阻而引起出血,常发生皮下、牙龈及胃肠道出血等。

临床上主要用于治疗维生素 K 缺乏引起的出血,包括:①肝胆疾病所引起的出血,如梗阻性黄疸、胆漏、肝病及慢性腹泻等疾病,因肠道缺乏胆汁,致使肠道吸收维生素 K 障碍;②早产儿、新生儿及长期应用广谱抗生素患者所引起的出血,早产儿、新生儿肠道缺乏产生维生素 K 的大肠埃希菌,长期口服广谱抗生素抑制了肠道细菌,致使肠道维生素 K 合成障碍;③凝血酶原过低的出血,应用香豆素类、水杨酸类等药物过量或灭鼠药"敌鼠钠"中毒,均可抑制肝内凝血酶原的合成而引起出血。另外本药注射给药具有解痉止痛作用,可缓解胃肠道、泌尿道、胆道平滑肌痉挛所引的内脏绞痛。

【不良反应及防治】

1. 口服维生素 K_3、K_4 易引起恶心、呕吐,宜饭后服用。维生素 K_1 静注速度过快,可致颜面潮红、出汗、胸闷,甚至虚脱或休克,危及生命,宜采用肌内注射。局部肌内注射偶可引起红肿、疼痛、硬结及皮疹,宜选臀部大肌肉群深注,注射时必须抽回血,以免误入静脉。

2. 静脉注射维生素 K 时,宜用 0.9% 氯化钠注射液或葡萄糖注射液稀释,不可用其他溶液稀释。本药对光敏感,静注时稀释后立即使用,滴注时应避光(用黑纸或黑布包裹)。慢滴,滴速不超过 1mg/min,并严密监护患者的血压、体温、脉搏及心率。如有异常,应及时调整滴速,必要时停止输注,并报告医师。

3. 较大剂量维生素 K_3、K_4(30mg/ 次)可致新生儿、早产儿溶血性贫血、黄疸,应注意控制使用维生素 K 剂量。缺乏 6- 磷酸葡萄糖脱氢酶(G-6PD)者可诱发急性溶血。

4. 过量时可诱发血栓栓塞,可口服香豆素类(或肝素)解救。长期用药应定期测定凝血酶原时间,注意观察有无血栓形成的症状和体征。

5. 改善饮食结构,适当增加富含维生素 K 的深色绿色食物(如芦笋、菜花、菠菜等)。避免同时使用可影响维生素 K 作用的药物,如抗凝药、水杨酸类药、硫糖铝、考来烯胺、奎宁、奎尼丁、放线菌素 D 等。

6. 肝功能不全及 G-6PD 缺乏患者慎用,严重肝病者及孕妇禁用。

 护理学而思

机体对药物作用的影响

——以维生素 K 作用为例

维生素 K 参与凝血因子Ⅱ、Ⅶ、Ⅸ、Ⅹ因子合成而发挥促凝血作用,而这个过程需要在肝脏内完成,而且需要一定时间(8～24h)。因此,肝脏功能影响着维生素 K 的促凝血作用,维生素 K 发挥促凝血作用离不开肝脏功能。肝功能低下者则难以发挥维生素 K 促凝血作用,而导致药效下降甚至失效。所以,离开患者机体实际情况,单纯谈药物的作用效果是不可取的。对依赖机体作用才能发挥良好效果的药物,要在用药前及时了解患者身体状况,尤其是肝肾功能,若有异常,应及时报告医生;用药后注意观察药物疗效和不良反应,体现护士的优良职业素养。

氨甲苯酸、氨甲环酸

氨甲苯酸(aminomethylbenzoic acid, PAMBA)、氨甲环酸(tranexamic acid, AMCHA)属于抗纤溶药。

【作用与用途】 本类药物能竞争性抑制纤溶酶原激活物,高浓度时也抑制纤溶酶,从而抑制纤维蛋白溶解而止血。主要用于纤溶酶活性亢进引起的出血,如产后出血、前列腺、肝、胰、肺等大手术后的出血。

两药为同类药,氨甲环酸比氨甲苯酸作用强,但不良反应多。

【不良反应及防治】 过量可促进血栓形成,诱发心肌梗死。禁用于有血栓形成倾向或有血栓栓塞病史者。氨甲环酸不宜与苯唑西林、口服避孕药合用。

凝血酶

凝血酶（thrombin）为从猪、牛血中提取精制而成的白色或微黄冻干粉末。可催化血中的纤维蛋白原水解为纤维蛋白，主要用于局部止血，必须与创面直接接触才能起效。如用于创口，可使血液凝固而止血；口服或局部灌注也可用于消化道出血。遇酸、碱、重金属疗效降低，使用应新鲜配制，严禁注射给药。

二、抗凝血药

抗凝血药是一类能够抑制凝血过程各个环节、阻碍纤维蛋白形成，防止血液凝固的药物，主要用于血栓栓塞性疾病的预防和治疗。

肝素

肝素（heparin）主要从猪小肠黏膜或牛肺中提取，是一类酸性糖胺聚糖。口服无效，须注射给药。

【作用与用途】 肝素能激活抗凝血酶Ⅲ（AT-Ⅲ），使凝血因子Ⅻa、Ⅺa、Ⅹa、Ⅸa活性丧失，抑制凝血酶作用，血液不能凝固而发挥抗凝血作用。此外，肝素还能抑制纤维蛋白形成和血小板聚集。肝素作用迅速、强大，体内体外均有效，采用皮下、静脉给药，口服无效。肝素可防止血栓的形成和扩大，但对已经形成的血栓无溶解作用。

临床上主要用于：①急性血栓栓塞性疾病，主要用于防治心肌梗死、肺栓塞、脑血管栓塞、外周静脉血栓和心血管手术时的栓塞；②弥散性血管内凝血（DIC），早期应用于DIC，可防止微血栓形成，并可防治纤维蛋白原及其他凝血因子消耗引起的继发性出血；③体外抗凝，用于心血管手术、血液透析、心导管检查等。

【不良反应及防治】

1. 自发性出血 肝素过量易致自发性出血，表现为黏膜出血、关节腔积血和伤口出血等。一旦出现，立即停药。可缓慢静脉滴注1%鱼精蛋白拮抗（1mg鱼精蛋白可以中和100U的肝素）。注射鱼精蛋白速度不宜过快（不超过20mg/min或10min内注射50mg为宜），以免引发心力衰竭。与水杨酸类、口服抗凝药、右旋糖酐等药物合用可加重出血危险。

2. 过敏反应 偶可引起发热、荨麻疹、哮喘等，发现后停药并抗过敏治疗。

3. 其他 长期用药3~6个月可引起骨质疏松，引起自发性骨折；妊娠期妇女应用可引起早产及胎儿死亡。60岁以上老年人（尤其是老年女性）对肝素较敏感，应减少用量。

有出血倾向、不能控制的活动性出血、外伤或术后渗血、先兆流产、胃及十二指肠溃疡、严重肝肾功能不良、黄疸、重症高血压等患者禁用。

低分子量肝素

低分子量肝素（low molecular weight heparin）由普通肝素解聚制备而成的低分子量的硫酸氨基葡聚糖，平均分子量为4 000~6 000D。常见的低分子量肝素有达肝素钠（dalteparin sodium）、依诺肝素钠（enoxaparin sodium），那屈肝素钙（nadroparin calcium）等。

相对普通肝素，低分子量肝素对抗 Xa 活性更强而持久，而对凝血酶抑制作用较弱，可以更好地抗凝而减少出血可能。此外，还能促进组织型纤溶酶激活物（t-PA）的释放，发挥纤溶作用，并能保护血管内皮，增强抗栓作用，对血小板的功能影响较小。

临床主要用于：①预防深部静脉血栓形成和肺栓塞；②治疗已形成的急性深部静脉血栓；③在血液透析或血液滤过时，防止体外循环系统中发生血栓或血液凝固；④治疗不稳定型心绞痛及非 ST 段抬高心肌梗死。

不良反应与肝素近似而较轻，主要为可能出现的皮肤黏膜、牙龈出血，偶见血小板减少，肝氨基转移酶升高及皮肤过敏。禁忌证同肝素。

香豆素类

香豆素类的代表药物有华法林（warfarin，苄丙酮香豆素钠）、双香豆素（dicoumarol）、醋硝香豆素（acenocoumarol，新抗凝）等。

【作用与用途】 香豆素类的化学结构与维生素 K 相似，对抗维生素 K 活化凝血因子的作用，干扰肝脏合成凝血因子 Ⅱ、Ⅶ、Ⅸ、Ⅹ 而发挥抗凝血作用。对已形成的凝血因子无作用，故作用缓慢，口服 12～24h 生效，3d 达高峰，停药后可维持数日。且体外无抗凝作用。

临床主要用于防治血栓栓塞性疾病，多采用长期口服降低高凝状态，急性期治疗需合用肝素。

【不良反应及防治】 过量易致自发性出血，应立即停药，并用大量维生素 K 对抗。必要时立即输血补充凝血因子加以控制。易通过胎盘屏障，可导致胎儿出血，并影响胎儿骨骼发育，孕妇禁用。

枸橼酸钠

枸橼酸钠（sodium citrate，柠檬酸钠）属多羟基有机酸类化合物，对各种金属离子具有很高的络合活性，易溶于水及甘油，难溶于醇类及其他有机溶剂有潮解性。

【作用与用途】 通过枸橼酸根离子与血浆中 Ca^{2+} 结合，形成不易解离的络合物，从而降低血 Ca^{2+} 浓度，使凝血过程受阻，发挥抗凝作用。

仅用于体外血液保存，主要用于贮存和输血时的抗凝。输血时，每 100ml 全血中加入 2.5% 枸橼酸钠溶液 10ml，可防止血液凝固。

【不良反应与防治】 大量输血（超过 1 000ml）或输血速度过快，机体不能及时氧化枸橼酸根离子，可引起血液中钙离子浓度降低，导致手足抽搐、血压下降等。必要时可应用钙剂治疗。

三、促纤维蛋白溶解药

促纤维蛋白溶解药又称促纤溶药，也称溶栓药。是一类能够激活纤溶酶，促进纤维蛋白溶解,发挥溶栓作用的药物,在各类血栓性疾病的救治早期具有较为重要的作用,对陈旧性血栓疗效不佳。

链激酶

【作用与用途】 链激酶(streptokinase,SK,溶栓酶)与内源性纤溶酶原形成复合物,促使纤溶酶原转变为纤溶酶,水解血栓中已形成的纤维蛋白,导致血栓溶解,但对形成已久的血栓则无溶解作用。

临床用于治疗急性血栓栓塞性疾病如急性肺栓塞、深部静脉栓塞、脑栓塞和急性心肌梗死等。对不超过6h血栓疗效较佳,对陈旧性血栓栓塞性疾病疗效差。

【不良反应及防治】 过量可引起出血,严重出血可注射氨甲苯酸对抗。也可引起发热甚至严重过敏反应如过敏性休克。出血性疾病、严重高血压、糖尿病以及近期使用过肝素或华法林等抗凝药的患者禁用。溶解本药时,不可剧烈振荡,以免降低活力。本药于冷藏保存,配制后的溶液在同样温度下保存不得超过24h。

尿激酶

尿激酶(urokinase,UK)是从人尿中分离、提取的蛋白质冰冻干燥制剂。尿激酶无抗原性,不引起过敏反应。

【作用与用途】 能直接激活纤溶酶原转变为纤溶酶,发挥溶栓作用。主要用于心肌梗死、肺栓塞、脑栓塞等血栓栓塞性疾病。

【不良反应及防治】 本药溶液必须在临用前新鲜配制,每瓶25万U,可用灭菌注射用水5ml溶解,不得用其他溶液溶解,不能用酸性液体稀释。本药冷藏保存。剂量过大可致出血,用氨甲苯酸等抗纤溶药对抗。

组织型纤溶酶原激活剂

组织型纤溶酶原激活剂(human tissue-type plasminogen activator,t-PA)为第二代溶栓药,可由人体正常细胞培养生产,也可用DNA重组技术合成(重组组织型纤溶酶原激活剂,rt-PA),对纤维蛋白有很强的亲和力。本药能选择性地激活结合在纤维蛋白表面的纤溶酶原,使之活化为纤溶酶,发挥选择性溶栓作用。主要用于治疗肺栓塞和急性心肌梗死,使阻塞血管再通率比链激酶高。不良反应较少,禁用于出血性疾病。

四、常用抗血小板药

抗血小板药是指能抑制血小板的黏附和聚集,阻止血栓形成,用于防治各种血栓栓塞性疾病,也可用于各种介入治疗后预防再次栓塞。

阿司匹林

阿司匹林(aspirin,乙酰水杨酸)小剂量(50~100mg/d)时可抑制环加氧酶(PG合成酶),减少血栓素TXA_2的生成,从而影响血小板聚集,防止血栓形成和发展。可用于心肌梗死、脑梗死、深静脉血栓、心绞痛的预防和治疗,能减少缺血性心脏病发作和复发的危险。不良反应主要有胃肠道反应、凝血障碍、过敏反应和瑞氏综合征。

双嘧达莫

双嘧达莫(dipyridamole,潘生丁)通过抑制磷酸二酯酶的活性,减少 cAMP 的降解,使血小板内 cAMP 的含量升高,从而抑制血小板聚集和黏附,产生抗血栓作用。单独应用作用较弱,一般与阿司匹林或华法林合用,临床主要用于血栓栓塞性疾病的防治和预防心脏瓣膜置换术后血栓形成。

不良反应主要有头晕、头痛、呕吐、腹泻、皮肤潮红、皮疹和瘙痒,过量可致出血倾向。长期大量应用可致冠状动脉窃流现象。不宜与葡萄糖以外的其他药物混合注射。12 岁以下儿童、妊娠期及哺乳期妇女慎用。对本药过敏者、心肌梗死的低血压患者禁用。

噻氯匹定

噻氯匹定(ticlopidine)是强效血小板抑制剂,能抑制二磷酸腺苷(ADP)、花生四烯酸(AA)、凝血酶和血小板活化因子等介导的血小板聚集,防止血栓形成和发展,临床主要用于血栓栓塞性疾病,尤其不能耐受阿司匹林者。

氯吡格雷

氯吡格雷(clopidogrel)作用机制与噻氯匹定类似,选择性更好,主要阻止由 ADP 诱导的血小板聚集,抑制血栓形成,且作用更强,相对不易引起出血。临床主要用于防治各种心肌梗死、脑血栓形成等,也是各种血管介入手术后预防血栓再次发生的常用药物之一。不良反应有胃肠道反应及皮疹等。

血小板膜糖蛋白Ⅱb/Ⅲa 受体拮抗药

本类药物是新型抗血小板聚集药。血小板膜糖蛋白Ⅱb/Ⅲa 受体(GPⅡb/Ⅲa 受体)是引起血小板聚集的黏附蛋白的特异性识别、结合位点,阻断 GPⅡb/Ⅲa 受体,有效地抑制各种诱导剂激发的血小板聚集,对血栓形成、血管闭塞有显著疗效,相对出血倾向较低。主要有阿昔单抗(abciximab)、拉米非班(lamifiban)、替罗非班(tirofiban)等。其中阿昔单抗是第一个用于临床的 GPⅡb/Ⅲa 受体拮抗药,临床上主要作为实施血管成形术等手术患者的辅助用药,通常与阿司匹林或肝素合用。

任务解析和岗位对接

在本案例中,患者使用肝素前要注意药物禁忌证:是否有出血倾向、不能控制的活动性出血、外伤或术后渗血、先兆流产、胃及十二指肠溃疡、严重肝肾功能不良、黄疸,重症高血压等,避免与水杨酸类、口服抗凝药、右旋糖酐等会引起凝血障碍的药物同时使用。而该患者出现皮下多处出血点,考虑为肝素过量所致的自发性出血,应立即汇报医生并积极开展抢救,可缓慢静脉注射鱼精蛋白对抗。另外,在后续用药护理模拟训练中,结合具体步骤,培养关爱患者、认真细致的专业精神和职业素养。

岗位对接参考下面任务工作清单模拟完成。

用药前	护理评估	①健康评估：观察患者健康状况和精神状态，了解既往病史等；②用药禁忌评估：评估患者是否有出血倾向、不能控制的活动性出血、外伤或术后渗血、先兆流产、胃及十二指肠溃疡、严重肝肾功能不良、黄疸，以及重症高血压等情况；③用药情况评估：了解用药史及药物过敏史，避免与水杨酸类、抗凝药、右旋糖酐等合用；④适当了解其他相关信息等。
	调配药品	①尿激酶注射液：150万U，用0.9%氯化钠注射液100ml稀释后，30min内静脉注射；②肝素钠注射液：5 000～10 000U，用0.9%氯化钠注射液200ml稀释后静脉滴注，每4h注射1次；或肝素钠注射液：首次5 000～10 000U，深部皮下注射，以后每8h注射8 000～10 000U；③其他药物及制剂参见相关项目任务。
	提示建议	①及时了解患者血液凝血功能并反馈给医师；②尿激酶必须在临用前新鲜配制，可用灭菌注射用水溶解，不得用其他溶液溶解，不能用酸性液体稀释；③肝素可致过敏反应及自发性出血，应提前做好急救用药准备（肾上腺素、鱼精蛋白）；④未明事项应查阅药品说明书或向医师、药师等反馈。
用药中	护理问题	①患者凝血功能的变化，以及对药物可能存在特异性过敏反应；②与药物不良反应有关症状的处理，如皮下出血等；③药物正确的给药方法等。
	护理措施	①先试用肝素钠1 000U，如无过敏反应可用至足量，密切观察患者病情变化及用药反应，提前做好过敏急救用药准备；②遵医嘱或处方，严格掌握剂量及给药途径，注意观察皮下出血等变化，并及时向医师反馈，加强临床监护，防止受伤；③肝素刺激性较大，应经常换注射部位，且不宜按摩揉搓。
	用药要点	①肝素口服无效，刺激性较大，不宜肌内注射，一般采取皮下或静脉注射；②加强不良反应观察和处置，一旦出现肝素过量导致的自发性出血，立即停药并报告医师，遵医嘱可缓慢静脉滴注1%鱼精蛋白拮抗（1mg鱼精蛋白可以中和100U的肝素），注射鱼精蛋白速度不宜过快（不超过20mg/min或10min内注射50mg为宜），以免引发心力衰竭。
用药后	健康教育	①适度介绍药物治疗方案和有关康复常识，帮助患者平抚心情，缓解焦虑，保持稳定情绪和充足休息时间，避免诱因，配合治疗；②一旦出现出血现象，应及时告知医师；③坚持按医嘱合理用药，定期复查血象及出、凝血时间等。
	评价效果	①客观评价药物疗效、安全性及近远期治疗效果，如心前区疼痛症状是否得到缓解等；②综合判断采取的用药护理措施、方法的适宜性，如出血症状是否停止等；③对药物治疗和不良反应及防治相关知识的知晓度是否提高，能否坚持和配合治疗等。
	回顾小结	①整理物品、记录资料，回顾合理使用肝素等药物的要点；②小结本任务用药护理心得；查找不足，制订改进措施等。

本任务主要介绍了影响凝血系统的药物，重点是维生素 K、肝素的作用与用途、不良反应，难点是维生素 K、肝素的不良反应防治。维生素 K 作为辅酶在肝内参与凝血因子合成，主要用于维生素 K 缺乏引起的出血；氨甲苯酸主要用于纤溶亢进所致的出血；肝素通过增强抗凝血酶Ⅲ的作用而产生体内、外抗凝血作用，主要用于急性血栓栓塞性疾病防治，过量可引起自发性出血，可用鱼精蛋白对抗；香豆素类通过拮抗维生素 K 而抗凝血，作用缓慢而持久，仅在体内有效，用于防治血栓栓塞性疾病；枸橼酸钠仅用于体外抗凝血，用于保存新鲜血液；尿激酶和组织型纤溶酶原激活剂能迅速激活纤溶酶而发挥强大的溶栓作用，用于心肌梗死、肺栓塞、脑栓塞等急性血栓栓塞性疾病救治。

思考与练习

1. 简述维生素 K 的主要用途、不良反应及防治。

2. 简述肝素的主要用途、不良反应及防治。

3. 对以下用药护理案例进行分析。

患者，男，53 岁，突发面色苍白，胸闷、发慌，心前区绞痛，立即送医院救治。心电图提示急性心肌梗死。医嘱分别予尿激酶、肝素钠静脉注射，用药后患者胸痛逐渐缓解。

请思考并回答：①患者使用的尿激酶、肝素有什么作用？ ②上述药物有何不同？ ③在这个案例中，护士应该在哪些方面体现专业精神和职业素养？

（张耀森）

任务二　影响造血系统药物与用药护理

知识目标：

1. 掌握铁剂的作用、用途、不良反应及用药注意事项。

2. 熟悉叶酸、维生素 B_{12} 的作用、用途、不良反应及用药注意事项。

3. 了解促白细胞生成药、血容量扩充药的特点。

技能目标：

熟练掌握或学会观察药物疗效及不良反应，能够正确指导患者合理膳食和用药，有效预防疾病复发。

素质目标：

具备关爱患者的职业道德，认真细致的专业精神和尊重、理解患者的人文素养。

导入情景：

患者，女，14岁，有挑食、偏食等习惯。近一年来食欲越来越差，逐渐出现头晕、乏力、记忆力下降，面色苍白。经医院检查：Hb 95g/L，诊断为轻度缺铁性贫血。医嘱：硫酸亚铁片，0.3g/次，每日3次，饭后服。

工作任务：

1. 如何促进铁剂吸收？

2. 针对此患者，护士应如何进行用药护理指导？

3. 在这个案例中，护士应该在哪些方面体现专业精神和职业素养？

贫血是指外周循环血液在单位容积内的血红蛋白量（Hb）、红细胞计数（RBC）和/或血细胞比容（HCT）低于正常值的一种病理状态。根据病因及发病机制的不同，贫血可分为三种类型：①缺铁性贫血（小细胞低色素性贫血），由于体内制造血红蛋白的铁缺乏，导致红细胞生成障碍所致，在我国较多见；②巨幼细胞贫血，由于缺乏叶酸和/或维生素 B_{12}、长期应用某些药物引起红细胞核酸合成障碍所致；③再生障碍性贫血，因感染、放疗等多种因素所致的骨髓造血功能障碍，以全血细胞减少为主要表现。

贫血的药物治疗目的主要是针对贫血的病因及发病机制进行治疗。目前常用的抗贫血药物有铁剂、叶酸、维生素 B_{12} 等。而再生障碍性贫血采用免疫调节剂、肾上腺皮质激素、骨髓移植等药物和方法治疗，不在此叙述。

一、治疗缺铁性贫血的药物

铁剂

常用的铁剂有硫酸亚铁（ferrous sulfate）、枸橼酸铁铵（ferric ammonium citrate）、琥珀酸亚铁（ferrous succinate）和右旋糖酐铁（iron dextran）等。

【体内过程】 口服铁剂或食物中的铁以亚铁（Fe^{2+}）形式在十二指肠及空肠上段吸收。维生素C及食物中的还原物质（果糖、半胱氨酸等）有助于铁的还原，可促进铁的吸收。胃酸缺乏和服用抗酸药、鞣酸、磷酸盐、高钙等可妨碍铁的吸收；四环素等能与铁络合，互相影响吸收。

【作用与用途】 铁是红细胞成熟阶段合成血红蛋白必不可少的原料，当机体缺乏铁时，血红蛋白合成减少，红细胞的体积缩小，故缺铁性贫血又称小细胞低色素性贫血。

临床主要用于慢性失血（如月经过多、痔疮出血、钩虫病等）、机体需要量增加而补充不足（妊娠、儿童生长发育期）、胃肠吸收减少（如萎缩性胃炎、胃癌等）和红细胞大量破坏（如疟疾、溶血）等引起的缺铁性贫血。

哪些食物含铁丰富？

人们常说菠菜能补铁，事实上，菠菜不仅含铁量低，其本身所含的鞣酸还能络合食物中的铁，使铁吸收减少，不利于贫血的纠正。植物性食物中含铁量较高的有苔菜和红蘑，动物性食物中含铁丰富的有动物血、肝脏、瘦肉、鱼、禽等，鸡蛋黄、兔肉中铁的含量虽然高，但人体仅能吸收 3% 左右。动物性食品中铁的含量及吸收率都高于植物性食品。护士应指导患者在饮食结构上要注意荤素搭配，以及进食铁强化食品，从而保证铁的合理摄入。

【不良反应及防治】

1. 胃肠道反应　口服可致恶心、呕吐、腹痛及腹泻等反应。宜饭后或两餐间服用。
2. 便秘及黑便　铁剂可与肠内的硫化氢结合，减少了硫化氢刺激肠蠕动作用，生成黑色的硫化铁致大便变深绿或黑色。
3. 急性中毒　小儿误服 1g 以上可致急性中毒，表现为恶心、呕吐、血性腹泻、惊厥，甚至休克、死亡。如发现中毒，立即催吐，用磷酸盐或碳酸盐溶液洗胃，并以特殊解毒药去铁胺注入胃内以结合残存的铁，同时采取抗休克治疗。
4. 用药指导　主要包括：①服用糖浆剂时，可用橙汁溶解，用吸管服药，既可增加药物的吸收，又能防止牙齿变黑。服药后立即漱口、刷牙。②服用缓释片时，勿嚼碎或掰开服用，以免影响疗效。③注射铁剂宜采取深部肌内注射，并应双侧交替。④静脉输注铁剂应在穿刺成功后，再将药物注入液体瓶内，以免药物渗出导致静脉炎症。⑤必须坚持足够的疗程，每次服用铁剂后应妥善保管，以免他人误服。
5. 告知患者定期复诊，安排复诊时间。教会患者利用食物补充铁剂，如绿叶蔬菜、动物肝脏等含较高铁剂，但烹饪时间不要过长。

铁剂的疗效观察

缺铁性贫血患者用药 1 周后，血液中网织红细胞即可上升，10～15d 达高峰，2～4 周血红蛋白明显升高，4～8 周可恢复正常。所以，去除贫血原因，使用铁剂 1 周后，检测患者血液中网织红细胞有明显上升，说明治疗有效，否则要继续查找贫血原因。另外，由于恢复体内正常贮铁量需较长时间，故血红蛋白恢复正常后需继续用药 3～6 个月。因此，医护人员要做好缺铁性贫血防治宣传教育工作，正确引导患者对缺铁性贫血和铁剂用药疗程的认识。在医生指导下，去除病因，合理用药，定期复查，防止复发。

二、治疗巨幼细胞贫血的药物

叶酸

叶酸(folic acid)广泛存在于动植物中,以肝、酵母及绿叶蔬菜中含量丰富,不耐热,人体细胞不能合成,只能从食物中摄取。人体对叶酸的需要量约为 $50\mu g/d$。

【作用与用途】 叶酸在体内转成四氢叶酸后,传递一碳基团,参与氨基酸和核酸的合成。叶酸缺乏时,引起巨幼细胞贫血。

临床用于治疗营养性巨幼细胞贫血、婴儿期或妊娠期巨幼细胞贫血。长期应用叶酸对抗剂,如甲氨蝶呤、乙胺嘧啶、甲氧苄啶等引起的巨幼细胞贫血,因二氢叶酸还原酶受到抑制,叶酸在体内不能转变为四氢叶酸,故应用叶酸无效,需用亚叶酸钙治疗。对于维生素 B_{12} 缺乏所致的恶性贫血,叶酸只能纠正血象异常,不能改善神经损害症状,所以不能替代维生素 B_{12} 治疗恶性贫血。

【不良反应及防治】 较少,罕见过敏反应。

维生素 B_{12}

维生素 B_{12}(vitamin B_{12})是一组含钴维生素的总称,广泛存在于动物内脏、牛奶、蛋黄中。人体的生理需要量为 $1\sim2\mu g/d$。维生素 B_{12} 口服后,必须与胃黏膜壁细胞分泌的内因子结合形成复合物,在内因子的保护下被肠壁吸收。当胃黏膜萎缩致内因子缺乏可影响维生素 B_{12} 吸收,引起恶性贫血,此时应注射给药。

【作用与用途】

1. 促进叶酸的循环再利用 维生素 B_{12} 在同型半胱氨酸转变为甲硫氨酸的过程中,使 N5- 甲基四氢叶酸转变为四氢叶酸,故当维生素 B_{12} 缺乏时,出现与叶酸缺乏相似的巨幼细胞贫血。

2. 促进甲基丙二酸转变成琥珀酸,参与三羧酸循环。维生素 B_{12} 缺乏时,影响神经髓鞘的脂质合成,导致神经症状。

维生素 B_{12} 主要用于治疗恶性贫血及巨幼细胞贫血,也可用于神经系统疾病的辅助治疗。

【不良反应及防治】 少数可有过敏反应。应提示患者合理调整饮食结构,不偏食。要按照医嘱用药,不能任意加大剂量。

三、促白细胞生成药

粒细胞集落刺激因子

粒细胞集落刺激因子(G-CSF)是由血管内皮细胞、单核细胞和成纤维细胞合成的糖蛋白。重组人 G-CSF 称为非格司亭(filgrastim),是有 175 个氨基酸残基组成的糖蛋白。

刺激骨髓中的造血干细胞向中性粒细胞分化、增殖、成熟,使成熟的粒细胞从骨髓释放,提高血液中白细胞的数量;增强中性粒细胞趋化和吞噬作用。临床上主要用于肿瘤的化疗、放疗引起骨髓抑制,自体骨髓移植导致的中性粒细胞减少、再生障碍性贫血、先天性中性粒细胞缺乏症。不良反应有轻度骨骼疼痛,长期静脉滴注可引起静脉炎。

粒细胞 – 巨噬细胞集落刺激因子

粒细胞 – 巨噬细胞集落刺激因子(GM-CSF)在 T 淋巴细胞、单核细胞、成纤维细胞和血管内皮细胞等均有合成。重组人 GM-CSF 称为沙格司亭(sargramostim),是由酵母菌产生的含 127 个氨基酸残基的糖蛋白。刺激造血前体细胞增殖、分化;刺激中性粒细胞、T 淋巴细胞、单核细胞、巨噬细胞等细胞的集落形成和增生。促进巨噬细胞和单核细胞对肿瘤细胞的裂解作用。临床上主要用于骨髓移植、肿瘤化疗、再生障碍性贫血等所致的中性粒细胞缺乏症。不良反应有骨痛、发热、呼吸困难、皮疹等。

鲨肝醇

鲨肝醇(batilol)是体内的造血因子之一,在骨髓造血组织中的含量较多。具有促进白细胞增生及抗放射线的作用,临床主要用于防治因放疗、化疗及苯中毒等引起的粒细胞减少症。与维生素 B_4、利可君或地榆升白片等联合应用效果较好。不良反应轻微,偶见口干、肠鸣音亢进等。剂量过大可引起腹泻。

四、血容量扩充药

血容量扩充药又称血浆代用品,有提高血浆渗透压、增加血容量和维持血压的作用,能阻止红细胞及血小板聚集,降低血液黏滞性,从而改善微循环。目前最常用的是右旋糖酐等。

右旋糖酐

右旋糖酐(dextran)是高分子葡萄糖聚合物,临床常用的有中分子右旋糖酐 70、低分子右旋糖酐 40 和小分子右旋糖酐 10。

【作用与用途】

1. 扩充血容量　静脉注射后不能透过血管,使血浆胶体渗透压升高,细胞外液中的水分吸收入血,迅速扩充血容量。用于大量失血或失血浆(如烧伤)的低血容量性休克患者。一般用中分子右旋糖酐,因其分子量大,持续时间长,可达 12h。

2. 改善微循环　右旋糖酐分子可覆盖于红细胞表面,使红细胞不易聚集,并使血容量增加及血液稀释故可改善微循环,用于治疗休克(如感染性休克)。低分子和小分子右旋糖酐的疗效比较明显。

3. 抗凝血　右旋糖酐分子可覆盖在血小板的表面和损伤的血管内膜上,抑制血小板和纤维蛋白的聚集,阻止血栓形成,同时血液稀释、微循环改善都有助于阻止血栓形成,故可防止休克后期弥散性血管内凝血。也可用于防止心肌梗死、脑血栓形成、血栓性静脉炎等。低分子及小分子右旋糖酐抗凝效果较好。

4. 渗透性利尿　低分子和小分子右旋糖酐的分子较小,易从肾小球滤过,而不被肾小管再吸收,可发挥渗透性利尿作用。适用于防止急性肾损伤。

【不良反应及防治】

1. 过敏反应　偶见过敏反应如发热、寒战、胸闷、呼吸困难,严重者可致过敏性休克,用药前取 0.1ml 作皮内注射,观察 15min。静脉滴注要缓慢。

2. 凝血障碍和出血　用量超过 1 000ml 时,少数患者可出现凝血障碍,可用抗纤维蛋白溶解药对抗。

3. 与硫喷妥钠混合产生沉淀,与维生素 B_{12}、双嘧达莫混合可发生变化,影响药物药效。

4. 血小板减少、出血性疾病、心功能不全者禁用。肺水肿、肝、肾疾病患者慎用。

羟乙基淀粉

羟乙基淀粉(hetastarch)又名淀粉代血浆,706 代血浆。由玉米淀粉制成,为葡萄糖聚合物,分子量在 2.5 万～4.5 万之间。作用、应用与右旋糖酐相同。

任务解析和岗位对接

明确患者在服用铁剂时,可以同时服用维生素 C、果糖、半胱氨酸等还原物质,可将三价铁(Fe^{3+})还原为二价铁(Fe^{2+}),有利于铁剂的吸收。护士对患者进行用药护理指导,应提示服用铁剂时,不要与牛奶、茶、鞣酸类、四环素及抗酸药合用,以免影响铁剂吸收。由于铁剂有一定刺激性,宜饭后服,勿嚼碎或掰开服用。药物要妥善保管,以免他人误服。合理用药指导有助于提高患者安全用药意识,减少药物不良反应,提高了疗效。同时要在用药护理的各个环节,结合实际培养并体现专业精神和职业素养。

岗位对接参考下面任务工作清单模拟完成。

用药前	护理评估	①健康评估:观察患者健康状况和精神状态,了解既往病史等;②用药适应证评估:评估患者是否缺铁性贫血;③用药情况评估:了解用药史及过敏史等,避免与抗酸药、四环素类等药物合用;④适当了解其他相关信息等。
	调配药品	①硫酸亚铁片:0.3g/次,每日 3 次,饭后服;②其他药物及制剂参见相关项目任务。
	提示建议	①避免空腹服用;②避免与茶、鞣酸类、抗酸药、磷酸盐、高钙、四环素类合用,可以适当补充维生素 C、果糖以促铁剂吸收;③铁剂可与肠内的硫化氢结合,生成黑色的硫化铁致大便变深绿或黑色,并非便血,嘱患者不必恐慌,但注意与上消化道出血区别;④未明事项应查阅药品说明书或向医师、药师等反馈。

用药中	护理问题	①贫血症状改善与药物不良反应有关症状的处理,如胃肠反应;②与患者沟通不畅,不合作,有弃药或过量中毒风险;③其他可能影响药物吸收和疗效的问题等。
	护理措施	①遵医嘱或处方,严格掌握剂量,建议饭后服,密切关注患者的用药反应,症状是否得到改善;②加强宣传教育和沟通,尤其小儿及失智患者,监护人应加强药物管理,妥善存放;③指导患者合理膳食,避免与影响药物吸收的食物、药物同服。
	用药要点	①使用肠溶衣片,药片勿嚼碎或掰开服用,服用糖浆剂时,可用橙汁溶解,用吸管服药,注射铁剂宜采取深部肌内注射,并应双侧交替,静脉输注铁剂应在穿刺成功后,再将药物注入液体瓶内,以免药物渗出导致静脉炎症;②严格用药剂量,必须遵医嘱坚持足够的疗程,每次服用铁剂后应妥善保管,以免他人误服;③加强不良反应观察和处置。
用药后	健康教育	①适度介绍药物治疗方案和有关康复常识,与患者沟通,进行心理疏导,遵医嘱坚持用药,合理用药,定期复查;②纠正不良饮食习惯,去除病因诱因;③纠正贫血后仍需继续服用铁剂3~6个月。
	评价效果	①客观评价药物疗效、安全性及近远期治疗效果,如用药1周后患者网织红细胞是否明显升高,用药2~4周后,贫血症状是否得到改善等;②综合判断采取的用药护理措施、方法的适宜性;③了解对药物治疗和不良反应及防治相关知识的知晓度是否提高,能否坚持和配合治疗等。
	回顾小结	①整理物品、记录资料,回顾合理使用铁剂等药物的要点;②小结本任务用药护理心得;③查找不足,制订改进措施等。

学习小结

　　本任务主要学习了影响造血系统的药物。重点为铁剂的作用与用途、不良反应,难点为铁剂的不良反应的防治。铁剂是治疗缺铁性贫血的主要用药,在学习和应用中需要注意影响维生素C、果糖等还原剂促进铁剂吸收,而茶、鞣酸类、抗酸药、四环素类则妨碍铁剂的吸收。铁剂过量可致急性中毒,可用去铁胺解救。叶酸、维生素B_{12}是治疗巨幼细胞贫血主要用药,维生素B_{12}还用于神经系统疾病的辅助治疗。右旋糖酐是常用血容量扩充药,较多用于低血容量性休克。

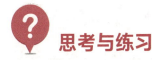

思考与练习

1. 简述影响铁剂吸收的因素。

2. 简述叶酸的作用、用途及使用注意事项。

3. 对以下用药护理案例进行分析。

患者，女，33岁，痔疮多年。因头晕、乏力多年，加重伴心慌1个月来院就诊。检查：T 36℃，P 80次/min，R 18次/min，Bp 100/70mmHg，皮肤、黏膜苍白，发毛稀疏无光。指端苍白，指甲脆裂呈匙状。实验室检查：Hb 50g/L，RBC 2.5×10^{12}/L，WBC 9.8×10^{9}/L，PLT 130×10^{9}/L，血清铁 6.5μmol/L，骨髓检查：红系增生活跃，骨髓铁染色阴性。诊断为小细胞低色素性贫血。医嘱予：①硫酸亚铁片口服，0.3g/次，每日3次；②维生素C片口服，0.1g/次，每日3次。

请思考并回答：①该患者出现贫血的原因是什么？②护士在进行用药护理时，应注意哪些事项？③在这个案例中，护士应该在哪些方面体现专业精神和职业素养？

（张耀森）

项目六 | 泌尿系统药物与用药护理

项目六
项目六数字内容

泌尿系统由肾、输尿管、膀胱及尿道组成，其主要功能是将机体代谢过程中产生的各种不为机体所利用或有害的物质排出体外。本项目包括利尿药、脱水药和治疗水、电解质与酸碱紊乱的药物，涵盖了临床护理中常见的泌尿系统疾病的常用药。

其中应重点掌握呋塞米、氢氯噻嗪、螺内酯的作用与用途、主要不良反应和用药护理，熟悉利尿药的分类和甘露醇的主要特点，了解其他药物的名称。

学习本项目有助于护士在未来相关疾病临床护理中，学会遵医嘱合理用药，观察疗效，做好不良反应的防治措施，能够正确指导患者合理用药，提高用药护理能力。

任务一 利尿药、脱水药与用药护理

学习目标

知识目标：
1. 掌握呋塞米、氢氯噻嗪、螺内酯的作用、用途、不良反应和注意事项。
2. 熟悉甘露醇的作用特点、临床应用与注意事项。
3. 了解其他利尿药及脱水药的作用特点。

技能目标：
1. 熟练掌握指导水肿患者，正确合理使用药物的技能。
2. 学会观察利尿药的疗效，并能及时妥善处理药物出现的不良反应。

素质目标：
具备关爱患者的职业道德，认真细致的专业精神和尊重、理解患者的人文素养。

导入情景:

患者,男,60岁,患高血压10年,一日前突然感到极度胸闷、气急、大汗淋漓、心率增快,咳嗽、咳粉红色泡沫样痰,端坐呼吸,两肺满布湿啰音及哮鸣音,血压200/110mmHg,诊断为急性肺水肿。随即给予呋塞米治疗。

工作任务:

1. 解释选用呋塞米治疗急性肺水肿的原因及用药护理要点。

2. 观察给予呋塞米后产生的不良反应及明确需要严密监测的指标。

3. 在这个工作任务中,护士应该在哪些方面体现专业精神和职业素养?

一、利 尿 药

利尿药是一类作用于肾脏,通过促进电解质及水的排出,使尿量增多的药物。临床主要用于治疗各种原因引起的水肿,此外尚有降压、抗尿崩症、抢救药物中毒等作用,是临床常见的对症治疗药。

(一)利尿药的分类

利尿药按其作用部位和利尿效能分为以下三类:

1. 高效利尿药 又称髓袢利尿药,此类药物主要作用于肾小管髓袢升支粗段皮质部和髓质部的 Na^+-K^+-$2Cl^-$ 同向转运系统(图6-1-1),而抑制该部位对 Na^+、Cl^- 的重吸

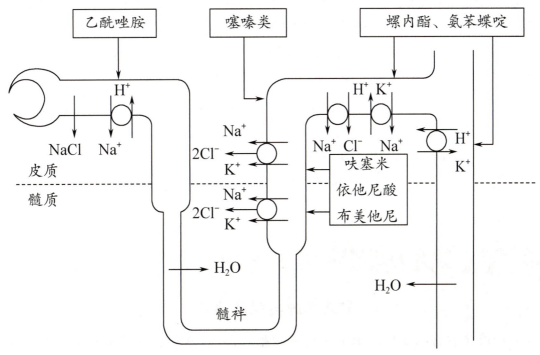

图6-1-1　肾小管转运系统及利尿药作用部位示意图

收,减少 Na^+ 的重吸收 $15\%\sim25\%$,产生强大的利尿作用。代表药物有呋塞米、依他尼酸及托拉塞米等。

2. 中效能利尿药　此类药物主要作用于远曲小管近端 Na^+-Cl^- 共同转运系统(图 6-1-1),抑制 NaCl 的重吸收,使 Na^+ 的重吸收减少 $5\%\sim10\%$。代表药物有氢氯噻嗪及吲达帕胺等。

3. 低效能利尿药　此类药物主要作用于远曲小管末端和集合管(图 6-1-1),使 Na^+ 的重吸收减少 $1\%\sim3\%$。代表药物有螺内酯、氨苯蝶啶和阿米洛利等。

(二)常用利尿药

1. 高效能利尿药

呋塞米

呋塞米(furosemide,速尿)是高效利尿药代表药物。

【药理作用】

(1)利尿作用:利尿作用迅速、强大而短暂。呋塞米抑制髓袢升支粗段皮质部和髓质部的 $Na^+-K^+-2Cl^-$ 同向转运系统,减少 NaCl 的重吸收,降低肾脏的稀释和浓缩功能,从而产生强大利尿作用。口服 $20\sim60min$ 起效,$1\sim2h$ 达高峰,作用持续 $6\sim8h$;静脉注射 5min 后生效,1h 达高峰,作用持续 2h 左右。另外,也可抑制 Ca^{2+}、Mg^{2+}、K^+ 的重吸收,使得尿中 Na^+、K^+、Cl^-、Ca^{2+}、Mg^{2+}、HCO_3^- 的排出增多。

(2)扩血管作用:抑制前列腺素分解酶的活性,使前列腺素 E_2 含量升高,扩张血管。

【临床用途】

(1)水肿性疾病:对治疗心、肝、肾性等各类水肿均有效。静注给药能迅速扩张容量血管,减少回心血量,缓解急性肺水肿,是急性肺水肿的首选用药。因易引起电解质紊乱,主要用于其他利尿药无效的顽固性水肿和严重水肿。

(2)预防急性肾损伤:用于各种原因导致的肾脏血流量灌注不足,例如失水、休克、中毒等,及时应用可减少急性肾小管坏死的机会。

(3)高血压:不作为常规抗高血压药使用,但当噻嗪类药物疗效不佳,尤其伴有肾功能不全或出现高血压危象时,尤为适用。

(4)急性药物中毒:应用本药可促进毒物排泄。

(5)其他:可用于高钙血症及高钾血症。也可用于高血压危象、心功能不全的辅助治疗。

 知识链接

常见水肿类型及治疗

过多的液体潴留在组织间隙中而出现肿胀时,称为水肿。肾性水肿常发于眼睑、面部等组织疏松的部位,然后累及全身,常见原因是各型肾炎和肾病。心性水肿首发于腰部以下,尤其是下肢、臀部受重力影响的部位,严重者波及面部,常见原因为右心功能不全。肝性水肿常以腹水为主,皮下水肿次之,伴低蛋白血症者,其水肿可波及全身,有时下肢更为显著,常见原因是肝硬化失代偿。营养不良性水肿常以下肢开始,遍及全身。

水肿诊断基本明确后,应尽快进行处理。

（1）一般处理:要求患者限制盐及水分的摄入,以免加重水肿,并多休息。

（2）对因治疗:针对水肿病因进行原发病的治疗。如心源性、肾源性、肝源性水肿应尽力解除其病因,改善其功能;营养不良性水肿应增加其营养;内分泌性水肿应用药物使其内分泌激素水平恢复到正常水平;炎症性水肿应用有效的抗生素进行治疗;药物所致的水肿应停药观察;回流受阻所致水肿应解除其受阻情况。

（3）对症治疗:对于水肿患者的对症治疗首先是利尿脱水,肺水肿首选呋塞米、心源性水肿首选氢氯噻嗪、肝源性水肿首选螺内酯,脑水肿首选甘露醇。在使用利尿药期间应注意电解质的平衡问题。

【不良反应与防治】

（1）水与电解质紊乱:常为过度利尿所引起,表现为低血容量、低血钾、低血钠、低血镁、低氯性碱血症等。其中以低血钾症最为常见,故应严密监测血钾浓度和心律。及时补钾或合用保钾利尿药可避免或减少低血钾的发生。当低钾血症与低镁血症同时存在时,应纠正低血镁,否则即使补充钾盐也不易纠正低血钾。

（2）耳毒性:长期大剂量静脉注射呋塞米,可引起眩晕、耳鸣、听力减退或暂时性耳聋,呈剂量依赖性。耳毒性发生机制可能与影响内耳淋巴液电解质水平有关,肾功能不全患者或与其他有耳毒性的药物如氨基糖苷类抗生素等合用时更易发生。

（3）胃肠道反应:表现为恶心、呕吐、上腹部不适,大剂量时尚可出现胃肠出血,宜饭后服用。

（4）其他:长期用药时多数患者可出现高尿酸血症,故痛风患者禁用。少数患者可引起一过性的高血糖和高脂血症、粒细胞减少、血小板较少、间质性肾炎、溶血性贫血等过敏反应。严重肝、肾功能不全者及孕妇慎用。

布美他尼

布美他尼(bumetanide)的药物作用、临床应用及不良反应均与呋塞米相似。但布美他尼利尿作用较呋塞米强,而不良反应较少。

2. 中效能利尿药

氢氯噻嗪

氢氯噻嗪(hydrochlorothiazide,双氢克尿噻)是临床上常用的中效能利尿药。

【药理作用】

（1）利尿作用:抑制髓袢升支粗段皮质部和肾远曲小管近端 Na^+-Cl^- 共同转运系统,抑制 NaCl 的重吸收,增强 NaCl 和水的排出,口服后 1～2h 起效,3～4h 达高峰,作用持续 6～12h，利尿作用温和而持久。由于转运至远曲小管的 Na^+ 增加，促进 Na^+-K^+ 交换，尿中除排出 Na^+、Cl^- 外，K^+ 的排泄也增多。

（2）抗利尿作用：能明显减少尿崩症患者的尿量及口渴症状，其作用机制尚不明确。

（3）降压作用：具有温和而持久的降压作用，常作为基础抗高血压药（见项目四任务一）。

【临床用途】

（1）各型水肿：对心性水肿及肾性水肿疗效较好，是慢性心功能不全的主要治疗药物之一。应用于肝性水肿要注意防止低血钾而诱发肝性脑病。

（2）高血压：该类药物作为基础抗高血压药之一，临床多与其他抗高血压药合用，可加强其他抗高血压药效果，减少用药剂量，减少不良反应。

（3）治疗尿崩症：可用于肾性尿崩症及加压素无效的垂体性尿崩症。

【不良反应与防治】

（1）电解质紊乱：长期用可致低血钾、低血钠、低血镁、低氯性碱血症等。以低钾血症最常见。

（2）高尿酸血症：有痛风史者可诱发或加剧痛风症状，痛风者慎用。

（3）代谢变化：长期用可导致高血糖症、高脂血症。噻嗪类利尿药降低人体糖耐受量，升高血糖，可诱发或加重糖尿病。本类药物可使血清胆固醇增加 5%～15%，使低密度脂蛋白增加。糖尿病、高脂血症患者慎用。

（4）其他：少数可产生胃肠道反应、过敏反应如皮疹、皮炎，偶见溶血性贫血，血小板减少等。长期应用还可导致高钙血症。

3. 低效能利尿药　低效能利尿药临床常用作保钾利尿药。

螺内酯

螺内酯（spironolactone，安体舒通）作为低效能利尿药代表，临床常作保钾利尿药。

【药理作用】　螺内酯是醛固酮的竞争性拮抗药，它与醛固酮竞争远曲小管和集合管内的醛固酮受体，拮抗醛固酮的作用，抑制 Na^+ 的重吸收和减少 K^+ 的分泌，抑制 Na^+-K^+ 交换，表现为保钾排钠的利尿作用。利尿作用缓慢、温和而持久。

【临床用途】　主要用于治疗与醛固酮升高有关的顽固性水肿，如肝硬化腹水、肾病综合征等。单用效果差，常与噻嗪类排钾利尿药合用，以提高疗效并避免或减少血钾紊乱。

【不良反应与防治】

（1）高血钾：最常见，肾、肝功能不全及血钾偏高者禁用。

（2）性激素样作用：女性可致月经紊乱、乳房触痛、性功能下降等；男性可致乳房女性化、阳痿等，停药后可消失。

氨苯蝶啶

氨苯蝶啶（triamterene）直接抑制远曲小管和集合管的 Na^+-K^+ 交换，阻滞 Na^+ 通道，减少 Na^+ 重吸收，由于 Na^+ 重吸收减少，降低了管腔内的负电位，因此使 K^+ 向管腔分泌的驱动力减弱，抑制 K^+ 的分泌，从而产生保钾排钠利尿的作用。

临床上常与排钾利尿药合用,治疗各类顽固性水肿或腹水,也可用于氢氯噻嗪或螺内酯无效的病例。因能促进尿酸排泄,故尤适用于痛风患者的利尿。

不良反应较少。偶见头晕、嗜睡、恶心、呕吐、腹泻等消化道症状。长期大量使用可致高钾血症,严重肝、肾功能不全,有高钾血症倾向者禁用。

 护理学而思

利尿药属于运动员违禁药物

利尿药被广泛用于治疗水肿、高血压等疾病,但是利尿药早在 1988 年就被列入运动员禁用清单。利尿药本身不能提高运动成绩,但它能在限定体重的比赛项目中快速减重,稀释尿液并排出体内其他兴奋剂。滥用利尿药会引起脱水、疲劳、肌肉痉挛、电解质紊乱等健康问题,曾有过个别运动员因大剂量使用利尿药而死亡的报道。

护士在日常的工作中不可因为利尿药的毒副作用小而忽视其管理,应该严格遵医嘱用药,管理好相应药品,以防止药物的误用、滥用。

二、脱 水 药

脱水药又称渗透性利尿药,静脉注射给药后,可以迅速提高血浆渗透压,从而促使组织内水分向血浆转移而使组织脱水,并产生利尿作用的药物。本类药共同特征:①不易通过毛细血管透入组织;②易经肾小球滤过;③不易被肾小管再吸收;④在体内不易被代谢。常用的药物有甘露醇、山梨醇、高渗葡萄糖等。

甘露醇

甘露醇(mannitol)白色结晶粉末,易溶于水,临床用 20% 溶液静脉给药。

【药理作用】

1. 脱水作用　临床上用 20% 甘露醇快速静脉滴注后,该药不易从毛细血管渗入组织,能迅速提高血浆渗透压,使组织间液及细胞内的水分向血浆转移,产生组织脱水作用,可迅速降低颅内压、眼压。甘露醇口服用药则造成渗透性腹泻。

2. 利尿作用　静注甘露醇后,该药经肾小球滤过而不被肾小管重吸收,提高肾小管中渗透压,从而减少肾小管和集合管对水的重吸收,而产生渗透性利尿作用;其次组织脱水后增加循环血容量和肾小球滤过率,提高尿量。本药起效迅速,静脉给药后约 15min 起效,30~60min 达峰,作用持续 4~8h。

【临床用途】

1. 治疗脑水肿　用于治疗各种原因引起的脑水肿,降低颅内压。常作为首选药物。

2. 预防急性肾损伤　甘露醇可通过脱水作用,减轻肾间质水肿;同时通过渗透性利尿作用,维持足够的尿量,稀释肾小管内有害物质,减少肾小管阻塞,保护肾小管免于坏死。用于预防各种原因引起的急性肾损伤。

3. 降低眼压　脱水作用可降低眼房水量及眼压,临床可用于青光眼手术前准备和青光眼急性发作。

4. 其他　用于大面积烧伤引起的水肿及促进体内毒物的排出等;也可口服用于术前肠道准备。

【不良反应与防治】　静注注射过快,可致一过性头痛、眩晕、视物模糊、心悸等。本药静脉注射后可显著增加血容量,加重充血性心力衰竭和活动性脑出血患者的症状,故应禁用。甘露醇溶液在气温较低时易析出结晶,可置热水中或用力振摇,待结晶完全溶解后方可静脉使用。

同类脱水药物还有 25% 山梨醇(sorbitol)和 50% 葡萄糖(hypertonic glucose)溶液等,作用相似,但疗效不如甘露醇。

任务解析和岗位对接

呋塞米排水利尿,而且迅速扩张容量血管,减少回心血量,缓解急性肺水肿,是急性肺水肿的首选用药。用药期间易引起水与电解质紊乱如低血钾、低血钠、低血镁、低氯性碱血症等,故应严密监测血钾浓度和心律;长期用药时多数患者可出现高尿酸血症,少数患者可引起一过性的高血糖和高脂血症,用药期间需要监测血糖,血尿酸和血脂。同时应注意在用药护理全过程中,结合实际,体现认真细致、关心病患的专业精神和职业素养。

岗位对接参考下面任务工作清单模拟完成。

用药前	护理评估	①健康评估:观察健康状况和精神状态,了解既往病史等;②用药禁忌评估:评估患者是否有严重肝肾功能不全、高尿酸血症、低血钾等情况;③用药情况评估:了解用药史,避免与其他高效利尿药、氨基糖苷类药物、锂盐等合用;④了解药物过敏史,对磺胺药和噻嗪类利尿药过敏者,对本药亦过敏。
	调配药品	①呋塞米片剂:20mg,起始剂量 20～40mg,根据利尿反应调整剂量;②呋塞米注射剂 2ml/20mg:成人稀释后静脉注射 20～40mg 于 5～10min 内缓慢注射,可根据病情连续注射多次;③其他药物及制剂参见相关项目任务。
	提示建议	①肠道外用药宜静脉给药,不主张肌内注射;②静脉注射时宜用氯化钠注射液稀释,不宜用葡萄糖注射液稀释;③对行动不便者要提前做好排尿的准备措施;④未明事项应查阅药品说明书或向医师、药师等反馈。
用药中	护理问题	①患者的水肿症状,尿量、血液电解质含量,血压、肝肾功能、听力等变化;②与药物不良反应有关症状的处理;③药物正确的给药方法等;④其他可能影响疗效的问题等。

	护理措施	①遵医嘱或处方,严格掌握剂量及给药途径,并注意观察血压、听力、血电解质等变化,以免出现严重的水电解质紊乱、肝肾功能损伤等情况;②密切关注患者的用药反应,尿量变化,疾病症状是否得到改善,配合进行日常起居的生活指导。
	用药要点	①存在低血钾症或低血钾倾向者,及时补充钾盐;②每日总量不超过1g;③加强不良反应观察和处置。
用药后	健康教育	①适度介绍药物治疗方案,引导患者放松精神,缓解焦虑,提高治疗效果;②介绍有关康复常识,养成良好的生活饮食习惯。
	评价效果	①水肿症状是否得到改善;②记录患者液体出入量,如发生少尿、无尿,及时报告医生;③患者对药物治疗和不良反应及防治相关知识的知晓度是否提高,能否坚持和配合治疗等。
	回顾小结	①整理物品、记录资料,回顾合理使用呋塞米等药物的要点;②小结本任务用药护理心得;查找不足,制订改进措施等。

学习小结

本任务主要介绍了利尿药和脱水药。其中重点是利尿药的分类及临床应用及不良反应,难点是不同利尿药对血钾的影响,在学习和应用中需要注意根据不同类型的利尿药特点,其临床应用和禁忌证各不相同。

❓ 思考与练习

1. 简述常用利尿药的分类及代表药物。

2. 不同效能利尿药对电解质代谢的影响有何不同?氢氯噻嗪和螺内酯是否可以合用?

3. 对以下用药护理案例进行分析。

(1)患者,男,60岁,患高血压8年,经常服用抗高血压药物治疗,有效。近一周,患者出现烦渴、多饮、多尿,日饮水量及尿量明显增多,经检查诊断为尿崩症。

请思考并回答:①该患者应选择何种利尿药物?②该类药物有何不良反应?③针对该患者应采取哪些用药护理措施?④在这个案例中,护士应该在哪些方面体现专业精神和职业素养?

(2)患者,男,58岁,原发性高血压患者,近日来常感疲倦。2h前突感头痛、头晕,并有喷射状呕吐。经诊断为原发性高血压,伴脑出血和颅内高压。立即予以吸氧,20%甘露醇快速静脉滴注等处理。

请思考并回答：①使用 20% 甘露醇静脉滴注是否合理？②若无该药，还可选用什么药物？③在这个案例中，护士应该在哪些方面体现专业精神和职业素养？

（邵素倩）

任务二　治疗水、电解质和酸碱紊乱药物与用药护理

知识目标：

1. 熟悉氯化钾的作用和用药注意事项。

2. 了解其他水、电解质和酸碱平衡调节药的用途和用药注意事项。

技能目标：

学会观察相关药物的疗效，并能及时妥善处理药物出现的不良反应。

素质目标：

具备认真细致开展用药护理的职业素质和关心、尊重、理解患者的人文素养。

工作情景与任务

导入情景：

患者，女，60 岁，3d 前无明显诱因出现头晕、乏力、伴视物旋转、黑矇，恶心，多次呕吐，呕吐物为胃内容物。急诊就医，经检查诊断为低钾血症，医嘱氯化钾静脉滴注。

工作任务：

1. 氯化钾静脉滴注时应注意什么问题？

2. 在这个案例中，护士应该在哪些方面体现专业精神和职业素养？

水、电解质和酸碱平衡是人体细胞进行正常代谢所必需的条件。因疾病、创伤等原因而使平衡失调时，如果机体缺乏能力进行调节或超过机体代偿能力，将会出现水、电解质和酸碱平衡紊乱。紊乱一旦发生，除了调整失衡，还须针对其原发病进行治疗，但当疾病发展到一定阶段，水、电解质和酸碱平衡紊乱成为威胁生命的主要因素，则必须及早发现和纠正。

一、调节水、电解质平衡药

氯化钠

氯化钠（sodium chloride），0.9% 浓度的氯化钠溶液也称生理盐水。

【药理作用】　氯化钠的钠离子是人体细胞外液主要的阳离子，是维持细胞外液渗透

压和血容量的重要成分，是维持组织细胞兴奋性和神经肌肉应激性的必要离子。钠离子还以碳酸氢钠的形式组成体液缓冲系统，对调节体液的酸碱平衡具有重要作用。

【临床用途】

1. 低钠综合征 用于出汗过度、剧烈呕吐、大量失血、大面积烧伤、利尿过度等所致的低钠综合征。

2. 脱水或休克 出血过多又无法输血时，可输入 0.9% 氯化钠注射液，短暂补充血容量纠正脱水。

3. 0.1%～0.2% 的口服溶液可防中暑；0.9% 的溶液用于眼、伤口的冲洗，还可作注射用药的溶剂或稀释剂。

【不良反应及防治】 过量输入可致高钠血症，引起组织水肿，故心、脑、肾功能不全及血浆蛋白过低者慎用；肺水肿患者禁用。对已有酸中毒者如大量应用，可引起高氯性酸中毒，故宜采用含碳酸氢钠和乳酸钠的复方氯化钠注射液。

氯化钾

【药理作用】 氯化钾（potassium chloride）中的 K^+ 为细胞内的主要阳离子，是维持细胞内渗透压的主要成分，是维持神经肌肉兴奋性和心肌正常生理功能所必需的离子，还参与糖、蛋白质、能量代谢及调节酸碱平衡。

【临床用途】

1. 低钾血症 用于严重呕吐、腹泻、长期大量使用排钾利尿药等原因引起的低钾血症。

2. 心律失常 通过补钾用于防治强心苷中毒引起的快速型心律失常。

【不良反应及防治】 口服氯化钾溶液有较强的刺激性，稀释液饭后服可减轻刺激或改用氯化钾缓释片。静脉给药严禁推注，宜稀释后缓慢静脉滴注。静脉滴注过快可致心律失常甚至心脏停搏而死亡，故速度宜慢，溶液浓度一般不超过 0.2%～0.4%，治疗心律失常可增至 0.6%～0.7%，静脉滴注过程中应监测患者心率和血钾。肾功能严重损害者、尿少或尿闭未得到改善及血钾过高的患者禁用。

 护理学而思

不容忽视的氯化钾

临床上应用静脉滴注氯化钾进行治疗相当普遍。但是，由于钾离子在体内的生理功能及代谢均有其特殊性，浓度过高滴速过快均可致使患者的血钾过高，抑制心脏甚至使心脏停搏而死亡。所以在静脉补钾时，除必须遵守静脉输液的一般护理规程外，还必须注意其特殊的要求。滴注前必须了解患者肾功能状态，对肾功能减退的患者在排尿少时应慎用，无尿时禁用，掌握见尿补钾的原则。滴注过程中，要严格控制输液速度，要及时巡视，严密观察输液情况及患者主诉，观察针头有无脱出、移位，局部皮肤有无红肿、疼痛，并注意药液有无外溢。

氯化钾除了在使用过程中要注意其特殊性，在日常管理中也是作为特殊药品管理。护士在日常药品管理中应该不怕麻烦，将氯化钾注射液单独贮存，贮存处用醒目标签纸标志。

二、调节酸碱平衡药

碳酸氢钠

【作用与用途】 碳酸氢钠（sodium bicarbonate，小苏打）进入体内后，主要解离出碳酸氢根发挥作用。

1. 代谢性酸中毒　用于治疗代谢性酸中毒、呼吸性酸中毒并代谢性酸中毒。

2. 碱化尿液　用于巴比妥类、阿司匹林等弱酸性药物中毒的解救；与磺胺药同服，可减少磺胺结晶析出，防治肾损害；可增强氨基苷类抗生素对泌尿系统感染的疗效。

3. 中和胃酸　口服后能迅速中和过多的胃酸，可与其他药物组成复方制剂用于治疗消化系统疾病。

【不良反应】 过量使用可引起代谢性碱中毒。可加重水钠潴留、低钾。充血性心力衰竭、肾衰竭、低钾患者慎用。

乳酸钠

乳酸钠（sodium lactate）进入体内后，其乳酸根在有氧条件下，经肝转化为碳酸氢根，故可用于治疗代谢性酸中毒。作用虽不及碳酸氢钠迅速，但对高血钾症或普鲁卡因胺、奎尼丁等引起的心律失常伴有酸中毒者，以乳酸钠治疗为宜。过量可引起碱血症，休克、缺氧、肝功能不良及乳酸性酸中毒者不宜使用。本药不宜用氯化钠溶液稀释，以免成为高渗溶液。

调节水和电解质平衡的药物还有氯化钙、乳酸钙等，临床上这类药物的复方制剂应用很多，见表6-2-1。

表6-2-1　常用的调节水和电解质平衡的复方制剂

制剂名称	组成	主要用途
复方氯化钠（林格液）	氯化钠、氯化钾、氯化钙、乳酸钠	代替生理盐水
口服补液盐（ORS）	氯化钠、氯化钾、碳酸氢钠、葡萄糖	轻度急性腹泻
复方氯化钾	氯化钠、氯化钾、乳酸钠	代谢性酸血症、低血钾

 知识链接

电解质紊乱的临床表现

电解质紊乱的临床表现因电解质种类不同而有较大区别，其中以低钠血症和低钾血症最为常见。低钾血症表现为恶心、呕吐、肌无力、腱反射消失，腹胀、肌痉挛和心律失常，心电图 U 波增高，严重者可致死；高血钾则表现为早期患者易激动、恶心、肠绞痛、腹泻，晚期为心率减慢、心律失常、呼吸困难、心电图 T 波的改变；低钠血症表现为肌无力，下肢痉挛和口干等。低钙血症表现为惊跳、手足抽动或震颤、惊厥等现象，并且在抽搐发作的同时还会出现不同程度的呼吸改变、心跳加快、面色发绀、严重呕吐、便血的症状，最严重的还可能导致喉肌痉挛、呼吸停止。

任务解析和岗位对接

应明确：①氯化钾静脉滴注前必须了解患者肾功能状态。对肾功能减退的患者在排尿少时应慎用，掌握见尿补钾的原则。②滴注过程中，要严格控制输液速度，每分钟 30～40 滴为宜。另外，滴注钾盐溶液的浓度，以每 500ml 液体中含氯化钾不超过 1.5g 为宜。③输液过程中，护理人员要及时巡视，严密观察输液情况及患者主诉，观察针头有无脱出、移位，局部皮肤有无红肿、疼痛，并注意药液有无外溢。④对需长时间静脉补钾患者，应正确选择静脉滴注血管。选择近心端大血管及多部位轮流，可以避免同一部位长期受刺激而引起不良反应。特别是滴注量大时更应注意。⑤在血钾情况好转后及时使用口服制剂替代治疗，并提示患者多食高钾食物。⑥由于患者病情多较为严重，应在用药护理各个环节提高精细化程度，充分体现专业细致、关爱病患的职业素养。

岗位对接参考下面任务工作清单模拟完成。

用药前	护理评估	①健康评估：观察健康状况和精神状态，了解既往病史等；②用药禁忌评估：评估患者是否有急性肾功能不全、慢性肾功能不全等情况；③用药情况评估：了解用药史，避免与肝素、血管紧张素转化酶抑制剂等合用；适当了解其他相关信息等。
	调配药品	①氯化钾注射剂：1g/10ml，10% 氯化钾注射液 10～15ml 加入 5% 葡萄糖注射液 500ml 中滴注；②其他药物及制剂参见相关项目任务。
	提示建议	①脱水患者一般等排尿后再补钾，尿量需在 30ml/h 以上方可补钾；②建议对不合理用药及时质疑；③未明事项应查阅药品说明书或向医师、药师等反馈。
用药中	护理问题	①患者的心率、血钾水平、肾功能等变化；②与药物不良反应有关症状的处理；③药物正确的给药方法等；④其他可能影响疗效的问题等。
	护理措施	①遵医嘱或处方，严格掌握剂量及给药途径，钾盐禁止推注，严格控制输液速度及注射浓度；②选择合适的血管给药，告知患者可能出现注射疼痛，缓解患者紧张情绪；③密切关注患者的用药反应，症状是否得到改善，症状好转及早改为口服给药。
	用药要点	①控制输液速度和浓度，每分钟 30～40 滴为宜，注射浓度不超过 0.2%～0.4%；②加强不良反应观察和处置。

用药后	健康教育	①适度介绍药物治疗方案和有关康复常识,帮助患者平抚心情,缓解焦虑,配合治疗;②配合饮食治疗,多食含钾食物等。
	评价效果	①观察患者症状是否好转,血钾水平是否正常;②采取的注射血管、滴注速度是否适宜;③患者对药物治疗和不良反应及防治相关知识的知晓度是否提高,能否坚持和配合治疗等。
	回顾小结	①整理物品、记录资料,回顾合理使用氯化钾注射液等药物的要点;②小结本任务用药护理心得;查找不足,制订改进措施等。

学习小结

　　本任务主要介绍了治疗水、电解质与酸碱紊乱药物。其中重点是药物的临床应用及不良反应,难点是氯化钾的用药注意事项。

思考与练习

1. 氯化钾的临床作用有哪些?

2. 纠正代谢性酸中毒的药物有哪些? 其主要特点有哪些?

3. 对以下用药护理案例进行分析。

　　患者,男,23 岁,因肾衰竭,呼吸深而快,有烂苹果味,面部潮红,准备急诊手术。化验 pH 7.3,CO_2CP 降低,诊断为代谢性酸中毒。

　　请思考并回答:①使用 5% 碳酸氢钠静脉滴注是否合理? ②护士应如何做好用药护理? ③在这个案例中,护士应该在哪些方面体现专业精神和职业素养?

(邵素倩)

项目七 │ 呼吸系统药物与用药护理

项目七数字内容

本项目包括镇咳药、祛痰药、平喘药等呼吸系统药物，涵盖了临床护理中常见的呼吸系统疾病的常用药。

其中应重点掌握沙丁胺醇、异丙托溴铵、倍氯米松、色甘酸钠等代表药的分类、作用、用途、不良反应和注意事项；熟悉右美沙芬、可待因等镇咳药的作用特点、不良反应和注意事项；了解乙酰半胱氨酸等祛痰药的作用特点和注意事项。

任务一　镇咳药、祛痰药与用药护理

学习目标

知识目标：
1. 掌握镇咳药的作用特点。
2. 熟悉镇咳药的不良反应和用药注意事项。
3. 了解祛痰药的作用特点和注意事项。

技能目标：
学会观察镇咳药、祛痰药的疗效和不良反应，正确指导患者合理用药。

素质目标：
具备关心、关爱咳嗽、咳痰患者，认真细致开展用药护理的专业精神和人文素养。

 工作情景与任务

导入情景：

患儿，男，3岁，发热，流涕，咳嗽2周，口服药物无好转。查体：T 39.2℃，P 118次/min，R 32次/min，神清，咽充血明显，扁桃体肿大，肺呼吸音粗，闻及痰音，心音有力，腹软，肠鸣正常。白细胞计数 $18 \times 10^9/L$ [儿童正常参考值 $(5.0 \sim 12.0) \times 10^9/L$],C 反应蛋白（CRP）（正常参考值 $0.8 \sim 8mg/L$）$13mg/L$。诊断为急性支气管炎，医生医嘱给予氢溴酸右美沙芬口服液、盐酸氨溴索口服液、对乙酰氨基酚口服混悬液、头孢呋辛钠静脉滴注治疗。

工作任务：

1. 说出使用上述药物的目的是什么？

2. 针对此患者，护士应如何完成用药护理程序？

3. 在这个案例中，护士应该在哪些方面体现专业精神和职业素养？

呼吸系统疾病为临床常见病和多发病，咳、痰、喘为其主要症状，多由感染或变态反应所致，部分患者三种症状同时出现。在治疗中，除了对因治疗外，还应该合理使用镇咳、祛痰、平喘药物进行对症治疗，及时缓解症状，减轻患者痛苦并减少并发症的发生。

一、镇 咳 药

咳嗽的实质是呼吸道受刺激时产生的一种保护性反射活动，可将呼吸道内的痰液和异物排出，保持呼吸道通畅。轻度咳嗽一般不必使用镇咳药，若咳嗽伴有痰液较多且黏稠的患者应先用祛痰药，必要时再用镇咳药，否则会使痰液滞留在气道，造成继发感染，甚至会引起窒息。因此，只有在无痰或少痰而咳嗽频繁、剧烈时才适当选用镇咳药。

镇咳药根据作用机制可分为中枢性镇咳药、外周性镇咳药和兼有中枢性和外周性双重镇咳机制的药物。镇咳药属于对症治疗药物，用药 7d 如症状未缓解，宜停药进一步确诊。

（一）中枢性镇咳药

中枢性镇咳药是一类选择性抑制咳嗽中枢，抑制支气管腺体分泌而产生中枢性镇咳作用的药物，可分为麻醉性和非麻醉性两类。

1. 麻醉性中枢镇咳药

可待因

可待因（codeine）为阿片生物碱类药物，作用与吗啡相似但较弱。其作用特点为：①镇咳作用迅速而强大，其强度为吗啡的 1/4，疗效可靠，是目前临床应用最有效的镇咳药。②镇痛作用为吗啡的 $1/10 \sim 1/7$，作用持续时间 $4 \sim 6h$。③镇静，用于局麻或全麻时。镇咳剂量不抑制呼吸，耐受性及成瘾性等均较吗啡小。适用于各种原因引起的剧烈干咳和刺激性咳嗽，尤其适用于伴有胸痛（如胸膜炎等）的剧烈干咳，缓解非炎性干咳以及上呼吸道感染引起的咳嗽症状，但久用易成瘾，应控制使用。也可用于缓解中等程度疼痛。

偶有恶心、呕吐、眩晕、便秘等不良反应，过量时明显抑制呼吸中枢，并产生兴奋、烦躁不安等中枢兴奋症状。久用可产生耐受性和成瘾性,属于麻醉药品。

福尔可定

福尔可定(pholcodine)镇咳、镇痛作用与可待因相似,缓解干咳的效果比可待因好,成瘾性比可待因小,呼吸抑制比吗啡弱,儿童耐受性较好,不会引起便秘或消化功能紊乱。常用复方福尔可定口服溶液用于小儿及成人的感冒、慢性支气管炎引起的咳嗽。

复方甘草制剂

复方甘草制剂(compound liquorice)包括片剂和糖浆剂,用于上呼吸道感染、支气管炎和感冒时的咳嗽及咳痰不畅等。服药后避免大量饮水。运动员慎用。

2. 非麻醉性中枢镇咳药

右美沙芬

右美沙芬(dextromethorphan)口服 15～30min 起效,维持 3～6h。其中枢镇咳作用与可待因相似或略强,无镇痛作用,治疗量不抑制呼吸,长期使用几无耐受性和成瘾性,是目前临床上应用广泛的镇咳药。适用于各种原因(上呼吸道感染、支气管炎等)引起的干咳。偶有头晕、轻度嗜睡、口干、恶心、呕吐及便秘等不良反应。

喷托维林

喷托维林(pentoxyverine)直接抑制咳嗽中枢,兼有轻度阿托品样作用和局麻作用,还能轻度抑制支气管内感受器和松弛支气管平滑肌,镇咳强度为可待因的1/3,适用于各种原因引起的干咳,对普通感冒、支气管炎或鼻窦炎等疾病引起的干咳效果较好。几无成瘾性,也不抑制呼吸,因具有阿托品样作用,故偶见头晕、口干、恶心、腹胀、便秘等,青光眼、前列腺肥大者慎用或禁用。

(二)外周性镇咳药

外周性镇咳药通过抑制咳嗽反射弧中的末梢感受器、传入神经或传出神经的传导而发挥镇咳作用。

苯丙哌林

苯丙哌林(benproperine)口服易吸收,服后 15～20min 起效,作用持续 4～7h。镇咳作用较强,为可待因的 2～4 倍,既可抑制咳嗽中枢,又抑制肺及胸膜的牵张感受器,因此兼有中枢和外周双重镇咳作用,并具有罂粟碱样平滑肌解痉作用。用于多种原因引起的刺激性干咳。无麻醉作用,不抑制呼吸,无成瘾性及耐受性,不良反应轻,偶见口干、头晕、乏力、食欲减退及药疹。服药时需整粒吞服,切勿嚼碎,以免引起口腔麻木。

苯佐那酯

苯佐那酯(benzonatate,退嗽)为局麻药丁卡因的衍生物,口服后 20min 起效,持续 2～8h。具有较强的局部麻醉作用,主要用于急性上呼吸道炎症引起的干咳或阵咳,但疗效不及可待因。也用于支气管镜、喉镜等检查或支气管造影前预防咳嗽。有轻度嗜睡、头晕、恶心、皮疹等。服用时勿咬碎药丸,以免引起口腔麻木。

其他外周性镇咳药还有二氧丙嗪、那可丁、普诺地嗪、依普拉酮等,其中苯丙哌林和依普拉酮兼有中枢性和外周性双重镇咳作用。

二、祛 痰 药

祛痰药是一类能改变痰液中黏性成分,使痰液变稀、黏稠度下降而易于咳出的药物。根据药物作用机制不同,分为恶心性祛痰药、黏痰溶解药和黏痰调节药等。

(一)恶心性祛痰药

氯化铵

氯化铵(ammonium chloride)口服后可刺激胃黏膜,引起轻微恶心,反射性引起支气管黏膜腺体分泌增加,降低痰液黏性使痰液稀释易于咳出;此外,氯化铵被吸收后,部分经呼吸道黏膜排出,由于盐类渗透压作用而带出水分,使痰液稀释而易于咳出。适用于急、慢性呼吸道炎症痰多而黏稠不易咳出者。很少单独使用,常与其他止咳祛痰药配成复方制剂应用。氯化铵为酸性无机盐,吸收后氯离子进入血液和细胞外液,使血液和尿液呈酸性,用于酸化尿液和纠正代谢性碱中毒。

剂量过大或空腹服用可引起恶心、呕吐、胃痛等,宜餐后服。消化性溃疡及肝、肾功能不全者慎用,以免引起酸中毒和高血氨症。

除此之外还有愈创甘油醚、碘化钾等。

(二)黏痰溶解药

乙酰半胱氨酸

乙酰半胱氨酸(acetylcysteine)可使痰液中黏蛋白的二硫键断裂,降低痰液黏稠度,使痰液易于咳出,具有较强的黏痰溶解作用。其不仅能溶解白色黏痰,也能溶解脓性痰。可以口服,雾化吸入效果好,显著优于氨溴索、溴己新,适用于大量黏痰阻塞呼吸道,不宜咳出或因手术咳痰困难者。本药可保护细胞免受氧自由基等毒性物质的损害,故还可用于对乙酰氨基酚中毒的解救及治疗环磷酰胺引起的出血性膀胱炎。

本药有特殊蒜臭味,颗粒剂用温开水(禁用80℃以上热水)溶解后直接服用,也可加入果汁服用。由于对呼吸道黏膜有刺激性,易引起恶心、呕吐、呛咳及支气管痉挛,加用异丙肾上腺素合用可以避免,并可提高疗效。支气管哮喘、有消化道溃疡史者慎用。

羧甲司坦

羧甲司坦(carbocisteine)是较常用的黏痰溶解药,可分解黏蛋白、糖蛋白多肽链上的分子间的二硫键,使分子变小,降低痰液黏度,并能增加黏膜纤毛的转运,促使痰液排出。本品口服起效快,服用4h可见明显疗效。用于慢性支气管炎、支气管哮喘等疾病所致痰液黏稠、咳痰困难者。偶见轻度恶心、头晕、腹泻、胃肠道出血、皮疹等。消化性溃疡病患者禁用。

厄多司坦

厄多司坦(erdosteine)临床用于急性和慢性支气管炎痰液黏稠所致的呼吸道阻塞。偶见较轻微的头痛和胃肠道反应,如恶心、呕吐、上腹隐痛等症状,应避免与强力镇咳药同时应用。对本品过敏,孕妇及哺乳期妇女,不足 15 岁的儿童,严重肝肾功能不全者禁用。

 护理学而思

咳嗽咳痰患者的护理措施

咳嗽咳痰一般是由于支气管肺部病变所导致,护理方面主要是减少痰液的分泌,促进痰液的排出,进而减少咳嗽,具体措施:①加强气道的湿化管理,通过雾化吸入进行气道湿化,同时配合祛痰、抗炎、扩张气管的药物促进痰液的排出;②体位引流,抬高肺下部;③拍背疏松痰液;④使用减少痰液分泌或促进排痰的药物;⑤使用呼吸康复排痰阀,可振荡松解气道的分泌物,有利于痰液的排出。

护理时要充分体现护士的职业素质和人文精神,展现整体化的护理理念。嘱咐患者多喝水注意休息;咳嗽剧烈时,应取半卧位,咳痰多的患者,应取侧卧位或者交换体位。帮助患者学会避免咳嗽、咳痰的诱因,季节变化时注意及时增减衣物。饮食上对慢性咳嗽患者建议给予高蛋白,高纤维素足够热量的饮食,避免油腻辛辣刺激。

(三)黏痰调节药

溴己新

溴己新(bromhexine)能使痰液中糖胺聚糖纤维裂解,并抑制其合成,降低痰的黏稠度;且能刺激胃黏膜反射性增加呼吸道腺体分泌,使痰液变稀,有利于排痰。适用于急、慢性支气管炎、哮喘及支气管扩张等痰液黏稠而难以咳出者。偶见恶心、胃部不适、血清转氨酶升高等。消化性溃疡、肝功能不良者慎用。

氨溴索

氨溴索(ambroxol)能使痰液中的黏蛋白纤维断裂,从而降低痰液黏稠度,祛痰作用比溴己新强。口服吸收迅速,药物可进入脑脊液,也可透过胎盘屏障,妊娠前 3 个月内妇女禁用。口服或雾化吸入后 1h 起效,作用持续时间 3~6h。主要用于伴有痰液分泌异常或排痰功能不良引起痰液黏稠而不易咳出者。

任务解析和岗位对接

1. 根据患者临床诊断,可给予镇咳祛痰药和解热镇痛药,如服用氢溴酸右美沙芬口服液、盐酸氨溴索口服液、对乙酰氨基酚口服混悬液,静脉滴注抗微生物药头孢呋辛钠以针对支气管炎症。

2. 患者出现咳嗽咳痰症状,要注意保暖,避免着凉感冒,多饮温开水。饮食宜清淡,不要吃辛辣性食物,避免吸烟饮酒。可以使用抗感染、止咳祛痰、解热镇痛等药物治疗,缓解症状,必要时可以做雾化吸入治疗。

3. 实施用药护理中,应注意在执行医嘱、关爱患者、心理护理、健康教育等多个方面体现专业精神和职业素养。

岗位对接参考下面任务工作清单模拟完成。

用药前	护理评估	①健康评估:观察健康状况和精神状态,了解既往病史等;患者服用本类药的原因或症状:由于患者发热,闻及痰音,白细胞升高,因此需要用镇咳药右美沙芬、祛痰药氨溴索,解热镇痛药对乙酰氨基酚,抗微生物药头孢呋辛钠;②用药禁忌评估:对乙酰氨基酚禁忌,对本品过敏及严重肾功能不全者,有应用非甾体抗炎药后发生胃肠道出血或穿孔病史的患者;头孢呋辛禁忌:对头孢菌素类抗生素过敏者禁用;③用药情况评估:是否用过上述药物;④适当了解其他相关信息等。
	调配药品	①盐酸氨溴索口服液:2~6岁儿童,口服每次2.5ml,每天3次;②对乙酰氨基酚口服混悬液:1~3岁,体重12~15kg,一次用量3ml,若持续发热或疼痛,可间隔4~6h重复用药1次,24h不超过4次;③头孢呋辛钠注射液:每日每千克体重50~100mg,静脉滴注。
	提示建议	①对乙酰氨基酚口服混悬液使用前要摇匀,用量杯量取药液;头孢呋辛钠与青霉素类有交叉过敏反应,对青霉素类药过敏者,慎用本品;②盐酸氨溴索注射液耐受性较好,只有轻微的上消化道不良反应(主要是胃部灼热、消化不良和偶见的恶心、呕吐),过敏反应极少出现,主要为皮疹;③头孢呋辛钠耐受情况良好,常见不良反应为局部反应:如肌内注射部位疼痛、血栓性静脉炎、胃肠道反应及过敏反应;④未明事项应查阅药品说明书或向医师、药师等反馈。
用药中	护理问题	①关注呼吸道症状改善情况以及不良反应嗜睡、头痛、眩晕等;②了解是否出现胃肠功能紊乱、精神错乱等。
	护理措施	①避免长期使用和滥用;②服药期间不可从事驾车、操作机械或登高作业;③遵医嘱足量足疗程使用,不要轻易减量、停药。
	用药要点	①超剂量使用对乙酰氨基酚可引起严重肝损伤,故本品用量应严格按说明书应用;②应尽量避免合并使用含有其他解热镇痛药的药品,以避免药物过量或导致毒性;③当患者服用对乙酰氨基酚发生胃肠道出血或溃疡时,应停药;④对乙酰氨基酚为对症治疗药,用于解热连续使用不超过3d,用于止痛不超过5d,症状未缓解请咨询医师或药师;⑤加强不良反应观察和处置。

用药后	健康教育	①对咳嗽、咳痰的诱因和药物治疗原则进行介绍；②配合进行健康生活方式指导，建议注意保暖，避免着凉感冒，多饮温开水，饮食宜清淡，不要吃辛辣性食物等。
	评价效果	①客观评价药物疗效、安全性及近远期治疗效果；②综合判断采取的用药护理措施、方法的适宜性；③对药物治疗和不良反应及防治相关知识的知晓度是否提高，能否坚持和配合治疗等。
	回顾小结	①整理物品、记录资料，回顾合理使用氨溴索、右美沙芬、对乙酰氨基酚、头孢呋辛等药物的要点；②小结本任务用药护理心得；查找不足，制订改进措施等；③做好健康生活方式、心理健康、合理用药宣教，降低疾病的发生率。

学习小结

　　本任务主要介绍了镇咳药、祛痰药的用药护理，其中重点是镇咳药的作用、用途、不良反应和注意事项，不同镇咳药之间作用特点比较，难点是镇咳药的作用机制，在学习和应用中需要学会观察镇咳药和祛痰药的疗效和不良反应并及时妥善进行处理，正确指导患者合理用药。

？ 思考与练习

1. 简述镇咳药的代表药物及典型不良反应。

2. 对有痰的患者为何先祛痰后镇咳？常用的祛痰药有哪些？

3. 对结核性胸膜炎患者应选择哪一种药物镇咳？该药物有何不良反应？

4. 对以下用药护理案例进行分析。

　　患者，女，40岁，半个月前受凉后出现阵发性咳嗽，少痰，咽痒，白天咳嗽剧烈时可出现胸痛和尿失禁，夜间较剧烈，影响睡眠，自服"复方甘草片、阿莫西林"后上述症状无好转，来医院就诊，经检查诊断为胸膜炎。医嘱阿奇霉素静脉滴注抗感染，但仍有阵发性咳嗽，后予口服磷酸可待因片每次1片，每日3次，1周后症状缓解出院。

　　请思考并回答：①医生开的药物是否合理？为什么？②应如何做好用药护理？③在这个案例中，护士应该在哪些方面体现专业精神和职业素养？

（马彬峡）

任务二 平喘药与用药护理

学习目标

知识目标：

1. 掌握平喘药的分类、作用与用途。
2. 熟悉平喘药的作用特点、不良反应和用药注意事项。
3. 了解平喘药的作用机制。

技能目标：

1. 熟练掌握对患者发展平喘药用药护理的技能。
2. 学会观察平喘药的疗效和不良反应并及时妥善进行处理。

素质目标：

具有关爱哮喘患者，认真细致开展用药护理的职业素质和人文修养。

 工作情景与任务

导入情景：

患者，男，40岁，既往有哮喘病史4年，3d前因淋雨受凉，哮喘复发，呼吸困难伴哮鸣音1d，口唇轻微发绀，入院就诊。诊断为支气管哮喘。

工作任务：

1. 根据平喘药的作用特点，给患者选择合适的药物并观察药物的疗效。
2. 根据药物剂型指导患者正确使用，加强平喘药的用药护理。
3. 在这个案例中，护士应该在哪些方面体现专业精神和职业素养？

平喘药通过多种作用机制改善气道炎症反应，抑制支气管平滑肌痉挛，使气道松弛和扩张，缓解气急、呼吸困难等症状。常用的平喘药分为支气管扩张药、抗炎平喘药和抗过敏平喘药。

知识链接

支气管哮喘简介

支气管哮喘是一种慢性变态反应性炎症疾病。临床表现为反复发作的呼吸短促、胸部紧缩感、喘息并常伴有咳嗽的症状，病理特征为广泛并可逆的支气管狭窄和气道高反应性，支气管黏膜的嗜酸性粒细胞和淋巴细胞等炎症细胞的浸润和气道重构（图7-2-1）。因此，抗炎性平喘药治疗是支气管哮喘的病因治疗，能有效地缓解疾病的进程；而支气管扩张药治疗则是对症治疗,也是支气管哮喘急性发作,缓解气道痉挛的主要方案之一。

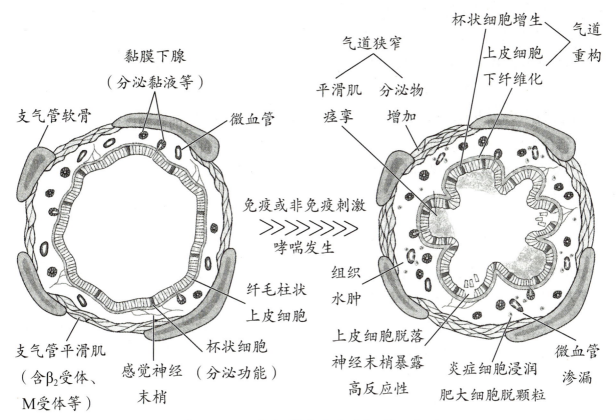

图 7-2-1 支气管哮喘发生机制示意图

一、支气管扩张药

支气管扩张药包括 β₂ 受体激动药、茶碱类、M 受体拮抗药等,可缓解支气管平滑肌痉挛,缓解哮喘症状。

(一) β₂ 受体激动药

根据药物通过兴奋支气管平滑肌和肥大细胞等细胞膜表面的 β₂ 受体,激活腺苷酸环化酶,使细胞内 cAMP 含量增加,游离 Ca^{2+} 减少,从而使平滑肌松弛,支气管扩张。

根据药物激动 β 受体的选择性不同,可分为非选择性 β 受体激动药和选择性 β₂ 受体激动药。非选择性 β 受体激动药包括异丙肾上腺素、肾上腺素和麻黄碱等,对 β 受体的激动缺乏选择性,心血管系统不良反应较明显。而选择性 β₂ 受体激动药对支气管的选择作用强,心血管不良反应明显减少,其吸入剂型吸收快、起效迅速,已经成为临床上常用的支气管扩张药。选择性 β₂ 受体激动药根据作用时间长短可分为短效类沙丁胺醇、特布他林和长效类福莫特罗、沙美特罗及丙卡特罗等。

沙丁胺醇

沙丁胺醇(salbutamol,舒喘灵)对 β₂ 受体选择作用强,对 α 受体无作用,平喘作用与异丙肾上腺素相似,兴奋心脏作用仅为异丙肾上腺素的 1/10。口服给药后 30min 起效,

2～3h 达最大效应,可维持 4～6h。气雾吸入 3～5min 起效,作用最强时间在 1～1.5h,维持 3～4h。本药对支气管扩张作用强而持久,对心血管系统影响很小,是缓解轻、中度急性哮喘症状的首选药物。常见的不良反应有恶心、多汗、头晕、肌肉震颤、心悸等,尤其可能引起严重的低血钾。长期使用可导致耐受性,药效降低,加重哮喘。

特布他林

特布他林(terbutaline)对 β_2 受体选择性高,作用与沙丁胺醇相似,而兴奋心脏作用更弱。使用方便,既可口服、气雾吸入,又可皮下注射。气雾吸入后 5～15min 见效,作用持续 4～5h,皮下注射 5～15min 生效,迅速控制哮喘症状,0.5～1h 达高峰,持续 1.5～4h。长期应用可产生耐受性。运动员、甲状腺功能亢进、冠心病、高血压及糖尿病患者慎用。

福莫特罗

福莫特罗(formoterol)为长效选择性 β_2 受体激动药,支气管扩张作用比沙丁胺醇强而持久,吸入后约 2min 起效,2h 达高峰,持续 12h;还具有明显的抗炎作用,与酮替芬相当,主要用于慢性哮喘与慢性阻塞性肺疾病的维持治疗与预防发作。因其起效比较快,可作为气道痉挛的应急缓解药。由于作用时间比较长,特别适用于哮喘夜间发作患者。不良反应与其他 β_2 受体激动药相似。

沙美特罗

沙美特罗(salmeterol)新型长效 β_2 受体激动药,单次使用可维持 12h 气道扩张作用,抑制肥大细胞释放过敏介质,降低气道高反应性,常与丙酸氟替卡松制成复方吸入制剂,不适用于急性哮喘患者。

 知识链接

气雾剂使用小常识

气雾剂是平喘药最主要的剂型,用好气雾剂可归纳为"一呼、二吸、三屏气"。使用前轻摇贮药罐使之混匀。头略后仰并缓慢地呼气,尽可能呼出肺内的空气,以食指按下压力阀,使药雾喷入口中,同时缓慢深吸气;吸气后尽量屏住呼吸 5～10s,使药物充分分布到下呼吸道;而后慢慢呼气。喷药后应及时漱口,去除口咽部残留的药物。

(二)茶碱类

茶碱类药物具有松弛支气管平滑肌、呼吸兴奋、强心等作用,适用于慢性喘息的治疗进而预防、辅助治疗急性哮喘、急性心功能不全和心源性哮喘。

【作用与用途】

1. 扩张支气管 可直接松弛支气管平滑肌,尤其对处于痉挛状态的支气管平滑肌作用突出,但强度比 β_2 受体激动药弱。用于治疗支气管哮喘及喘息性支气管炎。口服给药可用于预防哮喘急性发作；对重症哮喘及哮喘持续状态，可静脉滴注或用 25% 葡萄糖注射液稀释后缓慢静脉注射给药。因普通制剂维持时间较短，正逐渐被茶碱缓释剂和控释剂取代。

2. 强心、利尿作用　直接作用于心脏，加强心肌收缩力，增加心排血量；能增加肾血流量和肾小球滤过率，并抑制肾小管对 Na^+、Cl^- 的重吸收，增加尿量。适用于心性水肿及心源性哮喘的辅助治疗。

3. 松弛胆道平滑肌，解除胆管痉挛。治疗胆绞痛，宜与镇痛药合用。

【不良反应及防治】　茶碱类的不良反应发生率与血药浓度密切相关，当血药浓度 > 20μg/ml 时，易发生不良反应。应严格掌握剂量，必要时进行血药浓度监测。

1. 胃肠道反应　碱性较强，局部刺激性大，口服可引起恶心、呕吐、胃痛、食欲减退等，宜饭后服用。

2. 中枢兴奋作用　治疗量可出现失眠或不安，过量或静脉注射过快可出现头痛、头晕、谵妄，严重者可致惊厥。必要时可用镇静催眠药对抗。

3. 急性中毒　用量过大或静脉注射过快可引起心悸、心率加快、血压降低，严重时出现心律失常、血压骤降甚至猝死。静脉注射茶碱类应稀释后缓慢静脉注射，每次注射不宜少于 10min，并严格掌握用药剂量，有条件的应进行血药浓度监测。

氨茶碱

氨茶碱（aminophylline）为茶碱与乙二胺形成的复盐。口服吸收较好，2~3h 作用达高峰，维持 5~6h。静脉滴注 15~30min 达最大效应，亦可直肠给药。该药碱性较强，局部刺激性大，口服容易引起胃肠道刺激症状。氨茶碱静脉注射或静脉滴注可用于急性重度哮喘或哮喘持续状态，以缓解呼吸困难与喘息等症状。

胆茶碱

胆茶碱（cholinophylline）为茶碱与胆碱的复盐，水溶性更大，口服易吸收，维持时间较长，疗效虽不及氨茶碱，但对胃肠道刺激性小，患者易耐受，因此适用于胃肠道刺激症状明显而不能耐受氨茶碱的患者。本药对心脏和中枢神经系统的作用不明显。

（三）M 受体拮抗药

选择性阻断 M_3 受体可产生支气管扩张作用，这类药物多为人工合成阿托品类衍生物。而阿托品、东莨菪碱等 M 受体拮抗药对 M 受体选择性低，全身不良反应多，现在已少用。

异丙托溴铵

异丙托溴铵（ipratropium bromide，异丙阿托品）口服很难吸收，气雾吸入 5min 起效，30~60min 达作用高峰，维持 4~6h。具有强效抗胆碱作用，对支气管平滑肌具有较高的选择性，对呼吸道腺体和心血管系统的作用不明显，喷吸后无刺激性咳嗽，对平喘、气憋的效果较为明显，临床主要用于防治喘息性慢性支气管炎及支气管哮喘，尤其适用于因用 β 受体激动药而产生肌肉震颤、心动过速而不能耐受此类药物的哮喘患者。与 $β_2$ 受体激动药合用可增强疗效。不良反应少见,最常见的是头痛、恶心和口干,可出现瞳孔扩大、眼压增高等。青光眼患者禁用。

噻托溴铵

噻托溴铵(tiotropium bromide)是一种长效抗胆碱药,与 M_3 受体的亲和力是异丙托溴铵的 10 倍,松弛气道平滑肌作用更强,适用于慢性阻塞性肺疾病的维持治疗,包括慢性支气管炎和肺气肿,伴随性呼吸困难的维持治疗及急性发作的预防。该药物起效慢,不能作为支气管痉挛急性发作的抢救药。药粉误入眼内可能引起或加重闭角型青光眼、眼睛疼痛或不适,其他不良反应同异丙托溴铵。

二、抗炎平喘药

哮喘的主要病理机制是呼吸道炎症。抗炎平喘药通过抑制气道炎症反应,以达到长期防治哮喘发作的效果。

肾上腺皮质激素类药

肾上腺皮质激素能抑制参与哮喘发病的多种炎症介质及免疫细胞,具有抗过敏、减少微血管渗漏、减轻黏膜水肿作用,具有强大抗炎、抗免疫作用,是目前治疗支气管哮喘极有效的基本药物,是治疗哮喘持续状态或危重发作的重要抢救药物。但全身用药的不良反应多而严重,临床主要用于支气管扩张药疗效不显著的重症哮喘(哮喘持续状态)、慢性反复发作的哮喘和激素依赖性哮喘。采用局部气雾吸入给药,既充分发挥药物对气道的抗炎作用,又能避免全身性不良反应。

倍氯米松

倍氯米松(beclomethasone)为地塞米松衍生物,具有强大的局部抗炎作用,是地塞米松作用强度的 600 倍。气雾吸入后,直接作用于气道发挥抗炎平喘作用。吸收作用很小,几无全身不良反应,长期应用对肾上腺皮质功能无抑制作用。可长期低剂量或短期高剂量应用于中、重度哮喘患者,是哮喘发作间歇期及慢性哮喘的首选药,但起效缓慢,不宜用于哮喘急性发作和哮喘持续状态的抢救治疗。长期吸入,可发生声音嘶哑和口腔、咽部白念珠菌感染,用药后应及时漱口。

目前吸入用糖皮质激素还有氟尼缩松(flunisolide)、布地奈德(budesonide)、丙酸氟替卡松(fluticasone propionate)和曲安奈德(triamcinolone)等。

 护理学而思

加强健康教育,关爱哮喘患者

据统计,目前全球至少有 3 亿哮喘患者,我国有将近 3 000 万哮喘患者,但因一些患者缺乏对哮喘疾病的了解以及依从性差,使得哮喘困扰很多患者,影响工作、生活及学习，严重时甚至发生死亡。

通过加强对气道疾病的宣传，普及哮喘相关知识，增强哮喘的规范化诊治，可有效提高哮喘患者的生活质量，特别应针对患者病情，分析发病原因，一人一方，力求长期控制，减少复发。护理工作者应发挥专业特长，积极参与哮喘的健康教育活动，帮助患者提高防治水平，尽力实现临床康复。

三、抗过敏平喘药

过敏为哮喘发作的重要原因之一，过敏可导致气道平滑肌肥大细胞和嗜酸性粒细胞释放过敏介质，导致气道平滑肌痉挛。抗过敏平喘药可有效抑制变态反应时炎症介质释放，抑制非特异性刺激引起的支气管痉挛，但是起效较慢，临床主要用于预防哮喘发作。本类药物包括炎症细胞膜稳定剂、H_1受体拮抗药和半胱氨酸白三烯受体 -1 拮抗药。

（一）炎症细胞膜稳定剂

色甘酸钠

色甘酸钠（sodium cromoglicate）口服难吸收，用其微细粉末喷雾吸入给药，作为预防性平喘药。主要通过稳定肥大细胞膜，减少细胞外 Ca^{2+} 内流，阻止肥大细胞对各种刺激所引起的脱颗粒，从而抑制过敏介质的释放；也可降低哮喘患者对非特异性刺激的敏感性，减少支气管哮喘的发作。主要用于预防支气管哮喘和过敏性鼻炎，能防止变态反应或运动引起的速发和迟发型哮喘，但无直接松弛支气管平滑肌作用，对炎症介质亦无拮抗作用，故对已发作的支气管哮喘无效。由于本药为预防性用药，因此对于支气管哮喘患者应在易发病季节之前 2~3 周提前用药。

本药毒性低，不良反应少，少数患者吸入时，可因粉末刺激咽喉而引起呛咳、气急、胸闷等，甚至诱发哮喘，与少量异丙肾上腺素合用可预防。

（二）H_1 受体拮抗药

酮替芬

酮替芬（ketotifen）为强效过敏介质阻释药，并兼有较强的 H_1 受体阻断作用，疗效优于色甘酸钠，作用持久，可口服。用于预防各型支气管哮喘的发作，尤其对过敏性哮喘疗效显著，对儿童哮喘的疗效优于成人。也可用于过敏性鼻炎、慢性荨麻疹及食物过敏等治疗。不良反应有嗜睡、困倦、口干、皮疹等。

（三）半胱氨酸白三烯受体 -1 拮抗药

半胱氨酸白三烯（cysteinyl leukotriene, Cys LT_1）是哮喘发病中的一种强效炎症介质，可引起支气管收缩，支气管黏液分泌，降低支气管纤毛功能，增加气道微血管通透性，促进黏膜水肿和嗜酸性粒细胞在气道组织浸润，刺激神经纤维末梢释放缓激肽，引起气道炎症反应。

半胱氨酸白三烯受体拮抗药对 Cys LT$_1$ 受体有高度亲和力和选择性，能有效抑制半胱氨酸白三烯与 Cys LT$_1$ 受体结合，显著改善哮喘炎症指标，适用于哮喘的长期治疗和预防，包括预防白天和夜间的哮喘症状，治疗对阿司匹林敏感的哮喘、预防运动诱发的哮喘和过敏性鼻炎。

本类药物作用较弱，相当于色甘酸钠，起效慢，一般连续应用 4 周显效，不良反应少而轻。仅适用于轻、中度哮喘和哮喘稳定期的控制，或合并应用以减少肾上腺皮质激素和 β$_2$ 受体激动剂的用量。

孟鲁司特

孟鲁司特（montelukast）临床用于 15 岁及以上成人哮喘的预防和长期治疗，包括预防白天和夜间的哮喘症状，治疗对阿司匹林敏感的哮喘患者以及预防运动诱发的支气管哮喘。也用于减轻季节性过敏性鼻炎引起的症状。不良反应较轻微，偶出现腹痛和头痛。

扎鲁司特

扎鲁司特（zafirlukast）临床用于轻中度慢性哮喘的预防及长期治疗。对于用 β$_2$ 受体激动药治疗不能完全控制病情的哮喘患者可以作为一线维持治疗。不良反应常见头痛、胃肠道反应、皮疹、过敏反应（荨麻疹和血管性水肿）、轻微的肢体水肿、挫伤后出血障碍、粒细胞缺乏症，罕见肝衰竭。

任务解析和岗位对接

1. 雾化吸入沙丁胺醇，能扩张支气管，有利于痰液排出，在治疗过程中患者咳、痰、喘及肺部哮鸣音等症状缓解，不良反应发生率低。

2. 气雾剂使用前轻摇贮药罐使之混匀；吸药前需注意清洁口腔，张口、头略后仰并缓慢地呼气，尽可能呼出肺内的空气；以食指按下压力阀，使药雾喷入口中，同时缓慢深吸气；吸气后尽量屏住呼吸 5~10s，使药物充分分布到下呼吸道；而后慢慢呼气。喷药后应及时漱口，去除口咽部残留的药物。气雾剂可置于阴凉处储存，应避冷冻、避热、避光、避摔碰，即使药品已用完的小罐也不可燃烧、刺穿或弄破。

3. 在整个用药护理过程中，应结合实际情况，用精细化服务、严谨细致的工作态度，体现职业素养，促进病患早日康复。

岗位对接参考下面任务工作清单模拟完成。

用药前	护理评估	①健康评估：观察健康状况和精神状态，了解既往病史，用药依据等；②用药禁忌评估：高血压、冠状动脉供血不足、糖尿病、甲状腺功能亢进、心功能不全等患者应慎用，对本类药物任何成分有过敏者禁用；③用药情况评估：是否用过平喘药、糖皮质激素、心血管药物等；④适当了解其他相关信息等。

	调配药品	①硫酸沙丁胺醇片剂(胶囊剂):0.5mg、2mg;缓释片(胶囊剂):4mg、8mg;气雾剂(0.2%):20mg/10ml,1~2撤/次,1次/4h;②其他药物参见相关项目任务。
	提示建议	①平喘药品种、规格和剂型较多,应准确掌握对应的用量用法和注意事项;②不能将沙丁胺醇和非选择性β受体拮抗药如普萘洛尔合用,与其他拟交感药物联合使用时,应注意过度的拟交感作用的产生;③未明事项应查阅药品说明书或向医师、药师等反馈。
用药中	护理问题	①了解哮喘症状改善情况及心率、血压、呼吸频率、血氧饱和度等的变化;②指导正确的给药剂量和方法;③注意其他可能影响疗效的问题等。
	护理措施	①严格执行医嘱或处方,哮喘或COPD患者应保持呼吸道通畅,给予吸氧、抗感染、化痰止咳以及解痉平喘等综合治疗措施;②指导患者掌握气雾剂正确用法,以及吸氧、排痰方法等;③加强心理护理,向患者讲解哮喘及治疗的相关知识,缓解心理压力,使其积极主动配合治疗和护理。
	用药要点	①平喘药根据治疗的不同需要有不同的制剂规格、用量用法,支气管扩张剂不应该作为患有严重哮喘及不稳定性哮喘患者的唯一的或主要的治疗药物;②指导患者正确使用各种吸入雾化装置,以及预防不良反应的特殊要求,如吸入完毕后嘱患者用清水漱口等;③加强不良反应观察和处置。
用药后	健康教育	①指导患者确定可能诱发哮喘的各种因素,避免接触过敏原,减少发生频率;②协助制定后续用药方案,提高远期治疗效果,可建议其学会应用峰值流速仪,增强自我监测和管理能力;③加强心理照护,减少不良情绪对疾病的影响;④建议完善健康生活方式,缓解期时应该加强体育锻炼,增强体质等。
	评价效果	①客观评价药物疗效,显效为患者的呼吸困难、咳嗽、发绀等症状和体征明显减轻或消失;有效为患者的呼吸困难、咳嗽、发绀等症状和体征有所减轻;②综合判断采取的用药护理措施、方法的适宜性,例如:患者自感呼吸是否通畅,参与社会活动、生活质量改善情况等;③了解患者对治疗药物相关知识的知晓度是否提高,能否坚持和配合治疗等。
	回顾小结	①整理物品、记录资料,回顾治疗哮喘的要点,应采用阶梯递进治疗原则,通过临床评估和肺功能试验监测确定平喘药疗效,配合吸氧、抗感染、化痰止咳、解痉平喘等综合措施,疗效不佳时需重新评估,及时调整方案;②小结本任务用药护理心得;查找不足,制订改进措施等。

本任务主要介绍了平喘药的用药护理,其中重点是平喘药的分类、作用、用途、不良反应和注意事项,难点是平喘药的作用机制,在学习和应用中需要学会观察平喘药的疗效和不良反应并及时妥善进行处理,正确指导患者合理用药。

❓ 思考与练习

1. 对不明原因的哮喘应选择哪种药物治疗,为什么?

2. 治疗哮喘的药物有哪些? 哮喘急性发作时首选什么药物?

3. 茶碱类治疗时应注意哪些问题?

4. 对以下用药护理案例进行分析。

患者,男,25 岁,公司职员,近期因天气变化出现感冒症状 3d,昨日起出现胸闷、咳嗽、呼吸困难等症状,入院就诊,自述既往有支气管哮喘史,长期使用沙美特罗替卡松吸入粉雾剂控制症状。入院检查:胸部对称呈桶状胸,双肺可闻及广泛性哮鸣音,肺功能正常。体温 38.2℃,支原体抗体检测阳性。诊断:①支原体感染,②支气管哮喘急性发作。

请思考并回答:①该患者出现上述症状的原因是什么? 可使用何药进行治疗(针对疾病诊断,至少说出两种疾病的治疗药物)? ②该患者在治疗后期应如何预防支气管哮喘发作? 日常生活有何注意事项? 药物使用期间有何合理用药措施? ③在这个案例中,护士应该在哪些方面体现专业精神和职业素养?

(马彬峡)

项目八 | 消化系统药物与用药护理

项目八数字内容

　　本项目主要包括抗消化性溃疡药和治疗消化功能障碍药物如助消化药、止吐药、泻药、止泻药和利胆药等，它们主要通过调节胃肠功能和影响消化液的分泌而发挥作用，学习本项目药物对今后护理消化系统疾病有很重要的意义。

　　其中应重点掌握抗消化性溃疡药的分类和代表药物，抗酸药如氢氧化铝、质子泵抑制药如奥美拉唑、H_2受体拮抗药如西咪替丁、胃肠黏膜保护药如枸橼酸铋钾、抗幽门螺杆菌药如克拉霉素等的作用、用途、主要不良反应和用药护理措施；熟悉治疗消化功能障碍药的种类和常用药物。

　　学习本项目有助于护士在未来消化系统疾病临床护理中，学会遵医嘱合理用药，观察疗效，做好不良反应的防治措施，能够正确指导患者合理用药，提高用药护理能力。

任务一　抗消化性溃疡药与用药护理

学习目标

知识目标：

1. 掌握抗消化性溃疡药的分类及代表药物。
2. 熟悉常用抗消化性溃疡药的作用、用途、不良反应与用药护理。

技能目标：

1. 熟练掌握综合评价抗消化性溃疡药物治疗方案合理性的技能。
2. 学会观察药物治疗的效果，并能及时妥善处理药物出现的不良反应。

素质目标：

具有关爱消化系统疾病患者，认真负责、积极主动健康宣教的职业素养。

导入情景：

患者，男，52 岁，因工作繁忙，经常饮食不规律，半年前出现上腹部烧灼样疼痛，常发生于空腹或夜间，并伴有反酸、嗳气等症状，影响正常进食和睡眠。近日，因疼痛加剧来医院就诊，经胃镜检查诊断为消化性溃疡。

工作任务：

1. 消化性溃疡可以选用哪些药物进行治疗？

2. 护士应如何进行用药护理指导？

3. 在这个案例中，护士应该在哪些方面体现专业精神和职业素养？

消化性溃疡是指发生在胃和十二指肠的溃疡性疾病。溃疡的形成有各种因素，其中胃酸分泌过多、胃黏膜保护作用减弱和幽门螺杆菌感染被认为是引起消化性溃疡的主要因素。

抗消化性溃疡药按其作用机制主要分为抗酸药、胃酸分泌抑制药、胃黏膜保护药和抗幽门螺杆菌药四类。

一、抗 酸 药

抗酸药是一类弱碱性药物，口服后能中和胃酸，从而降低胃酸浓度和胃蛋白酶的活性，减弱胃酸对胃、十二指肠黏膜及溃疡面的刺激和腐蚀作用，缓解疼痛，有利于溃疡愈合。常用抗酸药的作用特点见表 8-1-1，一般选用不产生 CO_2 且能产生凝胶的弱碱性化合物。

表 8-1-1　常用抗酸药的作用特点比较

常用药物	作用特点	不良反应
氢氧化铝	作用较强、缓慢、持久 具有保护溃疡面、收敛止血的作用	便秘，与镁盐合用可纠正；阻碍磷的吸收，老人长期服用应警惕引起骨质疏松
三硅酸镁	作用弱、缓慢、持久 口服不易吸收，产生的 SiO_2 有黏膜保护作用	轻度腹泻，与氢氧化铝合用可减轻 肾功能不良者慎用
氧化镁	作用强、缓慢、持久 口服不易吸收	轻度腹泻，与碳酸钙配伍使用可减轻 肾功能不良者慎用

常用药物	作用特点	不良反应
碳酸钙	作用强、快、持久 口服不易吸收	便秘,产生CO_2,引起嗳气,与氧化镁 或三硅酸镁合用可减轻
碳酸氢钠	作用弱、快而短暂 口服易吸收	产生CO_2,引起嗳气、胃穿孔

临床上常采用复方制剂,利用各成分的特点相互作用,既能增强中和胃酸的能力,又能减轻或对抗铝盐、钙盐引起的便秘,镁盐引起的轻泻等不良反应。如复方氢氧化铝片(氢氧化铝、三硅酸镁、颠茄流浸膏)、三硅酸镁复方制剂(氢氧化铝、三硅酸镁、海藻酸)。

二、胃酸分泌抑制药

胃酸分泌抑制药是目前治疗消化性溃疡常用药物之一。本类药物按作用机制可分为H_2受体拮抗药、质子泵抑制药、M_1受体拮抗药和胃泌素受体拮抗药。作用机制见图8-1-1。

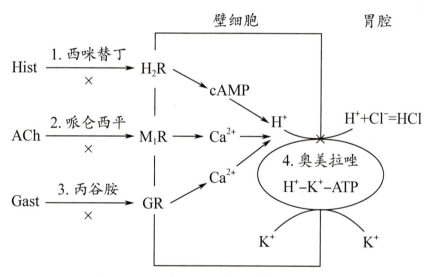

图8-1-1　胃酸分泌抑制药的作用部位

ACh:乙酰胆碱;Hist:组胺;Gast:胃泌素;×:阻断;M_1R:M_1胆碱受体;
H_2R:H_2受体;GR:胃泌素受体。

 知识链接

胃酸分泌抑制药的作用部位

胃酸由胃壁中的壁细胞分泌,受神经和激素体液系统的复杂整合调控。其中迷走神经释放的乙酰胆碱(ACh)、旁分泌细胞(ECL)释放的组胺、胃窦部的G细胞(内分泌细胞）释放的胃泌素对胃酸分泌起重要调控作用。M_1 受体、G 受体和 H_2 受体存在于壁细胞的基底膜侧。此 3 种受体兴奋分别通过不同的途径，最终使壁细胞黏膜侧（胃腔侧）的 H^+-K^+-ATP 酶活性增加。通过 H^+-K^+-ATP 酶（质子泵），向胃黏膜腔排出 H^+，增加胃酸分泌。胃酸分泌抑制药通过阻断以上受体和抑制质子泵，达到抑制胃酸分泌的目的。其中，H_2 受体拮抗药和质子泵抑制药是目前临床上常用的胃酸分泌抑制药。

（一）H_2 受体拮抗药

常用药物分三代，第一代有西咪替丁（cimetidine），第二代有雷尼替丁（ranitidine），第三代有法莫替丁（famotidine）、尼扎替丁（nizatidine）、罗沙替丁（roxatidine）等。

【作用与用途】 选择性阻断胃壁细胞 H_2 受体，使基础胃酸分泌和其他各种因素刺激引起的胃酸分泌减少，酸度下降。胃蛋白酶分泌减少，保护胃黏膜。临床主要用于消化性溃疡，对十二指肠溃疡的疗效优于胃溃疡。也可用于反流性食管炎、胃泌素瘤及其他胃酸分泌过多的治疗，还可用于急性胃炎引起的出血。

【不良反应及防治】 偶有头痛、头昏、便秘、腹胀、腹泻、皮疹、瘙痒等。长期用药，偶见转氨酶升高、严重肝损害，用药期间注意监测肝功能。有抗雄激素作用，长期大量服用可引起内分泌紊乱。西咪替丁是肝药酶抑制剂，可使苯妥英钠、苯巴比妥、华法林、普萘洛尔等药物的代谢减慢，合用时应调整剂量或分开服用。孕妇和哺乳期妇女禁用，肾功不良者慎用。

（二）M_1 受体拮抗药

哌仑西平

哌仑西平（pirenzepine）选择性阻断胃壁细胞上的 M_1 受体，抑制胃酸和胃蛋白酶分泌，临床用于胃和十二指肠溃疡等。不良反应有轻度口干、眼睛干燥及视物模糊等。青光眼、前列腺肥大等患者禁用。由于其抑制胃酸分泌的作用较弱，目前已较少用于溃疡病的治疗。

（三）胃泌素受体拮抗药

丙谷胺

丙谷胺（proglumide）结构与胃泌素相似，可竞争性阻断胃泌素受体，减少胃酸和胃蛋白酶的分泌。同时，还可保护胃黏膜，促进溃疡面愈合。临床用于治疗胃、十二指肠溃疡及胃炎。但疗效不及 H_2 受体拮抗药，现已少用。不良反应较少，偶见口干、失眠、腹胀和食欲减退等。

（四）质子泵抑制药

本类药物疗效显著、确切，不良反应少，是目前临床常用的抑制胃酸分泌药。通过抑制 H^+-K^+-ATP 酶而阻止胃酸分泌的药物称为质子泵抑制药（PPIs），吸收入血后转运至胃黏膜壁细胞，在分泌管的酸性环境中被质子化，转化为具有生物活性的次磺酸和次磺酰胺后，与 H^+-K^+-ATP 酶的巯基脱水偶联形成不可逆的共价二硫键，使 H^+-K^+-ATP

酶不可逆失活，阻断 H^+ 分泌的最后共同通道，达到较强和较长时间抑制胃酸分泌的效果。因 PPIs 使 H^+-K^+-ATP 酶不可逆失活，只有新酶生成才能恢复泌酸功能。常用 PPIs 包括：奥美拉唑、兰索拉唑、泮托拉唑、雷贝拉唑和艾司奥美拉唑等。

奥美拉唑

奥美拉唑（omeprazole）为第一代质子泵抑制剂。

【**作用与用途**】 抑制胃壁细胞上质子泵（H^+-K^+-ATP 酶）的活性，从而减少胃酸分泌，作用迅速、强大而持久。增加胃黏膜血流量，促进胃肠黏膜生长，有利于溃疡面的愈合。还有抗幽门螺杆菌作用。临床用于胃及十二指肠溃疡、反流性食管炎、上消化道出血、胃泌素瘤等。

【**不良反应及防治**】 常见不良反应主要有恶心、呕吐、腹胀、腹痛、腹泻、口干、便秘。偶有皮疹、外周神经炎、白细胞减少、血清转氨酶升高，用药期间注意监测肝功能和血象。为肝药酶抑制剂，可使地西泮、苯妥英钠、香豆素类、硝苯地平等血药浓度升高，作用时间延长，合用时注意调整剂量。

兰索拉唑

兰索拉唑（lansoprazole）为第二代质子泵抑制药，抑制胃酸分泌作用比奥美拉唑强而持久。用途与奥美拉唑相同。不良反应常见便秘、头痛、头晕、失眠等症状，偶有皮疹、瘙痒、转氨酶升高等，应定期检查肝功能。

泮托拉唑、雷贝拉唑

泮托拉唑（pantoprazole）和雷贝拉唑（rabeprazole）属于第三代质子泵抑制药。两药的抗溃疡病作用与奥美拉唑相似，通常雷贝拉唑在抑制胃酸分泌能力和缓解症状、治愈黏膜损害的临床效果方面优于其他抗酸药物。同时，对其他药物代谢的影响较低，使药物治疗变得更加安全。不良反应轻微。

三、胃黏膜保护药

硫糖铝

硫糖铝（sucralfate，胃溃宁）口服在酸性环境下聚合成胶冻，覆盖于胃、十二指肠黏膜表面，在溃疡面形成保护屏障。还可抑制胃蛋白酶活性，增强黏液 -HCO_3^- 盐屏障作用，促进黏膜再生和溃疡愈合。临床用于胃、十二指肠溃疡及急、慢性胃炎。常见不良反应为便秘，少见口干、恶心、呕吐、腹泻、皮疹、眩晕等。不宜与抗酸药、胃酸分泌抑制药合用。

米索前列醇

米索前列醇（misoprostol）为人工合成的前列腺素 E_1（PGE_1）衍生物，可促进胃黏膜分泌黏液和 HCO_3^- 盐分泌，增强黏液 -HCO_3^- 盐屏障功能，提高黏膜细胞对损伤因子的抵抗力。抑制胃酸和胃蛋白酶分泌，促进黏液分泌，改善胃肠黏膜血流，增加黏膜保护。临床用于预防和治疗胃及十二指肠溃疡,特别适用于阿司匹林等非甾体抗炎药引起的消化性溃疡及出血。不良反应有恶心、呕吐、腹泻、腹痛、消化不良、肠胀气、头痛、头晕等。因能引起子宫收缩,故孕妇禁用。

枸橼酸铋钾

枸橼酸铋钾(bismuth potassium citrate,胶体次枸橼酸铋)口服后在胃内酸性环境(pH < 5.0)下,形成氧化铋和枸橼酸铋的沉淀物,可直接与黏液结合形成糖蛋白铋,覆盖于溃疡表面,形成保护屏障;同时,还能抑制胃蛋白酶活力,结合胆汁酸,刺激内源性前列腺素释放,改善微循环,刺激黏液分泌,促进上皮修复。临床用于胃及十二指肠溃疡,与抗微生物药合用可提高幽门螺杆菌的清除率,降低复发率。不良反应偶有恶心、便秘、腹泻等,用药期间,舌苔和大便可被染黑。抗酸药、四环素和牛奶干扰其作用,降低疗效,避免同时服用。孕妇、严重肾功能不全者禁用。

四、抗幽门螺杆菌药

幽门螺杆菌的感染与消化性溃疡、慢性胃炎、胃癌的发病有密切关系。幽门螺杆菌寄居于胃及十二指肠的黏膜层与黏膜细胞之间,能产生有害物质,分解黏液,对黏膜产生损伤,引发溃疡。杀灭幽门螺杆菌能明显减少消化性溃疡的复发率。因此,根治幽门螺杆菌具有重要意义。

幽门螺杆菌对抗微生物药的抵抗力较强,单用抗微生物药疗效较差,需多种抗微生物药联合应用。目前临床常用的抗幽门螺杆菌药分为两类:第一类为抗微生物药,如阿莫西林、克拉霉素、甲硝唑、四环素等;第二类为抗溃疡药或含铋制剂,如奥美拉唑、枸橼酸铋钾等。

临床上为了提高疗效,降低复发率,常采用上述药物联合应用,目前常用三联或四联疗法。治疗幽门螺杆菌感染阳性的溃疡病临床常采用的联合用药有:胃酸分泌抑制药 + 2个抗微生物药、胃酸分泌抑制药 + 2个抗微生物药 + 铋制剂。临床常用的具体药物搭配方案有:质子泵抑制剂 + 克拉霉素 + 阿莫西林(或甲硝唑)、质子泵抑制剂 + 枸橼酸铋钾 + 阿莫西林(或四环素)+ 甲硝唑。疗程一般为14d。

 护理学而思

消化性溃疡是因"病从口入"

消化性溃疡的发病有"病从口入"之说。其一,幽门螺杆菌(Hp)感染经常通过不良饮食习惯在家庭内传播,应提倡分餐制,餐具定期消毒,避免导致母婴传播的不良喂食习惯,减少感染幽门螺杆菌的机会。提倡对高危人群或在健康查体时进行幽门螺杆菌监测并治疗(< 14岁儿童除外),其中尿素呼气试验(UBT)是最佳选择。对于胃癌高风险人

群，建议根除幽门螺杆菌治疗后定期随访检测 Hp。其二，保持口腔健康，改善饮食习惯，多吃新鲜食品，注意补充多种营养物质，不吃霉变食物，少吃熏制、腌制、富含硝酸盐和亚硝酸盐的食物以及浓烈、辛辣食物。戒烟、控酒和保持良好心理状态及充足睡眠也有利于预防消化性溃疡的发生。

护士应关心消化性溃疡及复发患者的疾病状况，给予心理上的疏导，理解、鼓励患者的同时，积极倡导患者积极健康的生活方式，合理、规律用药，减少消化性溃疡复发，为患者树立治愈的信心，以体现护士优良的职业精神和良好的人文素养。

任务解析和岗位对接

采用联合用药治疗，奥美拉唑能抑制胃壁细胞上质子泵（H^+-K^+-ATP酶）的活性，从而减少胃酸和胃蛋白酶分泌；枸橼酸铋钾覆盖于溃疡表面，起到黏膜保护和改善胃黏膜血流的作用；甲硝唑能抑制幽门螺杆菌滋生，防止复发。

消化性溃疡的治疗目的主要是消除病因、缓解症状，在用药过程中，护士应通过正确指导用药，使患者治疗消化性溃疡过程中，防止复发，避免并发症，减少不良反应，并注意在关爱患者，积极促进健康教育等方面体现专业精神和职业素养。

岗位对接参考下面任务工作清单模拟完成。

用药前	护理评估	①健康评估：观察健康状况和精神状态，了解既往病史等；②用药禁忌评估：评估患者是否有严重肝、肾功能不全等情况，是否为孕妇和哺乳期妇女及婴幼儿；③用药情况评估：了解用药史，抗酸药避免与牛奶、豆浆等同服，胃黏膜保护药避免与碱性药合用，适当了解其他相关信息等。
	调配药品	①奥美拉唑胶囊剂：20mg、40mg，20mg/次，1次/d；②甲硝唑片：200mg，400mg/次，3次/d；③枸橼酸铋钾片剂（胶囊剂）：300mg，300mg/次，4次/d；④其他药物及制剂参见相关项目任务。
	提示建议	①奥美拉唑抑制肝药酶活性，可减慢华法林、地西泮、苯妥英钠、西沙必利等药物的代谢，半衰期延长，合用时应注意调整剂量；②未明事项应查阅药品说明书或向医师、药师等反馈。
用药中	护理问题	①消化性溃疡症状改善，但可能出现恶心、腹泻、腹胀、感觉异常、烦躁不安等不良反应；②枸橼酸铋钾服药期间可见舌苔及大便染黑；③长期使用有增加胃部某些病变的可能性；④其他可能影响疗效的问题等。
	护理措施	①遵医嘱或处方，指导患者正确用药；②告知患者一般不良反应停药后即可恢复正常，餐前服药效果好；③加强健康指导和心理辅导，建议定期体检，必要时进行胃镜检查等。

	用药要点	①消化性溃疡疗程一般14d以上,且多为联合用药,应熟知药物剂量、用法和药物相互作用;②加强不良反应观察和处置。
用药后	健康教育	①适度介绍药物治疗方案和有关康复常识,建议患者优化饮食习惯和生活方式,避免服用刺激性强的食物,生活规律,劳逸结合,避免过度劳累和精神紧张;②幽门螺杆菌感染阳性患者,应采用分餐制,避免亲友共餐时互相传染。
	评价效果	①客观评价消化性溃疡药物疗效、安全性及近远期治疗效果;②综合判断采取的用药护理措施、方法的适宜性;③了解患者对治疗药物相关知识的知晓度是否提高,能否坚持和配合治疗等。
	回顾小结	①整理物品、记录资料,回顾合理使用奥美拉唑等药物的要点;②总结本任务用药护理心得;查找不足,制订改进措施等。

学习小结

本任务主要介绍了抗消化性溃疡药,其中重点是抗消化性溃疡药的作用机制和分类,主要包括抗酸药、胃酸分泌抑制药、胃黏膜保护药和抗幽门螺杆菌药。难点是掌握抗消化性溃疡药联合用药方案,明确联合用药的目的和依据。在学习和应用中需要注意去除病因、控制症状、促进溃疡愈合、防止复发和减少并发症的发生。

? 思考与练习

1. 抗消化性溃疡药分为哪几类?常用药物有哪些?举2~3例。

2. 胃酸分泌抑制药根据作用机制分为哪几类?列举代表药物。

3. 对以下用药护理案例进行分析。

患者,男,65岁,既往体健,3d前突感直立位不适,近日加重并伴有腹泻就医。自述近4周由于头痛和膝关节炎而每4~6h服用布洛芬400mg,无其他不适主诉,既往无药物治疗史。实验室检查:血红蛋白80g/L,HCT 26%,除大便愈创木脂法试验阳性之外,其他无明显异常。患者为行内镜检查排除胃肠道出血收住入院,内镜检查示胃窦处两个溃疡(0.2cm和0.4cm)。

请思考并回答:①引起患者胃肠道出血最可能的原因是什么?②患者为何没有非甾体抗炎药(NSAID)相关性溃疡的上腹痛症状?③NSAID类药物是如何引起溃疡的?④在这个案例中,护士应该在哪些方面体现专业精神和职业素养?

(付 蕾)

任务二　治疗消化功能障碍药物与用药护理

 工作情景与任务

导入情景：

患儿，男，5岁，因饮食过多，致胃胀不消化，恶心呕吐并伴有腹泻，家长为其服用"消食药"乳酶生片帮助消化，"消炎药"诺氟沙星治疗腹泻，症状没有缓解，遂就医。医生诊断后建议其单用助消化药，并为其解释两药不能同服的原因，患者遵医嘱服药。

工作任务：

1. 为什么两药不能同用？
2. 应如何进行用药护理指导？
3. 在这个案例中，护士应该在哪些方面体现专业精神和职业素养？

消化功能障碍又称消化不良，是一种发病率很高的消化系统疾病，是非器质性病变引起的消化不良症状。常见的临床症状有：上腹痛、上腹胀、早饱、嗳气、食欲减退、恶心、呕吐等。常用治疗消化功能障碍药物有助消化药、胃肠促动药和止吐药、泻药、止泻药、利胆药和肝脏辅助用药。

一、助 消 化 药

助消化药多为消化液中的成分或促进消化液分泌的药物，能促进食物的消化，用于消化不良、消化道功能减弱等。代表药物有稀盐酸、胃蛋白酶、胰酶、乳酶生和干酵母。

胃蛋白酶（pepsin）来自动物胃黏膜。胃蛋白酶常与稀盐酸合用，组成胃蛋白酶合剂，辅助治疗胃酸及消化酶分泌不足引起的消化不良和其他胃肠疾病。本药不能与碱性药物配伍。

胰酶（pancreatin）含蛋白酶、淀粉酶、胰脂酶。口服用于消化不良。

乳酶生（biofermin）为干燥的活的乳酸杆菌制剂，在肠内分解糖类产生乳酸，抑制肠内腐败菌繁殖，减少发酵和产气。用于消化不良、腹胀及小儿消化不良性腹泻。不宜与抗微生物药或吸附药同时服用，以免降低疗效。

二、胃肠促动药和止吐药

胃肠运动减弱可引起恶心、呕吐、消化不良、胃酸食管反流等症状。胃肠促动药能改善多种原因引起的胃或肠道运动减弱，而达到止吐、促进消化的目的。常用的胃肠动力药和止吐药有甲氧氯普胺、多潘立酮、西沙必利、昂丹司琼等。

甲氧氯普胺

甲氧氯普胺（metoclopramide，灭吐灵、胃复安）口服易吸收，为第一代胃肠促动药。

【作用和用途】 本药作用于延髓催吐化学感受区，通过阻断多巴胺受体，同时增强胃及上部肠段运动，促进胃及小肠蠕动和排空，加速胃排空，从而产生强大的中枢性止吐作用。临床用于治疗各种原因引起的呕吐、顽固性呃逆、胃肠功能失调所致的食欲减退、消化不良及胃胀气，也可用于反流性食管炎、胆汁反流性胃炎及产后少乳症等。

【不良反应】 不良反应常见嗜睡、头晕、乏力等中枢抑制反应，偶见便秘、腹泻、皮疹、溢乳及男性乳房发育等。注射给药可引起直立性低血压。大剂量或长期使用可出现锥体外系反应，主要表现为发音困难、斜颈、肌肉震颤、坐立不安、共济失调等。孕妇禁用。

多潘立酮

多潘立酮（domperidone，吗丁啉）为第二代胃肠促动药。

【作用和用途】 本药对胃肠运动的作用类似甲氧氯普胺，阻断多巴胺受体，加强胃肠蠕动，促进胃的排空，防止食物反流。其特点是不易透过血–脑屏障，几乎无锥体外系反应。临床主要用于治疗食后消化不良、恶心、呕吐和胃潴留，对颅外伤、偏头痛、肿瘤放疗及化疗引起的恶心、呕吐有效。

【不良反应】 较少，但有轻度腹痛、腹泻、皮疹、口干、头痛、乏力等，注射给药可引起过敏。不宜与抗胆碱药合用，以免降低疗效。

西沙必利

西沙必利（cisapride）为新型胃肠促动力药，无阻断多巴胺受体作用，主要通过促进肠道神经丛释放乙酰胆碱发挥作用，还能阻断 5-HT 受体，增强胃肠排空动力，并产生强大的止吐作用。

临床用于胃肠运动障碍性疾病，如反流性食管炎、功能性消化不良、胃痉挛、术后胃肠麻痹、便秘等。可有一过性腹痛、腹泻、肠鸣等。过量可引起心律失常。孕妇及对本药过敏者禁用。

同类药物莫沙必利（mosapride）用于治疗胃肠运动减弱、各种胃轻瘫以及反流性食管炎和慢性自发性便秘。

昂丹司琼

昂丹司琼（ondansetron）选择性阻断外周和中枢与呕吐有关的5-羟色胺3亚型（5-HT$_3$）受体，产生强大的止吐作用。临床主要用于化疗、放疗药物或手术后的呕吐，对运动病引起的呕吐无效。不良反应有头痛、疲劳、便秘或腹泻等，孕妇及哺乳期妇女慎用。

 知识链接

呕吐的发生机制简介

呕吐是一种复杂的反射活动，可由多种因素引起，属于保护性反应。呕吐反射涉及上消化道感受器产生刺激，延髓催吐化学感受区（CTZ）对化学物质产生刺激以及刺激投射到呕吐中枢后完成反射。

三、泻 药

泻药是一类能刺激肠蠕动、软化粪便、润滑肠道以促进肠内容物排出的药物。临床主要用于功能性便秘。按作用机制不同分为容积性泻药、接触性泻药和润滑性泻药。

（一）容积性泻药

容积性泻药又称渗透性泻药，口服后肠道吸收很少，通过增加肠容积而促进肠道推进性蠕动，产生泻下作用。

硫酸镁

硫酸镁（magnesium sulfate，泻盐、硫苦）口服很少吸收。

【作用和用途】 不同的给药途径，可产生不同的作用。

1. 导泻作用　口服后在肠道内难吸收，使肠腔内形成高渗而阻止水分吸收，增加肠容积，刺激肠壁，增强肠蠕动，产生强大而迅速的导泻作用。空腹服药后大量饮水效果更好，1～6h即可排出液体样粪便。临床主要用于外科术前或结肠镜检查前排空肠内容物，也可辅助排除肠道内毒物及应用驱虫药后加速虫体的排出。

2. 利胆作用　口服高浓度硫酸镁溶液（33%）或用导管直接注入十二指肠，刺激肠黏膜，反射性引起胆总管括约肌松弛，胆囊收缩、排空，产生利胆作用。临床可用于慢性胆囊炎、胆石症和阻塞性黄疸。

3. 抗惊厥作用　注射给药后，血中 Mg^{2+} 浓度升高，可抑制中枢并竞争性拮抗 Ca^{2+} 参与的神经－肌肉接头处乙酰胆碱的释放，松弛骨骼肌，产生抗惊厥作用。临床多用于破伤风和子痫等引起的惊厥。

4. 降压作用　注射给药后，Mg^{2+} 可直接竞争性拮抗 Ca^{2+}，松弛血管平滑肌，降低外周阻力，从而产生降压作用。临床用于治疗妊娠高血压综合征、高血压脑病和高血压危象。

5. 消肿止痛　50%硫酸镁溶液外敷患处，通过高渗作用，可消除局部炎性水肿，有消肿止痛的作用。

6. 其他　硫酸镁可明显抑制子宫平滑肌收缩，妊娠期间可防治早产。

【不良反应及防治】

1. 口服导泻时，可刺激肠壁，导致盆腔充血，妊娠期、月经期妇女、急腹症禁用；强烈的导泻可致脱水，应告知患者空腹服药、大量饮水，有脱水症状者禁用。由于有中枢抑制作用，不能用于中枢抑制药中毒的导泻。

2. 静脉注射过量或过快可致急性中毒，首先表现为膝反射消失，随着血镁浓度增加可出现全身肌张力减退及呼吸抑制、血压急剧下降，严重者可致心搏骤停。因此，用药期间应严密监测患者的膝反射，定时测量血压和脉搏。一旦发生中毒，应立即停药并缓慢推注钙剂解救。

硫酸钠

硫酸钠（sodium sulfate，芒硝）导泻作用与硫酸镁相似，但作用稍弱，无中枢抑制作用，适用于中枢抑制药中毒的导泻。

（二）接触性泻药

接触性泻药又称刺激性泻药，主要通过刺激结肠推进性蠕动产生泻下作用。

酚酞

酚酞（phenolphthalein，果导）口服后与碱性肠液形成可溶性钠盐，刺激结肠蠕动，同时能抑制肠内水分吸收，产生缓泻作用。适用于习惯性便秘。偶有过敏反应及出血倾向。婴儿禁用，孕妇慎用。

比沙可啶

比沙可啶（bisacodyl）口服或直肠给药后，在肠道被细菌酶迅速转换为有活性的去乙酰基代谢物而发挥导泻作用。主要用于便秘，也可用于内镜检查、腹部 X 线及腹腔术需排空内容物者。本药由于有强刺激性，可致腹痉挛、直肠炎等。孕妇禁用。

（三）润滑性泻药

润滑性泻药通过局部润滑并软化粪便而发挥作用。

液体石蜡

液体石蜡（liquid paraffin）为一种矿物油，口服后不吸收，且能阻碍肠道对水分的吸收，有润滑肠壁、软化粪便的作用，利于粪便排出。适用于儿童及年老体弱者便秘，也可用于腹部及肛门术后、痔疮、疝、高血压等患者便秘。久用可妨碍脂溶性维生素及钙、磷的吸收。

开塞露

开塞露（glycerine enema）为 50% 甘油和山梨醇组成的高渗溶液，密封于特制塑料容器内，使用时将药液经肛门直接挤入直肠，有润滑及刺激肠壁的作用，导泻迅速、安全、方便。适用于轻度便秘，尤其适合儿童和老年患者。

四、止 泻 药

对于腹泻患者的治疗应以对因治疗为主,但对腹泻剧烈而持久的患者,可适当给予止泻药物。

(一)肠蠕动抑制药

地芬诺酯

地芬诺酯(diphenoxylate)是人工合成的哌替啶衍生物,止泻作用类似于吗啡,但无镇痛作用。临床用于急、慢性功能性腹泻,可减少大便的次数。不良反应轻而少见,偶有嗜睡、恶心、呕吐和腹胀等。大剂量或长期应用时可引起依赖性。

洛哌丁胺

洛哌丁胺(loperamide)与地芬诺酯作用类似,止泻作用强、快、持久。适用于急、慢性腹泻。不良反应较少,大剂量时对中枢有抑制作用,儿童更敏感,故婴幼儿禁用。过量时可用纳洛酮治疗。

(二)收敛、吸附药

鞣酸蛋白

鞣酸蛋白(tannalbin)口服后在肠内分解释放鞣酸,使肠黏膜表面蛋白凝固、沉淀,从而减轻刺激,降低炎性渗出物,发挥收敛、止泻作用。临床上用于各种腹泻。

药用炭

药用炭(medicinal charcoal)又名活性炭,为不溶性粉末,颗粒小、表面积大、吸附力强,口服后能吸附肠道内气体、毒物及细菌病毒等,可减少刺激性肠蠕动及毒物吸收。临床用于感染性腹泻、胃肠胀气及食物中毒等。

碱式碳酸铋

碱式碳酸铋(bismuth subcarbonate)口服后对肠黏膜具有收敛和保护作用,发挥止泻作用。临床用于各种腹泻的治疗。

蒙脱石

蒙脱石(dioctahedral smectite)口服后可均匀地覆盖在整个肠腔表面,吸附多种病原体,将其固定在肠腔表面,而后随肠蠕动排出体外,从而避免肠细胞被病原体损伤。适用于急、慢性腹泻,儿童急性腹泻疗效较佳。因可影响其他药物吸收,必须合用时应提前1h服用其他药物。过敏体质者慎用,对本药过敏者禁用。

五、利 胆 药

利胆药是具有促进胆汁分泌或松弛弹道括约肌,促进胆囊排空的药物。常用的药物有去氢胆酸、鹅去氧胆酸、熊去氧胆酸、茴三硫、苯丙醇、曲匹布通、亮菌甲素、托尼萘酸和硫酸镁等。

去氢胆酸

去氢胆酸（dehydrocholic acid）为胆酸的衍生物。口服能促进胆汁分泌，增加胆汁中的水分，使胆汁稀释，流动性提高，可消除胆汁淤滞，预防胆道感染，促进胆道小结石排出。可用于胆石症、胆囊炎、急慢性胆道感染。

不良反应有口干、皮肤瘙痒等。禁用于胆道完全阻塞和严重肝肾功能减退者。

熊去氧胆酸

熊去氧胆酸（ursodeoxycholic acid）可促进胆汁酸的分泌，抑制胆固醇的合成与分泌，从而降低胆汁中胆固醇含量，防止胆固醇结石的形成。长期应用还可促进已形成的胆固醇结石溶解，胆结石越大，溶解率越低。临床可用于胆固醇结石症、胆囊炎、胆道炎。其不良反应有腹泻、皮肤瘙痒、头痛等。

亮菌甲素

亮菌甲素（armillarisin A）能促进胆汁分泌，松弛胆管末端括约肌，降低十二指肠的紧张度，调节胆道压力，使胆汁顺利进入十二指肠，促进淤积的胆汁排出肠道。还可使小结石、细菌、炎性渗出物等冲洗出胆道，减轻疼痛和炎症。临床用于急性胆道感染如急性胆囊炎，慢性浅表性胃炎和慢性萎缩性胃炎，亦可用于治疗病毒性肝炎。

六、肝脏辅助用药

本类药物缓解各种原因如病毒、药物、毒物、免疫反应等对肝脏细胞的损伤，改善肝功能，降低转氨酶等指标，延缓肝纤维化病变，又称保肝药。药物种类非常多，如上述的各类利胆药，谷氨酸、精氨酸、牛磺酸等氨基酸类药物，谷胱甘肽、水飞蓟素等解毒保肝药，还有促进肝细胞再生制剂，如多烯磷脂酰胆碱、促肝细胞生长素，具有降酶保肝作用的联苯双酯、双环醇等，而甘草酸、甘草次酸及衍生物也具有较好的抗炎保肝作用。各类药物的实际疗效差异较大，个体差异明显，远期效果不确定，且过多使用药物会增加肝脏代谢负担，不利于保护肝细胞，故应综合分析，合理选用。

 护理学而思

浅谈功能性消化不良

饮食不当（用餐时间不规律、过多摄入高脂食品、甜食及咖啡等）、精神应激等诱发因素均可导致功能性消化不良，主要症状包括餐后饱胀、早饱感、中上腹痛、中上腹烧灼感等。

消化不良可能伴随精神症状如失眠、焦虑、头痛、注意力不集中等，消化道症状如反流、胃灼热、下腹痛、腹泻与便秘等，临床上称之为症状重叠，还可能伴随如弥漫性肌肉疼痛、尿频、尿失禁等其他症状。

除了积极进行药物治疗，采取健康的生活方式和饮食习惯也非常重要。护士可做到：①帮助患者认识和理解病情，为患者进行适当的心理疏导。②倡导患者规律作息，保持良好的心态，适度运动，劳逸结合。③劝导患者远离烟酒，养成规律的饮食习惯，调整饮食结构。④提示患者避免自行服用治疗消化不良的药物，以免掩盖病因，延误治疗。

任务解析和岗位对接

乳酶生是活乳酸杆菌制剂，诺氟沙星是抗微生物药，可抑制乳酸杆菌的活性，两者不能同时服用。消化功能失调引起的腹泻一般不必服用抗微生物药，可单用乳酶生，并提示应在饭前用温水送服。如没有缓解，可加用蒙脱石散，并应注意补水，以防长期腹泻而脱水。由于本类疾病是常见病、多发病，并与生活习惯和环境卫生密切相关，应在具体实施用药护理时，充分体现专业精神和职业素养。

岗位对接参考下面任务工作清单模拟完成。

用药前	护理评估	①健康评估：观察健康状况和精神状态，了解既往病史等；②用药禁忌评估：评估患者是否对乳酶生或其他药物过敏；③了解用药史，避免与铋剂、鞣酸、活性炭、酊剂等能抑制、吸附或杀灭乳酸杆菌的药物合用；不宜与抗菌药、抗酸药同服，以免影响疗效，若需服用应与乳酶生分开服用，间隔2h；适当了解其他相关信息等。
	调配药品	①乳酶生片：0.1g、0.15g、0.3g；12岁以上儿童及成人：0.3~0.9g/次，3次/d，饭前服（可于餐前30min服用）；儿童用法用量：1~3岁，10~15kg，0.15~0.3g/次；4~6岁，16~21kg，0.3~0.45g/次；7~9岁，22~27kg，0.3~0.6g/次；10~12岁，28~32kg，0.45~0.6g/次，3次/d，饭前服（可于餐前30min服用）；②其他药物及制剂参见相关项目任务。
	提示建议	①乙醇可能杀灭活菌，影响药效，因此用药期间避免饮酒；②应注意补水，以防长期腹泻而脱水；③未明事项应查阅药品说明书或向医师、药师等反馈。
用药中	护理问题	①服药后消化不良症状是否缓解；②用药不规范，漏服乳酶生或同服药物影响其疗效；③其他可能影响疗效的问题等。
	护理措施	①遵医嘱或处方，指导患者给药方法，饭前服药，如没有缓解可加用蒙脱石散；②尽快补充漏服药物，但切记不可一次服用两倍剂量。
	用药要点	①按时服药，饭前用温水送服；②用药后感觉不适，及时就诊；③加强不良反应观察和处置。

用药后	健康教育	①建议患者养成健康饮食习惯；②适度介绍药物治疗方案和有关康复常识，与患者沟通，进行心理疏导。
	评价效果	①客观评价药物疗效、安全性及近远期治疗效果；②综合判断用药护理措施、方法的适宜性等；③了解患者对治疗药物相关知识的知晓度是否提高，能否坚持和配合治疗等。
	回顾小结	①整理物品、记录资料，回顾合理使用乳酶生等治疗消化功能障碍药物的要点；②小结本任务用药护理要点，查找不足，制订改进措施等。

学习小结

　　本任务主要介绍了治疗胃肠功能障碍药，其中重点是助消化药多为酶制剂、活菌制剂或酸性药物；促进胃肠动力药可使胃排空加快，缓解胀气并产生镇吐作用。难点是硫酸镁不同的给药途径，具有不同的作用，在学习和应用中需要注意消化功能障碍疾病可能是多种疾病的症状，确认属单纯性消化功能紊乱方可选用对应药物治疗。另外消化系统药物大多口服给药，用药指导重点是给药具体时间和方法。

❓ 思考与练习

1. 为什么乳酶生不能与抗微生物药同服？
2. 简述硫酸镁的不同给药方式的作用和用途。
3. 对以下用药护理案例进行分析。

　　患者，女，29岁。妊娠25周，由于妊娠高血压症应用硫酸镁治疗，在治疗过程中出现恶心、面部潮红、肌肉软弱无力、膝反射消失等现象，呼吸浅而慢，每分钟10次。初步判断为硫酸镁中毒。

　　请思考并回答：①患者为硫酸镁中毒的依据是什么？②护士应采取什么措施进行救治？其用药护理要点有哪些？③在这个案例中，护士应该在哪些方面体现专业精神和职业素养？

（付　蕾）

项目九 ｜ 内分泌系统、生殖系统药物与用药护理

项目九数字内容

内分泌系统主要介绍激素类及相关药物。激素是指以人体或动物激素为有效成分的药物，还包括人工合成的拟似药和拮抗药。激素制剂可用其生理剂量补充体内激素的不足，称为替代疗法，但更多的是用其超生理剂量治疗某些非内分泌性疾病；抗激素制剂多用于内分泌器官功能亢进的治疗。骨代谢和尿酸代谢也受到内分泌系统的调节。而性激素对生殖系统具有重要作用，影响生育功能，也会对子宫、前列腺等生殖器官产生作用。

本项目主要介绍与内分泌系统和生殖系统相关疾病的治疗药物，内容较多，重点掌握糖皮质激素，治疗糖尿病、甲状腺功能亢进症等的药物，熟悉或了解治疗痛风、骨质疏松症以及性激素相关药物的主要特点。

学习本项目有助于护士在未来相关疾病临床护理中，学会遵医嘱合理用药，观察疗效，做好不良反应的防治措施，能够正确指导患者合理用药，提高用药护理能力。

任务一　肾上腺皮质激素类药物与用药护理

学习目标

知识目标：
1. 掌握糖皮质激素的作用和用途、不良反应及用药护理。
2. 熟悉糖皮质激素的分类及常用药物，主要给药方案。
3. 了解促皮质激素和盐皮质激素的种类和作用。

技能目标：
1. 熟练掌握指导患者合理应用糖皮质激素制剂的用药护理技能。
2. 学会为长期使用糖皮质激素患者制定对应的护理措施。

素质目标：
具备关爱患者的职业道德，认真细致的专业精神和尊重、理解患者的人文素养。

导入情景：

患者，女，24岁。半年来出现无明显诱因双下肢及眼睑水肿，伴泡沫尿及腰酸背痛，加重2周入院。尿常规：蛋白质（+++），诊断为肾病综合征。医生给予口服泼尼松，每日60mg，顿服。

工作任务：

1. 分析使用泼尼松的原因。

2. 针对此患者，护士应如何完成的用药护理程序？

3. 在这个工作任务中，护士应该在哪些方面体现专业精神和职业素养？

肾上腺皮质激素是肾上腺皮质分泌的各种激素的总称，因其都具有甾核化学结构，又称甾体类激素。肾上腺皮质由外向内依次分为：①球状带，分泌盐皮质激素，包括醛固酮和去氧皮质酮等，主要影响水盐代谢，临床应用少；②束状带，分泌糖皮质激素，包括氢化可的松、可的松等，主要影响糖、脂肪和蛋白质代谢，作用广泛，临床常用；③网状带，分泌性激素，包括雄激素和少量雌激素，由于分泌量少且生物效应窄，不包括在通常所说的皮质激素内。肾上腺皮质激素分泌受下丘脑－腺垂体－肾上腺皮质轴调节（图9-1-1）。

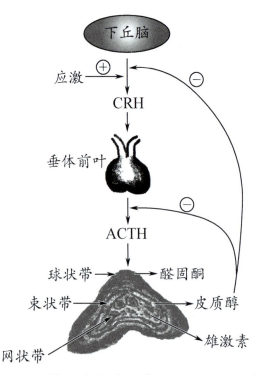

图 9-1-1　肾上腺皮质激素分泌的调节示意图

CRH：促肾上腺皮质激素释放激素；ACTH：促肾上腺皮质激素。

一、糖皮质激素类

临床上常用的肾上腺皮质激素类药物主要是指糖皮质激素类药物，包括氢化可的松（hydrocortisone）、可的松（cortisone）、泼尼松（prednisone）、泼尼松龙（prednisolone）、地塞米松（dexamethasone）等。按半衰期可分为短效、中效、长效3类，作用比较见表9-1-1。

表9-1-1 常用糖皮质激素类药物作用比较

分类	药物	糖代谢（比值）	水盐代谢（比值）	抗炎作用（比值）	半衰期/h	等效剂量/mg	维持时间/h
短效	氢化可的松	1	1	1	1.5	20	8～12
	可的松	0.8	0.8	0.8	2.5	25	8～12
中效	泼尼松	3.5	0.8	3.5	3.6	5	12～36
	曲安奈德	5.0	0.1	5.0	3.3	4	12～36
	甲泼尼龙	5.0	0.5	5.0	3.0	4	12～36
长效	地塞米松	20.0	0.1	30.0	>5.0	0.75	36～72
	倍他米松	11.0	0.1	35.0	>5.0	0.6	36～72

表中水糖代谢、盐代谢、抗炎作用的比值是以氢化可的松为对照。

临床应用的糖皮质激素类药物多为人工合成品，口服、注射均易吸收，主要在肝中代谢，由尿中排出。可的松和泼尼松需在肝内分别转化为氢化可的松和泼尼松龙才有活性，故严重肝功能不全患者宜应用氢化可的松或泼尼松龙。

【生理作用】 生理剂量的糖皮质激素主要影响物质代谢过程。

1. 糖代谢 促进糖异生，减少外周组织对葡萄糖的摄取和利用，从而使血糖升高。同时，能使肝、肌糖原合成增加。

2. 蛋白质代谢 能促进胸腺、淋巴结、肌肉、皮肤、骨等肝外组织的蛋白质分解代谢，血清中氨基酸含量和尿中氮排出增多，造成负氮平衡；大剂量还能抑制蛋白质合成。久用可致肌肉萎缩、皮肤变薄、儿童生长缓慢等。

3. 脂肪代谢 能促进脂肪分解，抑制脂肪合成。长期大剂量应用能增高血中胆固醇含量，激活四肢皮下酯酶等，使四肢皮下脂肪分解并重新分布于面部、胸部、背部及臀部，形成向心性肥胖。

4. 水和电解质代谢 有较弱的盐皮质激素样作用，长期大量应用呈现明显的保钠排钾作用，可致水钠潴留、低血钾。也能干扰骨、肝、肠、肾等器官的钙磷代谢，使尿中钙排出增加，血钙降低，长期应用可致骨质疏松。

【药理作用】 超生理剂量的糖皮质激素除影响物质代谢外，还有抗炎、抗免疫和抗休克等重要的药理作用。

1. 抗炎作用　糖皮质激素具有强大的抗炎作用，对各种原因所致的炎症反应及炎症反应的各个阶段均有抑制作用。在急性炎症早期，能增加血管的紧张性、降低毛细血管的通透性，因此可减轻充血、水肿及渗出；同时抑制白细胞浸润和吞噬等反应，减少各种炎性介质的释放，从而改善红、肿、热、痛等症状。在急性炎症后期和慢性炎症时，可抑制毛细血管和成纤维细胞的增生，抑制胶原蛋白、糖胺聚糖的合成及肉芽组织增生，从而防止粘连和瘢痕形成，减轻炎症的后遗症。

2. 抗免疫作用　小剂量糖皮质激素主要抑制细胞免疫，大剂量则能抑制体液免疫。糖皮质激素对免疫过程的多个环节均有抑制作用：抑制巨噬细胞对抗原的吞噬和处理；抑制淋巴细胞的增殖与分化，影响淋巴细胞的物质代谢；诱导淋巴细胞凋亡，加速淋巴细胞的破坏与解体，导致血中淋巴细胞迅速减少。糖皮质激素还能减少组胺、5-羟色胺、过敏性慢反应物质、缓激肽等过敏介质的产生，呈现抗过敏作用。

3. 抗毒素作用　糖皮质激素能提高机体对细菌内毒素的耐受力，降低机体对内毒素刺激的反应，减轻细胞损伤，既有良好的退热作用，又能明显缓解毒血症症状。但不能中和内毒素，也不能破坏内毒素，对外毒素也无效。

4. 抗休克作用　大剂量糖皮质激素已广泛应用于各种休克，其抗休克作用除与抗炎、抗毒、抗免疫作用有关外，还与下列因素有关：①稳定溶酶体膜，减少心肌抑制因子的形成，减轻由心肌抑制因子引起的心肌收缩无力和内脏血管收缩；②降低血管对某些缩血管活性物质的敏感性，使痉挛血管舒张，改善微循环；③直接兴奋心脏，增强心肌收缩力，使心排血量增多。

5. 其他作用

（1）血液和造血系统：能刺激骨髓造血功能，使红细胞、血红蛋白、多核白细胞数增加；也能增加血小板、纤维蛋白原等数量，从而缩短凝血时间。此外，还可使血液中淋巴细胞、单核细胞和嗜酸性粒细胞计数明显减少。

（2）中枢神经系统：能提高中枢神经系统兴奋性，出现欣快、激动、失眠等，偶可诱发精神失常。

（3）消化系统：可增加胃酸及胃蛋白酶的分泌，增强食欲，促进消化。

【临床用途】

1. 替代疗法　主要用于急、慢性肾上腺皮质功能不全，脑垂体前叶功能减退及肾上腺次全切除术后的激素补充。

2. 治疗严重感染　糖皮质激素用于治疗严重的细菌性感染，如中毒性肺炎、中毒性菌痢、暴发型流行性脑膜炎、重症伤寒、急性粟粒性肺结核及败血症等，可迅速缓解中毒症状。但应注意，糖皮质激素本身无抗菌和抗病毒作用，还可降低机体防御和修复功能，故在治疗严重感染时必须合用足量有效的抗微生物药。病毒性感染一般不用糖皮质激素,但严重病毒性感染,如重症肝炎、乙型脑炎等可酌情使用,以缓解症状。

3. 解除炎症症状及抑制瘢痕形成　糖皮质激素早期应用可防止或减轻脑膜、胸膜、心包、关节及眼部等重要器官的炎症损害;炎症后期应用可抑制粘连、阻塞,改善瘢痕过度形成造成的功能障碍。

4. 治疗自身免疫性疾病、过敏性疾病和器官移植排斥反应

(1)自身免疫性疾病:对类风湿关节炎、系统性红斑狼疮等自身免疫性疾病有效。用药后可迅速缓解症状,但不能根治,长期使用易产生不良反应,一般采用综合疗法。

(2)过敏性疾病:如支气管哮喘、过敏性鼻炎、血管神经性水肿、荨麻疹等过敏性疾病,通过其抗炎、抗过敏作用缓解症状达到治疗效果。

(3)器官移植排斥反应:糖皮质激素可抑制异体器官移植术后的排斥反应,常与其他免疫抑制剂联合应用。

5. 治疗休克　大剂量糖皮质激素适用于各种休克,有助于患者度过危险期。对感染中毒性休克,须与足量有效的抗微生物药合用,并应早期、大量、短时间使用。对过敏性休克,首选肾上腺素,严重者可合用糖皮质激素。对心源性休克和低血容量性休克要结合病因治疗。

6. 血液病　对急性淋巴细胞性白血病,尤其是儿童急性淋巴细胞性白血病,有较好的疗效;对再生障碍性贫血、粒细胞缺乏症和血小板减少症也有效,但停药后易复发。

7. 皮肤病　外用制剂对接触性皮炎、湿疹、肛门瘙痒和牛皮癣等皮肤病都有效,严重者要配合全身用药。

8. 其他　严重疾病如脑水肿、严重的心肌梗死、顽固性心力衰竭等,辅助用糖皮质激素可降低机体反应性,改善临床症状。

【不良反应与防治】

1. 长期大剂量用药引起的不良反应

(1)类肾上腺皮质功能亢进综合征:长期大量应用糖皮质激素可出现水肿、低血钾、高血糖、高血压、皮肤变薄、满月脸、水牛背、向心性肥胖、多毛、痤疮、肌无力和肌萎缩等(图9-1-2)。停药后可自行消退,必要时可对症治疗,并采用低盐、低糖、高蛋白、高纤维素饮食,多食含钾丰富的水果、蔬菜,摄入足够热量。

(2)诱发或加重感染:长期应用可诱发或加重感染,使体内潜在病灶扩散,特别是原有疾病已致免疫力下降者,如肾病综合征、肺结核、再生障碍性贫血等患者更易发生。若长期用药,应排除潜在的感染,特别注意对潜在结核病灶的防治,必要时合用足量有效的抗微生物药。

(3)消化系统并发症:可诱发或加重消化性溃疡,对少数患者可诱发胰腺炎或脂肪肝。应定期作大便隐血试验,必要时加服抗酸药及胃黏膜保护药。

(4)心血管系统并发症:由于水钠潴留和血脂升高,可诱发高血压和动脉粥样硬化,还可引起脑卒中、慢性心功能不全、血管脆性增加等。

（5）其他：长期大剂量使用易引起骨质疏松、肌肉萎缩、伤口愈合迟缓、影响儿童生长发育等，应适当补充维生素D和钙剂。可诱发或加重精神失常、白内障、青光眼、糖尿病和癫痫等。偶可致胎儿畸形。

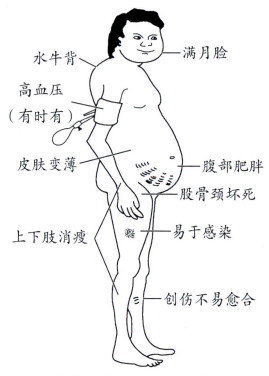

图9-1-2　类肾上腺皮质功能亢进综合征示意图

水牛背
高血压（有时有）
皮肤变薄
上下肢消瘦
满月脸
腹部肥胖
股骨颈坏死
易于感染
创伤不易愈合

2. 停药反应

（1）医源性肾上腺皮质功能不全：长期应用超生理剂量糖皮质激素的患者，由于外源性糖皮质激素反馈性抑制腺垂体促皮质激素（ACTH）的分泌，使内源性皮质激素释放减少及肾上腺皮质萎缩，骤然停药或减量过快，可引起肾上腺皮质功能不全或危象，表现为恶心、呕吐、乏力、低血压甚至休克等，尤其当机体遇到感染、创伤、手术等严重应激情况时更易出现，需及时抢救。如果长期应用糖皮质激素，不可骤然停药，需缓慢递减，且停用激素后需连续应用促肾上腺皮质激素（ACTH）7d左右；在停药1年内如遇应激情况，应及时补充糖皮质激素。

（2）反跳现象：多是长期用药患者对糖皮质激素产生了依赖性或病情未完全控制，突然停药或减量过快可致原病复发或加重。常需加大剂量再行治疗，待症状缓解后再缓慢减量、停药。

【禁忌证】　肾上腺皮质功能亢进、严重高血压、活动性消化性溃疡、糖尿病、精神病、癫痫、骨折、创伤修复期、胃肠吻合术后近期、角膜溃疡、孕妇、抗微生物药不能控制的感染如水痘、麻疹、真菌感染等禁用。但当病情危及生命时，虽有禁忌证仍须使用，待度过危险期，及早停药或减量。

护理学而思

说说"激素恐慌"现象

糖皮质激素广泛用于治疗各种疾病,但因其伴有明显的不良反应,在临床的使用中一直是一把"双刃剑"。护士在临床工作中,遇到的患者大多对医学知识一知半解或道听途说,通常谈到要使用激素时,患者第一反应就是:它那么多不良反应,能不用吗?然而在很多疾病的治疗中,激素占据不可替代的地位。因此在未来的工作中,护士对这类恐慌的患者要安抚,宣教,不能有嫌弃、厌烦的表现,要积极协助医生对其进行劝导,提高用药依从性,以体现护士的优良职业精神和人文素养。

【用法与疗程】

1. 大剂量突击疗法　用于急性、重度、危及生命的疾病抢救,如严重感染和休克等。常于短时间内给予大剂量糖皮质激素,一般选用氢化可的松静脉滴注,首剂 200 ~ 300mg,一日量可超过 1g,疗程不超过 3d。

2. 一般剂量长期疗法　用于结缔组织病和肾病综合征等。常选用泼尼松口服,开始每日 10 ~ 30mg,一日 3 次,产生疗效后,逐渐减量至最小维持量,疗程约为 6 ~ 12 个月。对于已用糖皮质激素控制的某些慢性病,可改用隔日给药,即把 48h 用量在早晨 8 时一次服用,减少对肾上腺皮质的抑制。隔日疗法以泼尼松,泼尼松龙较好。

3. 小剂量替代疗法　用于治疗急、慢性肾上腺皮质功能不全症、腺垂体功能减退、艾迪生病及肾上腺皮质次全切除术后。常选用可的松或氢化可的松,每日给予生理需求量。

4. 局部应用　将糖皮质激素的软膏、霜剂或洗剂涂抹于皮肤、黏膜,或将糖皮质激素混悬液注入韧带压痛点或关节腔内。

 知识链接

肾上腺皮质激素分泌有昼夜节律,一般凌晨 0 时分泌最少,早上 8 时为分泌的高峰期,血浆激素浓度最高。由于皮质激素的分泌受到下丘脑 - 垂体 - 肾上腺轴向负反馈调节。下丘脑分泌促肾上腺皮质激素释放激素(CRH)作用于腺垂体,使其分泌促肾上腺皮质激素(ACTH),ACTH 作用于肾上腺皮质,使其分泌肾上腺皮质激素。所以早上 8 时给予外源性肾上腺皮质激素对内源性激素调节产生的累加负反馈效应是最小的,这也是隔日疗法的主要依据。

二、盐皮质激素类

临床使用的盐皮质激素类药物除肾上腺皮质分泌的醛固酮外,还有去氧皮质酮等。

去氧皮质酮

去氧皮质酮(desoxycortone)是醛固酮前体,具有类似醛固酮的保钠排钾作用,对糖代谢影响小。主要用于原发性慢性皮质功能不全症(艾迪生病)的替代治疗。也可用于促肾上腺皮质激素兴奋实验和低钠血症等。主要的不良反应是高血压、水肿、低血钾等。

三、促皮质激素类

促皮质素

促皮质素(corticotrophin,ACTH)是腺垂体分泌的多肽类激素,能兴奋肾上腺皮质功能。主要用于:①长期应用皮质激素在停药前或肾上腺皮质功能亢进行肾上腺部分切除术后,可短期(3~7d)应用促皮质素,以兴奋肾上腺皮质的功能;②促皮质激素试验,用于皮质功能评估和疾病诊断。主要的不良反应为皮质激素功能紊乱。

四、皮质激素抑制药

米托坦、美替拉酮

米托坦(mitotan)、美替拉酮(metyrapone,甲吡酮)均为皮质激素抑制药。前者是农药滴滴涕(DDT)结构类似物,能选择性地使肾上腺皮质束状带及网状带细胞萎缩、坏死,但不影响醛固酮分泌。后者能抑制 11β- 羟化酶,干扰 11- 去氧皮质酮转化为皮质酮,干扰 11- 去氧氢化可的松转化为氢化可的松。临床主要用于治疗肾上腺皮质肿瘤所致的肾上腺皮质功能亢进症,可以代替外科的肾上腺皮质切除术。也用于不能手术的皮质肿瘤及其术后辅助治疗、垂体功能测试等。可见眩晕、嗜睡、头痛、乏力等中枢抑制和畏食、恶心、腹泻等消化道反应等。

任务解析和岗位对接

肾病综合征属于自身免疫性疾病,泼尼松作为糖皮质激素,可利用其抗免疫作用使其症状缓解。糖皮质激素长期使用易引起肾上腺皮质功能亢进及停药反应,针对此患者,护士需完成:①应明确糖皮质激素的适应证,一些对糖皮质激素过敏、活动性消化性溃疡患者等不能使用该药物。②在使用该药物之前,要先做结核菌素试验,排除潜在的结核性疾病,以免用药之后导致结核的扩散或者急性发作。③在应用过程中,加强对患者的观察,若患者皮肤伤口处延迟不愈、溃疡加重等情况出现时,要及时遵医嘱减少药量或者停药。④做好健康教育,嘱咐患者不可随意增减药量或突然停药,用药期间注意个人卫生并采取低糖、低脂、高蛋白的饮食。⑤用药护理实施中,可联系护理学而思等内容,结合实际,在模拟训练中体现优良专业精神和职业素养。

岗位对接参考下面任务工作清单模拟完成。

用药前	护理评估	①健康评估：观察健康状况和精神状态，了解既往病史等；②用药禁忌评估：评估患者是否有肾上腺皮质功能亢进、严重高血压、活动性消化性溃疡、糖尿病、精神病、癫痫、骨折、创伤修复期、胃肠吻合术后近期、角膜溃疡、妊娠、抗微生物药不能控制的感染如水痘、麻疹、真菌感染等；③用药情况评估：了解用药史，避免与非甾体抗炎药，噻嗪类利尿药等合用；适当了解其他相关信息等。
	调配药品	①醋酸泼尼松片：5mg，治疗肾病综合征采用中等剂量长期疗法，可给予每日40～60mg，病情稳定后逐渐减量；②其他药物及制剂参见相关项目任务。
	提示建议	①糖皮质激素类药物种类多，规格、剂量、用法差别很大，应准确掌握有关信息；例如：泼尼松需经肝脏代谢、活化为泼尼松龙才有效，故肝功能不良者不宜使用等；②未明事项应查阅药品说明书或向医师、药师等反馈。
用药中	护理问题	①使用糖皮质激素后病症多会明显改善，对物质代谢、免疫功能、精神状态的影响也会逐步显现；②长期用药导致药源性疾病的发生，以及外形体态等变化导致用药依从性差，增加心理问题等；③临床中存在滥用糖皮质激素的不合理现象；④其他可能影响疗效的问题等。
	护理措施	①遵医嘱或处方，严格掌握剂量和用法，注意观察病情变化和不良反应；②心理干预，帮助患者树立信心，避免消极悲观等；③膳食干预，建议低糖低脂、高蛋白饮食，适当增加餐次；④加强个人卫生防护，积极提高免疫力，预防机会性感染等。
	用药要点	①糖皮质激素应根据不同治疗目的选择适宜的品种；②有多种给药方案，其中一般剂量长期疗法注意给药时间以减少肾上腺皮质功能抑制；③加强不良反应观察和处置。
用药后	健康教育	①适度介绍药物治疗方案，引导患者放松精神，缓解焦虑，配合治疗；②对有关康复常识进行宣教，适时进行心理疏导，提高用药依从性。
	评价效果	①客观评价糖皮质激素类药物的疗效、安全性及近远期治疗效果；②综合判断针对相关疾病采取的用药护理措施、方法的适宜性；③了解患者对治疗药物相关知识的知晓度是否提高，能否坚持和配合治疗等。
	回顾小结	①整理物品、记录资料，回顾合理使用糖皮质激素药物的要点；②小结本任务用药及护理心得；查找不足，制订改进措施等。

本任务主要介绍了糖皮质激素类药物及用药护理。其中重点是糖皮质激素的作用及临床用途，难点是长期使用糖皮质激素导致的不良反应，在学习和应用中需要注意糖皮质激素在严重感染使用时的注意事项和长期使用糖皮质激素不能突然停药以及针对皮质功能所要做的护理措施。

？ 思考与练习

1. 糖皮质激素药物的主要种类和用途有哪些？

2. 长期使用糖皮质激素导致的药源性皮质功能亢进有什么具体表现？如何防治？

3. 长期应用糖皮质激素后突然停药，为什么会出现肾上腺皮质功能减退症？如何防治？

4. 请用线将糖皮质激素的临床用途、用法和药物及剂量连接在一起。

严重感染	小剂量替代疗法	可的松 12.5mg
自身免疫性疾病	大剂量突击疗法	泼尼松 20mg
肾上腺切除术后	一般剂量长期疗法	氢化可的松 200mg

5. 对以下用药护理案例进行分析。

患儿，8 岁，发热、打喷嚏、流鼻涕、咳嗽 2 天，服用感冒药后不见好转。查体：体温 39.5℃，咽部充血、红肿，扁桃体肿大。白细胞 $11 \times 10^9/L$，中性粒细胞 80%。初步诊断为细菌性上呼吸道感染。给予抗感染、补充体液治疗，同时肌内注射地塞米松 2.5mg。

请思考并回答：①该患儿糖皮质激素治疗是否合理？说明理由。②针对该患儿的用药护理要点有哪些？③在这个案例中，护士应该在哪些方面体现专业精神和职业素养？

（邵素倩）

任务二　影响甲状腺激素药物与用药护理

知识目标：

1. 掌握抗甲状腺激素药的分类、应用、不良反应及用药护理。

2. 熟悉甲状腺激素的作用，应用及不良反应。

技能目标：

1. 熟练掌握指导甲亢及甲减患者正确合理使用药物的技能。

2. 学会观察抗甲亢药及甲状腺激素的疗效，并能及时妥善处理药物出现的不良反应。

素质目标:

具备关爱患者的职业道德,认真细致的专业精神和尊重、理解患者的人文素养。

 工作情景与任务

导入情景:

患者,女,17 岁,高三学生。半年前经常感到心慌、性情急躁、晚上失眠、思想无法集中、眼球突出,同时体重下降、疲乏无力。家属带其到门诊就医。根据放射性核素扫描及血清 T_3、T_4 检查,诊断为甲亢。医嘱:丙硫氧嘧啶片,1 次 100mg,一日 3 次。

工作任务:

1. 向该患者及家属解释使用丙硫氧嘧啶的目的。

2. 针对此患者,提供合理用药护理指导。

3. 在这个案例中,护士应该在哪些方面体现专业精神和职业素养?

甲状腺是人体最大的内分泌器官,分泌甲状腺激素,对人体的代谢、生长等具有重要的作用。甲状腺激素分泌不足引起呆小症、甲状腺功能减退(甲减)及黏液性水肿;过多则引起甲状腺功能亢进,严重者出现甲状腺危象。

一、甲状腺激素类

甲状腺激素类药物主要包括动物甲状腺脱脂、干燥、研碎制得的甲状腺片(thyroid tables),以及人工合成的左甲状腺素(levothyroxine)和碘塞罗宁(liothyronine)。

【体内过程】 甲状腺激素由甲状腺合成、贮存和分泌,包括甲状腺素(T_4)和三碘甲状腺原氨酸(T_3),T_4 含量较 T_3 多,约占总量的 90%,但 T_3 活性高,是甲状腺激素发挥生理作用的主要形式。T_4 可在外周脱碘转变为 T_3。甲状腺激素的合成和分泌由下丘脑 - 腺垂体调控,当血中 T_4 和 T_3 的浓度过高时又可对下丘脑及腺垂体产生负反馈作用(图 9-2-1)。

【药理作用】

1. 维持正常生长发育 可促进蛋白质合成、骨骼的生长发育,对神经系统的发育尤为重要。

2. 促进代谢 能促进物质氧化,增加组织耗氧量,使基础代谢率提高,产热量增加。

3. 提高交感神经系统的敏感性 使机体对儿茶酚胺的敏感性增强,使中枢兴奋性提高。

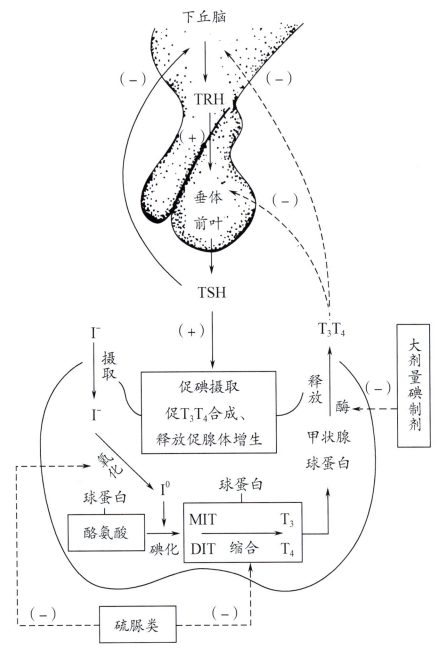

图 9-2-1 甲状腺激素的合成、分泌、调节及抗甲状腺药物作用环节示意图

TRH：促甲状腺激素释放激素；TSH：促甲状腺素；MIT：一碘酪氨酸；DIT：二碘酪氨酸。

【临床用途】

1. 甲状腺功能减退

（1）呆小病：功能减退始于胎儿或新生儿，若尽早诊治，发育仍可正常，若治疗过晚，躯体虽可发育正常，但智力仍然低下。

（2）黏液性水肿：可以消除水肿、脉缓、困倦等症状。给予甲状腺素治疗应从小剂量开始，逐渐增至足量，2~3 周后如基础代谢率恢复正常，可逐渐减为维持量。黏液性水肿昏迷者必须立即注射大量 T_3，直至清醒后改为口服。本病多系长期摄食缺碘所致，应以换用含碘食盐或富碘饮食，预防为主。

2. 单纯性甲状腺肿　以含碘食盐、食物预防为主，也可给予适量甲状腺激素，以补充内源性激素的不足，并可抑制促甲状腺激素（TSH）分泌，减轻甲状腺组织的代偿性增生。

【不良反应及防治】　甲状腺激素过量可引起心悸、多汗、失眠、手震颤、体重减轻等甲亢症状，重者可出现腹泻、呕吐、发热、脉搏快而不规则，甚至有心绞痛、心功能不全、心律失常、心肌梗死、肌肉震颤或痉挛，故需严密观察，一旦发生上述症状立即停药，用β受体拮抗药对抗，停药 1 周后再从小剂量开始应用。

 知识链接

甲减与甲亢

甲状腺功能减退（简称甲减），是由于甲状腺激素合成和分泌减少，导致基础代谢降低和交感神经系统兴奋性减弱的一组疾病。甲状腺功能不足时，儿童可致躯体和智力发育均低下（即呆小病），成人可引起黏液性水肿。而甲状腺功能亢进是由于甲状腺分泌过多的甲状腺激素或由于各种原因引起机体内甲状腺激素含量增高所引起的甲状腺功能亢进综合征（简称甲亢），以代谢率增高和高血清游离甲状腺激素为特征。其中弥漫性甲状腺肿（Graves 病）最常见。临床多表现为多食易饥、怕热多汗、乏力消瘦、情绪激动、焦躁易怒、失眠、心率加快和体重明显下降等症状。严重时可发生心律失常、手指震颤，甚至心绞痛、心衰等。甲亢属于自身免疫性疾病，有遗传倾向。

二、抗甲状腺药

抗甲状腺药（ADT）是治疗各种原因引起的甲状腺功能亢进的有效药物，目前常用的有硫脲类、碘和碘化物、放射性碘和β受体拮抗药等四类。

（一）硫脲类

硫脲类是最常用的抗甲状腺药，可分为两类。①硫氧嘧啶类：常用药物有甲硫氧嘧啶（methylthiouracil, MTU）、丙硫氧嘧啶（propylthiouracil, PTU）。②咪唑类：常用药物有甲巯咪唑（thiamazole, 他巴唑）、卡比马唑（carbimazole, 甲亢平）。

【药理作用】

1. 抑制甲状腺激素的合成　通过抑制甲状腺过氧化物酶，进而抑制酪氨酸的碘化及偶联，减少 T_3 和 T_4 的合成。本药不能直接对抗甲状腺激素，所以对已合成的甲状腺激素无效，因此需待体内储存的激素消耗后才能显效，一般症状改善常需 2~3 周，基础代谢率恢复正常需 1~2 个月。

2. 抑制 T_4 转化为 T_3　丙硫氧嘧啶能抑制外周组织中的 T_4 转化为 T_3，迅速控制血清中生物活性较强的 T_3 水平。

3. 免疫抑制作用　硫脲类有轻度的免疫抑制作用，能抑制免疫球蛋白的合成，使血液循环中甲状腺刺激性免疫球蛋白（TSI）含量下降。故对自身免疫性甲亢除能控制高代谢症状外，还具有一定的病因治疗作用。

【临床用途】

1. 甲亢的内科治疗　适用于轻度、不适于手术和放射性碘治疗的甲亢患者，也可作为放射性碘治疗的辅助治疗。开始治疗时用大剂量，待症状缓解后改为维持量，疗程1～2年，疗程过短易复发。如遇有感染或其他应激情况可酌加剂量。

2. 甲亢术前准备　为减少麻醉和手术后的并发症，防止术后发生甲状腺危象，术前应先服用本药使甲状腺功能恢复到正常水平或接近正常，然后术前两周加服大剂量碘剂。

3. 甲状腺危象的治疗　除消除诱因、对症治疗外，主要给予大剂量碘剂以抑制甲状腺激素的释放，并同时应用大剂量硫脲类阻止甲状腺激素合成。

 知识链接

甲状腺危象

甲状腺危象（thyroid crisis）又称甲亢危象，是甲状腺毒症急性加重的一个综合征，发生原因可能与循环中的甲状腺激素水平增高有关。多发生于较重甲亢未予治疗或治疗不充分的患者。常见诱因有感染、手术、精神刺激等，临床表现为高热、大汗、心动过速、烦躁、焦虑不安、谵妄、恶心、呕吐、腹泻，严重患者可有心衰，休克和昏迷等。治疗应先消除诱因，并对症治疗，如吸氧、使用镇静剂、积极物理降温、纠正水电解质紊乱、快速抑制T_3、T_4合成、阻止甲状腺激素的释放、降低组织对甲状腺素反应等。

【不良反应与防治】

1. 粒细胞缺乏症　为最严重的不良反应，发生率较高，多在用药后2～3个月出现，老年人较易发生。应定期检查血象，注意与甲亢本身引起的白细胞计数偏低相区别。发生咽痛、发热等反应时应及时停药，并进行相关检查。

2. 胃肠道反应　表现为畏食、呕吐、腹痛、腹泻等，在进餐时服用可减轻。

3. 过敏反应　最常见，多为皮疹、发热、荨麻疹等，少数伴有发热，应密切观察，一般不需停药也可消失。

4. 甲状腺肿和甲状腺功能减退　长期用药后，可使血清甲状腺激素水平显著下降，反馈性增加TSH分泌而引起腺体代偿性增生，腺体增大、充血，及时停药后可自愈，严重者可酌情加用左甲状腺素或甲状腺片。

5. 其他　硫脲类易进入乳汁和透过胎盘，哺乳期妇女禁用，妊娠期妇女慎用。甲状腺癌、结节性甲状腺肿合并甲亢等患者禁用。

（二）碘和碘化物

碘是人体内必需的微量元素之一，正常人每日需碘100～150μg。临床常用复方碘溶液剂，又称卢戈液。

【药理作用】

1. 小剂量碘　是合成甲状腺激素的原料，可预防单纯性甲状腺肿。

2. 大剂量碘　每日用量超过 6mg，则发挥抗甲状腺作用。主要通过抑制甲状腺球蛋白水解酶，使甲状腺激素释放减少；其次，抑制过氧化物酶，影响酪氨酸碘化和碘化酪氨酸的偶联，使 T_3、T_4 合成减少。此外，大剂量的碘剂能抑制垂体分泌 TSH，使甲状腺缩小、变硬、血管减少，抑制其增生。

【临床用途】

1. 单纯性甲状腺肿　单纯性甲状腺肿是由于摄入碘量不足所致，早期应用小剂量碘疗效较好，但对晚期患者疗效差，如腺体太大已有压迫症状者，应考虑手术治疗。食用碘盐或其他含碘食物可防止发病。

2. 甲亢手术前准备　在硫脲类药物控制症状的基础上，于术前两周加用复方碘口服液，使甲状腺组织退化、血管减少，腺体缩小、变硬，有利于手术进行并减少出血。

3. 甲状腺危象　大剂量碘剂可阻止甲状腺激素的释放，可将碘化钾加入 10% 葡萄糖溶液中静脉滴注；也可用复方碘溶液剂。需同时合用硫脲类药物及其他综合治疗措施。

【不良反应与防治】

1. 过敏反应　少数对碘过敏的患者在用药后几小时内即可发生，表现为皮疹、药物热、皮炎，也可有血管神经性水肿，严重者有喉头水肿，可致窒息。一般停药可消退，加服食盐或增大饮水量可促进碘排泄，必要时采取抗过敏治疗。

2. 慢性碘中毒　长期应用可出现口内铜腥味、口腔及咽喉烧灼感、唾液分泌增多、鼻炎和结膜刺激症状等，停药后可消退。

3. 诱发甲状腺功能紊乱　长期或过量服用碘剂可诱发甲亢，但也有报道碘化物可诱发甲状腺肿大和甲状腺功能减退，因此长期用药需注意碘化物对甲状腺功能产生的严重影响。

碘化物能进入乳汁和透过胎盘，引起婴儿和新生儿甲状腺肿，严重者可压迫气管而致命，故哺乳期妇女与孕妇慎用。

（三）放射性碘

放射性碘即 ^{131}I，其 $t_{1/2}$ 约为 8d。甲状腺有很强的摄碘能力，^{131}I 也被甲状腺摄取，释放出 β 射线（占 99%）和 γ 射线（占 1%）。β 射线在组织内的射程为 0.5~2mm，辐射损伤仅限于甲状腺实质，因增生组织对辐射更为敏感，故 β 射线主要破坏甲状腺实质使滤泡上皮破坏、萎缩，减少分泌，起到类似于手术切除的作用。^{131}I 适用于不宜手术、手术后复发或其他药物无效及过敏者。其作用缓慢，一般于用药后 1 个月开始显效，经 3~4 个月可达最大疗效。γ 射线射程远，在体外可测得，小剂量 ^{131}I 可用于测定甲状腺摄碘功能。

^{131}I 剂量过大易致甲状腺功能减退，故应严格掌握剂量，一旦发生需补充甲状腺激素。20 岁以下患者、妊娠或哺乳期妇女及严重肝肾功能不佳者慎用。

（四）β受体拮抗药

β受体拮抗药如普萘洛尔、阿替洛尔、美托洛尔等是甲亢及甲状腺危象的辅助治疗药。通过阻断β受体而改善甲亢所致的心率加快、心肌收缩力增强等交感神经兴奋等症状，还可抑制外周组织T_4脱碘成为T_3，减少T_3生成。适用于不宜手术、不宜应用抗甲状腺药物及^{131}I治疗的甲亢患者，可迅速减轻焦虑、震颤及窦性心动过速等症状；甲亢手术前应用大剂量本类药物可避免甲状腺充血，利于手术进行；静脉注射给药可帮助甲状腺危象患者度过危险期。与硫脲类合用疗效迅速而显著。

 护理学而思

提高甲亢患者用药依从性

甲亢对患者的机体功能有明显的干预影响，也常有较明显的外观形态改变，所以甲亢患者一般会显示出较为明显的焦虑、抑郁状态，其生活质量也会有所降低。而抗甲状腺激素药物不良反应多，用药时间长，患者在用药过程中极易出现对治疗的抵抗情绪、持续的情绪低潮、对康复没有信心等情况，进而使患者的治疗依从性降低，治疗效果无法获得保障。并且患者使用硫脲类等产生的不良反应个体差异很大，相关护理措施亦不同。因此，护理人员在临床护理工作中要多观察、多探究，及时发现不良反应，并报告医生，采取相应措施，同时对患者加强健康教育，以保证药物治疗的顺利进行。有针对性地实施合理的心理护理对策能够有效改善患者的焦虑状态和生活质量，并且对医患、护患关系产生正面且积极的影响。

任务解析和岗位对接

该患者所患甲亢属于甲状腺功能亢进引起的内分泌疾病，内科治疗可以选择硫脲类药物。该药物抑制甲状腺激素合成，可以有效地控制和缓解甲亢症状。该药物起效慢，症状改善需要2～3周，基础代谢恢复需要1～2个月，用药期间需要监测患者甲状腺激素水平，基础代谢率等情况。硫脲类药物可导致粒细胞减少，甲状腺肿等不良反应，所以服药期间需要定期检查血象，定期复查，适时调整剂量，必要时服用甲状腺激素来减少甲状腺肿大的发生。甲亢应坚持长期规范诊疗，应在关心患者、加强合理用药、健康教育等方面体现专业精神和职业素养。

岗位对接参考下面任务工作清单模拟完成。

| 用药前 | 护理评估 | ①健康评估：观察健康状况和精神状态，了解既往病史等；②用药禁忌评估：评估患者是否有妊娠、哺乳、严重肝功能损伤、毒性结节性甲状腺肿、甲状腺肿瘤及严重白细胞缺乏等情况；③用药情况评估：患者的用药史和近期用药情况，避免与含碘药物等合用；适当了解其他相关信息等。 |

	调配药品	①丙硫氧嘧啶：50mg，口服，开始 200～600mg/d，每日分 3～4 次服用，病情控制后逐渐减量，维持量 50～150mg/d，每日分 1～2 次服用；②其他药物参见相关项目任务。
	提示建议	①了解患者甲亢治疗的药物配伍情况，以及血常规、凝血时间等指标；②未明事项应查阅药品说明书或向医师、药师等反馈。
用药中	护理问题	①患者的症状改善情况以及代谢、心率、血象等变化；②与药物不良反应有关症状的处理；③药物正确的给药方法等；④患者依从性差，随意调整药量等。
	护理措施	①遵医嘱或处方，严格掌握剂量和疗程，并注意观察心率、脉搏、血象等变化，以免出现甲减症状，当白细胞 $< 3.0 \times 10^9$/L 时，应立即停药；②密切关注患者的用药反应，代谢率等指标是否恢复正常，配合进行日常起居的生活指导；③加强与患者的心理沟通，向患者说明用药后可能出现的不适反应，使患者在心理和生理上有所准备。
	用药要点	①甲亢内科治疗疗程一般 12～18 个月，应根据甲状腺功能监测指标和症状变化，及时调整药物方案；②配合合理用药宣教和心理护理，重点提高用药依从性；③加强不良反应观察和处置，重点警惕粒细胞减少等。
用药后	健康教育	①适度介绍药物治疗方案和有关康复常识，帮助患者平抚心情，缓解焦虑情绪，树立信心等；②推荐合理饮食和科学生活方式，忌碘饮食，避免剧烈运动及暴饮暴食，有计划地适量活动；③育龄女患者用药期间不宜受孕，如发现妊娠，应及时报告医生；④协助患者学会自测心率、血压体重等，并计算基础代谢率。
	评价效果	①定期检测患者甲状腺功能及血象，客观评价药物疗效、安全性及近远期治疗效果；②综合判断采取的用药护理措施、方法的适宜性；③了解患者对治疗药物相关知识的知晓度是否提高，能否坚持和配合治疗等。
	回顾小结	①整理物品、记录资料，回顾合理使用硫脲类等药物的要点；②小结本任务用药护理心得；查找不足，制订改进措施等。

学习小结

　　本任务主要介绍了甲状腺激素和抗甲状腺激素药及用药护理。甲状腺激素具有维持生长发育和促进代谢等作用，临床上用作替代疗法。抗甲状腺激素药以硫脲类和大剂量碘剂为主。硫脲类通过抑制甲状腺激素的合成作用，适用于甲亢的内科治疗及甲亢术前准备。大剂量碘剂通过减少甲状腺素释放作用，临床上主要用于甲亢的术前准备和甲状腺危象的治疗。

思考与练习

1. 说出甲状腺激素的作用，及其相关的疾病症状。

2. 简述治疗甲状腺功能亢进的药物种类及特点。

3. 对以下用药护理案例进行分析。

（1）患者，女，25岁，患甲亢2年，经治疗好转。近2周来脾气大，伴有失眠、心慌、怕热、多汗、体重下降，查体：P 106次/min，体重46kg（发病前体重50kg），双眼球突出，甲状腺Ⅱ°对称性弥漫性肿大，有震颤，可闻及血管杂音。诊断为甲状腺功能亢进症。医生给予口服丙硫氧嘧啶和普萘洛尔治疗。

请思考并回答：①该患者合用丙硫氧嘧啶和普萘洛尔是否合理？②针对该患者说出用药护理的要点。③在这个案例中，护士应该在哪些方面体现专业精神和职业素养？

（2）患者，女，36岁，患甲亢1年，因药物治疗效果不佳，择期行甲状腺大部分切除术。医生给予甲巯咪唑和复方碘溶液做术前药物准备。

请思考并回答：①该患者使用这两种药物是否合理？②针对该患者说出用药护理要点。③在这个案例中，护士应该在哪些方面体现专业精神和职业素养？

（邵素倩）

任务三 抗糖尿病药与用药护理

学习目标

知识目标：

1. 掌握胰岛素的作用、临床用途、不良反应与用药护理。

2. 熟悉磺酰脲类、双胍类、α-葡萄糖苷酶抑制剂的作用、临床用途、不良反应及用药护理。

3. 了解胰岛素增敏剂、促胰岛素分泌药、GLP-1受体激动剂、DPP-4抑制剂、SGLT-2抑制剂的作用与应用。

技能目标：

1. 熟练掌握指导患者正确合理给药，有效控制患者的血糖和症状的技能。

2. 学会观察药物治疗的疗效，并能及时妥善处理药物出现的不良反应。

素质目标：

具有关爱糖尿病患者及严谨认真的职业素养和人文修养。

导入情景：

患者，男，6岁。因多饮多尿，消瘦2个月就诊。于2个月前无明显诱因出现多饮多尿，每日饮水量约1 000ml，小便次数增多，夜间小便10多次，容易饥饿，无其他不适。查体：空腹血糖15.5mmol/L，尿糖3＋，诊断：1型糖尿病。

工作任务：

1. 该患儿应选用何药治疗？

2. 应如何给该患儿家属进行用药护理指导？

3. 在这个案例中，护士应该在哪些方面体现专业精神和职业素养？

糖尿病是一种由多病因引起的以慢性高血糖为特征的代谢性疾病，是由于胰岛素绝对、相对分泌不足与胰岛素抵抗所引起。典型表现为"三多一少"，即多饮、多尿和多食，体重减轻，也可引起多器官损伤和急性严重代谢紊乱，如糖尿病酮症酸中毒、非酮症性高渗性昏迷等。临床分为胰岛素依赖型糖尿病（1型）和非胰岛素依赖型糖尿病（2型）两型。1型糖尿病患者胰岛β细胞破坏，胰岛素分泌绝对缺乏，需终生依赖胰岛素治疗；2型糖尿病患者由胰岛素相对分泌不足与胰岛素抵抗引起，以使用口服降血糖药治疗为主，此型糖尿病占患者总数的90%以上。

一、胰岛素及其制剂

胰岛素（insulin）是由胰岛β细胞分泌的一种由两条多肽链组成的酸性蛋白质，药用品多由猪、牛胰腺提取。目前可通过DNA重组技术生产人胰岛素，也可将猪胰岛素β链第30位的丙氨酸用苏氨酸替代而获得人胰岛素。

知识链接

第一个在实验室合成的蛋白质

我国中科院生化研究所、北大化学系及中科院有机化学研究所通力合作，于1959年开始工作，1965年9月获得了用人工方法合成的、有生物活性的结晶牛胰岛素，这是第一个在实验室中用人工方法合成的有生物活性的蛋白质，实现了世界上首次人工合成蛋白质的壮举。

胰岛素易被消化酶破坏，口服无效，必须注射给药。皮下注射吸收快，为常用给药途径；紧急情况可静脉注射正规胰岛素（regular insulin），起效迅速，但维持时间短。在正规胰岛素中加入碱性蛋白质(精蛋白、珠蛋白)和微量锌,制成结晶制剂,可延缓吸收而延长作用时间。依据起效快慢、活性达峰时间、作用持续长短可分为超短效、短效、中效、长效胰岛素和预混胰岛素制剂,中、长效胰岛素制剂均为混悬剂,不可静脉注射。这些制剂特点和用法用量有明显差异(表9-3-1),应合理选用。

表9-3-1 常用胰岛素制剂分类及特点

类型	临床用途	制剂	注射方式	作用时间 /h		
				起效	达峰	维持
超短效	控制餐后血糖	赖脯胰岛素 门冬胰岛素	皮下	0.25	0.5~1	2~4
短效	控制餐后血糖	正规胰岛素	静脉	立即	0.5	2
			皮下	0.5~1	2~4	5~8
中效	控制基础血糖	低精蛋白锌胰岛素	皮下	2~4	6~12	18~24
		珠蛋白锌胰岛素	皮下	2~4	6~10	12~18
		慢胰岛素锌混悬液	皮下	2~3	6~12	18~24
长效	控制基础血糖	精蛋白锌胰岛素	皮下	4~6	16~18	24~36
		特慢胰岛素锌混悬液	皮下	5~7	16~18	30~36
预混	全面控制空腹及餐后血糖	30% 短效人胰岛素和70% 中效人胰岛素的混合制剂	皮下	0.5	2~8	14~24
		50% 短效人胰岛素和50% 中效人胰岛素的混合制剂	皮下	0.5	2~3	10~24

注:因受胰岛素剂量、吸收、降解等多种因素影响和个体差异,作用时间仅供参考。

【药理作用】

1. 降低血糖　促进糖原的合成与贮存,加速葡萄糖的无氧酵解和有氧氧化,使血糖的去路增加;抑制糖原分解和异生,加速葡萄糖的转运,减少血糖的来源,从而降低血糖。

2. 影响脂肪代谢　促进脂肪合成,抑制脂肪分解,减少游离脂肪酸和酮体的生成。

3. 影响蛋白质代谢　增加氨基酸的转运,促进核酸、蛋白质的合成,抑制蛋白质分解。

4. 促进钾离子转运　激活细胞膜 Na^+–K^+–ATP 酶，促进 K^+ 内流，升高细胞内 K^+ 浓度。

【临床用途】

1. 治疗糖尿病　对各型糖尿病均有效：①1 型糖尿病，需终生用药；②2 型糖尿病经饮食控制和口服降血糖药治疗未能很好控制者；③发生各种急性或严重并发症的糖尿病，如酮症酸中毒、非酮症性高渗性昏迷和乳酸性酸中毒伴高血糖者；④合并重症感染、消耗性疾病、高热、妊娠、创伤及手术的各型糖尿病。

2. 纠正细胞内缺钾　将葡萄糖、胰岛素、氯化钾组成极化液（GIK），可促进钾内流，用于心肌梗死早期防止心律失常。

3. 其他　胰岛素可与 ATP、辅酶 A 等组成能量合剂，用于肝炎、肾炎、肝硬化及心衰等的辅助治疗。

 知识链接

胰岛素吸入剂

经肺吸入给药一直是胰岛素等大分子药物非注射途径给药的研究热点。胰岛素吸入剂是将重组胰岛素与适宜辅料制备的溶液经喷雾干燥后得到的，患者使用专用的吸入器，将雾化的胰岛素经口吸入送至肺部，达到给药目的。这将极大地缓解长期反复注射胰岛素给患者带来的痛苦和不便，提高患者的用药依从性和生活质量。

【不良反应与防治】

1. 低血糖反应　最常见。为胰岛素用量过大、未按时进食或活动量增加所致。早期表现为饥饿感、出汗、心悸、震颤等症状，严重者可出现休克、惊厥甚至死亡。轻者可口服糖水，重者应立即静脉注射 50% 葡萄糖注射液 20～40ml 进行救治。但须注意鉴别属于低血糖性昏迷还是酮症酸中毒性昏迷及非酮症性高渗性昏迷。β 受体拮抗药会影响血糖代谢，并掩盖低血糖症状，应避免合用。

为防止低血糖引起的严重后果，要告知患者低血糖的前驱症状以及潜在的导致低血糖因素（进食减少、呕吐、腹泻、过度饮酒、超常运动、终止妊娠等）。嘱患者随身携带糖类食品，以备随时补充。

2. 过敏反应　局部过敏表现为注射部位及周围出现皮疹、红肿、瘙痒，全身过敏表现为荨麻疹、血管神经性水肿，极少数出现过敏性休克。必要时用 H_1 受体拮抗药和糖皮质激素治疗；可换用高纯度制剂或人胰岛素，因其较少发生过敏反应。

3. 胰岛素抵抗　是指机体对胰岛素敏感性降低，也称胰岛素耐受性，可分为两型：①急性型：由创伤、感染、手术、情绪激动等引起，可能与血中的肾上腺皮质激素增多有关，处理方法是消除诱因，并加大胰岛素用量；②慢性型：可能与体内产生抗胰岛素抗体或靶细胞膜上胰岛素受体数量减少有关,处理方法是换用高纯度制剂或人胰岛素,并适当调整剂量。

4. 局部反应　注射部位可出现红肿、硬结、皮下脂肪萎缩或增生。长期注射胰岛素的患者,要告知有计划地更换注射部位。

二、常用口服降血糖药

口服降血糖药使用方便,作用较缓慢,多用于轻、中型 2 型糖尿病患者。常用药物有磺酰脲类、双胍类、胰岛素增敏剂、α- 葡萄糖苷酶抑制剂及促胰岛素分泌药等。

(一)磺酰脲类

磺酰脲类为磺胺类化合物,是第一类被广泛使用的口服降血糖药。第一代磺酰脲类药物有甲苯磺丁脲(tolbutamide,D-860)、氯磺丙脲(chlorpropamide);第二代有格列本脲(glibenclamide,优降糖)、格列吡嗪(glipizide,美吡达)、格列喹酮(gliquidone)等;第三代有格列美脲(glimepiride)、格列齐特(gliclazide,甲磺吡脲,达美康)等,常用药理作用特点见表9-3-2。

表9-3-2　常用磺酰脲类药物的作用特点比较

药物	血浆蛋白结合率 /%	24h 肾排泄量 /%	半衰期 /h	作用时间 /h	给药次数 /(次·d^{-1})
甲苯磺丁脲	88	100	4～6	6～8	2～3
氯磺丙脲	>90	80	25～40	35～60	1
格列本脲	90～95	65	10～16	10～24	1～2
格列吡嗪	>90	97	3～7	8～12	1～2
格列喹酮	>90	<5	1～2	8～20	1～2
格列美脲	99.5	5～8	5	16	1～2
格列齐特	95		10～12	24	1～2

【药理作用】

1. 降血糖作用　本类药物对正常人及胰岛功能尚存的糖尿病患者均有降血糖作用,但对胰岛功能完全丧失者无效。作用机制是:①刺激胰岛 β 细胞分泌胰岛素;②增加胰岛素受体的数目和亲和力,提高靶细胞对胰岛素的敏感性;③抑制胰高血糖素分泌。

2. 抗利尿作用　氯磺丙脲通过促进抗利尿激素分泌并增强其作用,而发挥抗利尿作用。

3. 影响凝血功能　第二代、第三代磺酰脲类能降低血小板黏附力、减少血小板的数量,刺激纤溶酶原的合成,有助于防治糖尿病患者微血管并发症。

【临床用途】

1. 糖尿病　用于胰岛功能尚存且单用饮食控制无效的 2 型糖尿病患者,或与胰岛素合用减少胰岛素抵抗患者的胰岛素用量。

2. 尿崩症　氯磺丙脲可减少尿崩症患者的尿量,与利尿药氢氯噻嗪合用可提高疗效。

【不良反应与防治】

1. 胃肠反应　恶心、呕吐、胃痛、畏食、腹胀和腹泻,减量后可减轻。

2. 低血糖反应　较常见。大多发生在药物剂量过大、血糖下降后未及时减量、服药后未进食、合用其他降血糖药、大量饮酒、年老体弱和肝肾功能损害的患者。氯磺丙脲和格列本脲可引起持久性低血糖,处理不当可致不可逆性损伤甚至死亡。须反复注射 50% 葡萄糖解救。

3. 其他　偶见肝损害,皮疹或红斑等过敏反应,嗜睡、眩晕、共济失调等中枢神经系统反应,以及白细胞和血小板减少、溶血性贫血等血液系统反应。应定期检查血象、肝功能。

【药物相互作用】　磺酰脲类与保泰松、水杨酸钠、磺胺类、吲哚美辛、丙磺舒、青霉素、香豆素类、氯霉素合用,可因竞争血浆蛋白结合部位或代谢酶受到抑制,使游离药物浓度升高,增强降糖效果而易诱发低血糖反应;此外,吩噻嗪类、糖皮质激素、噻嗪类利尿药、口服避孕药均可降低其降血糖作用。磺酰脲类可以增强乙醇的毒性,用药期间应戒酒。肝、肾功能不全者及孕妇禁用。

(二)双胍类

双胍类降血糖药主要有二甲双胍(metformin,甲福明)和苯乙双胍(phenformin,苯乙福明),其中二甲双胍较常用,苯乙双胍现已淘汰。

【作用与用途】　能明显降低糖尿病患者血糖水平,但对正常人血糖几无影响,单独使用不会引起低血糖反应。作用机制是促进外周组织对葡萄糖的摄取和利用,减少葡萄糖在肠道的吸收,抑制肝糖原异生和胰高血糖素分泌,降低血糖。另外,二甲双胍可降低血浆中游离脂肪酸和甘油三酯的水平,减轻体重。临床主要用于轻、中度 2 型糖尿病患者,尤其是肥胖以及单用饮食控制无效的患者。也可与胰岛素和 / 或磺酰脲类合用于中、重度患者,以增强疗效,减少胰岛素用量。

【不良反应与防治】

1. 胃肠反应　较常见。主要表现为恶心、呕吐、腹泻,口中有金属味等。

2. 乳酸性酸血症、酮血症　为严重的不良反应。因本类药物能增加糖的无氧酵解,使乳酸生成增多所致,其中苯乙双胍的不良反应发生率较高,易引起酸中毒,发生后病死率达 50%,现已淘汰。肝、肾功能不良,慢性心功能不全和尿酮体阳性者等禁用。

3. 其他　还可抑制维生素 B_{12} 经肠道吸收,引起巨幼细胞贫血。

（三）胰岛素增敏剂

本类药物可降低机体对胰岛素的抵抗，增加胰岛素敏感性，使胰岛素能正常发挥作用。主要有罗格列酮（rosiglitazone）、环格列酮（ciglitazone）、吡格列酮（pioglitazone）、恩格列酮（englitazone）等。

【药理作用】

1. 降低血糖 通过改善胰岛素抵抗，增加肌肉及脂肪组织对胰岛素的敏感性而发挥降血糖作用。

2. 改善脂肪代谢紊乱 能纠正胰岛素抵抗患者的脂质代谢异常，显著降低血浆中游离脂肪酸、甘油三酯水平，增加高密度脂蛋白水平，增强低密度脂蛋白对氧化修饰的抵抗力，从而调节血脂，发挥抗动脉粥样硬化的作用。

【临床用途】 主要用于其他降血糖药疗效不佳的 2 型糖尿病，尤其是胰岛素抵抗者。可单独应用，也可与磺酰脲类或胰岛素合用。

【不良反应】 较少，低血糖发生率低。不良反应主要有嗜睡、水肿、头痛、胃肠道刺激症状等。

（四）α- 葡萄糖苷酶抑制剂

通过抑制小肠中各种 α- 葡萄糖苷酶，减慢淀粉和蔗糖等分解为葡萄糖的速度，延缓吸收，降低餐后血糖。单独使用不会引起低血糖反应。目前用于临床的有阿卡波糖（acarbose）、伏格列波糖（voglibose）、米格列醇（miglitol）等。

临床主要用于轻、中度 2 型糖尿病患者，尤其适用于老年患者。主要不良反应为胃肠道症状，表现有腹胀、腹泻或便秘，多不影响治疗。消化性溃疡患者慎用。

（五）促胰岛素分泌药

本类药物为新型的促胰岛素分泌药，又称餐时血糖调节剂。通过刺激胰岛 β 细胞分泌胰岛素，使血糖快速降低，起效快，维持时间短。最大的优点是可以模仿胰岛素生理性分泌，降低餐后血糖。低血糖反应发生率低。适用于 2 型糖尿病患者，老年患者也可应用。代表药物有瑞格列奈（repaglinide）和那格列奈（nateglinide）等。

三、其他新型非胰岛素类降血糖药

随着人们对糖尿病及新型降血糖药研究的不断深入，目前已取得重要进展。某些作用于新靶分子的非胰岛素类的新型降血糖药已经上市，为糖尿病治疗提供了更多用药选择。

GLP-1 受体激动药

胰高血糖素样肽 -1（glucagons like peptide 1, GLP-1）受体激动药通过激动 GLP-1 受体发挥肠促胰岛素的作用而降低血糖。主要药理作用是作用于胰岛 β 细胞，使胰岛素的合成和分泌增加；刺激 β 细胞的增殖和分化，使胰岛 β 细胞数量增加；抑制胰岛 α 细胞，使胰高血糖素分泌减少；还可抑制食欲与摄食等。

目前国内上市的制剂有艾塞那肽（exenatide）和利拉鲁肽（liraglutide），可单独或与其他降血糖药物合用治疗 2 型糖尿病，尤其是肥胖、胰岛素抵抗明显者。宜皮下注射。胃肠道反应常见，如恶心、呕吐等，多发生于用药的早期，随治疗时间延长会逐渐减轻。此类药物的长期安全性有待进一步观察。

DPP-4 抑制剂

DPP-4 抑制剂通过抑制二肽基肽酶 IV（DPP-4，为快速降解 GLP-1 的酶）的活性，可有效减少肠促胰岛素的失活，增加有活性的 GLP-1 水平，促进胰岛 β 细胞分泌胰岛素。单独使用不增加低血糖发生的风险，也不增加体重。

目前常用的制剂有西格列汀（sitagliptin）、维格列汀（vildagliptin）等。可单独或与二甲双胍联合应用治疗 2 型糖尿病。有头痛、过敏反应、转氨酶升高、上呼吸道感染、胰腺炎等不良反应，长期安全性未知。

SGLT-2 抑制剂

SGLT-2 抑制剂通过抑制位于肾脏近曲小管的钠 - 葡萄糖协同转运蛋白（sodium-dependent glucose transporters 2，SGLT-2）发挥作用，该蛋白属于特异性转运蛋白，主要承担了肾脏 90% 的葡萄糖重吸收，本类药物可以明显减少其对葡萄糖的重吸收，增加尿糖排泄而降低血糖水平。

国内已申报进口上市的有达格列净（dapagliflozin）以及恩格列净（empagliflozin）。可单药治疗 2 型糖尿病成人患者。可有低血糖、多尿、背部疼痛、生殖器感染、尿路感染、血脂异常等不良反应。

 护理学而思

小心"甜蜜的杀手"，享受健康生活

糖让我们心情愉悦，可一旦与疾病相结合衍生为糖尿病，却会损害人们的心、肾、脑、眼和血管，成为"甜蜜的杀手"。据统计，在我国有超过 1 亿人患有糖尿病，糖尿病发病率高达 9.7%，其中 50%～70% 的糖尿病患者死于心脑血管疾病。与持续上升的发病率相比，更令人担忧的是糖尿病的低知晓率、低治疗率和低控制率，其中 50% 的患者并不知道自己患有糖尿病。作为一名护理人员，有责任担当起糖尿病的健康宣教，提高知晓率，降低病发率，减少病死率，让患者享受美好的生活。目前糖尿病治疗方案包括教育和心理治疗、饮食疗法、运动疗法、药物疗法、血糖监测，即"五驾马车"治疗法。糖尿病是终身性疾病，需要坚持长期药物治疗，结合低糖饮食、运动疗法，以达到控制病情、稳定血糖，保证生活质量的目的。

糖尿病治疗的"五驾马车"

1. 教育和心理治疗　糖尿病患者一旦确诊,需要接受糖尿病健康教育。教育的目的是让糖尿病患者熟知糖尿病的有关知识,并掌握糖尿病的自我管理方法,减少无知的代价;心理治疗是让患者能正确对待糖尿病,并做好长期作战的准备,并告知糖尿病虽然不能根治且合并症危害极大,但只要重视,控制好血糖,合并症是可以避免的。

2. 饮食疗法　饮食治疗是各种糖尿病治疗的基础。包括控制总热量,合理配餐,营养均衡、高纤维饮食、清淡饮食、少食多餐、避免烟酒等。

3. 运动疗法　持之以恒的有氧运动可以增加胰岛素敏感性,有助于控制血糖,减少心血管危险因素,减轻体重。一般每周 5 次以上,每次至少半小时,但避免强烈、竞争性运动。

4. 药物治疗　如经饮食控制、运动治疗,血糖仍不能达标的 2 型糖尿病患者,需要及时加用药物治疗。常用的药物包括口服降血糖药和胰岛素,需根据患者的病情选用不同的降血糖药。目前口服降血糖药物品种很多,只要坚持治疗,大多数患者的血糖是能被控制的。胰岛素能有效预防糖尿病合并症的发生,且不良反应小,可较早地使用所胰岛素治疗。

5. 血糖监测　血糖监测有助于了解糖尿病患者动态血糖变化,有利于患者的治疗和管理。如果认为降血糖药物吃了就完事大吉,那是很危险的,可能会出现低血糖反应或糖尿病的急性并发症,甚至危及生命。必须定期对血糖(包括空腹血糖和餐后血糖)进行监测,同时,还要使自己的体重、血压、血脂和血黏稠度达标。

任务解析和岗位对接

首先明确该患儿应该选用胰岛素治疗。然后有针对性对患儿和家长进行用药指导和健康教育,主要包括:①用药期间必须密切观察患儿的血糖、尿糖变化,教会患儿家属每日做家庭血糖、尿糖监护。②教会患儿家属胰岛素制剂的正确贮存方法:未开封的胰岛素放于冰箱 4~8℃冷藏保存,正在使用的胰岛素在常温下(不超过 28℃)可使用 28d,无须放入冰箱,避免过冷、过热。抽吸时避免剧烈晃动。如超过有效期或药液出现颗粒时不能使用。③告知患儿家属饮食控制与达到预期治疗效果的关系,注意饮食方面的自我控制,主动配合治疗。④为防止低血糖的严重后果,应告知患者低血糖的前驱症状以及潜在的低血糖因素(进食减少、呕吐、腹泻、运动过量等),告知患者随身携带糖类食品,以备随时进食。⑤由于反复皮下注射易发生感染,应注意患儿皮肤变化,无破损和溃疡,以防感染。告知糖尿病患儿及家属感染的危险性远高于正常人,应注意增强免疫力。注射部位应交替使用以免形成局部硬结和脂肪萎缩,影响药物吸收及疗效;同一部位注射,必须与上次注射部位相距 1cm 以上。⑥糖尿病需要长期规范治疗，应在用药护理各个方面，充分体现专业精神和职业素养。

岗位对接参考下面任务工作清单模拟完成。

用药前	护理评估	①健康评估：观察健康状况和精神状态，了解既往病史等；②用药禁忌评估：是否有急性肝炎、肝硬化、溶血性黄疸、胰腺炎、肾炎及对本药过敏等情况；③用药情况评估：了解用药史，避免与β受体拮抗药等合用，如与肾上腺皮质激素、促肾上腺皮质激素、甲状腺激素、肾上腺素、噻嗪类利尿药等合用，应调整剂量；④适当了解其他相关信息等。
	调配药品	①重组人胰岛素注射液：400U/10ml，皮下注射，一般每日 2~4 次，早晚餐前 15~20min 注射，或早、中、晚三餐前或睡前再加 1 次；应予以个体化治疗方案，具体剂量应在医生指导下根据血糖水平而定，首次一般 4U；静脉注射多用于糖尿病酮症酸中毒和高血糖高渗性昏迷，大剂量易导致严重低血糖，应采取小剂量持续给药，一般成人给予 4~6U/h，儿童 0.1U/（kg·h），病情较重者，可先静脉注射 10U，然后按前方法持续滴注，密切监测电解质水平，持续补液、纠正电解质失衡和酸中毒等；②其他药物和制剂参见相关项目任务。
	提示建议	①胰岛素按操作规范注意静脉注射速度、皮下注射方法以及给药剂量，注意发生低血糖反应及昏迷的前兆；②胰岛素要避光保存，以免失效，未开封胰岛素可在 2~8℃环境中长期保存；已开封的胰岛素注射液可以室温短期保存；③未明事项应查阅药品说明书或向医师、药师等反馈。
用药中	护理问题	①用药期间应定期检查血糖、尿常规、肝肾功能、视力、眼底视网膜血管、血压及心电图等指标，以了解病情及糖尿病并发症情况；②与药物不良反应有关症状的表现和处理方法；③药物正确的给药方法；④其他可能影响疗效问题等。
	护理措施	①遵医嘱或处方，严格掌握剂量及给药途径，密切观察血糖、血压、心率、脉搏、视力等变化，以免出现低血糖反应；②密切关注患者的用药反应，症状是否得到改善，配合进行日常生活指导；③反复在同一部位给药可导致组织坏死，注射部位必须轮换等。
	用药要点	①应准确掌握不同规格胰岛素制剂的特点；②介绍胰岛素自我注射正确方法，皮下注射要经常更换注射部位；③加强不良反应观察和处置，特别注意低血糖反应、过敏反应及胰岛素抵抗等。

用药后	健康教育	①适度介绍药物治疗方案和有关康复常识，帮助患者平抚情绪，缓解焦虑，配合治疗；②建议学会使用便携式血糖仪，做好血糖自我检测，掌握胰岛素笔等的使用，学会调整食谱和运动量，辅助控制血糖的基本方法等。
	评价效果	①客观评价抗糖尿病药的疗效、安全性及近远期治疗效果；②综合判断采取的用药护理措施、方法的适宜性；③了解患者对治疗药物相关知识的知晓度是否提高，能否坚持和配合治疗等。
	回顾小结	①整理物品、记录资料，回顾合理使用胰岛素等的要点；②小结本任务用药护理心得；查找不足，制订改进措施等。

学习小结

　　本任务主要介绍胰岛素和口服降血糖药的作用、用途和不良反应，其中重点是胰岛素、磺酰脲类、双胍类药物的作用特点，难点是胰岛素和口服降血糖药的作用机制。在学习和应用中需要注意药物的使用方法和注意事项。

思考与练习

　　1. 使用胰岛素应该注意哪些方面？

　　2. 磺酰脲类和双胍类口服降血糖药降糖特点和机制方面有何不同？

　　3. 对以下用药护理案例进行分析。

　　（1）患者，女，10岁。患1型糖尿病2年，一直采用常规胰岛素治疗，1周前擅自停用胰岛素，并且饮食也没控制，自感疲乏无力、头痛、头晕、烦渴、多尿，伴有恶心、呕吐、腹痛等，2h前烦躁不安，嗜睡、呼吸急促，呼气有烂苹果味急诊入院，经检查确诊为糖尿病酮症酸中毒。

　　请思考并回答：①该患者发生糖尿病酮症酸中毒的原因是什么？②如何指导患者正确使用胰岛素？③在这个案例中，护士应该在哪些方面体现专业精神和职业素养？

　　（2）患者，女，45岁。患2型糖尿病4年，偏爱高糖高脂食物，且不爱运动，体型肥胖，遵医嘱口服二甲双胍。两年前因血糖控制不理想，自行改服格列齐特，自述格列齐特控制血糖作用比二甲双胍明显，一直服用格列齐特治疗，剂量开始由40mg/d逐渐增加到240mg/d，自测空腹血糖为9.1mmol/L，餐后血糖15.5mmol/L，近日因感冒后疲乏无力，头晕，多饮、多尿，自感症状加重。

　　请思考并回答：①该患者是否需要使用胰岛素？为什么？②如何对患者在饮食和运动方面进行指导？③在这个案例中，护士应该在哪些方面体现专业精神和职业素养？

（刘浩芝）

任务四　抗痛风药、抗骨质疏松药与用药护理

知识目标：

1. 掌握抗痛风药的分类、作用、临床用途、不良反应与用药护理。
2. 熟悉抗骨质疏松药的作用、临床用途、不良反应及用药护理。
3. 了解痛风、骨质疏松的成因及影响因素。

技能目标：

学会观察抗痛风药、抗骨质疏松药的疗效，并能及时妥善处理药物出现的不良反应。

素质目标：

具有关爱、尊重、理解患者病痛的职业素养和人文素养。

工作情景与任务

导入情景：

患者，男，50 岁。因 5 年前无诱因出现手指、足趾关节肿痛，夜间加剧；近期因右手指关节僵硬、破溃前来就诊。患者自述平时工作繁忙，应酬多，喜吃海鲜，爱饮酒；常在夜深人静之时，特别是食用海鲜、饮酒之后，剧痛难忍，目前右指关节和左脚踇指内侧的肿胀和疼痛较重，自行服用布洛芬、双氯芬酸后，疼痛有所缓解，时轻时重，未根治。

查体：右手食指、中指肿胀、破溃，左足大趾内侧也肿胀，血尿酸 714μmol/L（男性正常参考值 150～380μmol/L），耳郭、距骨关节处有痛风石。诊断：痛风。

工作任务：

1. 分析该患者诱发痛风发作的因素。
2. 说出常用的抗痛风病的药物，应如何进行用药护理指导？
3. 在这个工作任务中，护士应该在哪些方面体现专业精神和职业素养？

一、抗痛风药与用药护理

痛风是体内嘌呤代谢紊乱，血尿酸水平过高，尿酸结晶沉积在关节滑膜、滑囊软骨及其他组织中引起的反复发作性炎性疾病。痛风急性发作时尿酸盐以结晶形式沉积在关节及关节周围组织引起急性炎症反应，表现为关节液和关节滑膜的中性粒细胞趋化、聚集并吞噬尿酸盐，同时释放一些炎症介质引起急性关节炎，如未及时治疗可发展为慢性痛风性关节炎或肾病变。随着经济发展和生活方式改变，其患病率逐渐上升。急性痛风性

关节炎的治疗在于迅速缓解关节的红、肿、热、痛的症状，首选秋水仙碱，并加用解热镇痛抗炎药，必要时可选用糖皮质激素加强症状的控制；痛风发作间歇期和慢性痛风的治疗旨在降低血中尿酸浓度，可用抑制尿酸生成药（别嘌醇、非布司他）或促进尿酸排泄药（苯溴马隆、丙磺舒）治疗。单用一类效果不好、血尿酸>535μmol/L、痛风石大量形成者可两类药物合用。

（一）抑制炎症反应药

秋水仙碱

秋水仙碱（colchicine）口服较静脉注射安全性高。通过抑制痛风急性发作时粒细胞浸润，对急性痛风性关节炎有选择性抗炎作用，用药后可在12h内缓解关节红、肿、热、痛症状，主要用于痛风性关节炎的急性发作。因对血中的尿酸浓度及其排泄无影响，对一般性疼痛及其他类型关节炎无效。

不良反应较多，常见胃肠道反应有恶心、呕吐、腹痛、腹泻等；神经系统反应表现为头痛、头晕和意识障碍等；泌尿系统反应表现为是少尿、尿频和排尿困难以及血尿等。也可出现肌肉无力和疼痛、横纹肌溶解症、呼吸困难、心跳速度过快和循环衰竭等，对骨髓也有一定的损害作用。

服药期间要注意：①急性痛风发作时应选用小剂量治疗，并向患者强调遵医嘱服药的重要性，其潜在的危险以及超剂量可能引起的危害；②不宜与竞争性抑制肝药酶的药物如阿托伐他汀、红霉素、氟康唑等合用，上述药物和秋水仙碱同时使用，会导致秋水仙碱在肝脏代谢减慢，血药浓度升高，从而有药物中毒的风险；③长期服用秋水仙碱患者，若合并乏力、肌痛症状，应警惕秋水仙碱中毒可能，应及时停药并行治疗；④对于肝肾功能不全的患者慎用；⑤在服药期间也要注意休息，尽量不要活动，最好能够卧床休息，避免关节活动；⑥多喝水，多吃些新鲜的蔬菜水果，控制高嘌呤含量食物的摄入。

（二）抑制尿酸生成药

别嘌醇

别嘌醇（allopurinol，别嘌呤醇）口服易吸收，给药后使尿酸合成受阻，血浆中尿酸浓度降低，尿中排出减少，并能使痛风患者组织内的尿酸结晶重新溶解，使痛风症状得到缓解，多用于慢性痛风。不良反应相对较少，偶见皮疹、胃肠反应、转氨酶升高和白细胞减少。

非布司他

非布司他（febuxostat）是目前较常用的抑制尿酸生成药。其作用机制是通过抑制尿酸代谢的中间环节（黄嘌呤氧化酶）从而抑制尿酸的生成，适用于尿酸生成过多的痛风患者。但因为阻断体内尿酸的代谢途径，可能加剧尿酸的析出，会增加痛风的急性发作，需要长期使用方能达到理想治疗效果。为预防给本药时发生痛风发作，推荐同时给非甾体抗炎药或秋水仙碱。不良反应有虚弱、胸痛、水肿、疲劳、情绪异常、步态障碍、流行性感冒症状等。

（三）促进尿酸排泄药

苯溴马隆

苯溴马隆（benzbromarone）具有抑制肾小管对尿酸的再吸收作用，促进尿酸排泄，从而降低血中尿酸浓度，用于原发性高尿酸血症以及痛风性关节炎间歇期。不良反应主要有腹泻、胃部不适、恶心等消化道症状；风团、斑疹、潮红、瘙痒等皮肤过敏症状；谷草转氨酶、谷丙转氨酶及碱性磷酸酶升高等肝功能异常。若出现持续性腹泻应停药，长期使用应定期查肝功能。

丙磺舒

丙磺舒（probenecid）通过竞争性抑制肾小管对有机酸的转运，抑制肾小管对尿酸的再吸收，增加尿酸排泄，因无镇痛及抗炎作用，一般不用于急性痛风的治疗，主要用于慢性痛风时降低血中尿酸浓度。不良反应少见。

 知识链接

远离痛风的健康处方

痛风与不良的生活方式密切相关。采用如下的健康处方，可远离病痛，享受快乐生活。

（1）适度体育锻炼：痛风发作时应停止体育锻炼，即使是轻微的关节炎发作，也宜暂时中止锻炼，直到恢复后再考虑重新开始锻炼；平时选择一些简单运动，如步行、骑车及游泳等；避免剧烈的、长时间的运动，因可使患者出汗增加，血容量、肾血流量减少，尿酸、肌酸等排泄减少，导致尿酸升高，加重痛风症状，加重关节损害。

（2）坚持合理饮食：减少富含嘌呤食物摄入，要避免大量进食肉类，特别是动物的内脏制品、海鲜、鱼类及酵母等，提倡清淡饮食，控制糖和脂肪摄入，适当多饮水等，应绝对戒酒。

（3）保持乐观情绪：心情过度焦虑或者压抑，可能会加重痛风的自感症状，平常保持乐观向上的心态，有助于缓解疼痛。

二、抗骨质疏松药与用药护理

骨质疏松症是一种以骨量减少，骨组织微结构破坏，骨脆性增加，易发生骨折为特征的全身代谢性疾病。常见的类型：①原发性骨质疏松症，如老年人由于性激素（特别是女性雌激素）水平降低，破骨细胞活跃，骨量流失加快，导致骨质疏松症。②继发性骨质疏松症：由疾病（甲状腺功能亢进症、甲状旁腺功能亢进或减退、糖尿病、白血病等）或药物（糖皮质激素、甲氨蝶呤等）等一些因素所诱发的骨质疏松症。③特发性骨质疏松症：多见于8～14岁的青少年，发病期间表现为突然生长停滞、容易多发骨折，之后疾病自然缓解，多有遗传史。

治疗骨质疏松的药物主要有骨吸收抑制药、骨形成促进药和骨矿化促进药等。

（一）骨吸收抑制药

1. 双膦酸盐类　常用药物有第一代依替膦酸二钠，第二代氯屈膦酸二钠、帕米膦酸钠，第三代阿仑膦酸钠、唑来膦酸等。

阿仑膦酸钠

阿仑膦酸钠（alendronate sodium）通过抑制破骨过程、维持骨结构、改善矿化程度、增加皮质厚度和骨密度，从而提高骨强度，减轻和预防骨质疏松，有效降低全身各部位（尤其是髋部）骨折风险的药物。临床主要治疗绝经后的骨质疏松症，也可用于男性骨质疏松症。

不良反应比较轻微，一般不需要停止治疗，如腹泻、腹痛、腹胀、便秘等消化道症状及皮肤瘙痒、皮疹等过敏反应。儿童、孕妇、哺乳期妇女、肾功严重不全者、食管狭窄或弛缓、站立或坐直少于30min者、低钙血症禁用。

用药护理应注意：①每周固定的一天早餐前半个小时、空腹温开水（200～300ml）送服，不能咀嚼；②在服药后至少30min之内应保持直立（站立或坐直），不能躺卧，在此期间，不宜进食牛奶、果汁等饮品以及其他任何食品、药品；③不应在睡前及清早起床前服用，否则会增加发生食管不良反应的危险。

唑来膦酸

唑来膦酸（zoledronic acid）是一种具有较强抑制骨吸收和潜在的促进骨形成作用的二膦酸盐类药物，并可缓解骨痛，临床上主要用于治疗绝经后妇女的骨质疏松。多采用5mg唑来膦酸静脉滴注，每年1次，连续3年，可有效治疗骨质疏松症，降低脆性骨折的风险。建议在使用本药治疗的10d之内，尽量保持比较充足的维生素D和钙制剂，这样有利于本药发挥作用。本药最常见的不良反应是发热。

2. 雌激素类药物及其调节剂

（1）雌激素类药物：目前临床常用的雌激素制剂主要有尼尔雌醇、甲羟孕酮、炔雌醇、替勃龙等，对骨代谢的影响是：①降低甲状旁腺激素对骨的作用，抑制骨吸收；②促进降钙素的分泌、抑制破骨细胞的功能；③促进维生素D的活化，促进骨形成；④直接作用于骨细胞，促进骨的新生。因雌激素能增加骨质疏松症患者的腰椎和髋部骨密度，降低发生椎体及非椎体骨折的风险，同时明显缓解绝经相关症状，是防治绝经后骨质疏松症的有效药物。

本类药物的不良反应主要有胀气、乳房触痛、阴道出血和子宫出血。长期替代治疗有增加子宫内膜癌和乳腺癌的危险性，故需注意应用适量的剂量和疗程。

（2）雌激素受体调节剂：雷洛昔芬（raloxifene）与钙制剂合用能预防骨的丢失，保持骨密度并有调血脂作用，临床主要用于预防和治疗绝经后妇女的骨质疏松症。常见不良反应有潮热、小腿痛性痉挛、流感症状、外周水肿等，少见静脉血栓栓塞事件发生应注意。不适用于男性老年患者。

3. 降钙素　降钙素（calcitonin，CT）是一种钙调节激素。本药能抑制破骨细胞的生物活性和减少破骨细胞的数量，降低骨转换，增加骨量；不断摄取血浆中的钙，增加尿钙、尿磷排泄，导致血钙降低；并具有较强的中枢镇痛、镇静作用，对与骨骼相关的疼痛有止痛作用。临床主要用于预防和治疗骨质疏松症，尤其用于绝经后骨质疏松症患者；亦用于治疗各种痛性骨病和高钙血症。目前临床应用的降钙素类药物有鲑降钙素和鳗降钙素两种，皮下或肌内注射，也有鼻腔给药途径，在治疗高钙血症时可静脉注射。常见不良反应有面部潮红、消化道反应等，非人来源的降钙素可引起过敏反应，用药前需做皮试。

 知识链接

甲状旁腺功能异常与骨质疏松症

甲状旁腺是位于甲状腺后边，即颈部甲状腺后侧，像黄豆大小的四个腺体，甲状旁腺虽然腺体最小，但是功能巨大，主要分泌甲状旁腺激素，调节着骨骼的钙磷代谢。甲状旁腺激素分泌过多，会把骨骼的钙、矿物质吸收入血，通过尿排出来，引起骨质疏松，这就是甲状旁腺功能亢进性骨质疏松症，表现为钙磷代谢异常，最后导致严重的骨质疏松和骨折；当甲状旁腺功能减低时，也会造成骨质疏松，这是因为甲状旁腺激素分泌减少，破骨细胞作用减弱，骨钙动员和释放减少，同时肾脏排磷减少，血磷升高，使得维生素 D_3 生成减少，共同造成了低钙血症，骨形成的原料缺乏，引起了骨质疏松症。

（二）骨形成促进药

本类药物主要是甲状旁腺激素（parathyroid hormone，PTH）类药物。

特立帕肽

特立帕肽（teriparatide）为人工合成的甲状旁腺激素，是目前促进骨形成的代表性药物。皮下注射可直接作用在骨骼细胞上，促进骨骼的形成；间接增加肠道对钙质的吸收，并且能够增加肾小管对钙质的重吸收作用，能有效治疗严重骨质疏松症；并增加骨密度、降低椎体及非椎体骨折发生的风险，临床主要用于绝经后骨质疏松症。用药期间应监测血钙水平，防止高钙血症的发生。治疗期限不宜超过 2 年。常见不良反应有眩晕、关节及全身疼痛。禁用于未满 18 岁的青少年、疑似骨肿瘤的患者。

（三）骨矿化促进药

钙剂和维生素 D 类似物

钙（calcium）是构成人体矿物质的重要元素，对骨质疏松症的患者补充钙剂，可促进骨矿化，增加骨强度，有利于骨的形成。

维生素 D 类似物包括骨化三醇（1,25－ 二羟胆钙化醇）和阿法骨化醇（Ⅰa 羟基维生素 D_3）。适当剂量的维生素 D 类似物能促进骨形成和矿化并抑制骨吸收，增加骨密度，并能增加老年人的肌肉力量和平衡能力，降低跌倒的危险，进而降低骨折风险。故本类药物主要治疗老年性的骨质疏松、慢性肾衰并发骨质疏松、透析患者之后的营养不良、甲状旁腺功能低下等。可与其他抗骨质疏松药物联合使用。长期大剂量应用，可出现高钙血症、软组织钙化以及胃肠道反应等，及时停药可改善。长期使用应注意监测血钙和尿钙水平。

 护理学而思

易被忽视的老年病－骨质疏松症

刘奶奶今年68岁了，经常感觉脚底下像踩了棉花一样，全身疼痛，以腰背部疼痛最为明显，背也明显驼了。两天前到公园晨练时，不幸摔倒，不能自行起立，送医检查后发现股骨颈骨折。医生诊断为严重骨质疏松症。并与家属沟通后积极进行手术和药物治疗。

相关调查发现我国50岁以上人群骨质疏松症的患病率呈升高趋势，老年人因骨质疏松引起的骨折是影响其生活自理能力的重要因素。因此，骨质疏松症的预防比治疗更重要，作为一名护理人员，应积极开展预防骨质疏松症的健康宣教。主要包括：①提倡健康膳食结构，确保饮食中摄入足量的钙和维生素D，特别是老年人每天钙的摄入量应不少于800～1 000mg；②坚持适量的户外运动和充分的日光照射；③对有严重骨质疏松患者，应在医生指导下，合理使用抗骨质疏松药，药物既能增进人体对钙的吸收利用，促进新骨形成，减少骨量丢失；又可以减少跌倒概率，降低骨折等不良事件的发生，为中老年人的骨骼健康撑起一把全面呵护的安全伞。另外，提倡健康生活方式，戒烟限酒，保持愉快的心情，在生活中采取预防老年人摔倒的措施和设施等。

任务解析和岗位对接

1. 该患者诱发痛风的因素主要是摄入了过多的富含嘌呤的食物，如肉类和海鲜，同时有大量饮酒、过度疲劳、寒冷等，其中，过量的酒精摄入是痛风发作的独立危险因素。啤酒中含有大量嘌呤成分，其诱发痛风的风险最高。嘌呤类食物被分解后会产生尿酸，当体内尿酸过多时，尿酸结晶会在体内的关节、体液和组织中积聚，从而引起痛风。

2. 痛风常会出现一个或多个关节重度疼痛，多于夜间突然起病，还会出现关节红、肿、皮温升高，关节表面皮肤红紫、紧张、发亮等。在发作后不积极治疗，将会导致更频繁发作并可波及多个关节，也可导致痛风加重且呈慢性发展，造成病变关节畸形。痛风石是痛风的特征性临床表现，典型部位在耳郭，也常见于关节周围以及鹰嘴、跟腱、髌骨滑囊处。痛风石的外观为大小不一的、隆起的黄白色赘生物，表面菲薄，破溃后排出白色粉状或糊状物。关节内大量沉积的痛风石可造成关节骨质破坏，导致患者出现关节畸形，尤其在手和足造成残疾。

3. 痛风急性期治疗使用非甾体抗炎药（NSAID）、秋水仙碱和糖皮质激素可有效抗炎镇痛，提高患者生活质量。发作间歇期和慢性期治疗药物有抑制尿酸生成的别嘌醇、非布司他；促进尿酸排泄时的苯溴马隆、丙磺舒。

岗位对接参考下面任务工作清单模拟完成。

用药前	护理评估	①健康评估：观察健康状况和精神状态，了解既往病史等；②用药禁忌评估：是否有骨髓增生低下者、肝肾功能不全、严重心功能不全、妊娠、哺乳期及对本药过敏等情况；③用药情况评估：了解用药史，避免与阿托伐他汀、红霉素、氟康唑、维生素B_{12}、中枢抑制药及拟交感神经药等合用；④适当了解其他相关信息等。
	调配药品	①秋水仙碱片剂：0.5mg、1mg；急性期成人常用量为1mg/次，3次/d，症状缓解后酌情减量，治疗量24h内不宜超过6mg；秋水仙碱注射液：0.5mg/1ml，1mg/1ml，用于手术后痛风急性发作，1～2mg/次，加入0.9%氯化钠注射液10ml在10～20min内缓慢静脉注射；别嘌醇片剂：100mg，首次50mg，1～2次/d，以后每周可递增50～100mg，200～300mg/d，分2～3次服，每2周测血尿酸水平，调整剂量至正常水平；②其他药物和制剂参见相关项目任务。
	提示建议	①秋水仙碱注射给药时，须用生理盐水或5%葡萄糖注射剂稀释后缓慢给药，否则有急性中毒危险；②应遮光、密封保存，出现霉变、变色、裂开等性状改变时，不宜使用；③未明事项应查阅药品说明书或向医师、药师等反馈。
用药中	护理问题	①患者痛风症状改善，同时伴有胃肠反应、泌尿系统反应、心率、呼吸、肌肉等的变化；②与药物不良反应有关症状的处理；③药物正确的给药方法；④其他可能影响疗效的问题等。
	护理措施	①遵医嘱或处方，严格掌握剂量、给药途径，观察胃肠反应、肌肉疼痛及无力、肿胀、心率、呼吸等变化，及时判断中毒反应；②密切关注患者的用药反应，症状是否得到改善，配合进行饮食管理等日常生活指导。
	用药要点	①熟知各类抗痛风药用药注意事项，如秋水仙碱注意观察呕吐、腹痛、腹泻、排尿困难、少尿、白细胞减少、肌肉疼痛及无力、呼吸困难等；丙磺舒、苯溴马隆注意观察有无皮疹、发热及胃肠道反应，用药期间嘱患者多饮水，口服碳酸氢钠等碱性药；别嘌醇注意观察有无皮疹、发热、胃肠道反应、肝损害、骨髓抑制等；②加强不良反应观察和处置。
用药后	健康教育	①适度介绍药物治疗方案和有关康复常识，帮助患者放松心情，缓解焦虑，配合治疗；②重点介绍控制饮食，改善生活方式，规范治疗，减少痛风发作，避免痛风并发症、后遗症等的宣教。

评价效果	①客观评价药物疗效、安全性及近远期治疗效果；②综合判断采取的用药护理措施、方法的适宜性；③了解患者对治疗药物相关知识的知晓度是否提高，能否坚持和配合治疗等。
小结过程	①整理物品、记录资料，回顾合理使用抗痛风药的要点；②小结本任务用药护理心得；查找不足，制订改进措施等。

学习小结

本任务主要介绍了抗痛风药和抗骨质疏松药与用药护理，其中重点是抗痛风药的作用、临床应用及不良反应，难点是抗痛风药、抗骨质疏松药的作用机制。在学习和应用中需要注意药物的不良反应，指导患者去除诱因、控制症状、防止复发和减少并发症的发生。

？ 思考与练习

1. 根据作用机制的不同，抗痛风药分为几类？代表药物有哪些？

2. 说出阿仑膦酸钠的不良反应，并指导患者正确用药。

3. 对以下用药护理案例进行分析。

（1）患者，女，62岁，因提重物后腰痛剧烈入院，腰部 MRI 发现 T_{12}、L_3、L_5 压缩性骨折，经辅助检查，患者确诊为绝经后骨质疏松症。医生给予阿仑膦酸钠、钙剂和骨化三醇等口服治疗。

请思考并回答：①该患者出现骨折的主要原因是什么？②针对该患者应如何做好用药指导？③请给予绝经后骨质疏松症患者进行生活指导。④在这个案例中，护士应该在哪些方面体现专业精神和职业素养？

（2）患者，男，48岁，1d 前因大量饮啤酒出现左足第一跖趾关节疼痛，逐渐扩展到左踝关节，查体：左足第一跖趾关节、左踝及膝关节局部红肿灼热，左耳轮处可见痛风结节；实验室检查：血尿酸及血沉明显升高。诊断为急性痛风。医生给予口服秋水仙碱片治疗。

请思考并回答：①该患者使用秋水仙碱片的目的是什么？②针对该患者应如何做好用药指导？③请给予急性痛风患者进行生活指导。④在这个案例中，护士应该在哪些方面体现专业精神和职业素养？

（刘浩芝）

任务五 性激素类药物、生殖系统药物与用药护理

知识目标：

1. 掌握缩宫素的作用、用途、不良反应。

2. 熟悉性激素类、麦角生物碱类及前列腺素类药物的作用特点及应用。

3. 了解短效口服避孕药的用途、不良反应及治疗良性前列腺增生药物特点。

技能目标：

1. 熟练掌握对性激素类药物、生殖系统药物进行规范合理的用药护理的技能。

2. 学会观察性激素类药物、生殖系统药物的疗效及不良反应。

素质目标：

具备尊重、关爱患者，正确运用药物相关知识技能，认真细致开展用药护理的职业素质。

工作情景与任务

导入情景：

患者，女性，28 岁，初产妇，妊娠 42 周，尚未分娩，诊断为"过期妊娠"，医嘱给予缩宫素 2.5U 静脉滴注引产，同时密切关注宫缩、胎心情况，逐渐调节滴速，直至出现有效宫缩。

工作任务：

1. 医生为什么给患者使用缩宫素？

2. 使用过程中为何要逐渐调整滴速，而不是直接用最大滴速？

3. 使用缩宫素的禁忌证包括哪些？

4. 在这个工作任务中，护士应该在哪些方面体现专业精神和职业素养？

一、性激素及相关药物

性激素是性腺分泌的甾体激素的总称，包括雌激素、孕激素和雄激素。目前临床应用的性激素类药物多为人工合成品及其衍生物。

知识链接

性激素的分泌和调节

性激素的产生和分泌受下丘脑－腺垂体的调节。下丘脑分泌促性腺激素释放激素

（GnRH），促进腺垂体分泌促卵泡素（FSH）和黄体生成素（LH）。FSH可刺激卵巢滤泡的发育与成熟，使其分泌雌激素，在男性可促进精子的生成。LH促进卵巢黄体的生成及促使其分泌孕激素，还可促进睾丸间质细胞分泌雄激素。性激素对下丘脑和腺垂体的分泌起正、负反馈调节作用，从而维持人体性激素水平的动态平衡和正常的生殖功能。

（一）雌激素类与抗雌激素类药

1. 雌激素类药物　天然的雌激素主要有雌二醇（estradiol，E_2）、雌酮（estrone，E_1）和雌三醇（estriol，E_3），其中，雌二醇是由卵巢和睾丸分泌的主要天然雌激素，效应最强。其合成衍生物包括戊酸雌二醇（estradiol valerate）、苯甲酸雌二醇（estradiol benzoate）、炔雌醚（quinestrol）、妊马雌酮（conjugated estrogens，结合雌激素）、尼尔雌醇（nilestriol）等，以及非甾体化合物己烯雌酚（diethylstilbestrol，求偶素）等。天然雌激素口服生物利用度低，一般需注射给药，人工合成雌激素口服效果好，酯类衍生物制剂在注射局部吸收缓慢，作用时间长。

【药理作用】

（1）影响生殖系统：促进和维持女性第二性征和生殖器官发育成熟，如促进子宫发育，子宫内膜增生，乳腺导管增生等；与孕激素共同调节月经周期的形成；刺激阴道上皮增生、浅表层细胞角化，在乳酸杆菌作用下使阴道呈酸性，维持阴道自净功能；提高子宫平滑肌对缩宫素的敏感性；促使子宫颈管腺体分泌黏液，有利于精子的穿透和存活。

（2）影响排卵：小剂量的雌激素，尤其是在孕激素的配合下，刺激促性腺激素分泌，从而促进排卵，大剂量的雌激素通过负反馈机制可减少促性腺激素释放，从而抑制排卵。

（3）影响乳腺发育和乳汁分泌：小剂量的雌激素能刺激乳腺导管及腺泡的生长发育；大剂量的雌激素能抑制催乳素对乳腺的刺激作用，减少乳汁分泌。

（4）影响代谢：有轻度水钠潴留作用；加速骨骺闭合，预防骨质疏松；大剂量可降低低密度脂蛋白和胆固醇，增加高密度脂蛋白。

（5）其他：增加凝血因子Ⅱ、Ⅶ、Ⅸ、Ⅹ的活性，促进血液凝固等，此外，雌激素具有抗雄激素作用。

【临床用途】

（1）围绝经期综合征：雌激素可抑制垂体促性腺激素分泌，减轻各种症状；对围绝经期和老年性骨质疏松症有亦一定疗效；老年性阴道炎及女阴干燥症，局部用药有效。

（2）卵巢功能不全和闭经：原发性或继发性卵巢功能低下患者以雌激素替代治疗，可促进外生殖器、子宫及第二性征的发育。与孕激素类合用，可产生人工月经周期。

（3）功能性子宫出血：可用雌激素促进子宫内膜增生，修复出血创面，也可适当配伍孕激素，以调整月经周期。

（4）乳房胀痛：部分妇女停止哺乳后可发生乳房胀痛，可用大剂量雌激素抑制乳汁分泌,缓解胀痛。

（5）某些癌症:绝经五年以上的乳腺癌可采用雌激素治疗。但绝经期以前的患者禁用,因会促进肿瘤的生长。大剂量雌激素可使前列腺癌症状改善,肿瘤病灶退化。

（6）其他:还可用于痤疮、骨质疏松及避孕等。

 护理学而思

关心更年期妇女健康

围绝经期亦称更年期,世界更年期医学会选定每年的 10 月 18 日为"世界更年期关怀日",并召集全世界 49 个国家,期望共同重视中老年妇女的健康,采取行动进行更年期教育保健活动。

在更年期面前,保持乐观的心态和健康的生活方式是防治一切疾病的基石。作为一生中的"多事之秋",更年期身体的衰老、情绪的变化等各种影响,可能会令这个阶段显得没那么"美好",但用良好的心态和健康的生活方式有效地进行"抗衡",能够使更年期度过得更舒心、更平稳。

护理人员应该充分发挥专业优势,积极加入关心更年期妇女健康的活动中去。在开展合理用药指导的同时,对更年期人群多一些理解、关心和支持,也能为她们跨过人生的这道"台阶"增添更多的动力。

【不良反应与防治】 常见恶心、食欲减退,晨起多见。从小剂量开始,逐渐增加剂量可减轻反应。长期大量应用可引起子宫内膜过度增生及子宫出血,故有子宫出血倾向及子宫内膜炎者慎用。本药在肝灭活,并可引起胆汁郁淤积性黄疸,故肝功能不良者慎用。禁用于除前列腺癌及绝经后乳腺癌外的其他肿瘤患者;妊娠期间不应使用雌激素,以免引起胎儿的发育异常。

2. 抗雌激素类药　本类药物根据作用机制的不同,主要包括:①选择性雌激素受体调节药,如氯米芬（clomiphene）、他莫昔芬、雷洛昔芬,对子宫和乳腺的作用与雌激素拮抗剂相似,但对骨及脂代谢的作用类似于雌激素促效剂;②芳香化酶抑制药,主要是抑制雌激素生物合成的关键酶芳香化酶,抑制其合成,如来曲唑、阿那曲唑（anastrozole）、依西美坦（exemestane）等。

（1）选择性雌激素受体调节药

他莫昔芬

他莫昔芬（tamoxifen,三苯氧胺）能与乳腺细胞的雌激素受体结合,抑制依赖雌激素生长的肿瘤细胞。用于治疗激素受体阳性的乳腺癌术后辅助治疗及激素受体阳性的转移性乳腺癌、化疗无效的晚期卵巢癌。不良反应有潮热、月经失调、闭经、子宫内膜增生、静脉血栓等。

雷洛昔芬

雷洛昔芬(raloxifene)是选择性雌激素受体调节药的第二代产品,对子宫内膜无刺激作用,不增加子宫内膜的厚度,临床多用于骨质疏松症的治疗。不良反应有流感综合征,少数出现潮热、出汗和外阴干燥等。

(2)芳香化酶抑制药

来曲唑

来曲唑(letrozole),通过抑制芳香化酶减少雌激素的生成,用于绝经后激素受体阳性的乳腺癌患者的治疗。不良反应主要有可表现为骨痛、恶心、头痛、潮热和体重增加等。

(二)孕激素类及抗孕激素类药

1. 孕激素类药物　孕激素类药物包括:①天然孕激素即黄体酮(progesterone,孕酮),主要由黄体分泌。②天然孕激素衍生物地屈孕酮(dydrogesterone)。③合成孕激素如17α-羟孕酮类的甲羟孕酮(medroxyprogesterone,安宫黄体酮)、甲地孕酮(megestrol)等;19-去甲睾酮类的炔诺酮(norethisterone)、炔诺孕酮(norgestrel)等。

黄体酮口服后可以在胃肠道和肝脏内被迅速代谢,故注射给药吸收好。人工合成的炔诺酮、甲地孕酮等,可口服给药,油溶液肌内注射给药可发挥长效作用。

【药理作用】

(1)对生殖系统的作用:①在雌激素作用的基础上,促进子宫内膜由增殖期转化为分泌期,有利于受精卵着床和胚胎发育;②抑制子宫收缩,降低子宫对缩宫素的敏感性,有保胎作用;③大剂量能抑制垂体前叶 LH 的分泌,从而抑制卵巢的排卵过程;④促使乳腺腺泡发育,为哺乳做准备。

(2)对代谢的影响:竞争性对抗醛固酮作用,促进 Na^+ 和 Cl^- 的排泄而产生利尿作用。

(3)升高体温作用:使月经周期的黄体相基础体温轻度升高。

【临床用途】

(1)功能性子宫出血:因黄体功能不足所致子宫内膜不规则的成熟与脱落而引起子宫出血时,应用孕激素类可使子宫内膜协调一致地转为分泌期,维持正常的月经。

(2)痛经和子宫内膜异位症:可抑制排卵并减轻子宫痉挛性收缩从而止痛,也可使异位的子宫内膜退化,与雌激素制剂合用,疗效更好。

(3)先兆流产或习惯性流产:由于黄体功能不足所致的流产,可使用孕激素治疗。

(4)子宫内膜癌:大剂量孕激素类药物抑制肿瘤细胞的生长并促使其向成熟转化,目前疗效不十分确切。

(5)前列腺肥大或前列腺癌:大剂量孕激素可减少睾酮分泌,促使前列腺细胞萎缩退化。

(6)避孕:本药是女性避孕药的主要成分,主要通过抑制排卵和影响着床发挥作用。

【不良反应及防治】　偶见头晕、恶心及乳房胀痛等。长期应用可引起子宫内膜萎缩,月经量减少,并易诱发阴道真菌感染。

2. 抗孕激素类药物　抗孕激素类药物可干扰孕酮的合成和代谢。

米非司酮

米非司酮（mifepristone）是炔诺酮的衍生物，口服有效，生物利用度较高，血浆蛋白结合率较高，半衰期长，不宜持续给药。

【作用与用途】　米非司酮是孕激素受体拮抗剂，同时具有抗孕激素和抗皮质激素活性，还具有较弱的雄激素活性。由于米非司酮可对抗黄体酮对子宫内膜的作用，具有抗着床作用，与前列腺素合用可提高子宫对前列腺素的敏感性。可作为房事后避孕的有效措施，如果和米索前列醇合用，可用于终止早期的妊娠。

【不良反应与防治】　常见的是引起子宫的出血，腹部痉挛、疼痛、头晕、恶心等，一般无须特殊处理，如出血量特别大，需要到医院就诊。

（三）雄激素类药和同化激素类药

雄激素类药

天然雄激素主要是睾丸合成和分泌的睾酮（testosterone）。临床多用人工合成的睾酮衍生物，如甲睾酮（methyltestosterone）、丙酸睾酮（testosteronepropionate）和苯乙酸睾酮（testosterone phenylacetate）等。

【药理作用】

1. 生殖系统　促进男性性征和生殖器官发育，并保持其成熟状态。大剂量能抑制垂体前叶分泌促性腺激素，对女性可减少雌激素分泌，具有抗雌激素作用。

2. 同化作用　能显著地促进蛋白质合成，使肌肉增长，体重增加，有利于生长发育和虚弱体质的改善。

3. 刺激骨髓造血功能　可使促红细胞生成素合成和分泌增加，也可直接刺激骨髓造血功能，使红细胞生成增多。

【临床用途】

1. 睾丸功能不全　替代疗法用于无睾症或类无睾症。

2. 功能性子宫出血　抗雌激素作用可使子宫平滑肌及其血管收缩、内膜萎缩而止血。对严重出血病例，可用己烯雌酚、黄体酮和丙酸睾酮三种混合物作注射，达到止血的目的，但停药后易出现撤退性出血。

3. 晚期乳腺癌　利用其抗雌激素作用和抑制垂体促性腺激素分泌作用，减少卵巢分泌雌激素，缓解症状。

4. 再生障碍性贫血　可使骨髓造血功能改善。

【不良反应及防治】　长期应用于女性患者可引起痤疮、多毛、声音变粗、闭经、乳腺退化、性欲改变等男性化现象。发现此现象应立即停药。多数雄激素均能干扰肝内毛细胆管的排泄功能，引起胆汁淤积性黄疸。应用时若发现黄疸或肝功能障碍，则应停药。孕妇及前列腺癌患者禁用。肾炎、肾病综合征、肝功能不良、高血压及心力衰竭患者慎用。

同化激素类药

同化激素是指雄激素活性减弱，而同化作用增强的睾酮衍生物，如苯丙酸诺龙（nandrolone phenylpropionate）、司坦唑醇（stanozolol，康力龙）等。主要用于蛋白质吸收和合成不足、蛋白质分解亢进或损失过多的患者，如严重烧伤、手术后慢性消耗性疾病、老年骨质疏松和肿瘤恶病质等患者，服用时应同时增加食物中的蛋白质成分。长期应用可引起水钠潴留及女性轻微男性化等现象，肾炎、心力衰竭和肝功能不良者慎用，孕妇、前列腺癌患者及运动员禁用。

二、子宫兴奋药与抑制药

子宫平滑肌兴奋药是指可选择性地兴奋子宫平滑肌，促进子宫收缩的药物。其药理作用可因子宫的生理状态和用药剂量的不同而有差异，既可致子宫节律性收缩，又可致子宫强直性收缩，临床主要用于催产、引产、产后止血及子宫复旧。而子宫平滑肌抑制药则可抑制子宫平滑肌收缩，使子宫收缩力减弱，临床主要用于痛经和防治早产。

（一）子宫兴奋药

本类药物主要包括缩宫素、麦角新碱及前列腺素类等。

缩宫素

缩宫素（oxytocin、催产素，OXT）易被酸碱和消化酶破坏，口服无效，须注射给药。

【药理作用】

1. 兴奋子宫平滑肌　缩宫素能直接兴奋子宫平滑肌，使子宫收缩力加强，频率加快。作用的强度取决于缩宫素的剂量和女性激素水平。

（1）剂量：小剂量缩宫素（2～5U）可加强子宫（特别是妊娠末期子宫）的节律性收缩，其收缩性质与正常分娩相似，使子宫底部产生间歇性、节律性收缩，而子宫颈部平滑肌松弛，有利于胎儿娩出。大剂量缩宫素（5～10U）对宫体、宫颈产生同等强度的持续性、强直性收缩，对胎儿和母体不利。

（2）女性激素：雌激素能提高子宫平滑肌对缩宫素的敏感性，孕激素则降低子宫平滑肌对缩宫素的敏感性。在妊娠早期，孕激素水平较高，缩宫素对子宫平滑肌的收缩作用较弱；在妊娠末期，雌激素的水平较高，缩宫素对子宫平滑肌的收缩作用较强，特别是在临产时，子宫对缩宫素的反应更加敏感。

2. 促进排乳　缩宫素可使乳腺导管的肌上皮细胞收缩，促进乳汁排出，但不会增加乳汁分泌总量。

3. 降压作用　大剂量缩宫素可短暂舒张血管平滑肌，从而引起血压下降，但催产剂量不引起血压下降。

【临床用途】

1. 催产和引产　小剂量缩宫素用于胎位正常、无产道障碍的协调性宫缩乏力性难产,可促进分娩。也可用于过期妊娠或因死胎、严重心脏病、妊娠毒血症、肺结核等必须提前终止妊娠者的引产。

2. 产后止血　在胎儿娩出24h内,阴道流血量超过500ml者,称产后出血。此时应立即皮下或肌内注射大剂量缩宫素,可迅速引起子宫平滑肌强直性收缩,压迫肌层血管而止血。但缩宫素的作用短暂,须加用麦角制剂来维持子宫的收缩状态。

3. 促进排乳　在哺乳前2～3min,鼻腔喷雾吸入或以滴鼻剂滴鼻,经黏膜吸收后可促进乳汁排出。

【不良反应及防治】　过量可引起子宫强直性收缩,导致胎儿宫内窒息或子宫破裂,应用缩宫素催产、引产时必须注意以下两点:①严格掌握剂量和滴注速度。静脉滴注时,一次2.5～5U,用0.9%氯化钠注射液或5%葡萄糖注射液500ml稀释至0.01U/ml。并根据宫缩和胎心情况随时调节滴速,以避免子宫强直性收缩;②严格掌握用药禁忌证,凡产道异常、胎位不正、前置胎盘、头盆不称、三次以上经产妇或有剖宫产史者禁用。偶见恶心、呕吐、心律失常、过敏反应等。

麦角新碱

麦角新碱(ergometrine)易溶于水,对子宫的兴奋作用强而快,但药效维持时间较短。

【作用与用途】　选择性兴奋子宫平滑肌,使子宫收缩。妊娠子宫比未妊娠子宫对麦角新碱敏感,尤其是临产时和新产后最敏感。与缩宫素相比具有以下特点:①作用迅速、强大而持久。②对子宫体和子宫颈的作用无明显差别,剂量稍大即可引起子宫强直性收缩。故不适用于催产和引产,可用于治疗子宫出血和产后子宫复旧等。

【不良反应及防治】　部分患者用药后可出现恶心、呕吐、出冷汗、面色苍白,血压升高等反应,妊娠毒血症、高血压及冠心病患者禁用。

前列腺素类

前列腺素(prostaglandins,PGs)是一类广泛分布在体内的自身活性物质,有多种生理活性。作为子宫兴奋药的主要有地诺前列素(dinoprost,PGF$_{2\alpha}$)、卡前列素(carboprost)、地诺前列酮(dinoprostone,PGE$_2$)、米索前列醇(misoprostol)等。

本类药物对妊娠各期的子宫均有兴奋作用。对临产前的子宫更为敏感,引起子宫收缩的特性与生理性的阵痛相似,在增强子宫平滑肌节律性收缩的同时,使子宫颈松弛,可用于足月或过期妊娠的引产;对妊娠初期和中期子宫的兴奋作用都较缩宫素强,其收缩的频率和幅度可引起流产,用于终止早期或中期妊娠。不良反应主要为恶心、呕吐、腹泻等胃肠反应。本类药不宜用于支气管哮喘和青光眼患者。引产时禁忌证和注意事项与缩宫素相同。

(二)子宫抑制药

子宫平滑肌抑制药又称抗分娩药,是一类抑制子宫平滑肌收缩的药物,主要用于防止早产、痛经等。临床常用药物有钙通道阻滞药、β$_2$受体激动药、环氧化酶抑制药、硫酸镁等。

硝苯地平

硝苯地平（nifedipine，心痛定）选择性抑制 Ca^{2+} 内流，从而抑制子宫收缩，松弛子宫平滑肌，应密切注意孕妇心率及血压变化。已用硫酸镁者慎用，以防血压急剧下降。

利托君

利托君（ritodrine、安宝）能兴奋子宫平滑肌的 β_2 受体，抑制子宫平滑肌收缩，可用于治疗先兆早产。不良反应主要与激动 β 受体有关，表现为心悸、胸闷、心律失常、血压升高等，使用时应严格掌握适应证。

吲哚美辛

吲哚美辛（indometacin）能抑制环氧化酶，减少前列腺素合成或抑制前列腺素释放，对子宫收缩呈现非特异性抑制作用，可用于早产的治疗。但能引起胎儿动脉导管提前关闭，导致肺动脉高压继而损害肾脏，减少羊水等不良反应，故本药在临床使用时应十分慎重，仅在孕 32 周前短期使用。

硫酸镁

硫酸镁（magnesium sulfate）中高浓度的镁离子作用于子宫平滑肌细胞，拮抗 Ca^{2+} 对子宫的收缩性，有较好的抑制子宫收缩的作用，硫酸镁抗早产的作用存在争议，但本药对胎儿脑神经损伤具有保护作用，可减少脑瘫儿的发生率。

三、调节生育功能药

调节生育功能药是指能够改变人类生殖过程从而达到调节生育目的的药物，包括上调和下调两大类，如促生育药物和避孕药，本任务重点介绍避孕药物。

生殖包括精子和卵子的形成、成熟、排放、受精，受精卵着床及胚胎发育等多个环节，阻断其中任何一个环节都可达到避孕和终止妊娠的目的。目前临床使用的避孕药以女性避孕药为主，常用药物通过影响女性激素的分泌与调节过程作用于生育过程的不同环节发挥避孕作用（图 9-5-1）。

（一）主要抑制排卵的避孕药

本类药物多为不同类型的雌激素类药和孕激素类药组成的复方制剂（表 9-5-1），是目前临床最常用的口服避孕药。

【作用与用途】　主要通过抑制排卵、增加宫颈黏液黏稠度，使精子不易进入子宫腔，影响输卵管功能，阻碍受精卵着床等作用达到避孕的效果。如按规定给药，避孕效果很好，停药后排卵功能很快恢复。

【不良反应及防治】　主要表现为：①类早孕反应，轻症无须处理，严重者可对症处理，如加服维生素 B_6；②阴道不规则流血，常因漏服所致，少量出血无须处理，量多可加服炔雌醇；③月经改变，可有月经量减少，少数妇女可发生闭经；④凝血功能亢进，可引起血栓栓塞等；⑤轻度损害肝功能；⑥体重增加、乳汁减少、皮肤色素沉着、个别人血压升高等。

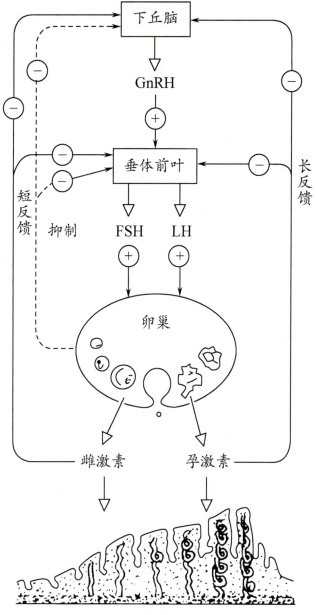

图 9-5-1　女性激素的分泌与调节示意图

GnRH，促性腺激素释放激素；FSH，促卵泡素（卵泡刺激素）；
LH，黄体生成素。

禁忌证：严重心血管疾病、肝炎、肾炎；血液病、血栓性疾病；内分泌疾病；恶性肿瘤、产后未满6个月或月经未来潮者等禁用。

（二）抗着床避孕药

本类药物为大剂量孕激素，也称探亲避孕药，主要使子宫内膜发生各种功能和形态变化，使之不利于孕卵着床。临床常用大剂量炔诺酮、甲地孕酮以及双炔失碳酯等。该类药的应用时间不受月经周期的限制，使用灵活多变。

表 9-5-1　常用避孕药及组成

制剂名称	成分		使用方法
	孕激素 /mg	雌激素 /mg	
短效口服避孕药			
复方炔诺酮片（口服避孕药片Ⅰ号）	炔诺酮 0.625	炔雌醇 0.035	自月经周期第 5d 起,每晚 1 片,连服 22d 不能间断
复方甲地孕酮片（口服避孕药片Ⅱ号）	甲地孕酮 1	炔雌醇 0.035	
复方炔诺孕酮甲片	炔诺孕酮 0.3	炔雌醇 0.03	
长效口服避孕药			
复方炔诺孕酮乙片（长效避孕片）	炔诺孕酮 12	炔雌醚 3	于月经周期第 5d 口服 1 片,最初两次间隔 20d,以后每月服 1 片
复方氯地孕酮片	氯地孕酮 12	炔雌醚 3	
复方次甲氯地孕酮片	16- 次甲氯地孕酮 12	炔雌醚 3	
长效注射避孕药			
复方己酸孕酮注射液（避孕针 1 号）	己酸孕酮 250	戊酸雌二醇 5	第一次于月经周期的第 5d 深部肌内注射 2 支,以后每隔 28d 或于每次月经周期第 11～12d 注射一次,每次 1 支
复方甲地孕酮注射液	甲地孕酮 25	雌二醇 3.5	
探亲避孕药			
甲地孕酮片（探亲 1 号）	甲地孕酮 2		服药方法较灵活,可以在探亲期间临时服用
炔诺酮片（探亲避孕片）	炔诺酮 5		
双炔失碳酯（53 号避孕针）	双炔失碳酯 7.5		

（三）抗早孕药

抗早孕药是在妊娠前 12 周内能产生完全流产而终止妊娠的药物。临床常用米非司酮、米索前列醇的序贯配伍使用,成功率高,适用于 49d 内的宫内孕。米非司酮可与黄体酮竞争孕激素受体,从而对抗黄体酮的作用而终止妊娠,妊娠早期应用还可使子宫收缩活动增强，并软化、扩张子宫颈。米索前列醇对妊娠子宫平滑肌有显著的兴奋作用，两药合用可明显提高完全流产率。不良反应可见消化道反应，严重者出现大量出血导致危险，应在医生指导下正确用药。

（四）男性避孕药

棉酚是从棉花根、茎和种子中提取的一种黄色酚类物质。其作用部位在睾丸细精管的生精上皮，可使精子数量减少，直至完全无精子生成，也能直接抑制精子活动。可引起低血钾、肌无力，长期服用可能导致不可逆性精子生成障碍，限制了棉酚作为常规避孕药的使用。

（五）外用避孕药

目前常用的药物多是一些具有较强杀精作用或者影响精子活动的药物，可制成胶浆、片剂或栓剂。阴道给药后，药物自行溶解而散布在子宫颈表面和阴道壁，发挥杀精作用，从而达到避孕目的。常用的杀精子药物有壬苯醇醚、孟苯醇醚及烷苯醇醚等。

四、治疗良性前列腺增生的药物

良性前列腺增生（BPH）简称前列腺增生，是老年男性常见病，以尿频、进行性排尿困难和尿潴留为主要临床表现，严重者可发生肾衰竭。男性自 35 岁以后前列腺可出现不同程度的增生，50 岁以后出现临床症状，目前认为其与年龄增长及雄激素有关。治疗前列腺增生症的药物主要有 α_1 受体拮抗药、5α- 还原酶抑制药、雄激素受体拮抗药等。

（一）α_1 受体拮抗药

膀胱颈、前列腺及包膜平滑肌富含 α_1 受体，α_1 受体拮抗药通过阻断上述部位的 α_1 受体，减轻前列腺张力和膀胱出口梗阻，尿道梗阻症状改善，尿流通畅。此类药物主要有特拉唑嗪、多沙唑嗪（doxazosin）、阿夫唑嗪（alfuzosin）等。

特拉唑嗪

特拉唑嗪（terazosin）为长效选择性 α_1 受体拮抗药，口服吸收快而完全。

【作用与用途】 阻断前列腺和外周血管平滑肌上 α_1 受体，使膀胱颈、前列腺及包膜平滑肌松弛，尿道、膀胱阻力降低而改善患者的临床症状，同时扩张血管，降低外周血管阻力。适用于轻、中度原发性高血压及良性前列腺增生。

【不良反应及防治】 可出现头晕、头痛、鼻塞、心动过速等不良反应；剂量大或有高血压的患者，服药后数小时可出现直立性低血压，应逐渐增加给药剂量，并于睡前服用。避免与钙通道阻滞药及其他 α 受体拮抗药合用。

坦洛新

坦洛新（tamsulosin，坦索罗辛）是一种高选择性的 α_{1A} 受体拮抗药，口服吸收缓慢，食物可影响其吸收。

【作用与用途】 选择性地作用于前列腺包膜与膀胱颈部平滑肌，从而缓解梗阻症状，很少影响到血管平滑肌的张力。用于治疗前列腺增生所致的排尿困难、夜间尿频等,适用于轻中度患者,如已发生严重尿潴留时,不应单独服用此药。

【不良反应及防治】 本药很少引起直立性低血压,偶有血压下降、心率加快、鼻塞、头晕、射精异常、胃部不适等症状。合用抗高血压药时,应密切注意血压变化。肾功能不全患者慎用。

(二)5α- 还原酶抑制药

非那雄胺

非那雄胺(finasteride)为4- 氯类固醇化合物,是强有力的5α- 还原酶抑制剂

【作用与用途】 可与5α- 还原酶竞争性结合,从而阻断睾酮转化为双氢睾酮,消除双氢睾酮诱发的前列腺增生。用于治疗良性前列腺增生,使增大的前列腺缩小,改善前列腺增生有关症状,但起效慢,用药3个月后才会发挥满意疗效,因此目前通常在开始前列腺增生药物治疗时,和α受体拮抗药联合应用,以迅速改善患者排尿不畅的症状。

【不良反应及防治】 主要是性功能受影响(阳痿、性欲减退、射精障碍)、乳房不适(乳腺增生、乳房触痛)和皮疹等。可引起男性胎儿外生殖器异常,妊娠和可能受孕妇女禁用本药。妇女、儿童禁用。

任务解析和岗位对接

1. 患者属于过期妊娠,选择子宫兴奋药用于引产,小剂量缩宫素静脉滴注可加强子宫平滑肌(尤其是妊娠末期子宫)的节律性收缩,使收缩幅度加大,收缩频率增快,收缩从底部开始,对子宫底、子宫体产生节律性收缩,宫颈平滑肌松弛,其收缩性质与正常分娩相似,有利于胎儿顺利娩出,因此医生给患者使用缩宫素。

2. 患者用药后,子宫节律性收缩而引产,如用药过量、滴速过快,导致子宫破裂或胎儿窒息,因此使用过程中要逐渐调整滴速,而不是直接用最大滴速。

3. 使用缩宫素时应该严格掌握用药禁忌证,凡产道异常、胎位不正、前置胎盘、头盆不称、三次以上经产妇或有剖宫产史者禁用,以防止子宫破裂或胎儿宫内窒息。

4. 用药护理具体实施中,应从严格执行操作规范、关爱患者,注意沟通交流,加强健康教育等多方面体现专业精神和职业素养。

岗位对接参考下面任务工作清单模拟完成。

用药前	护理评估	①健康评估:测量患者的血压、脉搏、询问妊娠周数和次数,检查胎位、宫缩、胎心,了解既往病史等;②用药禁忌评估:评估患者是否有产道异常、胎位不正、头盆不称、前置胎盘、多次妊娠或有剖宫产史等情况;③用药情况评估:了解用药史,其他宫缩药与缩宫素同时用,可使子宫张力过高,产生子宫破裂或 / 和宫颈裂伤,在阴道用前列腺素类药物的 6h 内禁用,适当了解其他相关信息等。

	调配药品	①缩宫素注射液：每支 2.5U/0.5ml，5U/1ml，10U/1ml；催产引产：静脉滴注，一次 2.5～5U，用 0.9% 氯化钠注射液稀释至每 1ml 中含有 0.01U；②其他药物参见相关项目任务。
	提示建议	①缩宫素属于生物制品应避光并不超过 20℃保存；②作用有明显个体差异，随时做好产妇和胎儿的相关检查及监护，包括：子宫收缩频率、持续时间及强度，孕妇脉搏及血压；胎儿心率以及胎儿成熟度，出入液量的平衡等。
用药中	护理问题	①观察宫缩改善情况，对产程的影响等；②出现胎儿窒息、子宫破裂等紧急情况；③其他可能影响疗效的问题等。
	护理措施	①遵医嘱或处方，缩宫素使用从小剂量开始，静脉滴注每分钟不超过 0.001～0.002U，每 15～30min 增加 0.001～0.002U，至宫缩与正常分娩相似，最快不超过 0.02U/min，通常为 0.002～0.005U/min，滴速过快子宫可强直收缩，导致胎儿窘迫、窒息甚至死亡，并有胎盘早剥或子宫破裂危险；②若宫缩过强或胎心音异常，应立即停药。
	用药要点	①催产必须指征明确，以免产妇和胎儿发生危险；②严格掌握剂量和滴注速度，并根据宫缩和胎心情况随时调节滴速，以避免子宫强直性收缩；③缩宫素口服无效，只可肌内注射或静脉注射，必须在监测下给药，产前使用禁止快速静脉注射和肌内注射；④加强不良反应观察和处置。
用药后	健康教育	①对患者及家属适度介绍分娩及药物方面的相关知识，消除不必要的顾虑，保持情绪稳定，配合治疗；②配合医生对患者及家属进行产后康复、科学育婴等方面的宣教。
	评价效果	①客观评价所用药物催产、引产实际效果和不良反应，综合判断采取的用药护理措施、方法的适宜性；②了解患者对治疗药物相关知识的知晓度是否提高，能否坚持和配合治疗等。
	回顾小结	①整理物品、记录资料，回顾合理使用缩宫素等药物的要点；②小结本任务的用药护理心得；查找不足，制订改进措施等。

学习小结　本任务主要讲授性激素及生殖系统药物作用、用途、不良反应。其中重点是缩宫素的作用、用途。难点是性激素的作用及用途。在学习和应用中需要注意分析、总结，并强化用药护理。

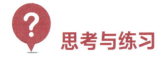

思考与练习

1. 缩宫素为何用于催产引产？应用时应注意哪些方面？

2. 简述主要抑制排卵的避孕药的不良反应。

3. 对以下用药护理案例进行分析。

患者，女，48岁，近半年月经紊乱，潮热出汗，情绪障碍，失眠乏力，诊断为围绝经期综合征。医嘱给予激素治疗。

试分析并回答：①该患者使用激素治疗的目的是什么？②针对此患者，护士应如何进行用药护理指导？③在这个案例中，护士应该在哪些方面体现专业精神和职业素养？

（杨飞雪　张　庆）

项目十 | 抗变态反应药、免疫调节药与用药护理

项目十数字内容

本项目包括抗变态反应药、免疫抑制药、免疫增强药、计划免疫用药等作用于机体免疫系统或影响机体免疫应答的药物,涉及临床护理中常见的变态反应性疾病、自身免疫性疾病、器官移植排斥反应的治疗用药。

其中应重点掌握组胺 H_1 受体拮抗药、钙盐、环孢素、卡介苗、干扰素的作用与用途、主要不良反应和用药护理措施,熟悉计划免疫用药的临床应用,了解其他抗变态反应药、免疫抑制剂和免疫增强剂的特点。

学习本项目有助于护士在未来相关疾病临床护理中,学会治疗用药的护理,能够观察疗效,做好不良反应的防治措施,并高度重视药物滥用的危害性,能够正确指导患者合理用药,提高发现问题、分析问题和解决问题的能力。

任务一 抗变态反应药与用药护理

学习目标

知识目标:

1. 掌握组胺 H_1 受体拮抗药的作用、临床用途、不良反应与用药注意事项。
2. 熟悉钙剂的临床用途与用药注意事项。
3. 了解其他抗变态反应药的作用特点和临床用途。

技能目标:

1. 熟练掌握指导变态反应性疾病患者正确合理应用药物的技能。
2. 学会观察药物疗效及不良反应,并进行健康教育。

素质目标:

具有关注变态反应性疾病患者健康的职业素养,认真、细心宣教安全用药的责任心。

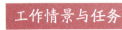

导入情景：

患者，男，40岁，某运输公司驾驶员，食用虾后，局部出现片状红色突起，瘙痒难忍，去医院就诊，诊断为荨麻疹。医生制订给药方案：抗过敏药治疗，口服盐酸异丙嗪片剂，1次25mg，每日2~3次。

工作任务：

1. 分析此给药方案是否合理？

2. 若应用此给药方案，如何对患者进行用药宣教，使其了解用药期间的注意事项？

3. 在这个案例中，护士应该在哪些方面体现专业精神和职业素养？

一、概　　述

变态反应是指人体与抗原物质（如细菌、病毒、寄生虫、花粉等）接触后发生异常的或病理性免疫反应，常导致生理功能紊乱或组织损伤。随着生态环境的变化以及人类物质生活的日益丰富，变态反应所致疾病日趋增多，严重影响着人民的健康。本任务所介绍的抗变态反应药物，主要是用于防治Ⅰ型变态反应（速发型变态反应）所致的疾病，习惯上又称为抗过敏药物。根据作用机制的不同，临床上常用的抗变态反应药物可分为：抗组胺药、白三烯受体拮抗药、过敏反应介质阻释药、组胺脱敏药、抑制抗原抗体反应药、改善或控制变态反应症状药物等。

二、H_1 受体拮抗药

组胺（histamine）是广泛存在于人体各组织中的自体活性物质，在体内以无活性的结合形式存在于肥大细胞和嗜碱性粒细胞的颗粒中。当组织损伤、炎症、变态反应及神经刺激时，这些细胞脱颗粒，导致组胺释放。释放的组胺与效应细胞的组胺受体结合，激动组胺受体而产生相应的效应。目前发现组胺受体有 H_1、H_2、H_3 3种亚型受体，各亚型受体的功能见表10-1-1。组胺是速发型变态反应及局部炎症反应的重要介质，对胃液分泌及心血管反应起着重要的调节作用；也是中枢神经系统的神经递质之一，可能与调节醒觉、心血管、体温及神经内分泌功能有关。抗组胺药在体内与相应组胺受体结合，从而产生竞争性拮抗组胺作用。根据药物阻断受体选择性的不同，将其分为 H_1 受体拮抗药和 H_2 受体拮抗药。本任务中抗变态反应药主要是 H_1 受体拮抗药，H_2 受体拮抗药在消化系统药物中介绍。

表 10-1-1　组胺受体分布与效应

受体类型	分布	效应
H₁	平滑肌（支气管、胃肠道、子宫）	收缩
	皮肤血管	扩张、通透性增强
	心房肌、房室结	收缩增强、传导减慢
H₂	胃壁细胞	胃酸分泌增加
	血管	扩张
	心室肌、窦房结	收缩增强、心率加快
H₃	中枢与外周神经末梢	负反馈性调节组胺合成与释放

 知识链接

Ⅰ型变态反应发生机制

日常生活中所说的过敏反应通常是指Ⅰ型变态反应，即速发型变态反应。其发生机制为过敏原进入患者体内后产生特异性的 IgE 抗体，后者结合在肥大细胞的表面，使机体呈致敏状态；当再次接触过敏原时，肥大细胞发生脱颗粒反应，释放多种过敏介质，如5-羟色胺、慢反应物质（SRS-A）、组胺、白三烯等。这些介质诱发的病理改变和症状，称为速发型过敏反应的速发相。在上述过敏介质、细胞因子、黏附因子及炎性细胞（特别是嗜酸性粒细胞）的参与下，引发的过敏反应性炎症，称为速发型过敏反应的迟发相。

目前，临床使用的 H₁ 受体拮抗药有两代。第一代 H₁ 受体拮抗药物作用时间维持4～6h，中枢抑制作用强，具明显的镇静和嗜睡作用，多数药物具有抗胆碱作用和局部麻醉作用，可引起口干等不良反应，常用药物有苯海拉明（diphenhydramine）、异丙嗪（promethazine）、氯苯那敏（chlorpheniramine）、赛庚啶（cyproheptadine）等。第二代 H₁受体拮抗药作用时间在 12h 以上，不易通过血脑屏障，无明显的中枢抑制作用和无抗胆碱作用，几乎无嗜睡、口干等不良反应，常用药物有西替利嗪（cetirizine）、氯雷他定（loratadine）、特非那定（terfenadine）等。H₁ 受体拮抗药的作用可见表 10-1-2。

表 10-1-2　常用 H₁ 受体拮抗药作用特点比较

药物	抗组胺	镇静催眠	抗晕动止吐	抗胆碱	作用持续时间 /h
第一代					
苯海拉明	++	+++	++	+++	4～6
异丙嗪	++	+++	++	+++	6～12

药物	抗组胺	镇静催眠	抗晕动止吐	抗胆碱	作用持续时间/h
氯苯那敏	+++	+	−	++	4～6
曲吡那敏	+++	++	−	−	4～6
赛庚啶	+++	+	−	−	8
第二代					
西替利嗪	+++	−	−	−	7～10
氯雷他定	+++	−	−	−	24
特非那定	+++	−	−	−	12～24

注：+++强；++中；+弱；−无。

【药理作用】

1. 抗组胺作用　本类药物能对抗组胺激动 H_1 受体引起的胃肠、支气管、子宫平滑肌的收缩，能对抗组胺所致的局部毛细血管扩张和通透性增加，部分对抗组胺引起的血管扩张和血压降低等全身作用，不能阻断组胺刺激的胃酸分泌。

2. 中枢抑制作用　第一代 H_1 受体拮抗药易进入中枢，可产生不同程度的中枢抑制作用，尤以苯海拉明、异丙嗪强，表现为镇静、嗜睡等。第二代 H_1 受体拮抗药几无镇静作用。

3. 抗胆碱作用　第一代 H_1 受体拮抗药具有较强中枢抗胆碱作用，可产生防晕止吐的作用。外周抗胆碱作用，可引起口干、便秘、尿潴留、视物模糊、眼压升高等阿托品样作用。第二代 H_1 受体拮抗药无明显抗胆碱作用。

【临床用途】

1. 治疗皮肤黏膜变态反应性疾病　对荨麻疹、过敏性鼻炎、花粉病等效果好，可做首选药。对昆虫咬伤引起皮肤瘙痒和水肿有良好疗效，对药疹、接触性皮炎、血清病有一定疗效，对支气管哮喘疗效差，对过敏性休克几乎无效。

2. 治疗运动病及呕吐　可用于预防晕车、晕船等引起的恶心、呕吐，应于乘坐车船前15～30min服用，常用苯海拉明、异丙嗪。对内耳迷路眩晕症有较好疗效，可用于梅尼埃病和其他迷路内耳眩晕症的治疗。

3. 其他　具有中枢抑制作用的 H_1 受体拮抗药，可用于变态反应性疾病引起的焦虑性失眠。也可与氨茶碱合用，对抗氨茶碱引起的中枢兴奋、失眠等不良反应。异丙嗪也可与氯丙嗪、哌替啶组成冬眠合剂，用于人工冬眠。

【不良反应及防治】

1. 中枢症状　第一代药物多见嗜睡、头晕、乏力、反应迟钝、注意力不集中、共济失调等中枢抑制症状最为常见，应告诫患者在服药期间不宜驾驶车船、操纵机器或从事高空作业,以免发生意外;不宜饮酒,也不宜与中枢神经抑制药合用。

2. 消化系统反应　可见口干、畏食、恶心、呕吐、便秘或腹泻等。应嘱患者饭后服药,可减轻胃肠道反应。

3. 可引起眼压升高、视物模糊、尿潴留等。青光眼、尿潴留、前列腺增生、幽门梗阻患者禁用。偶见粒细胞减少及溶血性贫血。第二代 H_1 受体拮抗药阿司咪唑可引起心律失常。

 护理学而思

抗过敏药的潜在危险

皮肤黏膜过敏性疾病是日常生活中常见疾病,常用的抗过敏药就是组胺 H_1 受体拮抗药,第一代药物如苯海拉明、异丙嗪、氯苯那敏等,除了抗过敏的治疗作用外,还具有中枢抑制和抗胆碱作用,可以引起困倦、嗜睡、注意力不集中、口干、便秘、排尿困难、眼干、眼压升高、视物模糊等不良反应。此外,常用的许多感冒复方制剂中含有本类药物,且多为非处方药,人们在使用时常忽视这些不良反应,从而在生活和工作带来不便,甚至可能是潜在的事故危险因素。医护人员在使用第一代 H_1 受体拮抗药,尤其是含有本类药物的感冒药时,应重视用药人群的病史、职业等,耐心细致地做好用药指导及解释、警示工作,避免不良事件的发生。

4. 不宜与阿托品、三环类抗抑郁药、单胺氧化酶抑制剂合用,以免加强其抗胆碱作用;不宜与乙醇、中枢抑制药合用,以免增强中枢抑制药的作用;可干扰口服抗凝药(如华法林)的活性,降低其疗效。

5. 新生儿和早产儿、孕妇及哺乳妇女禁用,重症肌无力、癫痫、哮喘、甲亢、糖尿病患者、老年人慎用。儿童用药过量可致激动、幻觉、抽搐甚至死亡,因此儿童须在医师指导下用药。

6. 本类药物刺激性较强,不宜皮下注射,应选择大肌群深部肌内注射。

三、其他药物

(一)钙盐

常用钙盐主要有:葡萄糖酸钙(calcium gluconate)、氯化钙(calcium chloride)、乳酸钙(calcium lactate)等。

【作用与用途】

1. 抗过敏作用　钙盐可增强毛细血管的致密性,降低通透性,从而减少渗出,减轻过敏症状。可用于荨麻疹、血管神经性水肿、血清病、接触性皮炎和湿疹等的辅助治疗。

2. 促进骨骼和牙齿的发育　钙是构成骨骼和牙齿的主要成分，当体内缺钙时，可致佝偻病、软骨病，补充钙剂可以防治。也可用于孕妇、哺乳期妇女、儿童和老年人补钙。同时配伍应用维生素D可增加钙的吸收。

3. 维持神经肌肉组织的正常兴奋性　用于手足抽搐症的治疗。

4. 对抗镁离子的作用　是解救镁盐中毒的特效药。

【不良反应及防治】

1. 钙盐有强烈的刺激性，不能皮下注射和肌内注射。静脉给药若漏出血管外可致剧痛及组织坏死，需立即注射0.5%普鲁卡因局部封闭。

2. 钙盐静注时有全身发热感、皮肤发红；因钙盐可兴奋心脏，静注过快或过量可致心律失常甚至心搏骤停。在使用钙盐时，将钙盐注射液加10%～25%葡萄糖注射液10～20ml稀释后缓慢静脉注射，1min不超过2ml。

3. 钙盐能增加强心苷的心脏毒性，故在强心苷应用期间及停药后一周内禁用本药。

（二）白三烯受体拮抗药

本类药物能选择性阻断白三烯受体，抑制白三烯介导的血管通透性增加、支气管平滑肌痉挛及体内的其他过敏反应性炎症。常用药物有扎鲁司特（zafirlukast）、普鲁司特（pranlukast）、孟鲁司特（montelukast）等。主要用于支气管哮喘和过敏性鼻炎的预防和长期治疗，对哮喘急性发作无效。常见不良反应为轻微头痛、咽炎、胃肠道反应，偶见转氨酶、胆红素升高，停药后症状可消失。

（三）过敏介质阻释药

本类药物作用机制是稳定肥大细胞的细胞膜，阻止肥大细胞脱颗粒，从而抑制过敏介质的释放。常用药物有色甘酸钠（sodium cromoglycate）、酮替芬（ketotifen）等。临床主要用于预防过敏性哮喘的发作，增加患者对运动的耐受能力，对已发作的急性哮喘无效；也可用于过敏性鼻炎和季节性花粉症等。不良反应较少见，偶有恶心、呕吐、头痛、头晕及关节痛和肿胀的报道。

（四）粉尘螨注射液

本类药物是由粉尘螨提取的有效抗原，通过少量多次给药，可使体内IgE减少而脱敏。适用于吸入型哮喘、过敏性鼻炎、异位性皮炎、泛发性湿疹、慢性荨麻疹等。

任务解析和岗位对接

该方案是合理的，患者出现皮肤黏膜变态反应疾病，宜选用组胺H_1受体拮抗药治疗，如异丙嗪。因异丙嗪具有中枢抑制和抗胆碱作用，嘱咐患者用药治疗期间不能开车、饮酒、服用其他中枢抑制药如安眠药，如出现口干等现象，是药物不良反应所致，不影响用药。后续用药护理训练和实践中，应从关爱患者、认真细致操作、注意健康教育等多方面体现专业精神和职业素养。

岗位对接参考下面任务工作清单模拟完成。

用药前	护理评估	①健康评估：观察健康状况和精神状态，了解既往病史等；②用药禁忌评估：评估患者是否有重症肌无力、癫痫、哮喘、前列腺增生、青光眼、甲亢、糖尿病、肝功能不全等情况；③用药情况评估：了解用药史，避免与抗胆碱药、中枢抑制药、三环类抗抑郁药、单胺氧化酶抑制剂等合用；④适当了解其他相关信息等。
	调配药品	①异丙嗪片剂：12.5mg、25mg；抗过敏12.5～25mg/次，口服，2～3次/d；②其他药物和制剂参见相关项目任务。
	提示建议	①异丙嗪可引起眩晕、倦怠、反应迟钝等中枢神经系统抑制表现，患者在药效完全消失前应避免进行需要保持警觉或精细协调的活动；②告知患者变态反应（过敏反应）的发生、预防及其药物治疗的知识，避免或减少接触过敏原的相关知识和方法，过敏反应一旦发生，应尽早服药；③未明事项应查阅药品说明书或向医师、药师等反馈。
用药中	护理问题	①过敏症状改善情况以及出现困倦、嗜睡、胃肠道刺激症状等；②潜在毒副作用，如升高眼压、排尿困难等；③伤害性事故发生的危险性；④其他可能影响疗效的问题等。
	护理措施	①遵医嘱或处方，严格掌握剂量及给药途径，宜饭后服用可减轻胃肠道刺激；②提示采取合理措施，防止跌倒、误伤等意外事件发生，服药期间不可从事驾车、操作机械或登高作业；③用药期间避免饮酒；④指导患者学会观察疗效及不良反应。
	用药要点	①抗变态反应药（抗过敏药）经常作为复方制剂成分之一，应准确掌握有关信息，避免药物重复使用；注意联合用药时的配伍禁忌等；②根据治疗需要选择适宜的给药方法，如口服宜饭后服用，中枢抑制作用强的品种可建议睡前服用等；③加强不良反应观察和处置。
用药后	健康教育	①适度介绍药物治疗方案和有关康复常识，引导患者平抚情绪，缓解焦虑，配合治疗；②加强与患者沟通，注意用药安全，采取必要保护措施，避免事故发生；③顽固性过敏性疾病多有固定诱因，建议患者明确过敏原，避免接触，减少复发或提前药物干预。
	评价效果	①客观评价治疗变态反应药物的疗效、安全性及近远期治疗效果；②综合判断采取的用药护理措施、方法的适宜性；③了解患者对治疗药物相关知识的知晓度是否提高，能否坚持和配合治疗等。
	回顾小结	①整理物品、记录资料，回顾合理使用异丙嗪等药物的要点；②总结本任务用药护理心得；查找不足，制订改进措施等。

本任务学习重点是常用抗变态反应药如 H_1 受体拮抗药和钙盐的作用、用途、不良反应及用药护理。学习难点是抗变态反应药的作用机制，及联用药物时的相互作用。学习过程中注意比较两代 H_1 受体拮抗药的作用特点，理解其在临床用途方面的优缺点；注重常见变态反应性疾病的合理选药；做好用药指导及护理，提高运用知识解决问题的能力。

 思考与练习

1. 列举常用抗变态反应药的种类及特点。
2. 简述组胺 H_1 受体拮抗药常见不良反应。
3. 对以下用药护理案例进行分析。

患者，男，27 岁。因急性扁桃体炎就诊，青霉素皮试（－），医生给予氨苄西林静脉滴注，用药后第三天患者出现皮疹、瘙痒，医生诊断为氨苄西林过敏，停用氨苄西林。

试分析并回答：①该患者宜选用何类药物以减轻过敏症状？②若患者用药期间出现口干现象，原因是什么？是否应该立即停药？③若患者每日自驾车上班，在选药及用药护理方面，如何进行合理指导？④在这个案例中，护士应该在哪些方面体现专业精神和职业素养？

（巴　艳）

任务二　免疫调节药与用药护理

知识目标：
1. 熟悉环孢素、卡介苗、干扰素的临床用途、不良反应与用药注意事项。
2. 了解其他免疫调节药与计划免疫用药的临床用途、用药注意事项。

技能目标：
学会观察药物不良反应，能够正确指导患者合理使用免疫调节药及实施用药护理措施。

素质目标：
具有关爱、尊重患者的职业素质，帮助患者克服困难、战胜疾病的人文关怀精神。

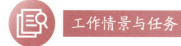

导入情景：

患者，男，34岁，因患有急性淋巴细胞性白血病，进行了骨髓移植手术。为避免术后排斥反应，术前开始按医嘱应用环孢素。

工作任务：

1. 服用环孢素可能出现哪些不良反应？

2. 可采取哪些措施以预防环孢素不良反应的发生？

3. 在这个案例中，护士应该在哪些方面体现专业精神和职业素养？

机体免疫系统包括参与免疫反应的各种细胞、组织和器官，如胸腺、淋巴结、脾、扁桃体以及分布在全身体液和组织液中的淋巴细胞和浆细胞。免疫系统通过免疫应答实现免疫防御、免疫自稳、免疫监视三大功能。当机体免疫功能异常时，则出现病理性免疫反应，如变态反应（过敏反应）或引起自身免疫性疾病、免疫缺陷病等，严重时可导致机体死亡。

本任务介绍影响免疫系统的免疫功能调节药与计划免疫用药，前者又分为免疫抑制剂和免疫增强剂。

一、免疫抑制剂

免疫抑制剂是指抑制免疫系统，降低机体免疫反应的药物。临床主要用于治疗自身免疫性疾病和防治器官移植后的排斥反应。因本类药物的免疫抑制作用缺乏选择性，即在抑制病理性免疫反应的同时，也抑制正常的免疫反应。若长期应用，除了产生药物本身的毒性外，还可因机体免疫力下降而诱发感染、肿瘤等严重不良反应。

常用的免疫抑制药有环孢素、他克莫司、肾上腺皮质激素、烷化剂和抗代谢药等。肾上腺皮质激素、抗代谢药和烷化剂的免疫抑制作用见相应项目任务。

环孢素

环孢素（cyclosporin），又名环孢素A。

【作用与用途】 主要抑制T细胞功能，可选择性地抑制T细胞的分化、增殖，并抑制其分泌细胞因子如白细胞介素-2（IL-2）和干扰素（INF）等；对B细胞的抑制作用弱，对巨噬细胞的抑制作用不明显，对自然杀伤（NK）细胞活力无明显抑制作用。因此对机体的一般防御能力影响不大。

临床主要用于防治器官移植的排斥反应，如肾、肝、心、肺、骨髓等组织器官的移植手术；也用于治疗其他药物无效的难治性自身免疫性疾病，如类风湿关节炎、系统性红斑狼疮、银屑病、皮肌炎等。

【不良反应及防治】 不良反应发生率较高，严重程度与给药剂量、疗程和药动学个体差异关系密切。最常见的严重不良反应为肾毒性，可致血清肌酐和尿素氮水平呈剂量依赖性升高；其次是肝毒性，多于用药早期出现，表现为一过性肝损害；继发感染也较常见，多为病毒感染；继发性肿瘤明显高于一般人群；此外还可出现食欲减退、多毛、牙龈增生、血压升高、震颤等。用药时应注意监测血药浓度，定期检查肝肾功能。

他克莫司

他克莫司(tacrolimus)为强效免疫抑制性大环内酯类抗生素，作用机制与环孢素相似，抑制淋巴细胞活性的能力比环孢素强。主要用于抑制器官移植的排斥反应，对肝移植的疗效尤为显著，也可用于自身免疫性疾病的治疗。

不良反应与环孢素相似，肾毒性及神经毒性发生率更高。

雷公藤总苷

雷公藤总苷(tripterygium glycosides)具较强的抗炎和免疫抑制作用。临床用于类风湿关节炎、系统性红斑狼疮、肾小球肾炎、皮肌炎、银屑病、过敏性紫癜等。常见胃肠道反应，可见白细胞减少，偶见血小板减少及皮肤黏膜反应等。

其他常用的免疫抑制剂的作用特点及不良反应见表10-2-1。

表10-2-1　其他常用的免疫抑制剂的作用特点及不良反应

药物	作用特点及应用	主要不良反应
吗替麦考酚酯(mycophenolate mofetil)	抑制T细胞、B细胞、单核巨噬细胞的增殖及抗体生成，减轻炎症反应，减少细胞黏附分子；主要用于肾移植和其他器官的移植	腹泻。肝、肾毒性较低
抗淋巴细胞球蛋白(antilymphocyte globulin)	系直接抗淋巴细胞的抗体，对T细胞、B细胞均有破坏作用；主要用于防治器官移植排斥反应	静脉注射可引起血清病及过敏性休克；注射前需作皮肤过敏试验
来氟米特(leflunomide)	选择性抑制活化T细胞的功能，也可阻断活化的B细胞增殖，还具有明显的抗炎作用；主要用于治疗类风湿关节炎、抗移植排斥反应及其他自身免疫性疾病	腹泻、可逆性转氨酶升高、皮疹等；有致畸危险，孕妇禁用

免疫抑制剂——防治器官移植排斥的"双刃剑"

器官移植术的目的是代偿性恢复受者相应器官因致命性疾病而丧失的功能,可以使许多器官衰竭的患者获得新生。但机体的免疫系统对移植器官(异物)会产生识别和控制,发生排斥反应。为抑制器官移植的排斥反应,须使用免疫抑制剂。有许多器官移植术后的患者因经济或长期用药的绝望情绪等多种原因,没能遵从医嘱,随意减量、不规则用药或停药,从而导致移植的器官被排斥,影响手术后效果。但免疫抑制剂的长期应用也可以造成肝肾损害、血压升高、继发感染或肿瘤等不良反应。所以在应用免疫抑制剂期间,不仅仅要监测血药浓度及肝肾功能等,以保证器官移植手术成果,减轻或避免不良反应的发生,还要重视患者及家庭的心理健康,帮助患者保持乐观情绪,树立战胜疾病信心。

二、免疫增强剂

免疫增强剂是指单独或与抗原同时应用时能增强机体免疫反应的物质。临床主要用于免疫缺陷病、慢性感染性疾病以及恶性肿瘤的辅助治疗。免疫增强剂种类繁多,有卡介苗、干扰素、转移因子、白细胞介素-2、胸腺素、左旋咪唑、异丙肌苷等。

卡介苗

卡介苗(Bacille Calmette-Guérin,BCG)是牛型结核分枝杆菌的减毒活菌苗,作为特异性免疫制剂,可用于结核病的预防。也可作非特异性免疫增强剂。

【作用与用途】 具有免疫佐剂的作用,增强与其合用的各种抗原的免疫原性,刺激多种免疫细胞的功能,提高机体的细胞免疫和体液免疫水平。除用于预防结核外,主要用于肿瘤的辅助治疗,如白血病、黑色素瘤和肺癌。也可用于膀胱癌术后灌洗,预防肿瘤复发。

【不良反应及防治】 接种部位可见红肿、形成溃疡、发生过敏反应。瘤体内注射偶见过敏性休克,甚至死亡。

干扰素

干扰素(interferon,IFN)是一系列具有多种功能的活性蛋白质(主要是糖蛋白),可分为IFN-α、INF-β、INF-γ,是免疫系统产生的细胞因子,是人体防御系统的重要组成部分。现已能采用DNA重组技术生产。口服不吸收,可肌内或皮下注射。

【作用与用途】 具有抗病毒、抗肿瘤和免疫调节作用。可用于预防感冒、乙型肝炎、带状疱疹等病毒感染,也可用于成骨肉瘤、毛细胞白血病、恶性黑色素瘤等多种恶性肿瘤的辅助治疗。

【不良反应及防治】 有发热、流感样症状及神经系统症状(嗜睡、精神紊乱)、皮疹、肝功能损害。大剂量可引起白细胞和血小板减少。

白细胞介素-2

白细胞介素-2(interleukin-2,IL-2),又称T细胞生长因子,为辅助性T细胞产生的具有广泛生理活性的细胞因子。现已能用基因工程生产,称人重组白细胞介素-2。

【作用与用途】 作用于各种免疫效应细胞,增强免疫细胞的活性,诱导干扰素的产生。具有调节免疫、抗肿瘤、抗病毒作用。临床主要用于治疗肾细胞癌、恶性黑色素瘤等,可控制肿瘤发展,减小瘤体体积及延长生存时间。也可与抗艾滋病药物合用治疗艾滋病。

【不良反应及防治】 可出现发热、寒战、肌肉酸痛等全身性不良反应,也可出现畏食、恶心、呕吐等消化道反应。此外还有弥漫性红斑、心肺反应、神经系统症状等。

转移因子

转移因子(transfer factor,TF)是健康人白细胞中提取的一种低分子量的多核苷酸肽,无抗原性。可将供体的细胞免疫活性转移给受体,以提高受体的细胞免疫功能。临床用于先天或获得性细胞免疫缺陷病如胸腺发育不全、免疫性血小板减少性紫癜,治疗某些抗生素难以控制的病毒和真菌感染,辅助治疗恶性肿瘤。不良反应少,偶可出现皮疹,注射部位疼痛。

胸腺素

胸腺素(thymosin)是从胸腺分离的活性多肽,现已能基因工程生物合成。可诱导T细胞分化成熟,并调节T细胞的多种功能。用于治疗胸腺依赖性免疫缺陷疾病、肿瘤、某些自身免疫性疾病及病毒感染。少数患者出现过敏反应。

异丙肌苷

异丙肌苷(isoprinosine)可增强T细胞、巨噬细胞、NK细胞的活性,促进IL-1、IL-2和干扰素的产生。临床用于急性病毒性脑炎、带状疱疹等病毒性感染及某些自身免疫性疾病,也可用于肿瘤的辅助治疗。不良反应少。

左旋咪唑

左旋咪唑(levamisole)能增强受抑制的淋巴细胞和巨噬细胞的功能,对免疫功能低下者可促进抗体生成,使低下的细胞免疫功能恢复正常。主要用于免疫功能低下及肿瘤的辅助治疗,也可改善多种自身免疫性疾病的免疫功能异常症状。主要有恶心、呕吐、腹痛等胃肠道反应,偶见肝功能异常、白细胞及血小板减少等。

依那西普

依那西普(etanercept)可结合血清中肿瘤坏死因子(TNF),阻断TNF介导的异常免疫反应及炎症过程。主要用于治疗类风湿关节炎。不良反应主要是局部注射的刺激反应。

 知识链接

自身免疫性疾病

自身免疫性疾病是指机体对自身抗原发生免疫反应而导致自身组织损害引起的疾

病。临床上可分为器官特异性自身免疫病和系统性自身免疫病。器官特异性自身免疫病主要有慢性淋巴细胞性甲状腺炎、甲状腺功能亢进、胰岛素依赖型糖尿病、重症肌无力等。系统性自身免疫病有系统性红斑狼疮、类风湿关节炎、系统性血管炎、硬皮病、自身免疫性溶血性贫血、甲状腺自身免疫病等。一般以对症治疗及控制病情进展为主，治疗方案和药物剂量应注意个体化的原则，并注意观察药物的不良反应。

三、计划免疫用药

计划免疫是根据人群的免疫状况和传染病的流行情况，利用安全有效的疫苗，有计划地预防接种，以达到预防和控制传染病的目的。国家免疫规划的实施，保证了适龄儿童疫苗接种率，有效降低了疫苗可预防性传染病的发病率。国家免疫规划疫苗见表10-2-2。

表10-2-2 国家免疫规划疫苗儿童免疫程序表（2021年版）

可预防疾病	疫苗种类	接种途径	剂量	接种年龄														
				出生时	1个月	2个月	3个月	4个月	5个月	6个月	8个月	9个月	18个月	2岁	3岁	4岁	5岁	6岁
乙型病毒性肝炎	乙肝疫苗	肌内注射	10μg 或 20μg	1	2					3								
结核病[1]	卡介苗	皮内注射	0.1ml	1														
脊髓灰质炎	脊灰灭活疫苗	肌内注射	0.5ml				1	2										
	脊灰减毒活疫苗	口服	1滴或 2滴					3								4		
百日咳、白喉、破伤风	百白破疫苗	肌内注射	0.5ml				1	2	3				4					
	白破疫苗	肌内注射	0.5ml															5
麻疹、风疹、流行性腮腺炎	麻腮风疫苗	皮下注射	0.5ml								1		2					

可预防疾病	疫苗种类	接种途径	剂量	接种年龄														
				出生时	1个月	2个月	3个月	4个月	5个月	6个月	8个月	9个月	18个月	2岁	3岁	4岁	5岁	6岁
流行性乙型脑炎[2]	乙脑减毒活疫苗	皮下注射	0.5ml								1			2				
	乙脑灭活疫苗	肌内注射	0.5ml								1、2			3				4
流行性脑脊髓膜炎	A群流脑多糖疫苗	皮下注射	0.5ml							1		2						
	A群C群流脑多糖疫苗	皮下注射	0.5ml												3			4
甲型病毒性肝炎[3]	甲肝减毒活疫苗	皮下注射	0.5或1.0ml										1					
	甲肝灭活疫苗	肌内注射	0.5ml										1	2				

注：1. 主要指结核性脑膜炎、粟粒性肺结核。

2. 选择乙脑减毒活疫苗接种时，采用两剂次接种程序。选择乙脑灭活疫苗接种时，采用四剂次接种程序；乙脑灭活疫苗第1、2剂间隔7~10d。

3. 选择甲肝减毒活疫苗接种时，采用一剂次接种程序。选择甲肝灭活疫苗接种时，采用两剂次接种程序。

任务解析和岗位对接

环孢素的不良反应有肾毒性，肝毒性，继发性感染如病毒感染；继发性肿瘤，此外还可出现食欲减退、多毛、牙龈增生、血压升高、震颤等。用药期间应嘱咐患者定期监测血药浓度，检查肝肾功能，监测血压变化等，注意自身防护避免感冒等。

岗位对接参考下面任务工作清单模拟完成。

用药前	护理评估	①健康评估：观察健康状况和精神状态，了解既往病史等；②用药禁忌评估：评估患者是否有肾功能异常、高血压、病毒感染及对本药过敏等情况；③用药情况评估：了解用药史，是否应用肾上腺皮质激素类药物等其他免疫抑制药，叠加使用可增加感染概率；是否应用雌激素、雄激素、维拉帕米、大环内酯类抗生素、氟康唑、喹诺酮类等抑制细胞色素$P_{450}3A$药酶的药物，可增加环孢素的肝肾毒性等；④适当了解其他相关信息等。
	调配药品	①环孢素胶囊：25mg；环孢素软胶囊：10mg、25mg、50mg、100mg；环孢素口服液：5g/50ml；环孢素注射剂：250mg/5ml；器官移植时环孢素于移植前12h口服，每日8～10mg/kg，维持1～2周，减至每日2～6mg/kg；静脉滴注仅用于不能口服的患者，移植前4～12h给予3～5mg/kg，以5%葡萄糖液或生理盐水稀释成1:20至1:100的浓度于2～6h缓慢滴注；②其他药物参见相关项目任务。
	提示建议	①遵从医嘱，避免不规律用药或随意减量、停药；②未明事项应查阅药品说明书或向医师、药师等反馈。
用药中	护理问题	①定期检测免疫细胞成分，观察是否发生排斥现象等；②出现明显肝肾毒性、高血压及震颤、头痛等；③发生继发感染和肿瘤的危险；④药物正确的给药方法等；⑤其他可能影响疗效的问题等。
	护理措施	①遵医嘱或处方，严格掌握剂量及给药途径，定期监测血药浓度、肝肾功、血常规、血压等；②密切关注患者的用药反应，是否有排斥现象、继发感染等，配合进行日常起居的生活指导。
	用药要点	①环孢素用药方案须由专科医生制定，并根据需要及时调整，注意定期监测血药浓度；②加强不良反应观察和处置。
用药后	健康教育	①适度介绍药物治疗方案和有关康复常识，引导患者平抚情绪，缓解焦虑，树立战胜疾病信心，配合治疗；②对病情较危重，而无法面对自己疾病的患者，待病情稳定后再作宣教等；③建议培养合理的生活习惯，推荐健康膳食处方、适度运动等。
	评价效果	①客观评价免疫抑制药物的疗效、安全性及近远期治疗效果；②综合判断采取的用药护理措施、方法的适宜性；③了解患者对治疗药物相关知识的知晓度是否提高，能否坚持和配合治疗等。
	小结过程	①整理物品、记录资料，回顾合理使用环孢素等药物的要点；②小结本任务用药护理心得；查找不足，制订改进措施等。

本任务学习重点是常用免疫抑制剂环孢素、免疫增强剂卡介苗和干扰素的作用、用途、不良反应及用药护理。学习难点是免疫应答和免疫调节剂的作用,及药物间的相互作用。学习过程中理解免疫抑制剂在防治器官移植排斥反应中的利与弊;了解计划免疫程序;注重患者的心理疏导及遵从医嘱的重要性;做好用药指导及护理,提高运用知识解决问题的能力。

❓ 思考与练习

1. 简述免疫抑制剂的主要不良反应。

2. 简述儿童疫苗接种注意事项。

3. 对以下用药护理案例进行分析。

新生儿,男,足月产,出生后医学评估健康,皮内注射卡介苗以预防结核病。

试分析并回答:①新生儿接种卡介苗后应嘱咐家长注意观察什么反应? ②卡介苗的其他应用有哪些? ③1岁内婴幼儿需要接种哪些疫苗? ④在这个案例中,护士应该在哪些方面体现专业精神和职业素养?

(巴 艳)

项目十一 | 抗微生物药与用药护理

项目十一数字内容

本项目包括抗微生物药的基本概念、抗生素、化学合成抗微生物药、抗结核病药、抗真菌药、抗病毒药、消毒防腐药，涵盖了临床护理中常见的感染疾病的常用药。

其中应重点掌握青霉素类、头孢菌素类、喹诺酮类药物、磺胺类及磺胺增效药、抗结核病药等代表药物的作用与用途、主要不良反应和用药护理措施，熟悉大环内酯类、氨基糖苷类等临床常用药的主要特点，了解抗真菌药、抗病毒药、消毒防腐药的分类和常用药物。

学习本项目有助于护士在未来相关疾病临床护理中，学会遵医嘱合理用药，观察疗效，做好不良反应的防治措施，并高度重视药物滥用的危害性，能够正确指导患者合理用药，提高用药护理能力。

任务一 认识抗微生物药

学习目标

知识目标：
1. 掌握抗生素、抗菌谱、抗菌后效应、耐药性的概念。
2. 熟悉抗微生物药的应用和用药指导原则。
3. 了解抗微生物药的作用机制及耐药性的发生机制。

技能目标：
1. 熟练掌握抗微生物药用药护理并提供用药咨询服务的技能。
2. 学会观察抗微生物药的疗效及监测不良反应。

素质目标：
具有关爱感染性疾病患者的人文修养，养成严谨求实、爱岗敬业的职业素质。

导入情景：

患者，男，55岁，天热工作忙，进食隔夜未加热的凉菜后开始腹泻，一晚上五六次，脸色苍白，头昏眼花，疲乏无力，自行服用小檗碱未见明显改善，并出现低热、虚脱等现象。医生检查后，拟诊为肠道感染，给予静脉滴注左氧氟沙星，同时口服庆大霉素以及补液治疗，并要求留院观察。患者认为治疗方案太麻烦，不愿接受。

工作任务：

1. 确定医生治疗方案的合理性，并向患者做好解释。

2. 正确指导患者配合治疗，进行用药宣教，制定用药护理措施。

3. 在这个案例中，护士应该在哪些方面体现专业精神和职业素养？

抗微生物药是指能抑制或杀灭病原微生物，防治感染性疾病的药物，主要包括治疗细菌感染的药物、抗真菌药和抗病毒药等。用于抑制或杀灭体表和周围环境微生物的药物称为消毒防腐药。用于体内抗微生物、寄生虫及恶性肿瘤的药物统称为化学治疗药物，简称化疗药物。

在应用化疗药物时，需注意药物、机体和病原体三者之间的相互关系（图11-1-1）。充分发挥药物的治疗作用，调动机体的抗病能力，避免或减少药物的不良反应，延缓耐药性的产生。

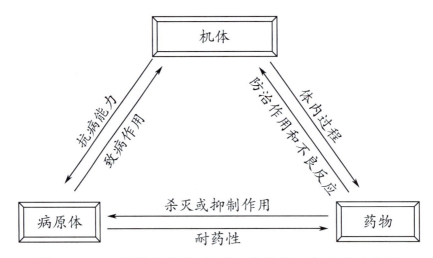

图 11-1-1　抗微生物药、机体、病原体三者关系示意图

一、基本概念和常用术语

1. **抗生素**　是指某些微生物在代谢过程中产生的能抑制或杀灭其他病原微生物的化学物质。包括天然抗生素和半合成抗生素两类。

2. 抗菌谱　是指抗微生物药的抗菌范围,是临床选择抗微生物药的重要依据。根据抗菌范围的大小,可将抗微生物药物分为窄谱抗微生物药和广谱抗微生物药。

(1)窄谱抗微生物药:仅对一种病原微生物或局限于某属病原微生物有抑制或杀灭作用的药物,如异烟肼仅对结核分枝杆菌有效。

(2)广谱抗微生物药:指对多种病原微生物都有抑制或杀灭作用,如四环素、氯霉素等。

3. 抗菌活性　是指抗微生物药抑制或杀灭病原微生物的能力,一般用最低抑菌/杀菌浓度表示。

4. 抑菌药或杀菌药　仅能抑制病原微生物生长繁殖的药物称为抑菌药,如大环内酯类、四环素类等。不仅能抑制病原微生物生长繁殖,而且具有杀灭作用的药物称为杀菌药,如青霉素类、头孢菌素类等。

5. 化疗指数(CI)　是评价化疗药物安全性及应用价值的重要指标,常以化疗药物的半数致死量(LD_{50})与半数有效量(ED_{50})的比值来表示。通常,化疗指数愈大,临床价值愈高,药物的安全性愈大。

6. 抗菌后效应(PAE)　是指病原微生物与抗微生物药短暂接触后,血中药物浓度低于最低抑菌浓度或被机体消除后,病原微生物的生长繁殖持续受抑制的现象。PAE 持续时间越长,可以适当延长用药间隔时间,而疗效不减。

二、抗微生物药作用机制

抗微生物药主要通过干扰病原微生物的生化代谢过程,影响其结构与功能而产生杀灭或抑制作用。常用抗微生物药主要作用机制包括六个方面(图11-1-2)。

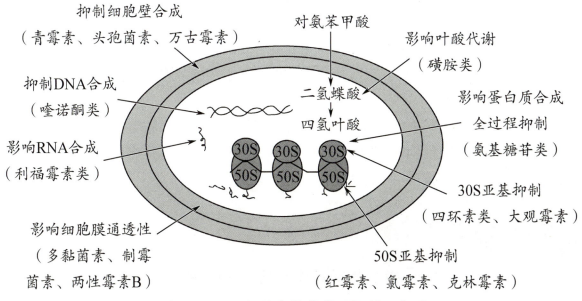

图 11-1-2　抗微生物药作用机制示意图

1. 抑制细菌细胞壁的合成　细菌外面有一层坚韧而富有弹性的细胞壁,是维持细菌体内环境及正常生长的重要结构。细胞壁的主要结构成分是肽聚糖,又称黏肽。β-内酰胺类抗生素能阻碍黏肽合成,致使细胞壁缺损,菌体外水分内渗,菌体肿胀、变性,最终破裂死亡。

2. 影响胞浆膜的通透性　细菌的胞浆膜(也称细胞膜)位于细胞壁内侧,包着细胞质。多黏菌素类能选择性地与细菌胞浆膜中的磷脂结合而起抗菌作用。制霉菌素、两性霉素B和咪唑类药物能使真菌胞浆膜受损,通透性增加,菌体内物质外漏,造成细菌死亡。

3. 抑制蛋白质的合成　氨基糖苷类和四环素类能特异性地作用于30S亚基,大环内酯类、氯霉素和林可霉素均可作用于50S亚基,从而影响其蛋白质合成,产生抑菌或杀菌作用。

4. 影响叶酸代谢　磺胺类和甲氧苄啶分别抑制二氢叶酸合成酶与二氢叶酸还原酶,妨碍叶酸代谢,最终影响核酸合成,抑制细菌生长繁殖。

5. 抑制核酸合成　喹诺酮类药物主要是通过阻碍细菌DNA的复制、转录和重组,导致细菌细胞分裂繁殖受阻、合成蛋白的过程受阻,抑制细菌生长繁殖。

三、病原体耐药性的发生机制

耐药性又称抗药性,指病原体及肿瘤细胞等长期或反复接触化学治疗药物敏感性降低的现象。分为天然耐药性和获得性耐药性两种。当病原体对某种化学治疗药物产生耐药性后,对其他同类或不同类化学治疗药物同样耐药时,称为交叉耐药性。耐药性的发生机制主要有以下四种:

1. 产生灭活酶　耐药菌株可以通过基因突变或诱导表达等机制,产生破坏药物结构或影响药物作用的特异性地灭活酶。

2. 改变细菌胞质膜通透性　耐药菌株可通过各种途径使菌体胞质膜的跨膜转运机制发生改变,使抗微生物药不易进入菌体,从而耐药。

3. 细菌体内药物结合的靶位结构发生改变　细菌与抗微生物药接触后产生新的靶蛋白,保护性地与抗微生物药结合,或耐药菌株改变了细胞内膜上的抗微生物药结合靶蛋白,导致细菌耐药。

4. 其他　相对较多,如细菌对磺胺类产生耐药性,可由对磺胺类药物具有拮抗作用的底物对氨基苯甲酸产生增多所致;某些影响病原体物质代谢的化疗药物也可能使耐药病原体改变对代谢物的需要或改变代谢途径而出现耐药性。

 知识链接

微生物耐药性的危害和防控

近年来,"多重耐药性菌"由于治疗难度大,被某些人称为"超级细菌",并加以恐怖渲染，这些菌株由于多基因突变和叠加，对目前常用的各类抗微生物药均产生了不同程度的耐药性，从而导致其引发的感染采用常规抗微生物药治疗方案都没有很好效果。

多重耐药菌由于缺乏有效药物抑制和杀灭，生长和繁殖处于相对优势状态，导致其扩散趋势不断加大，特别是对老人、小孩以及免疫功能低下者更具危害性，成为感染性疾病死亡的重要因素之一。同时也导致了抗微生物药的更新率不断升高，增加了医疗成本。

大量的临床实践和研究表明，防控这些所谓的"超级细菌"并不是束手无策，合理使用抗微生物药，优化治疗方案，严格掌握适应证和避免抗微生物药的滥用就可以完全有效控制这种现象的发生和发展。

四、抗微生物药的合理应用

1. 尽早确定病原体　提倡尽早进行微生物病因性筛查和药敏试验，有针对性地选择敏感的抗微生物药，尽量避免"撒网式"用药。

2. 按临床用药指南选药　一般感染都有专业的临床用药指南，并且不断更新，应熟记常见感染性疾病的首选药物，如流行性脑脊髓膜炎可选用青霉素 G，因其致病菌脑膜炎奈瑟菌对青霉素 G 高度敏感，且药物在脑脊液中浓度较高。同时要及时补充相关知识，丰富抗感染药的知识储备。

3. 根据患者状况合理用药　感染性疾病的进程与患者的病理、生理、免疫等自身因素密切相关，直接影响抗微生物药选择。如严重肝功能不全者避免使用肝毒性的抗微生物药，如利福平、红霉素等；肾功能不全者避免使用多黏菌素、氨基糖苷类抗生素等药物；妊娠期妇女避免使用有致畸作用的甲硝唑；孕妇、幼儿禁用喹诺酮类药物以免影响软骨发育。

4. 科学合理地联合用药　一般情况下，不主张联合使用抗微生物药，以下情况可以考虑：①不明病原体的严重细菌性感染，初期可联合用药，待病因诊断明确后即调整用药；②单一抗微生物药不能控制的严重感染；③结核病、慢性骨髓炎需长期治疗者；④两性霉素在治疗隐球菌脑炎时可合用氟胞嘧啶，减少两性霉素的毒性反应；⑤大剂量青霉素治疗细菌性脑膜炎时可配伍磺胺药等。联合用药应体现药物的协同作用，减少用药剂量和提高疗效，从而降低药物的毒性和不良反应。

5. 防止抗微生物药的不合理应用　主要表现为：①病毒感染，大多数抗生素对病毒通常无效，除非伴有细菌感染或继发性细菌感染；②发热原因未明者，发热作为众多疾病最常见症状之一，在未能确定伴有感染之前，不能选用抗微生物药治疗，因此，发热者进行血常规检查是最有效的筛选措施之一；③避免局部应用，否则可加重细菌耐药和变态反应的发生；④剂量适宜，疗程准确。剂量过小达不到治疗目的且易产生耐药性，剂量过大易产生不良反应，疗程不够易导致疾病复发或转为慢性感染等。

任务解析和岗位对接

该治疗方案合理。肠道感染可选用左氧氟沙星、庆大霉素等药物，因患者出现虚脱等症状，给予补液补充治疗。在用药的过程中，护士应做好患者的心理辅导，提高患者依从性，有助于患者尽快恢复健康，并在用药护理的各个环节，认真细致关心帮助患者。

岗位对接参考下面任务工作清单模拟完成。

用药前	护理评估	①健康评估：观察患者健康状况和精神状态，了解既往病史；患者服用本类药的原因或症状；②用药禁忌评估：评估患者是否有肾功能异常或神经系统疾病等情况；③用药情况评估：了解用药史、药物过敏史；避免与茶碱或华法林等合用；适当了解其他相关信息等。
	调配药品	①左氧氟沙星注射液：0.5g/100ml，静脉滴注：0.25～0.5g/次，一日2次；②硫酸庆大霉素片剂：20mg(2万单位)、40mg(4万单位)，口服，0.25～0.5g，一日3～4次；③其他药物参见相关项目任务。
	提示建议	①严格按合理使用抗微生物药的相关规定使用药物；②如需与茶碱类同时应用，应监测茶碱的血药浓度以调整其剂量；③与华法林或其衍生物同时应用时，应监测凝血酶原时间或其他凝血试验；④性病患者治疗时，应进行梅毒血清学检查，以免耽误对梅毒的治疗；⑤未明事项应查阅药品说明书或向医师、药师等反馈。
用药中	护理问题	①患者症状改善情况及体温、血压、脉搏、心率等变化；②与药物不良反应有关症状的处理；③药物正确的给药方法等；④其他可能影响疗效的问题等。
	护理措施	①遵医嘱或处方，严格掌握剂量及给药途径，在观察疗效的同时注意观察是否出现皮疹、红斑、瘙痒、血管神经性水肿，光敏性皮炎等过敏反应；味觉异常、食欲减退、胃部不适、疼痛、恶心、呕吐等消化道反应；头晕、头痛、失眠、烦躁、焦虑等中枢神经系统反应；②密切关注患者的用药反应，症状是否得到改善，配合进行预防感染的日常生活指导；③提示有关管理规定，避免抗微生物药滥用。
	用药要点	①抗微生物药品种和规格繁多，应熟知常规药品的用法和注意事项，如左氧氟沙星静脉滴注速度每100ml至少大于60min，滴速过快易引起静脉刺激症状或中枢神经系统反应等；②加强不良反应观察和处置。
用药后	健康教育	①适度介绍药物治疗方案和有关康复常识，进行心理疏导，帮助患者平抚情绪，缓解焦虑，配合治疗；②对病情较紧急危重，而无法面对自己疾病的患者，待病情稳定后再作宣教；③要求患者用药期间尽量避免光直射；④建议患者改变不健康饮食习惯和生活方式，提高个人健康和预防疾病意识等。

评价效果	①客观评价药物疗效、安全性及近远期治疗效果；②综合判断采取的用药护理措施、方法的适宜性；③了解患者对治疗药物相关知识的知晓度是否提高，能否坚持和配合治疗等。
回顾小结	①整理物品、记录资料，回顾合理使用抗微生物药的要点；②小结本任务用药护理心得；查找不足，制订改进措施等。

学习小结

　　本任务主要介绍了抗微生物药物的基本概念和常见术语、抗微生物药物的作用机制、耐药性的发生机制及抗微生物药物的应用和用药指导原则。其中重点是抗微生物药物的基本概念如抗生素、抗菌谱、抗菌后效应，难点是抗微生物药物的合理应用，临床运用抗微生物药时，应注意机体、病原体和药物三者之间的相互关系，充分发挥药物的防治作用，避免不良反应并防止耐药性的产生。

思考与练习

　　1. 分别说出抗微生物药的作用机制和病原微生物产生耐药性的主要机制。

　　2. 耐药性和耐受性的产生都是由于反复多次用药引起的不良反应，请同学们讨论并回答这两个概念的区别。

　　3. 对以下用药护理案例进行分析。

　　患者，女性，5 岁，半年前因淋雨受凉出现发热、缺氧、剧烈咳嗽伴铁锈样泡沫痰等症状，经检查诊断为大叶性肺炎，入院给予以青霉素静脉滴注为主的治疗，1 周后痊愈出院。该患者 1 周前感冒伴有低热、咳嗽、胸闷等症状，曾自行口服阿莫西林胶囊，1d 前病情加重而就医，经病原学检查等，诊断为社区获得性肺炎，给予阿奇霉素静脉滴注，配合祛痰镇咳等药物治疗。患者母亲感到不解，都是"肺炎"为啥用药不同，将青霉素和阿奇霉素一块用是不是更"保险"？她带着这些疑问来寻求护士的帮助。

　　请思考并回答：①该患儿是否可同时使用青霉素和阿奇霉素？②结合患儿治疗过程中，说出如何做好用药护理。③综合上述情况，护士应采取哪些措施，配合家长制订合理看护方案，体现对患儿的关爱、帮助？

（刘　倩　张　庆）

任务二　β-内酰胺类抗生素与用药护理

知识目标：

1. 掌握青霉素类、头孢菌素类的药物作用、临床用途、不良反应及用药注意事项。
2. 熟悉其他β-内酰胺类药物的抗菌谱、临床用途及作用机制。
3. 了解β-内酰胺类产生耐药性的机制。

技能目标：

1. 熟练掌握β-内酰胺类药物的用药护理并提供用药咨询服务的技能。
2. 学会观察β-内酰胺类药物的疗效及监测不良反应。

素质目标：

具备关爱感染性疾病患者的人文修养，养成严谨求实、爱岗敬业的职业素养。

　工作情景与任务

导入情景：

患者，男，43岁，长期患有咽峡炎，1周前因淋雨后出现咽喉疼痛咳嗽、发热、浑身酸痛等症状，自行口服板蓝根冲剂，3d后咽喉部肿痛至失声，来医院就诊，查体：体温39℃、扁桃体Ⅲ°肿大。诊断为急性扁桃体炎。青霉素皮试结果为阴性。医嘱：青霉素400万U静脉滴注，每日2次；布洛芬缓释胶囊，发热时口服，每次0.3g。

工作任务：

1. 青霉素的主要不良反应是什么？
2. 青霉素应用前需注意哪些事项？
3. 在这个案例中，护士应该在哪些方面体现专业精神和职业素养？

　　β-内酰胺类抗生素是一类化学结构中含有β-内酰胺环的抗生素，具有抗菌活性强、毒性低、适应证广及临床疗效好的特点，包括青霉素类、头孢菌素类和其他β-内酰胺类。其共同抗菌机制是通过抑制细菌细胞壁肽聚糖（黏肽）的合成，造成细胞壁破损而死亡，属繁殖期杀菌剂。因哺乳动物细胞无细胞壁，本类药物对人和动物的毒性相对较小。

一、青霉素类

　　本类药物按其来源分为天然青霉素和半合成青霉素两类。

（一）天然青霉素

青霉素

青霉素（benzylpenicillin）常用其钠盐或钾盐，其剂量用国际单位 U 表示，效价为 1mg 青霉素钠相当于 1 670U，1mg 青霉素钾相当于 1 598U。其干燥粉末在室温中稳定，易溶于水，但水溶液在室温中不稳定易生成过敏物质青霉噻唑和青霉烯酸，诱发过敏反应，同时易被酸、碱、醇、氧化剂、金属离子分解破坏。故静脉滴注时应选用 0.9% 氯化钠注射液配制，现用现配。青霉素不耐酸，不耐酶，不宜口服，一般采用肌内注射，必要时静脉给药。青霉素绝大部分以原形迅速经肾排泄，$t_{1/2}$ 为 0.5～1h，但有效作用时间可维持 4～6h。为延长青霉素作用时间，可采用长效制剂，如普鲁卡因青霉素（procaine penicillin）和苄星青霉素（benzathine penicillin，长效西林）。前者一次注射 30 万单位，可维持 24h；苄星青霉素一次注射 120 万单位，可维持 15d，尤其适用于心内膜炎、梅毒等的治疗。

【抗菌作用】 青霉素 G 为窄谱抗生素，对 G^+ 菌作用强，对 G^- 菌作用弱或无效，对病毒、真菌、支原体、立克次体无效。敏感菌主要有：①革兰氏阳性球菌，如溶血性链球菌、肺炎链球菌、甲型溶血性链球菌和敏感金黄色葡萄球菌等。②革兰氏阴性球菌，如脑膜炎奈瑟菌、淋病奈瑟菌。③革兰氏阳性杆菌，如白喉棒状杆菌、炭疽芽孢杆菌、产气荚膜芽孢梭菌及破伤风梭菌等。④螺旋体、放线菌等，如梅毒螺旋体、钩端螺旋体、回归热螺旋体及放线菌等。

【耐药性】 某些细菌如金黄色葡萄球菌等易产生 β- 内酰胺酶，破坏青霉素的核心结构 β- 内酰胺环，使其失去抗菌活性，产生耐药性，目前青霉素的耐药性比较常见。

 知识链接

革兰氏染色与青霉素的选择性

革兰氏染色是由丹麦医生汉斯·克里斯蒂安·革兰氏（Hans Christian Gram）于 1884 年所发明用来鉴别细菌的方法，这种染色法将细菌分成革兰氏阳性菌与革兰氏阴性菌。革兰氏染色的对象是细菌的细胞壁，阳性菌由于其细胞壁较厚、肽聚糖网层次较多且交联致密，不宜被乙醇或丙酮脱色处理，故仍呈紫色；而革兰氏阴性菌因其细胞壁薄、外膜层类脂含量高、肽聚糖层薄且交联度差，遇脱色剂后呈现无色，再经沙黄等红色染料复染呈红色。

青霉素等药物主要破坏细胞壁肽聚糖的合成，对革兰氏阳性菌杀灭作用更强大，故更敏感。

【临床用途】 青霉素因其低毒高效，可作为部分敏感菌和螺旋体感染的首选药。

1. 革兰氏阳性球菌感染 溶血性链球菌引起的咽炎、中耳炎、扁桃体炎、蜂窝织炎、丹毒、猩红热等；肺炎链球菌引起的大叶性肺炎、脓胸、支气管肺炎等；甲型溶血性链球菌引起的心内膜炎;敏感的金黄色葡萄球菌引起的疖、痈、骨髓炎、败血症等。

2. 革兰氏阴性球菌感染 脑膜炎奈瑟菌引起的流行性脑膜炎、淋病奈瑟菌引起的淋病等。

3. 革兰氏阳性杆菌感染 破伤风、白喉、气性坏疽等,但因青霉素仅能杀菌而不能中和外毒素,治疗时需配合相应的抗毒素血清。

4. 螺旋体感染 如梅毒、钩端螺旋体病、回归热等,是首选的病因性治疗,多采用长效制剂,如苄星青霉素或普鲁卡因青霉素。

5. 放线菌感染 如放线菌引起的局部肉芽肿样炎症、脓肿、多发性瘘管及肺部感染、脑脓肿等需大剂量、长疗程用药。

【不良反应及防治】

1. 过敏反应 为青霉素最常见的不良反应,轻者表现为荨麻疹、皮炎、药物热、血管神经性水肿等,严重者可致过敏性休克,表现为呼吸困难、胸闷、面色苍白、发绀、出冷汗、脉搏细弱、血压下降、昏迷、惊厥等。如抢救不及时,可出现呼吸和循环衰竭而死亡。因此使用青霉素时,应高度重视其过敏反应,其防治措施在护理工作中须熟练掌握。

(1)一问:用药前应详细询问患者有无药物过敏史和过敏性疾病史(包括父母、直系血缘关系),对青霉素过敏者禁用,有过敏疾病史者慎用。

(2)二试:凡初次使用、用药间隔3d以上、用药过程中更换批号时,必须做皮肤过敏试验。应注意少数患者在皮试时即可发生过敏性休克,使用青霉素前应备齐抢救药品和器械。皮试阳性者禁用。

(3)三观察:阴性者注射完毕后需密切观察30min,无任何不适方可让患者离开。

(4)四抢救:一旦发生过敏性休克,应立即皮下或肌内注射0.1%肾上腺素0.5~1.0mg,效果不明显者30min后重复1次。严重者稀释后缓慢静脉注射或静脉滴注;心跳停止者,可心内注射,酌情加用糖皮质激素、H_1受体拮抗药;呼吸困难者给予吸氧及人工呼吸,必要时作气管切开。

(5)五避免:避免患者在饥饿时注射青霉素;部分患者因皮肤接触亦可引起严重过敏反应,应避免局部用药。

 护理学而思

心存侥幸,遗恨终生

患者甲因咳嗽、咳痰、周身无力前往某医院就诊,医生诊断为上呼吸道感染,医嘱为静脉滴注青霉素,患者甲皮试阴性取药后,为图方便,自行回家注射。因其与社区诊所护士乙沾亲带故,要其到家输液。护士乙到家中后,问询其皮试阴性后,未加思索,就开始进行静脉滴注。输注15min后,患者甲出现寒战、冷汗等症状,护士乙根据以往经验,迅速取来肾上腺素为其注射。然而15min后,患者甲出现了口唇发绀、呼吸困难、四肢发冷等症状,紧急送医抢救无效死亡。医院诊断为青霉素过敏性休克死亡。该案例经法院调查、判决护士乙承担"非法行医"的刑事责任。

青霉素过敏反应特别是过敏性休克在临床属于急重症,抢救需要由专业医生带领护士,采取药物、吸氧、心脏起搏等多种措施共同完成。乙作为护士,在不具备治疗和抢救条件的家中擅自进行静脉操作,发生休克后,违反规定,自行进行抢救,造成患者死亡,确实违反了有关法律法规。而患者甲心存侥幸,不在正规医疗单位治疗,结果导致悲剧发生。

作为护理人员应敬畏科学,绝不能有半点马虎和侥幸之心,严格遵守各种规章制度,时刻牢记护理岗位职责,真正做到恪守救死扶伤的职业道德。

2. 赫氏反应　应用青霉素治疗梅毒、钩端螺旋体病和炭疽病时,可有症状加重的现象,表现为全身不适、寒战、发热、咽痛、肌痛、心跳加快等,并可危及生命。

3. 青霉素脑病　青霉素大剂量快速静脉给药时,可引起头痛、肌肉震颤、惊厥、昏迷等,类似癫痫发作,称为青霉素脑病。婴儿、老人及肾功能不全的患者尤易发生。

4. 其他　肌内注射时可出现局部红肿、疼痛、硬结等,钾盐尤甚,宜选深部肌内注射或缓慢静注。若青霉素钾盐大剂量静脉给药时,可出现高血钾症,导致心律失常,故钾盐不宜静注。与氨基糖苷类抗生素合用有协同抗菌作用,但不能置于同一容器内给药。

(二)半合成青霉素

本类药物是在天然青霉素的基础上引入不同侧链合成的,与天然青霉素相比,具有耐酸、耐酶、广谱等优点。其抗菌机制、不良反应与青霉素相同,与青霉素有交叉过敏反应,用前必须做青霉素皮肤过敏试验。常用半合成青霉素的分类、作用特点及用途见表11-2-1。

表11-2-1　半合成青霉素的分类及作用特点

类别	药名	作用特点及用途
耐酸青霉素类	青霉素V(penicillin V)	①耐酸,不耐酶,可口服,有轻微胃肠反应 ②抗菌谱与青霉素相似,但抗菌活性较弱 ③主要用于 G^+ 球菌引起的轻度感染,不宜用于严重感染。目前已少用。不良反应与青霉素相似
耐酶青霉素类	苯唑西林(oxacillin) 氯唑西林(cloxacillin) 双氯西林(dicloxacillin)	①耐酸,耐酶,可口服 ②抗菌谱与青霉素相似,但抗菌活性不及青霉素 ③主要用于耐青霉素的金黄色葡萄球菌感染 ④不良反应有胃肠反应,如嗳气、恶心、腹胀、腹痛、口干等;个别可发生皮疹或荨麻疹

类别	药名	作用特点及用途
广谱青霉素类	氨苄西林（ampicillin） 阿莫西林（amoxicillin） 匹氨西林（pivampicillin）	①耐酸，不耐酶，可口服 ②对 G⁺ 菌和 G⁻ 菌都有杀灭作用，对 G⁻ 杆菌作用强，但对铜绿假单胞菌、耐药金黄色葡萄球菌无效 ③主要用于敏感菌导致的泌尿道、胆道和呼吸道感染及伤寒治疗；阿莫西林还可用于幽门螺杆菌的感染；氨苄西林为肠球菌感染的首选药
抗铜绿假单胞菌的广谱青霉素类	羧苄西林（carbenicillin） 哌拉西林（piperacillin） 替卡西林（ticarcillin） 呋布西林（furbencillin） 磺苄西林（sulbenicillin）	①不耐酸，仅能注射给药，不耐酶 ②对 G⁻ 杆菌作用强，尤其是对铜绿假单胞菌作用强，对耐药金黄色葡萄球菌无效 ③主要用于 G⁻ 菌引起的感染，尤其是铜绿假单胞菌引起的严重感染，常与庆大霉素合用
抗 G⁻ 杆菌青霉素类	美西林（mecillinam） 匹美西林（pivmecillinam）	①对 G⁻ 杆菌作用强，对铜绿假单胞菌无效 ②主要用于 G⁻ 菌所致的泌尿道、软组织感染等

二、头孢菌素类

头孢菌素类抗生素是具有 β- 内酰胺环结构的半合成抗生素。其作用机制、理化特性等方面与青霉素相似，但具有抗菌谱更广、杀菌作用强、临床疗效高、对 β- 内酰胺酶较稳定、过敏反应较青霉素少的特点。

根据抗菌谱、抗菌特点、对 β- 内酰胺酶稳定性及肾毒性的不同可分为四代，各代的代表药物及作用特点见表 11-2-2。

【不良反应及防治】

1. 过敏反应　主要表现为皮疹、荨麻疹、哮喘、药物热、血清样反应等，偶见过敏性休克。头孢菌素类与青霉素类之间有部分交叉过敏反应，对青霉素过敏者慎用或禁用。发生过敏性休克的处理同青霉素。

2. 肾损害　大剂量使用头孢菌素类药有一定肾毒性，表现为蛋白尿、血尿、血清尿素氮升高等，尤以第一代为甚，肾功能不全者禁用。本类药物不宜与氨基糖苷类、强效利尿药合用，以免肾毒性增加。长期用药要定期检测尿蛋白、血尿素氮，注意观察尿量、尿色。

3. 胃肠反应　口服制剂如头孢氨苄、头孢羟氨苄、头孢拉定、头孢克洛可引起恶心、呕吐、食欲减退等，饭后服用可减轻。

表 11-2-2　头孢菌素类各代表药物及作用特点

分类	常用药物	作用特点
第一代	头孢噻吩（cephalothin） 头孢唑林（cefazolin） 头孢氨苄（cephalexin） 头孢拉定（cefradine） 头孢羟氨苄（cefadroxil）	①对革兰氏阳性菌（包括耐青霉素的金葡菌）作用强，对革兰氏阴性菌作用弱 ②对β-内酰胺酶较稳定，不及第二、三代 ③肾毒性较其他三代大 ④主要用于耐药金葡菌感染及敏感菌引起的呼吸道、泌尿道感染等
第二代	头孢孟多（cefamandole） 头孢呋辛（cefuroxime） 头孢克洛（cefaclor）	①对革兰氏阳性菌较第一代相似或稍弱，对革兰氏阴性菌作用明显增强。对部分厌氧菌有效，对铜绿假单胞菌无效 ②对β-内酰胺酶较稳定，但不及第三代、四代 ③对肾毒性较第一代小 ④主要用于敏感菌所致的呼吸道、胆道及泌尿道感染等
第三代	头孢噻肟（cefotaxime） 头孢曲松（ceftriaxone） 头孢他啶（ceftazidime） 头孢哌酮（cefoperazone） 头孢克肟（cefixime）	①对厌氧菌及革兰氏阴性菌作用较强（包括铜绿假单胞菌），对革兰氏阳性菌作用不及第一、二代 ②对β-内酰胺酶高度稳定 ③几无肾毒性 ④主要用于敏感菌引起的严重感染如泌尿道感染、肺炎、脑膜炎、败血症及铜绿假单胞菌感染等
第四代	头孢匹罗（cefpirome） 头孢吡肟（cefepime）	①广谱、高效，对某些革兰氏阴性和革兰氏阳性菌均有强大的抗菌作用 ②对β-内酰胺酶稳定性最高 ③无肾毒性 ④主要用于对二代、三代头孢菌素耐药的细菌感染

4. 二重感染　长期应用可引起肠道菌群失调，导致二重感染，尤以第三代、第四代为甚，临床应严格掌握其适应证。

5. 双硫仑样反应　应用头孢哌酮钠、头孢曲松等药物期间，饮酒或共用含乙醇的物质，可致剧烈头痛、恶心、呕吐、颜面潮红、呼吸困难、心跳加快、烦躁不安，甚至血压下降、休克等，又称醉酒样反应。一旦出现应立即停药，较重者需吸氧、静脉推注地塞米松或肌内注射纳洛酮等对症处理，静脉滴注葡萄糖液、维生素 C 等进行护肝治疗等。用药前应告诉患者使用头孢类药物期间或停药后 3～7d 内应禁止饮酒或饮用含酒精的饮料。

6. 其他　长期大量应用头孢孟多、头孢哌酮时可致低凝血酶原血症,与抗凝血药、水杨酸制剂等合用时,增加出血危险,故用药期间应注意观察患者有无出血倾向,必要时酌情补给维生素 K 等。

三、其他 β- 内酰胺类抗生素

碳青霉烯类

碳青霉烯类是目前抗微生物药中抗菌谱广,作用强,毒性低,对 β- 内酰胺酶高度稳定,且本身又能抑制 β- 内酰胺酶活性的抗生素之一。

亚胺培南(imipenem,亚胺硫霉素)本药可由特殊的外膜通道快速进入靶位,故有强大的杀菌作用,作用机制与青霉素相似,抑制细菌细胞壁的合成,导致细菌溶解而死亡。本药不耐酸不能口服,需静脉给药。临床上常与肾脱氢肽酶抑制剂的西司他丁(cilastatin)等量混合成复方制剂亚胺培南/西司他丁(tienam)联合应用。复方制剂可用于各种需氧或厌氧菌所致的尿路、皮肤软组织、呼吸道感染,以及妇科感染、骨髓炎和腹腔感染等。常见的不良反应有轻微的胃肠反应、药疹、静脉炎等;大剂量应用可有肾损害,以及惊厥、头痛或引起癫痫发作等中枢神经系统不良反应。

美洛培南(meropenem)抗菌作用与亚胺培南相似,但无须与肾脱氢肽酶抑制剂联合应用。中枢神经毒性反应较轻。

同类药还有帕尼培南(panipenem)、厄他培南(ertapenem)、法罗培南(faropenem)、多利培南(doripenem)等。

头霉素类

头霉素类自链霉菌获得,抗菌谱广,对革兰氏阴性菌作用较强,对 β- 内酰胺酶稳定。常用药物有头孢西丁(cefoxitin)、头孢美唑(cefmetazole)、头孢替坦(cefotetan)、头孢拉宗(cefbuperazone)、头孢米诺(cefminox)等,其抗菌谱和抗菌活性与第二代头孢菌素相似,用于敏感菌所致的呼吸道、泌尿道、胆道、腹腔、妇科盆腔、软组织等需氧菌与厌氧菌的混合感染。不良反应皮疹、静脉炎、蛋白尿、嗜酸性粒细胞增多等。

氧头孢烯类

常用有拉氧头孢(latamoxef,羟羧氧酰胺菌素)、氟氧头孢(flomoxef),具有与第三代头孢菌素相似的抗菌谱广和抗菌活性强的特点。对 β- 内酰胺酶极稳定。脑脊液、痰液中浓度高,血药浓度维持较久。临床主要用于敏感菌所致的呼吸和泌尿系统感染、胸膜炎、腹膜炎、胆道感染、脑膜炎、子宫附件炎及败血症等。不良反应以皮疹最多见,偶见凝血酶原减少或血小板功能障碍而致出血等。

单环 β- 内酰胺类

氨曲南(aztreonam)是人工合成的第一个应用于临床的单环 β- 内酰胺类抗生素。其抗菌谱窄，主要对需氧的革兰氏阴性菌包括铜绿假单胞菌有强大的抗菌作用，并具有耐酶、低毒、体内分布广，肾、肺、胆囊、骨骼肌、脑脊液、皮肤等组织中浓度较高，前列腺、痰、支气管分泌物中均含有一定的药量，与青霉素无交叉过敏的特点。临床可用于青霉素过敏的患者，或作为氨基糖苷类抗微生物药的替代品。常用于大肠埃希菌、沙雷氏菌、克氏杆菌及铜绿假单胞菌等所致的下呼吸道、尿路感染、软组织感染及脑膜炎、败血症等的治疗。不良反应少而轻，偶见皮疹或血清转氨酶升高、胃肠不适等。

同类药物还有卡芦莫南（carumonam）等。

β-内酰胺酶抑制剂

β-内酰胺酶抑制剂主要是抑制某些细菌产生的β-内酰胺酶而间接发挥作用，可作为自杀性底物与β-内酰胺酶不可逆结合形成稳定复合物，抑制酶的活性，从而保护β-内酰胺类抗生素产生作用，目前临床常用的有克拉维酸，舒巴坦和他唑巴坦三种。

克拉维酸（clavulanic acid，棒酸）是由链霉菌培养液中获得的，为广谱β-内酰胺酶抑制剂。抗菌谱广，抗菌活性低，口服吸收好，且不受食物、牛奶和抗胃酸药氢氧化铝等影响，与多种β-内酰胺类抗生素合用以增强抗菌作用。制剂有口服克拉维酸／阿莫西林（augmentin），注射剂克拉维酸／替卡西林（timentin），临床主要用于耐药金黄色葡萄球菌引起的感染。

舒巴坦（sulbactam，青霉烷砜）为半合成的β-内酰胺酶抑制剂，化学稳定性优于克拉维酸。制剂有舒巴坦／氨苄西林（unasyn）、舒巴坦／头孢哌酮（sulperazone）和舒巴坦／头孢噻肟（newcefotoxin）。用于治疗耐药金黄色葡萄球菌引起的混合性腹内和盆腔感染。

他唑巴坦（tazobactam，三唑巴坦）为舒巴坦衍生物，抑酶作用强于克拉维酸和舒巴坦，制剂有他唑巴坦／哌拉西林（他唑星，tazocin）。

任务解析和岗位对接

首先明确青霉素的不良反应包括过敏反应、赫氏反应、青霉素脑病及肌内注射时可出现局部红肿、疼痛、硬结等。婴儿、老人及肾功能不全的患者尤易发生。

由于青霉素易生成过敏物质青霉噻唑和青霉烯酸，诱发过敏反应，严重可导致过敏性休克，表现为呼吸困难、胸闷、面色苍白、发绀、出冷汗、脉搏细弱、血压下降、昏迷、惊厥等。如抢救不及时，可出现呼吸和循环衰竭而死亡。因此使用青霉素时，应高度重视防止出现过敏反应，现用现配。临床上在应用青霉素时注意"一问，二试，三观察，四抢救，五避免"。在用药护理具体实施中，应在关爱患者、认真细致、科学严谨等方面充分体现护理人员的专业精神和职业素养。

岗位对接参考下面任务工作清单模拟完成。

	护理评估	①健康评估：观察健康状况和精神状态，了解既往病史等；②用药禁忌评估：评估患者是否有青霉素过敏史、头孢素类药物过敏史等情况；③用药情况评估：了解用药史，避免与拟用药物有配伍禁忌的合用；④适当了解其他相关信息等。
用药前	调配药品	①青霉素 G 注射剂：40 万 U、80 万 U、100 万 U，临用前配成溶液，一般一次 40 万～80 万 U，一日 2 次，肌内注射，严重感染一日 4 次肌内注射或静脉给药，静脉滴注时，一日 160 万～400 万 U；②头孢噻吩注射剂：0.5g、1g，一次 0.5～1g，一日 4 次，肌内注射或静脉注射，严重感染时，一日 2～6g，分 2～3 次稀释后静脉滴注；③青霉素 V 片剂：0.25g（相当于 40 万 U），一次 0.5g，一日 3～4 次；④其他药物和制剂参见相关项目任务。
	提示建议	①严格按要求进行皮试，并检查结果阴性方可用药，由于存在假阴性现象，应同时做好急救准备；②青霉素静脉滴注时应选用 0.9% 氯化钠注射液配制，现用现配，不能与酸、碱、醇、氧化剂、金属离子药物配伍使用；③未明事项应查阅药品说明书或向医师、药师等反馈。
用药中	护理问题	①患者感染症状改善情况，以及体温、疼痛、血压、脉搏、心率等变化；②与药物不良反应有关症状的处理；③皮试结果的判断，药物正确的给药方法，抗感染效果不佳等；④其他可能影响疗效的问题等。
	护理措施	①遵医嘱或处方，提示避免不合理使用抗微生物药；严格掌握剂量及给药途径，注意观察是否出现过敏反应，如胸闷、心慌、出汗、血压下降及呼吸困难等，能准确实施过敏性休克抢救；②注意大剂量使用青霉素出现的头痛、反射性肌肉震颤、昏迷等神经系统症状以及治疗梅毒时的赫氏反应等；③密切关注患者的用药反应，症状是否得到改善，有无耐药性发生，配合进行预防感染的日常生活指导等。
	用药要点	①青霉素静脉滴注时应选用 0.9% 氯化钠注射液配制，现用现配；②用药后应观察 20～30min，观察是否有胸闷、心慌、出汗及呼吸困难等症状；③加强不良反应观察和处置。
用药后	健康教育	①适度介绍感染性疾病的治疗方案和有关康复常识，帮助患者平抚情绪，缓解焦虑，配合治疗；②对病情较紧急危重，可先向家属或待病情稳定后再作宣教等；③由于感染为常见病，注意合理用药与生活习惯紧密结合，如嘱咐患者头孢菌素类用药期间应禁酒。
	评价效果	①客观评价抗感染药的疗效、安全性、耐药性及近远期治疗效果；②综合判断采取的用药护理措施、方法的适宜性；③对药物治疗和不良反应及防治相关知识的知晓度是否提高，能否坚持和配合治疗等。

小结过程	①整理物品、记录资料,回顾合理使用青霉素等药物的要点;②小结本任务用药护理心得;查找不足,制订改进措施等。

学习小结

本任务主要介绍了 β- 内酰胺药物如青霉素类、头孢类、其他 β- 内酰胺药物,其中重点是青霉素药物的临床用途和不良反应,难点是针对不良反应给予正确的用药护理指导。在学习和应用中需要注意青霉素过敏反应的防治措施。

 思考与练习

1. 请说出青霉素防治过敏反应的主要措施。

2. 比较区分头孢菌素类药物各代药物的特点。

3. 对以下用药护理案例进行分析。

(1)患者,男,17 岁。扁桃体炎,拟青霉素 800 万 U 滴注治疗,皮试为阴性,给药约 1min 后,该患者出现大汗淋漓、面色苍白、呼吸困难脉搏细弱,血压降至 30/20mmHg。诊断为过敏性休克,立即就地抢救,马上停用青霉素,先后给予肾上腺素、苯海拉明等药物,并配合吸氧等措施,30min 后症状缓解。

请思考并回答:①该患者出现了典型的青霉素过敏性休克,青霉素皮试阴性者给药后也可发生,如何抢救?②试解释应用有关药物的药理依据是什么?③在这个案例中,护士应该在哪些方面体现专业精神和职业素养?

(2)患者,男,26 岁,近半年咽痛,熬夜疲劳或者着凉感冒,扁桃体就肿痛难忍,并有脓液,有时伴有发热、头痛等症状。遵医嘱后先后用过阿莫西林胶囊、头孢氨苄胶囊、罗红霉素胶囊等,效果不佳。于是将以上几种药物同时服用。

请思考并回答:①扁桃体炎先后采用阿莫西林胶囊、头孢胶囊、罗红霉素胶囊等抗生素治疗,是否正确?②效果不佳的原因可能是什么?③上述药物同时服用是否可以提高疗效?④在这个案例中,护士应该在哪些方面体现专业精神和职业素养?

(刘　倩)

任务三　其他常用抗生素与用药护理

学习目标

知识目标:

1. 掌握氨基糖苷类的共性,部分抗生素代表药的抗菌作用、用途和不良反应及注意事项。

2. 熟悉大环内酯类、氨基糖苷类的作用特点、用途、主要不良反应及使用注意事项。

3. 了解四环素类、万古霉素类和多黏菌素类等其他抗生素的作用特点、主要用途和不良反应。

技能目标：

1. 熟练掌握其他常用抗生素用药护理和合理用药的技能。

2. 学会观察药物疗效及不良反应，能够正确指导患者合理用药。

素质目标：

具备关爱感染性疾病患者的职业道德，认真细致的专业精神和尊重、理解患者的人文素养。

 工作情景与任务

导入情景：

患者，女，15 岁，因尿频、尿急、尿痛 3d，伴发热 1d 入院，经检查：T 39.2℃，尿细菌学检查：大肠埃希菌（＋）。诊断为尿路感染。医嘱予阿米卡星注射液 0.2g/ 次，肌内注射，一日 2 次。

工作任务：

1. 该患者用药是否合理？用药后患者可能会出现哪些不良反应？

2. 针对该患者，应如何开展用药护理？

3. 在这个案例中，护士应该在哪些方面体现专业精神和职业素养？

一、大环内酯类

大环内酯类是一类具有 14～16 碳内酯环结构的弱碱性抗生素。本类药物通过抑制菌体蛋白质合成而发挥速效抑菌作用，同类药物之间有交叉耐药性。

大环内酯类抗生素目前有三代：第一代常用药物有红霉素、乙酰螺旋霉素、麦迪霉素、麦白霉素等；第二代有罗红霉素、阿奇霉素、克拉霉素等；第三代有替利霉素、喹红霉素等。目前以第二代最常用。

红霉素

红霉素（erythromycin）是从链丝菌培养液中提取获得。口服良好，但有明显胃肠道反应，多采取肠溶制剂或静脉给药。体内分布较广，在胆汁中浓度可为血药浓度的 10～40 倍以上，但难以通过血脑屏障。为提高稳定性和减轻不良反应，多采用半合成品种，如琥乙红霉素、依托红霉素，另外还有可供静脉滴注的乳糖酸红霉素等。

【作用与用途】 抗菌谱与青霉素近似,对革兰氏阳性菌(如金黄色葡萄球菌、肺炎链球菌、溶血性链球菌、白喉棒状杆菌、破伤风芽孢梭菌等)有较强抑制作用,但抗菌活性不及青霉素。对革兰氏阴性菌(如脑膜炎奈瑟菌、淋病奈瑟菌、百日咳杆菌、流感嗜血杆菌及弯曲菌、军团菌等)有相当抑制作用;对支原体、衣原体、立克次体、厌氧菌等也有抑制作用。

主要用于革兰氏阳性菌的感染,尤其是金黄色葡萄球菌感染、对青霉素过敏或耐药者。是军团菌、百日咳、白喉带菌者、支原体肺炎、弯曲菌所致的肠炎或败血症、沙眼衣原体所致的新生儿结膜炎或婴儿肺炎等的首选药。

 知识链接

军团菌病

军团菌病是由军团菌属细菌引起的临床综合征。因1976年美国费城召开退伍军人大会时暴发流行而得名。军团菌多在各种水源设备设施,尤其在空调冷却水中和人工管道水中易于分布。目前,随着百姓生活水平的逐步提高,城市中高层建筑的日益增多,输水管、喷水池、空调、淋浴及加湿器等设备的普及,这些都有可能增加感染军团菌病的危险性。

【不良反应及防治】

1. 局部刺激 口服可引起恶心、呕吐、腹痛、腹泻等胃肠反应,宜饭后服用。肌内注射疼痛剧烈,不宜使用。静脉滴注浓度过高或速度过快,易发生血栓性静脉炎,应稀释后缓慢滴注。

2. 肝损害 大剂量或长期使用,尤其是酯化红霉素,可致胆汁淤积和肝转氨酶升高。长期使用应定期检测肝功能。婴幼儿慎用,孕妇及肝脏疾病患者不宜应用。

3. 耳毒性 过量或注射给药较易发生,可致耳鸣、听力减退,甚至耳聋。用药期间应注意观察有无眩晕、耳鸣等症状,一旦出现,应立即停药并通知医生。

4. 过敏反应 偶见药物热、皮疹。

5. 配伍禁忌 乳糖酸红霉素不宜与酸性溶液配伍,不可用0.9%氯化钠注射液溶解,否则可发生凝固,应先用注射用水溶解,再用5%葡萄糖溶液稀释后滴注。

乙酰螺旋霉素

乙酰螺旋霉素(acetylspiramycin)抗菌谱与红霉素相似,但作用较弱。口服吸收好,组织中和血中浓度较高,$t_{1/2}$较长。临床主要用于革兰氏阳性菌引起的呼吸道和软组织等感染以及衣原体感染,尤其是不能耐受红霉素者。

罗红霉素

罗红霉素(roxithromycin)空腹吸收良好,抗菌谱与红霉素相似。对军团菌、支原体、衣原体作用强于红霉素。临床主要用于敏感菌所致的呼吸道、泌尿生殖道、皮肤软组织及耳鼻咽喉感染，以及支原体肺炎、沙眼衣原体感染。不良反应较红霉素少，胃肠反应轻，偶见皮疹、皮肤瘙痒、头痛、头昏。应嘱患者避免驾驶、机械操作或高空作业。

阿奇霉素

阿奇霉素（azithromycin）抗菌谱较红霉素更广，对革兰氏阳性菌作用明显强于红霉素。对肺炎支原体、流感杆菌、淋病奈瑟菌和弯曲菌作用较强，对弓形虫、梅毒螺旋体也有良好杀灭作用。对厌氧菌的作用与红霉素相似。口服吸收好，分布广，组织细胞内浓度高，$t_{1/2}$ 长达 35~48h，每日仅需给药一次。临床主要用于敏感菌所致的上、下呼吸道感染、皮肤和软组织感染、泌尿道感染。不良反应发生率低，常见胃肠反应。长期或大剂量使用可致肝损害和血液系统损害。肝肾功能不全者、孕妇、哺乳期妇女慎用，对大环内酯类过敏者禁用。

克拉霉素

克拉霉素（clarithromycin，甲红霉素）口服给药受食物影响少，吸收迅速且完全，抗菌谱与红霉素相似，抗菌活性强。临床主要用于呼吸道、泌尿道、皮肤和软组织感染也可用于幽门螺杆菌的治疗。不良反应发生率较红霉素低，主要有胃肠反应、皮肤瘙痒、头痛等，偶见肝损害。肝肾功能不全、妊娠期和哺乳期妇女慎用，对大环内酯类过敏者禁用。

二、氨基糖苷类

氨基糖苷类抗生素是由氨基环醇和氨基糖分子以苷键连接而成的碱性化合物，根据不同来源，分为天然和半合成两类。天然氨基糖苷类包括链霉素、庆大霉素、卡那霉素、妥布霉素、西索米星、新霉素、大观霉素；半合成氨基糖苷类包括阿米卡星、奈替米星、依替米星等。

（一）氨基糖苷类抗生素的共性

1. 体内过程　口服难吸收，大部分以原形由肾排泄。可用于泌尿道感染。同服碳酸氢钠碱化尿液，可增强抗菌活性。口服用于肠道感染。全身感染必须注射给药。

2. 抗菌作用　抗菌谱较广，对革兰氏阴性杆菌作用强大，对革兰氏阳性菌作用较弱。庆大霉素、阿米卡星、妥布霉素对铜绿假单胞菌敏感。链霉素、阿米卡星、卡那霉素对结核分枝杆菌敏感。

3. 抗菌机制　抑制细菌蛋白质合成过程，属静止期杀菌剂。本类药物之间有部分或完全交叉耐药性。

4. 不良反应

（1）耳毒性：包括前庭神经损害和耳蜗神经损害。①前庭神经损害：表现为眩晕、恶心、呕吐、眼球震颤和共济失调；②耳蜗神经损害：表现为耳鸣、听力下降甚至耳聋。用药期间应注意患者有无眩晕、耳鸣等症状，并进行听力监测，一旦出现早期症状，应立即报告医生，及时停药。老人、儿童、哺乳期妇女慎用，孕妇禁用。与高效能利尿药呋塞米合用会加重耳毒性，应注意避免合用。

（2）肾毒性：表现为蛋白尿、管型尿、血尿等，严重时可致无尿、氮质血症和肾衰竭。长期用药期间应定期检查肾功能，尤其老人和儿童。一旦出现肾功能损害，应立即通知医生，及时调整用量或停药。肾功能不全者禁用。

（3）过敏反应：可引起皮疹、发热、血管神经性水肿等症状，甚至过敏性休克。本类药物有交叉过敏反应。

（4）神经肌肉接头阻滞：可出现心脏抑制、血压下降、肌无力、呼吸困难甚至停止。多见于大剂量静脉滴注或静脉滴注速度过快或腹腔给药，本类药物严禁静脉推注。避免与肌松药、全麻药合用；重症肌无力、血钙过低的患者禁用或慎用。用药前应准备好钙剂和新斯的明等解救药。

 知识链接

药物性耳聋

药物性耳聋指的是使用某些药物治疗疾病或人体接触某些化学制剂所引起的耳聋，是儿童后天耳聋主要原因之一。目前导致耳聋的药物主要有两类常用抗生素：第一类是氨基糖苷类抗生素，代表药有链霉素、庆大霉素和卡那霉素；第二类是非氨基糖苷类抗生素如万古霉素、林可霉素和红霉素等。另外，阿司匹林和利尿药呋塞米、依他尼酸等也有耳毒性，上述药物禁止联合使用。

（二）常用药物

链霉素

链霉素（streptomycin）是最早用于临床的氨基糖苷类抗生素药物。目前临床主要用于：①结核病，常与利福平、异烟肼合用以增强疗效；②鼠疫与兔热病，可作为首选药之一；③溶血性链球菌、甲型溶血性链球菌等引起的心内膜炎，常与青霉素配伍。不良反应多见，常见耳毒性。可引起过敏性休克，病死率高，应警惕。用药前应作皮试。一旦发生过敏性休克，应立即静脉注射葡萄糖酸钙，同时皮下或肌内注射肾上腺素解救。因毒性大，现已少用。

庆大霉素

庆大霉素（gentamicin）抗菌谱较广，对大多数革兰氏阴性杆菌有杀灭作用，对铜绿假单胞菌也有较强作用。临床主要用于：①革兰氏阴性杆菌感染所致的泌尿道、败血症、骨髓炎、肺炎、腹腔感染等；②铜绿假单胞菌感染及耐青霉素的金黄色葡萄球菌感染；③口服用于肠道感染。不良反应以肾毒性多见，耳毒性可有前庭神经损伤，甚至不可逆耳聋。偶见过敏反应，甚至过敏性休克。

阿米卡星

阿米卡星（amikacin，丁胺卡那霉素）抗菌谱与庆大霉素相似，对钝化酶稳定性极强。临床主要用于革兰氏阴性杆菌所致的感染。对卡那霉素、庆大霉素等氨基糖苷类耐药菌感染仍然有效，对铜绿假单胞菌、耐药性葡萄球菌所致感染有效，并对结核及其他非典型分枝杆菌感染有效。不良反应发生率低，但听力损害较常见，可致二重感染，偶见过敏反应。

妥布霉素

妥布霉素（tobramycin）抗菌谱与庆大霉素相似，对铜绿假单胞菌的作用比庆大霉素强3~5倍，对耐庆大霉素的菌株仍有效。临床主要用于治疗铜绿假单胞菌引起的心内膜炎、烧伤、败血症、骨髓炎等。有肾毒性、耳毒性，其中耳毒性以前庭神经损害多见，但比庆大霉素轻。

奈替米星

奈替米星（netilmicin）抗菌谱与庆大霉素相似，对耐其他氨基糖苷类的革兰氏阴性杆菌及耐青霉素的金葡菌感染有效。临床主要用于革兰氏阴性杆菌及金黄色葡萄球菌所致的泌尿生殖系统、肠道、呼吸道、伤口等感染。本药的肾、耳毒性较轻，妊娠期、哺乳期妇女、早产儿及新生儿慎用。

新霉素

新霉素（neomycin）因耳、肾毒性大，现已禁止全身用药。口服吸收很少，故口服用于肠道感染、肠道消毒及肝性脑病前期以降低血氨，还可局部外用治疗皮肤黏膜感染。

大观霉素

大观霉素（spectinomycin）属于氨基环醇类抗生素，对淋病奈瑟菌有高度的抗菌活性，易产生耐药性。临床主要用于淋病奈瑟菌所致尿路、宫颈和直肠感染，尤其对青霉素、四环素耐药或对青霉素过敏的淋病患者。

不良反应少，可出现眩晕、恶心、发热、头痛、局部不适等，偶见皮疹。

三、四环素类等其他抗生素

（一）四环素类

四环素类在碱性溶液中易破坏，主要通过抑制细菌蛋白质合成而产生抗菌作用，属速效抑菌剂。对大多数革兰氏阳性菌和阴性菌、立克次体、支原体、衣原体、螺旋体及阿米巴原虫均有抑制作用，属广谱抗生素，分为天然四环素类和半合成四环素类。天然四环素类有四环素（tetracycline）、土霉素（oxyetracycline）和金霉素（aureomycin）等，为第一代四环素类。半合成四环素类有多西环素（doxycycline）、米诺环素（minocycline）和美他环素（methacycline）等，为第二代四环素类；通过对米诺环素进行结构改造而得到具有更加广谱的抗菌活性的替加环素（tigecycline），为第三代四环素类。

四环素

四环素(tetracycline)口服吸收不完全,易受食物的影响,可与钙、镁、铝、铁等多价金属离子形成络合物而妨碍吸收。吸收后广泛分布于组织和体液中,不易透过血脑屏障,但可透过胎盘和进入乳汁,主要以原形经肾排泄。

【作用与用途】 抗菌谱广,对革兰氏阳性菌较革兰氏阴性菌作用强,对肺炎支原体、立克次体、衣原体、螺旋体、放线菌及阿米巴原虫等也有抑制作用。但对伤寒杆菌、副伤寒杆菌、铜绿假单胞菌、结核分枝杆菌无效。

临床主要用于立克次体、支原体、衣原体感染;也可以用于霍乱、兔热病、鼠疫、布鲁菌病,以及对青霉素过敏的破伤风、气性坏疽、淋病、梅毒、钩端螺旋体病和放线菌等感染。

【不良反应及防治】

1. 局部刺激 口服可引起恶心、呕吐、上腹不适、腹胀、腹泻等胃肠刺激症状,宜饭后或与食物同服。服药时多饮水,避免卧床服药;肌内注射可引起局部疼痛、炎症和坏死,禁止肌内注射;静脉注射可引起静脉炎和血栓,宜稀释后(浓度<0.1%)缓慢滴注。

2. 二重感染 长期使用广谱抗生素,敏感菌的生长受抑制,不敏感菌(包括真菌)趁机大量增殖,引发新的感染。常见有:①假膜性肠炎,多为金黄色葡萄球菌、难辨梭状芽孢杆菌所致,表现为肠壁坏死、剧烈腹泻、休克等凶险症状,应立即停药,采用万古霉素、甲硝唑等治疗。②真菌感染,以白念珠菌多见,表现为鹅口疮、肠炎、阴道炎等,应立即停药,并用抗真菌药治疗。

3. 影响骨、牙生长发育 可与钙离子形成络合物沉积于骨骼、牙齿中,造成牙齿黄染及釉质发育不全,影响骨骼生长发育。孕妇、哺乳期妇女及8岁以下小儿禁用。

4. 其他 大剂量、长期使用可引起肝、肾损害。偶见皮疹、发热和血管神经性水肿等过敏反应。

多西环素和米诺环素

多西环素(doxycycline,强力霉素)和米诺环素(minocycline)抗菌谱与四环素相似,口服吸收良好,抗菌活性比四环素强,对耐四环素的细菌仍有效。临床用途与四环素相似,常作为四环素的替代品。不良反应以胃肠道反应多见,多西环素偶致皮肤过敏引起红斑、光感性皮炎以及血液系统损害,用药期间应注意暴露皮肤部位避光措施,一旦出现应立即报告医生并及时停药。米诺环素可出现头昏、恶心、呕吐及运动失调等前庭反应,用药期间不宜从事高空作业、驾驶和机器操作。

替加环素

替加环素(tigecycline)是通过对米诺环素进行结构改造而得到的抗菌活性更强的广谱抗生素,需静脉注射给药。对大多数革兰氏阳性菌、革兰氏阴性需氧菌和厌氧菌有很好的抗菌作用,对耐药金葡菌、耐药肺炎链球菌有较好的抗菌效果。但铜绿假单胞菌对其耐药。临床主要用于18岁以上由敏感菌所致的复杂性腹腔内感染、复杂性皮肤和皮肤软组织感染,以及社区获得性细菌性肺炎。不良反应常见胃肠反应。

（二）其他抗生素

氯霉素和甲砜霉素

氯霉素（chloramphenicol）通过抑制菌体蛋白质的合成产生抑菌和杀菌作用，属速效抑菌剂。抗菌谱广，对革兰氏阳性菌、革兰氏阴性菌、厌氧菌、立克次体、衣原体、螺旋体等均有抑制作用，对革兰氏阴性菌作用强。

临床可用于伤寒、副伤寒沙门氏菌感染；耐药脑膜炎奈瑟菌、肺炎链球菌或流感嗜血杆菌引起的脑膜炎；立克次体感染（斑疹伤寒）、沙眼及结膜炎。不良反应主要有抑制骨髓造血功能和灰婴综合征等。氯霉素因不良反应多且重，现已少用。

甲砜霉素（thiamphenicol）抗菌谱与氯霉素近似。主要用于伤寒、副伤寒及其他沙门菌感染，以及敏感菌所致的呼吸道、胆道、尿路感染。不良反应较氯霉素轻，主要为抑制红细胞、白细胞和血小板生成，以及引起周围神经炎。

 护理学而思

做好恙虫病的用药护理

恙虫病是由恙虫叮咬引起的急性立克次体感染疾病，目前仍时有发生。恙虫病起病急，发展快，初起有畏寒、高热，焦痂、皮疹、淋巴结肿大等，继而肝脾肿大、毒血症，累及全身器官，如不及时救治有生命危险。恙虫病是立克次体感染，β-内酰胺类等对其无效，大环内酯类、氯霉素、四环素类对立克次体有强效。氯霉素因有抑制骨髓造血功能等严重不良反应，现已少用，目前治疗立克次体感染首选四环素类和大环内酯类。面对任何疾病，护士都应认真细致地实施用药护理，做到安全、合理用药，密切监测其不良反应，关爱患者生命健康。

林可霉素类

林可霉素（lincomycin，洁霉素）和克林霉素（clindamycin，氯洁霉素），其中克林霉素较林可霉素，抗菌活性及疗效优，毒性小。吸收迅速，体内分布广泛，可透过胎盘屏障和进入乳汁，但不易透过正常人血脑屏障。

【作用与用途】 抗菌谱及抗菌机制与红霉素相似，对多数革兰氏阳性菌和某些厌氧的革兰氏阴性菌有较强抗菌作用。临床主要用于革兰氏阳性球菌感染，尤其是金黄色葡萄球菌引起的急、慢性骨髓炎及关节感染，常作为首选药。也可用厌氧菌和需氧菌引起的混合感染，如胆道感染、腹膜炎、盆腔感染等。

【不良反应及防治】 不良反应常见为恶心、呕吐、腹泻等胃肠反应，长期口服可致假膜性肠炎。一旦出现严重腹泻、水样或血样大便应立即停药，并用万古霉素类或甲硝唑治疗。静脉注射过快可致心搏骤停和低血压，一般采取肌内注射或稀释后缓慢静脉滴注。本类药与氯霉素、红霉素产生拮抗，不宜合用。胃肠疾病、哮喘、肝肾功能不全者慎用,对本药过敏患者、新生儿以及深部真菌感染者禁用。

糖肽类

糖肽类由链霉菌或放线菌所产生,其结构为线性多肽。口服难吸收,体内分布广泛,可透过胎盘屏障,不易透过正常人血脑屏障,但可透过脑膜炎患者血脑屏障。该类药物主要有万古霉素(vancomycin)、去甲万古霉素(norvancomycin)和替考拉宁(teicoplanin)。

通过抑制细菌细胞壁黏肽合成,从而阻碍细菌细胞壁的合成。对革兰氏阳性菌有较强杀灭作用,对厌氧的难辨梭菌也有较好的抗菌作用。临床主要用于治疗耐药金葡菌、耐药肠球菌严重感染。

万古霉素、去甲万古霉素不良反应较多,刺激性强,肌内注射可致局部组织剧痛或坏死,不可肌内注射。输入速度过快、剂量过大可致红人综合征及血栓性血管炎,应适当控制药液浓度和滴速。可致严重的耳毒性和肾毒性,偶见皮疹、过敏反应甚至过敏性休克。本类药与多种药物可产生沉淀反应,勿与其他药物在同一输液中混合使用。

替考拉宁是新一代糖肽类抗生素,是目前革兰氏阳性菌耐药比较少的药物之一,广泛用于敏感菌的严重感染,特别是系统性混合性的严重感染,与第三代头孢菌素类、非典型β内酰胺类合用具有较好疗效。不良反应与去甲万古霉素近似而较轻。

多黏菌素类

多黏菌素 B(polymyxin B)和多黏菌素 E(polymyxin E)抗菌谱窄,对革兰氏阴性杆菌,如铜绿假单胞菌、大肠埃希菌、肺炎克雷伯菌等有强大杀灭作用。临床主要用于铜绿假单胞菌感染引起的眼、耳、皮肤、黏膜感染、烧伤创面感染及败血症,以及革兰氏阴性敏感菌引起的全身感染。本药毒性大,不良反应较多,肾损害较多见。鞘内注射可致神经系统损害症状,静脉注射可致呼吸抑制,一般不采用,应稀释后缓慢静脉滴注。肾功能不全者慎用。

利奈唑胺

利奈唑胺(linezolid,利奈唑德)为噁唑烷酮类抗微生物药。通过与细菌 50S 亚基的 23S 核糖体 RNA 上的位点结合,阻止 70S 初始复合物的形成,抑制细菌蛋白质合成。主要作用于革兰氏阳性菌。与其他抗微生物药无交叉耐药性,对多种耐药的革兰氏阳性球菌有效。

临床主要用于治疗耐万古霉素肠球菌感染,耐药金葡菌、肺炎链球菌感染,包括菌血症、肺炎以及复杂性皮肤和皮肤组织感染等。也可与新型抗革兰氏阴性菌抗生素合用治疗严重的混合性多重耐药菌感染。

不良反应主要有消化道症状、头晕、失眠、药物热、皮疹等,长期用药可见骨髓抑制和周围性神经炎,罕见乳酸性酸中毒。

磷霉素

磷霉素(fosfomycin)由多种链霉菌培养液中分离的一种广谱抗生素,现已可人工合成。通过与磷酸烯醇丙酮酸转移酶结合,阻断细菌细胞壁的合成,从而导致细菌死亡。对大多数革兰氏阳性和阴性菌均有效,尤其葡萄球菌、大肠埃希菌、沙雷菌属和志贺菌属有较高抗菌活性,对铜绿假单胞菌、粪链球菌、变形杆菌、克雷伯菌、耐药金葡菌也有效。

临床主要用于敏感菌引起的尿路、皮肤及软组织、肠道等部位感染。

不良反应主要有口服可致胃肠道反应;肌内注射局部疼痛和硬结;静脉给药过快可致血栓性静脉炎、心悸等。偶可致皮疹、嗜酸性粒细胞增多、血氨基转移酶升高等反应。

任务解析和岗位对接

首先该患者的上呼吸道感染是由流感嗜血杆菌引起,流感嗜血杆菌是革兰氏阴性杆菌,氨基糖苷类(庆大霉素、阿米卡星、妥布霉素)对其有效,所该患者用药合理。阿米卡星具有氨基糖苷类共性,不良反应主要有肾毒性、耳毒性、过敏反应和神经肌接头阻滞。

岗位对接参考下面任务工作清单模拟完成。

用药前	护理评估	①健康评估:观察患者健康状况和精神状态,了解既往病史等;②用药禁忌评估:孕妇、肾功能不全、肌无力、低血钙患者禁用;③用药情况评估:了解用药史及药物过敏史,避免与其他抗感染药、利尿药、肌松药、全麻药等合用;④适当了解其他相关信息等。
	调配药品	①阿米卡星注射液:0.1g(10万单位)/1ml,0.2g(20万单位)/2ml,肌内注射,或稀释于0.9%氯化钠注射液或5%葡萄糖注射液200ml缓慢静脉滴注,0.1~0.2g/次,1~2次/d;②庆大霉素注射液:8万单位/2ml,肌内注射,稀释于0.9%氯化钠注射液或5%葡萄糖注射液200ml后,缓慢静脉滴注,8万单位/次,2~3次/d;③其他药物和制剂参见相关项目任务。
	提示建议	①应避免与强效利尿药、红霉素、头孢菌素类合用,以免增加耳毒性、肾毒性;②碱性药液能增加氨基糖苷类抗菌效能,但同时增强毒性,两者合用须慎重;③建议对不合理用药及时质疑,宜短期使用(长期不良反应较多);④未明事项应查阅药品说明书或向医师、药师等反馈。
用药中	护理问题	①感染症状减轻,药物不良反应的预判与处理,如低效能呼吸形态、尿异常、听力损害等;②药物正确的给药方法等;③其他可能影响疗效的问题等。
	护理措施	①遵医嘱或处方,严格掌握剂量及给药途径,规范疗程,避免长期用药,密切关注患者的用药反应,并及时向医师反馈;②氨基糖苷类口服难吸收,口服用于肠道感染,全身感染必须注射给药,未经医师同意,不可随意更改给药方法,严禁静脉推注;③熟悉药物配伍禁忌,及时纠正不合理联合用药。
	用药要点	①严格控制给药速度和剂量,严禁静脉推注,大剂量静脉滴注或静脉滴注速度过快或腹腔给药,可阻断神经肌肉接头;②加强不良反应观察和处置,重症肌无力、血钙过低的患者禁用,用药前应准备好钙剂和新斯的明等解救药。

用药后	健康教育	①适度介绍药物治疗方案和有关康复常识,引导患者正确认识疾病,缓解焦虑,注重个人卫生,增强体质;②按医嘱合理用药,避免过量,如出现听力下降、尿异常等症状,应及时告知医师。
	评价效果	①客观评价药物疗效、安全性及近远期治疗效果,患者感染及相关症状是否得到改善;②综合判断采取的用药护理措施、方法的适宜性;③了解患者对治疗药物相关知识的知晓度是否提高,能否坚持和配合治疗等。
	回顾小结	①整理物品、记录资料,回顾合理使用阿米卡星等氨基糖苷类抗生素的要点;②总结本任务用药护理心得;③查找不足,制订改进措施等。

学习小结

　　本任务学习了氨基糖苷类、大环内酯类、四环素类和其他类抗生素。重点为氨基糖苷共性、红霉素、四环素类的作用与用途、不良反应及使用注意事项,难点为氨基糖苷的共性、红霉素、四环素类的不良反应及使用注意项。氨基糖苷主要作用于革兰氏阴性杆菌感染,具有一定的耳毒性、肾毒性、过敏反应和神经肌肉接头阻滞作用;红霉素主要用对青霉素过敏或耐药的革兰氏阳性菌的感染,是百日咳、军团菌、衣原体和支原体感染首选药,不宜用生理盐水溶解;四环素类抗菌范围广泛,临床常用于支原体、衣原体、立克次体、螺旋体等非细菌感染,长期可致肝损害、二重感染和影响骨、牙生长发育;氯霉素最严重的不良反应是抑制骨髓造血功能,应注意防范。

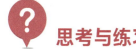

思考与练习

1. 简述氨基糖苷类抗生素和大环内酯类抗生素的共性和代表药。

2. 说出治疗革兰氏阳性菌和革兰氏阴性菌感染都可以选用哪些抗生素。

3. 对以下用药护理案例进行分析。

　　患者,女,16 岁,因反复腹痛、腹泻,伴发热 5d 入院,诊断为细菌性痢疾,医嘱予庆大霉素 16 万 U 静脉滴注,每日 1 次。因疫情反复,累积用药 10d 后患者出现耳鸣、眩晕、恶心等症状。

　　请思考并回答:①该患者用药是否合理?②患者用药后出现了什么情况?应如何防治?③说出针对该患者的用药护理要点。④在这个案例中,护士应该在哪些方面体现专业精神和职业素养?

(张耀森)

任务四　化学合成抗微生物药与用药护理

知识目标：

1. 掌握喹诺酮类药物的共性，磺胺类的种类特点和甲硝唑的用途。
2. 熟悉常用氟喹诺酮类药物的作用特点、用途，磺胺和甲氧苄啶的作用机制。
3. 了解硝基咪唑和硝基呋喃类药的种类和特点。

技能目标：

1. 熟练掌握指导感染性患者正确合理使用药物的技能。
2. 学会观察合成抗微生物药的疗效，并能及时妥善处理药物出现的不良反应。

素质目标：

具备关爱患者的职业道德，认真细致的专业精神和尊重、理解患者的人文素养。

工作情景与任务

导入情景：

患者，女，32岁，因全身不适、畏寒、发热、腹痛、腹泻，稀便每日 10 余次就诊，查体：T 38.7℃，精神较差，下腹部明显压痛，粪便细菌培养可见大量大肠埃希菌，诊断为急性细菌性肠道感染。医嘱给予诺氟沙星治疗。

工作任务：

1. 该患者用药方案是否合理，为什么？
2. 诺氟沙星应用时，护士应如何进行用药护理指导？
3. 在这个案例中，护士应该在哪些方面体现专业精神和职业素养？

　　化学合成抗微生物药是治疗感染性疾病的重要药物。应在预防、治疗疾病的过程中，针对具体患者选用适宜的化学合成抗微生物药，采取适当的剂量与疗程，在适当的时间，通过适当的给药途径用于人体，达到有效预防和治疗疾病的目的，同时减少耐药性的发生、保护患者不受或少受不良反应的损害。药物的选择应依据抗菌谱，以及药物在人体内吸收、分布、代谢和排泄等特点，还应结合患者的生理、病理情况选择用药。

　　化学合成抗微生物药主要包括喹诺酮类、磺胺类、硝基咪唑类和硝基呋喃类等，其中喹诺酮类最常用。

一、喹诺酮类

喹诺酮类是含有 4- 喹酮母核的人工合成抗微生物药,按照药物的化学结构、抗菌作用和临床用途特点分为四代(表 11-4-1)。

表 11-4-1　各代喹诺酮类抗微生物药的代表药、作用特点、临床用途

时间	代表药	作用特点	临床用途
第一代	萘啶酸(nalidixic acid)	对部分革兰氏阴性菌有效	毒性大,已淘汰
第二代	吡哌酸(pipemidic acid, PPA)	主要作用于革兰氏阴性杆菌	可用于敏感的革兰氏阴性杆菌所致的尿道和肠道感染,现已少用
第三代	诺氟沙星(norfloxacin) 氧氟沙星(ofloxacin) 左氧氟沙星(levofloxacin) 环丙沙星(ciprofloxacin) 依诺沙星(enoxacin) 培氟沙星(pefloxacin)	抗菌谱广,对革兰氏阴性菌杀菌作用强大,革兰氏阳性球菌抗菌作用增强,对支原体、衣原体、厌氧菌、结核分枝杆菌有抑制作用	广泛应用于肠道感染、尿路感染、呼吸道感染
第四代	加替沙星(gatifloxacin) 莫西沙星(moxifloxacin)	对革兰氏阳性菌的抗菌作用增强、对支原体、衣原体、厌氧的作用增强	抗菌谱更广、活性更强,临床应用逐渐增加

(一)喹诺酮类的共性

【体内过程】　氟喹诺酮类口服吸收良好,生物利用度均可达 80%~100%。药物血浆蛋白结合率低,体内分布广,在肺、扁桃体、肝、肾、胆汁、前列腺、骨组织、子宫、唾液、皮肤软组织、牙齿和齿龈、牙髓中均可达有效浓度。穿透性好,各组织和体液中药物浓度等于或高于血药浓度,有利于杀灭感染部位或体液中的病原体。大多数药物主要以原形经肾排泄,尿中浓度高,少数药物可在肝代谢经胆汁、肠道排泄。氧氟沙星和环丙沙星在胆汁中的浓度超过血药浓度。

【抗菌作用】　目前临床常用的是第三、四代喹诺酮类,抗菌谱广,对多种细菌均有效。主要包括:①革兰氏阴性杆菌如大肠埃希菌、痢疾志贺菌、铜绿假单胞菌、流感嗜血杆菌、伤寒沙门菌、奇异变形杆菌、军团杆菌属及霍乱弧菌等,均有强大的杀灭作用。②革兰氏阴性球菌如淋病奈瑟菌、脑膜炎奈瑟菌等,疗效与青霉素类接近,耐药少。③革

兰氏阳性菌如金黄色葡萄球菌、链球菌、肺炎球菌、肠球菌等，也有良好抗菌作用。④某些氟喹诺酮类药对结核分枝杆菌、支原体、衣原体、厌氧菌也有作用。

本类药物主要抑制敏感菌的DNA回旋酶，阻止DNA的拓扑异构化等环节，最终影响DNA复制，导致细菌死亡。耐药性相对较少，与其他抗微生物药之间无明显交叉耐药性。

【临床用途】

1. 呼吸系统感染　如革兰氏阴性菌、支原体、衣原体、军团菌等所致的肺炎、支气管炎。

2. 消化道系统感染　如革兰氏阴性杆菌如大肠埃希菌、痢疾志贺菌、伤寒沙门菌、奇异变形杆菌、军团杆菌属及霍乱弧菌等引起的腹泻、胃肠炎、细菌性痢疾、伤寒或副伤寒等疾病的治疗，替代氯霉素作为治疗伤寒的首选药。

3. 泌尿生殖系统感染　如用于铜绿假单胞菌、肠球菌、淋病奈瑟菌等引起的单纯性或复杂性尿路感染、前列腺炎、尿道炎、宫颈炎等。

4. 骨骼、神经、循环系统感染　由于药物穿透力强，渗入骨组织超过其他抗微生物药，对急、慢性骨髓炎和化脓性关节炎可作为首选治疗药物。也可作为青霉素和头孢菌素替代药治疗化脓性脑膜炎、败血症。

5. 其他感染　可用于五官科、皮肤软组织和外科伤口感染，部分品种也可以治疗耐药结核分枝杆菌和麻风杆菌感染。

【不良反应】

1. 消化道反应　大多数轻微，常见有恶心、呕吐、食欲减退等，停药可消失。

2. 软骨损害　动物实验证明，喹诺酮类对多种幼龄动物负重关节的软骨有损伤作用。临床偶见关节肿胀、疼痛和肌腱炎。并可经乳汁分泌，哺乳期妇女使用时应停止授乳，不宜用于14岁以下儿童及孕妇。

3. 神经系统反应　少数出现中枢兴奋症状，表现为焦虑、烦躁、失眠、头痛、头晕甚至惊厥等，是由于喹诺酮类药透过血－脑脊液屏障进入脑组织，阻断 γ－氨基丁酸与受体结合，使中枢抑制性神经元功能减弱所致。尤其有中枢神经系统疾病及癫痫患者应避免应用。

4. 过敏反应　可出现药疹、皮肤瘙痒和血管神经性水肿，少数患者出现光敏性皮炎。用药期间应避免阳光和紫外线的直接或间接照射。

【药物相互作用】　依诺沙星、培氟沙星、环丙沙星可抑制茶碱类、咖啡因和口服抗凝血药在肝内代谢，可使以上药物的血药浓度升高，应避免联合应用。若必须联用时，应进行血药浓度监测。与非甾体抗炎药并用，可增加中枢的毒性反应。

（二）常用药物

诺氟沙星

诺氟沙星（norfloxacin，氟哌酸）为第一个用于临床的氟喹诺酮类药物，口服吸收血药浓度低，且易受食物影响，但尿液、肠道、胆道中浓度高。临床主要用于敏感菌所致泌尿生殖道、肠道感染，也可外用治疗皮肤、眼部感染。

环丙沙星

环丙沙星（ciprofloxacin）口服血药浓度低，必要时可静脉滴注以提高血药浓度。对金黄色葡萄球菌、肠球菌、铜绿假单胞菌、肺炎链球菌、军团菌等抗菌活性优于诺氟沙星。甚至对氨基糖苷类、第三代头孢菌素类耐药的菌株仍有抗菌活性，但对多数厌氧菌无效。主要适用于敏感菌所致的呼吸道、泌尿生殖道、消化道、皮肤和软组织、骨与关节感染。

氧氟沙星

氧氟沙星（ofloxacin）口服吸收快而完全，血药浓度高而持久，体内分布广泛，尤其在尿液、脑脊液、胆汁、痰液中浓度高。具有环丙沙星的抗菌特点和良好的抗耐药菌特性，另外对结核分枝杆菌、部分厌氧菌及沙眼衣原体也较强的抗菌作用。适用于敏感菌引起的呼吸道、泌尿生殖道、胆道、皮肤软组织和耳鼻喉等部位的感染。由于与其他抗结核药之间无交叉耐药性，可与其他抗结核药联合用于耐药结核分枝杆菌的治疗。

左氧氟沙星

左氧氟沙星（levofloxacin）是氧氟沙星的左旋体。口服生物利用度高，抗菌活性是氧氟沙星的 2 倍，主要以原形自尿液排泄。用于敏感菌所致的各种急、慢性感染，难治性感染。不良反应在第 4 代以外的喹诺酮类药物中最低。

氟罗沙星

氟罗沙星（fleroxacin）口服吸收完全，生物利用度近 100%，广谱、高效、长效。临床主要用于敏感菌所致的呼吸道、泌尿生殖道和妇科感染。

莫西沙星

莫西沙星（moxifloxacin）为第四代喹诺酮类药，口服吸收好，分布广泛，对大多数革兰氏阳性菌和革兰氏阴性菌、厌氧菌、结核分枝杆菌、衣原体和支原体均有较强的抗菌活性。临床用于敏感细菌所致的急、慢性支气管炎、上呼吸道感染、泌尿生殖系统和皮肤软组织感染等。

第四代药物还有加替沙星、加雷沙星等药物和他们的生物利用度和抗菌活性相近或高于莫西沙星，临床用途同莫西沙星。不良反应发生率低，常见恶心、腹泻、头痛和眩晕，几乎没有光敏反应。

 护理学而思

警惕喹诺酮类的关节系统毒性

喹诺酮类药物由于作用强、不良反应轻而受到广泛应用，但其对关节及软组织的损害，由于发生晚，起病隐匿而没有受到足够重视。研究证实该类药物能永久性损伤幼年动物承重关节部位的软组织，产生承重关节及其他关节病变，目前发现喹诺酮类药物能促进蛋白质降解，导致严重的胶原蛋白代谢紊乱，使跟腱断裂或者肌腱炎的发生率升高。

尤其是儿童和喜好运动的成人更易发生永久性软组织损伤及跟腱损伤。

作为护士，为了更好地关爱患者健康，应更全面地掌握相关知识，并在护理实践中密切关注患者的实际情况，以良好的职业岗位能力和素养护卫患者生命健康。

二、磺胺类与甲氧苄啶

（一）磺胺类

磺胺类药物曾是最主要的化学合成抗微生物药，近年来由于喹诺酮类的出现和自身耐药性增多，不良反应相对较重，应用受到限制。

【作用与用途】　本类药物抗菌谱广，对溶血性链球菌，脑膜炎奈瑟菌、肺炎球菌、痢疾志贺菌、金葡菌、鼠疫杆菌、变形杆菌、布氏杆菌、淋病奈瑟菌、大肠埃希菌、流感嗜血杆菌等都有作用，对放线菌、弓形虫、沙眼衣原体也较敏感。此外，磺胺甲噁唑对伤寒沙门菌，磺胺米隆和磺胺嘧啶银对铜绿假单胞菌；磺胺多辛对疟原虫、麻风杆菌、结核分枝杆菌等均有较强抑制作用。为提高疗效多采用首剂加倍。表11-4-2列出了常见磺胺类药物的分类、作用特点及临床用途。

表11-4-2　常见磺胺药的分类、作用特点、临床用途

分类	药物名称	作用特点	临床用途
肠道易吸收型	磺胺异噁唑（SIZ，菌得清）	短效类，口服吸收好，起效快，维持时间短，尿中浓度高，但溶解度高不易析出结晶	尿道感染
	磺胺嘧啶（SD）	中效类，口服易吸收，抗菌作用强，与TMP合用疗效增强，易于透过血-脑脊液屏障	流脑的首选药，也可用于呼吸道、尿道感染等
	磺胺甲噁唑（SMZ，新诺明）	中效类，口服易吸收，尿中浓度高，但在酸性尿液中溶解度低易析出结晶，故需碱化尿液。抗菌作用强	用于泌尿道、呼吸道、皮肤感染等，常与TMP组成复方制剂
	磺胺多辛（SDM）	长效类，半衰期可达1 500～200h，抗菌作用弱，对疟原虫有作用	用于一般细菌感染，与乙胺嘧啶合用，用于耐氯喹的恶性疟的治疗
肠道难吸收型	柳氮磺吡啶（SASP）	口服难吸收，其分解产物5-氨基水杨酸有抗炎、抗免疫作用，磺胺吡啶有微弱的抗菌作用	溃疡性结肠炎、直肠炎

分类	药物名称	作用特点	临床用途
外用型	磺胺米隆（SML，甲磺灭脓）	不受脓液、PABA 和坏死组织的影响，能渗入创面和焦痂，对铜绿假单胞菌作用强，对金葡菌、破伤风杆菌也有效	烧伤、外伤创面的感染
	磺胺嘧啶银（SD-Ag，烧伤宁）	兼有 SD 和硝酸银两者的抗菌作用，对铜绿假单胞菌作用强大，且有收敛作用	烧伤、外伤创面的感染
	磺胺醋酰（SA）	局部应用穿透力强，可透入晶状体和眼内组织，几乎无刺激性	眼部感染：沙眼、结膜炎、角膜炎

磺胺类的作用机制是通过抑制二氢叶酸合成酶，阻碍二氢叶酸的合成，进而影响核酸的生成，抑制细菌的生长繁殖，属慢效抑菌药（图 11-4-1）。细菌对磺胺类药物易产生耐药性。且磺胺类各药之间有交叉耐药性。

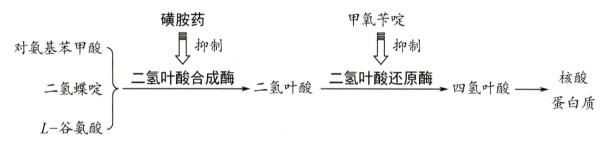

图 11-4-1　磺胺类和甲氧苄啶作用机制示意图

【不良反应与防治】

1. 肾损害　用于全身感染的磺胺药及其乙酰化产物，在尿中溶解度较低，易析出结晶，出现结晶尿、血尿、尿痛、尿闭等，尿液呈酸性时更易发生。故用药期间同服碳酸氢钠以碱化尿液、多饮水稀释尿液、定期查尿并避免长期用药，注意尿量、尿色等，一旦出现异常及时报告。老年人及肝、肾功能不全者慎用或禁用。

2. 过敏反应　较多见，可出现药物热、皮疹等，严重者可出现剥脱性皮炎、多形性红斑等。用药前应询问有无药物过敏史，若发现过敏反应立即停药，并给予抗过敏治疗。

3. 抑制造血功能　可引起白细胞减少，偶见粒细胞缺乏、血小板减少症甚至再生障碍性贫血。长期用药应检查血常规，并嘱患者注意有无喉痛、发热、全身乏力等造血系统反应，有反应须立即报告，及时停药。葡萄糖-6-磷酸脱氢酶缺乏的患者可致溶血反应，应禁用。

4. 中枢神经系统反应　可见头晕、头痛、乏力、精神不振等，服药期间不宜驾驶及高空作业。

5. 其他　可引起恶心、呕吐等消化系统反应。新生儿可引起脑核黄疸和溶血，药物也可透入乳汁中，故新生儿、临产妇及哺乳期妇女禁用。

（二）甲氧苄啶

甲氧苄啶（trimethoprim，TMP，磺胺增效剂）抗菌谱与磺胺药相似，抗菌机制是抑制二氢叶酸还原酶，使二氢叶酸不能还原为四氢叶酸，从而阻止细菌核酸的合成。单用易产生耐药性。与磺胺药同用，可使细菌叶酸代谢受到双重阻断，使磺胺药的抗菌作用增强数倍乃至数十倍，甚至呈现杀菌作用，且可延缓细菌耐药性的产生。

本药毒性较小，但大剂量长期应用，可影响人体叶酸代谢，出现中性粒细胞减少、巨幼细胞贫血等。应注意查血象，必要时可用亚叶酸钙治疗。可能致畸，故妊娠早期禁用。早产儿、新生儿、哺乳期妇女、骨髓造血功能不全及严重肝、肾功能不全者禁用。

临床上经常把磺胺甲噁唑（SMZ）与甲氧苄啶（TMP）组成复方制剂磺胺甲噁唑（Co-SMZ），SMZ抑制二氢叶酸合成酶，而TMP抑制二氢叶酸还原酶，对敏感细菌的叶酸代谢可产生双重阻断，呈现抗菌的协同作用，并可扩大抗菌谱，延缓耐药性产生。广泛用于肠炎、支气管炎、中耳炎及泌尿道等感染。

三、硝基咪唑类与硝基呋喃类

（一）硝基咪唑类

常用药物有甲硝唑、替硝唑、奥硝唑等，通过抑制敏感菌的DNA合成或使已合成的DNA变形、断裂，导致细菌死亡，属杀菌剂。

甲硝唑

甲硝唑（metronidazole，灭滴灵）口服利用度高，分布广、在唾液、阴道分泌物、精液、尿液中浓度较高，也可进入脓液和脑脊液等，肝内代谢，大部分经肾排泄，少部分经生殖道分泌物、乳汁、唾液、粪便排泄。

【作用与用途】

1. 抗厌氧菌　对厌氧菌有较强的杀灭作用，用于治疗敏感厌氧菌引起的败血症、腹腔和盆腔感染、口腔感染及牙周炎、鼻窦炎、骨髓炎。

2. 抗阿米巴原虫　对肠内、肠外阿米巴滋养体均有强大杀灭作用，是治疗肠内、肠外阿米巴病的首选药。

3. 抗滴虫　对阴道滴虫有强大杀灭作用，但不影响阴道内的正常菌群，是治疗阴道滴虫病的首选药。对反复发作的患者应夫妇同时服药，以求根治。

4. 抗贾第鞭毛虫　是目前治疗贾第鞭毛虫最有效的药物，治愈率可达90%。

【不良反应与防治】

1. 消化道反应　可出现食欲减退、恶心、呕吐、腹痛、腹泻、舌炎、口有金属味等，饭后服用或减慢静滴速度可减轻。

2. 神经系统反应 表现为头痛、头晕、肢体麻木、感觉异常、共济失调及惊厥等。一旦出现须报告医生，立即停药。

3. 过敏反应 少数人可发生荨麻疹、潮红、白细胞轻度减少等，停药后可自行恢复。

4. 致癌、致畸 动物实验表明，长期大量口服有致癌、致畸的可能。

孕妇、哺乳期妇女、器质性中枢神经系统疾病和血液病患者禁用，服药期间禁饮酒和含乙醇的饮料，以防中毒。

替硝唑

替硝唑（tinidazole）口服吸收良好，半衰期长，口服一次，有效血药浓度可维持72h。抗菌活性强于甲硝唑。可用于厌氧菌感染、泌尿生殖道毛滴虫病、梨形鞭毛虫病及阿米巴病的治疗。不良反应少而轻，偶有恶心、呕吐、食欲下降、皮疹等。

奥硝唑

奥硝唑（omidazole）是第三代硝基咪唑类药，具有良好的抗厌氧菌和抗滴虫作用。可用于厌氧菌感染引起的多种疾病，术前预防感染和术后厌氧菌感染的治疗。是治疗细菌性阴道感染最有效药物之一，也可用于泌尿生殖道毛滴虫、贾第鞭毛虫感染及消化系统阿米巴病的治疗。

（二）硝基呋喃类

本类药物抗菌谱广，不易产生耐药性，且与其他抗微生物药无交叉耐药性；但给药后血药浓度低，不宜用于全身感染。主要不良反应有胃肠反应，如恶心、呕吐、食欲减退；周围神经炎，表现为手足麻木、感觉异常等；偶见过敏反应。本类药物临床用途见表11-4-3。

表11-4-3 硝基呋喃类药物比较表

药名	临床用途
呋喃妥因（nitrofurantoin，呋喃坦啶）	口服吸收完全，血药浓度低，半衰期20min，40%原形由肾脏排出，尿中浓度高，故仅用于泌尿道感染，如急性肾炎、膀胱炎、前列腺炎、尿道炎等
呋喃唑酮（furazolidone，痢特灵）	口服吸收少，肠腔浓度高，适用于肠炎、痢疾、伤寒、副伤寒及胃、十二指肠溃疡
呋喃西林（furacilin）	因毒性大，仅作表面消毒剂，用于化脓性中耳炎、伤口感染等

任务解析和岗位对接

首先，该处方合理，因为对于腹痛腹泻患者，可选用诺氟沙星，为缓解症状可加用蒙脱石散和口服补盐液等。在用药前，应提示不宜同服含钙、镁、锌等二价、三价金属离子的食物，以免与其络合影响生物利用度。其次在用药时，应嘱其避免阳光直射，以免引起光敏反应;可多饮水、饭后服用以减轻药物引起的胃肠道刺激症状;密切观察是否出现关节肿胀等软骨组织损害和肌腱炎的症状,必要时遵医嘱停药。在用药后,做好血象、体温等检测,协助做好药物疗效评估,还应做好患者的心理辅导,有助于提高疗效。通过以上全过程认真细致的实施用药护理程序,可以全面体现护士的专业精神和职业素养。

岗位对接参考下面任务工作清单模拟完成。

用药前	护理评估	①健康评估:观察健康状况和精神状态,了解既往病史等;②用药禁忌评估:评估患者是否有胃溃疡、精神病、癫痫病、光敏性皮炎、肝肾功能损害等情况;孕妇、婴幼儿禁用;③用药情况评估:了解用药史,是否用过喹诺酮类药;适当了解其他相关信息等。
	调配药品	①诺氟沙星片剂或胶囊剂:0.1g,口服,一次0.1~0.2g,每日3~4次;②其他药物参见相关项目任务。
	提示建议	①熟知不同品种喹诺酮类药物的注意事项;②注意观察是否出现恶心、呕吐、食欲减退、头痛、头晕、烦躁、焦虑等症状;关节痛、关节肿胀和肌腱炎等;③不能与钙、镁、锌等二、三价金属阳离子的食物或药物同服;④未明事项应查阅药品说明书或向医师、药师等反馈。
用药中	护理问题	①患者的腹痛、腹泻、发热等症状是否缓解以及体温、心率等的变化;②与药物不良反应有关症状的处理;③药物正确的给药方法等;④其他可能影响疗效的问题等。
	护理措施	①遵医嘱或处方,严格掌握剂量及给药途径;②注意不良反应,及时采取干预措施,如避免皮肤直晒,保护毛囊,儿童不可使用等;③密切关注患者的用药反应,症状是否得到改善,配合进行预防感染的日常生活指导。
	用药要点	①本类药物品种规格较多,准确掌握不同制剂用法等;②应注意大剂量或长期应用可出现特殊不良反应,如转氨酶增高、周围神经刺激症状、软骨发育不全等;③加强不良反应观察和处置。
用药后	健康教育	①适度介绍药物治疗方案和有关康复常识,协助患者平抚情绪,缓解焦虑,配合治疗;②对长期用药的患者,应该告知应关注关节痛、关节肿胀和肌腱炎等情况;③培养个人卫生习惯和预防疾病意识,减少感染性疾病的发生。
	评价效果	①客观评价药物疗效、安全性、耐药性及近远期治疗效果,如大便情况是否改善等;②综合判断采取的用药护理措施、方法的适宜性;③对药物治疗和不良反应及防治相关知识的知晓度是否提高,能否坚持和配合治疗等。
	小结过程	①整理物品、记录资料,回顾合理使用诺氟沙星等药物的要点;②小结本任务用药护理心得;查找不足,制订改进措施等。

　　本任务主要介绍了化学合成抗微生物药,主要包括喹诺酮类药,磺胺类药及磺胺增效剂、硝基咪唑类及硝基呋喃类。难点是作用机制,重点是常用药的作用特点。

　　喹诺酮类药抑制DNA促旋酶,抗菌谱广,抗菌作用强,且耐药少,是应用广泛的化学合成抗微生物药,有关节软骨、光敏等不良反应。磺胺类和甲氧苄啶通过干扰敏感菌叶酸代谢发挥作用,抗菌谱广,常采用首次加倍提高疗效,通过碱化尿液可减轻其对肾脏的损害。硝基咪唑类药物甲硝唑、替硝唑等对厌氧菌杀灭作用强大且疗效好,也是肠内、外阿米巴原虫病、阴道滴虫病的首选药物。硝基呋喃类药抗菌谱广,因毒性较大,主要治疗局部感染。

思考与练习

1. 简述磺胺药与磺胺增效药甲氧苄啶的作用机制。

2. 简述喹诺酮类药物的主要种类、代表药和共同特点。

3. 对以下用药护理案例进行分析。

　　患者,男,30岁,因近期工作压力大,常熬夜加班,出现牙龈红肿、咽喉肿痛、吞咽困难,到医院检查后,医生拟给予青霉素静脉滴注 + 甲硝唑口服。

　　请思考并回答:①该患者是否可以应用青霉素静脉滴注 + 甲硝唑口服治疗?②针对该患者实际情况,应该如何帮助其尽快恢复健康?③在这个案例中,护士应该在哪些方面体现专业精神和职业素养?

（刘　倩　张　庆）

任务五　抗结核药与用药护理

知识目标:

1. 掌握一线抗结核药的作用与用途、不良反应及防治。

2. 熟悉抗结核药的临床药物治疗原则。

3. 了解二线抗结核药特点。

技能目标:

1. 熟练掌握指导结核患者正确合理使用药物用药护理技能。

2. 学会观察抗结核药的疗效,并能及时妥善处理药物出现的不良反应。

工作情景与任务

导入情景：

患者，男、20岁，间断咳嗽、咳痰2个月，伴有乏力、气促、食欲减退、消瘦、午后低热、夜间出虚汗等症状。曾用镇咳药等治疗没好转，近1周出现痰中带血，经胸部X线检查和痰培养，诊断为"肺结核"。医生给予治疗方案：异烟肼、利福平、乙胺丁醇三联法治疗。

工作任务：

1. 解释服药后可能出现的不良反应。并告知患者规范使用药和注意事项。

2. 针对该患者应如何正确开展用药护理？

3. 在这个工作任务中，护士应该在哪些方面体现专业精神和职业素养？

抗结核药是能抑制或杀灭结核分枝杆菌、预防和治疗结核病的药物。结核病是由结核分枝杆菌引起的慢性感染性疾病，其中肺结核病占结核病总数的80%～90%，痰中排菌者具有较强传染性。临床使用的抗结核病药物有异烟肼、利福平、乙胺丁醇、吡嗪酰胺、链霉素、氨基水杨酸等。近年出现的氧氟沙星、莫西沙星等氟喹诺酮类对耐药的结核分枝杆菌也有较好的治疗作用。

 知识链接

世界上最古老的疾病之一——结核病

结核病是由结核分枝杆菌引起的慢性传染病，可发生在全身各组织器官，以肺结核病最为常见，人们曾对该病有着强烈的恐惧心理，中国古代称为"肺痨"。是世界上最古老的传染病之一。

肺结核病主要通过呼吸道传染，活动性肺结核患者咳嗽、喷嚏或大声说话时，会形成以单个结核分枝杆菌为核心的飞沫核悬浮于空气中，造成气溶胶传播。此外，患者咳嗽排出的结核分枝杆菌干燥后附着在尘土上，形成带菌尘埃，亦可侵入人体形成感染。肺结核主要分为四型：①原发型肺结核；②血行播散型肺结核；③继发性肺结核；④结核性胸膜炎。

肺结核患者多有乏力、疲劳、消瘦、体重下降、盗汗等现象，常有午后热和晚间兴奋、失眠等症状；早期咳嗽或咳痰症状不明显，后期咳嗽症状加重，出现胸闷、胸痛、痰中带血、呼吸困难的症状。

防治结核病，一方面要加强预防，对易感人群，要提倡加强锻炼，加强营养，及早接种卡介苗等，并进行结核素检查，常规体检中的胸透检查是有效筛查手段，另一方面对感染者，要积极采取科学规范的治疗，提高其依从性，避免耐药性发生，阻断传染源。

一、一线类抗结核药

异烟肼

【体内过程】 异烟肼(isoniazid，雷米封，INH)口服吸收快而完全，1～2h达高峰，血浆蛋白结合率低，分布广，穿透力强，易透过血脑屏障和浆膜腔，也可透入巨噬细胞、纤维化或干酪样病灶中，主要在肝内被乙酰化而灭活。代谢产物及部分原形药物从尿中排泄。

【作用与用途】 异烟肼对结核分枝杆菌具有高度的选择性，低浓度抑菌，高浓度有杀菌作用，对生长旺盛的活动期结核分枝杆菌有强大的杀灭作用，是治疗活动性结核的首选药。具有疗效高、毒性小、口服方便、价格低廉等优点。单用易耐药，与其他抗结核药物联用，可延缓耐药性产生，彼此间无交叉耐药性。

本药为治疗结核病的首选药之一，可用于各部位、各种类型的结核病，但需与其他抗结核药联合应用。对急性粟粒性结核和结核性脑膜炎需增大剂量，必要时采用静脉滴注。

【不良反应及防治】 发生率与剂量有关，治疗量时不良反应少较轻。

1. 神经系统毒性 多见于长期或大剂量应用及慢乙酰化代谢者，可引起周围神经炎，表现为四肢麻木、肌肉震颤、步态不稳等，大剂量可出现头痛、头晕、视神经炎等，严重时可导致中毒性脑病和精神异常、诱发癫痫发作等，加服维生素 B_6 可预防。

2. 肝毒性 多见于50岁以上患者、快乙酰化代谢型和嗜酒者，一般剂量可见短暂性的转氨酶升高、黄疸，较大剂量或长期应用可致肝细胞坏死。若与利福平合用可增强肝毒性。肝功能不全者慎用。

3. 过敏反应 偶见皮疹、药物热、粒细胞缺乏等。因可抑制乙醇代谢，故用药期间不宜饮酒。孕妇慎用。

4. 急性中毒 大剂量可致昏迷、抽搐，甚至死亡。

利福平

利福平(rifampicin，甲哌利福霉素)为橘红色结晶粉末。口服吸收迅速而完全，食物可影响其吸收，广泛分布于全身，主要经肝脏代谢。

【体内过程】 口服易吸收，迅速而完全，24h达高峰，$t_{1/2}$ 为 1.5～5h，食物和对氨基水杨酸可减少吸收，分布广，穿透力强，易透过血脑屏障和浆膜腔、结核空洞、痰液、胎盘，主要在肝内代谢乙酰化，由胆汁排泄进行肝肠循环。由于药物和代谢物呈橘红色或橘黄色，故其尿、粪、汗液、唾液、痰、泪液均可呈现类似颜色。

【作用与用途】

1. 抗结核病　对结核分枝杆菌有强大的杀灭作用,对繁殖期作用最强,对静止期有作用,对吞噬细胞内结核分枝杆菌也有杀菌作用。单用易产生耐药性,与其他抗结核病药无交叉耐药性。主要与其他抗结核病药合用,治疗各种类型的结核病。

2. 抗麻风病　对麻风分枝杆菌有强大的杀灭作用,且作用快,与氨苯砜合用治疗麻风病。

3. 其他　可杀灭多种 G^+ 和 G^- 球菌,如金黄色葡萄球菌、脑膜炎奈瑟菌等,也抑制 G^- 杆菌,如大肠埃希杆菌、变形杆菌、流感杆菌等。可用于耐药金葡菌及其他敏感菌引起的感染如脑膜炎、胆道感染以及沙眼等。

【不良反应及防治】

1. 肝损害　少数患者可出现黄疸、转氨酶升高、肝肿大,也可引起急性坏死性肝炎。嗜酒或与异烟肼合用时更易发生,应注意监测肝功能。

2. 胃肠反应　发生率较低且轻微,表现为恶心、呕吐、腹痛、腹泻等。

3. 过敏反应　少数患者可出现皮疹、药物热、偶见血小板和白细胞减少等。

4. 神经系统反应　可见头痛、眩晕、嗜睡、乏力、视物模糊和共济失调等。

本药为肝药酶诱导剂,可加速肾上腺皮质激素、口服避孕药、双香豆素、甲苯磺丁脲等药物的代谢,故与利福平合用疗效降低。应指导患者空腹用药,宜晨起顿服。与对氨基水杨酸合用时,应间隔 6~8h。应提前告知患者:利福平可使汗液、唾液、泪液、痰液及大小便呈橘红色等,对健康无影响,不必惊慌。

严重肝功能不全、胆道阻塞、对本药过敏者、妊娠早期及哺乳期妇女禁用。

乙胺丁醇

乙胺丁醇(ethambutol)口服吸收迅速,经 2~4h 达高峰,广泛分布,大部分以原形经肾排除。对繁殖期结核分枝杆菌有较强的抑制作用,对其他细菌无效。单用耐药性可缓慢形成,与其他抗结核病药无交叉耐药性。主要与异烟肼、利福平联用治疗各种类型结核病。

不良反应少见,大剂量长期(2~4 个月)用药可致球后视神经炎,表现为视力下降、视野缩小、辨色力减弱、红绿色盲等,服用乙胺丁醇期间应注意患者视力的变化和红绿色分辨力,出现异常应立即停药,给予大剂量维生素 B_6。一般服用期间 2~4 周做一次眼科检查。偶见过敏反应和肝功能损害等。

吡嗪酰胺

吡嗪酰胺(pyrazinamide,PZA)口服易吸收,$t_{1/2}$ 为 6h,广泛分布,细胞内和脑脊液内浓度较高。本药在弱酸性环境中可杀灭结核分枝杆菌,但作用较异烟肼、利福平、链霉素弱。单用易产生耐药性,与其他抗结核病药之间无交叉耐药性。常与其他抗结核病药联合应用,增强疗效,缩短疗程。

长期使用可产生肝损害,出现转氨酶升高、黄疸甚至肝坏死。因此,用药期间应定期检查肝功能。肝功能不全者慎用,孕妇禁用。吡嗪酰胺可抑制尿酸盐的排泄而诱发痛风,应注意关节症状,并定期检查血尿酸。

链霉素

链霉素(streptomycin)是第一个有效的抗结核病药,抗结核分枝杆菌作用弱于异烟肼和利福平。其穿透力差,对巨噬细胞内细菌无作用,不易渗入纤维化、干酪化及厚壁空洞病灶。临床上主要与其他抗结核病药联合应用,治疗浸润型肺结核、粟粒性结核等。由于不良反应重,特别是有明显的耳毒性和神经肌肉接头阻滞,现已很少使用。

二、其他抗结核药

本类药物主要用于一线抗结核药出现耐药性或患者出现较重不良反应时的替代药物。故又称二线抗结核药,主要有对氨基水杨酸钠、利福定、利福喷丁、利福布汀、乙硫异烟胺、丙硫异烟胺、贝达喹啉、卡那霉素、阿米卡星以及某些氟喹诺酮类。

对氨基水杨酸钠

对氨基水杨酸钠(sodium aminosalicylate)口服易吸收,2h达高峰,$t_{1/2}$为1h,广泛分布(除脑脊液外),肝内代谢乙酰化,经肾排除,肝肾功能不全者慎用。本药抗菌谱窄,仅对细胞外的结核分枝杆菌有较弱的抑制作用。耐药性产生缓慢,常与异烟肼和链霉素联合使用,以延缓耐药性产生。服药期间,应嘱咐患者多饮水,以防出现结晶尿或血尿。胃、十二指肠溃疡者禁用。

三、抗结核病的合理用药

结核病的化学治疗坚持"早期用药、联合用药、适量用药、规律用药、全程督导"的基本原则。针对初治、复治、耐药肺结核以及肺外结核制定不同的化疗方案。

1. 早期用药 结核病早期结核菌正处于繁殖阶段,对药物敏感。加上结核病变的早期多为渗出性反应,病灶局部血液循环无障碍,有利于药物渗入病灶,血药浓度高。所以,早期用药,疗效显著。

2. 联合用药 单用一种结核病治疗药物,结核分枝杆菌极易产生耐药性。临床常将两种或三种抗结核药联合应用,以提高治愈率、降低复发率、降低毒性、防止耐药性发生。

3. 适量、规律用药 药物剂量不足,难以达到有效浓度,且易产生耐药性。目前一般采用两段治疗方案:①强化治疗阶段:使用异烟肼、利福平、吡嗪酰胺联合治疗(2HRSE/4HR),每日1次,共2个月,以期达到尽快杀灭各种菌群保证治疗成功的目的。②巩固治疗阶段:使用异烟肼、利福平隔日1次(即H3R3为隔日1次或每周3次),共4个月。其目的是巩固强化阶段取得的疗效,继续杀灭残余菌群。

4. 全程督导 结核病为慢性病,需长期治疗。在全程化疗期间,都应在医务人员督导之下,以保证患者得到科学、规范的治疗。

 护理学而思

规范治疗结核病是关键

患者甲因持续咳嗽、咳痰 20d,到当地医疗机构就诊,经检查确诊为肺结核。患者甲依从性差,不能规范服药常擅自停药。近 2 年病情复发加重,痰培养发现耐药性结核分枝杆菌,并逐渐发展多重耐药菌株。

结核分枝杆菌具有生长缓慢,对药物敏感性差,极易出现耐药的特点,结核病治疗失败最主要原因就是发生耐药现象,从而导致治疗难度增大,治疗费用高,预后差。

作为护士要充分了解这一情况,积极宣传和教育患者。结核病只要严格进行规范治疗,积极锻炼和补充营养,提高自身免疫力,定期接受复诊复查,是完全可以治愈的。

任务解析和岗位对接

该处方合理,因为对于结核病患者,可选用异烟肼、利福平、乙胺丁醇三联,在用药的过程中,护士应做好患者的心理辅导,有助于提高疗效,同时将各项用药护理措施精细化、规范化,充分体现专业精神和职业素养。

岗位对接参考下面任务工作清单模拟完成。

	护理评估	①健康评估:观察健康状况和精神状态,了解既往病史等;②用药禁忌评估:评估患者是否有严重肝功能不全、胆道阻塞,对本药过敏者、妊娠早期及哺乳期妇女等情况;③用药情况评估:了解用药史、药物过敏史,避免与肾上腺皮质激素、口服避孕药、双香豆素、甲苯磺丁脲等合用;适当了解其他相关信息。
用药前	调配药品	①异烟肼片剂或胶囊剂:100mg,口服,一次 0.3g,一日 3 次;②利福平片剂或胶囊剂:0.15g,口服,一次 0.45~0.6g,一日 1 次;③乙胺丁醇片剂:0.25g,结核初治,按体重 15mg/kg,每日一次顿服;或每次口服 25~30mg/kg,最高 2.5g,每周 3 次;或 50mg/kg,最高 2.5g,每周 2 次;④其他药物参见相关项目任务。
	提示建议	①结核病应由专科医护人员实施治疗,采用联合用药,有规定的治疗方案及疗程要求;②应提前告知患者大剂量或长期应用可出现转氨酶增高、周围神经刺激症状,并有恶心、呕吐、食欲减退、头痛、头晕、视物模糊、寒战、发热、头痛、全身酸痛等症状,提高其用药依从性;③未明事项应查阅药品说明书或向医师、药师等反馈。

用药中	护理问题	①患者的咳嗽、咳痰、发热、转氨酶、视觉等变化与解释；②与药物不良反应有关症状的判定与处理；③药物正确的给药方法和疗程等；④其他可能影响疗效的问题等。
	护理措施	①遵医嘱或处方，严格掌握剂量及给药途径；②密切关注用药反应，结核感染症状是否得到控制，配合进行传染病防治的日常生活指导；③配合防止肝损害等严重不良反应和耐药性的发生；④加强沟通交流，提高依从性，帮助患者长期规律正确用药。
	用药要点	①按结核病治疗方案或临床指南合理用药；②采取适宜给药方法，如清晨空腹顿服，提高用药依从性；③加强不良反应观察、干预和处置，如定期检查肝功能，及时调整治疗方案，避免发生长期治疗的严重不良反应。
用药后	健康教育	①适度介绍药物治疗方案和有关结核病的治疗原则，帮助患者正视疾病，树立信心，缓解焦虑悲观情绪，积极配合治疗；②建议患者加强营养，介绍膳食营养的措施或方案，介绍有关的健康保健、传染病防治常识等。
	评价效果	①客观评价结核病的药物疗效、安全性、耐药性及近远期治疗效果；②综合判断采取的用药护理措施、方法的适宜性；③了解对药物治疗和不良反应及防治相关知识的知晓度是否提高，能否坚持和配合治疗，生活质量提高等。
	回顾小结	①整理物品、记录资料，回顾合理使用抗结核药物的要点；②小结本任务用药护理心得；查找不足，制订改进措施等。

学习小结

本任务包括一线抗结核药和其他抗结核药。一线抗结核病药包括异烟肼、利福平、乙胺丁醇、链霉素、吡嗪酰胺等，因其作用强、疗效好、毒性低作为首选药。其他抗结核病药如对氨基水杨酸、丙硫异烟胺、阿米卡星、卡那霉素等作用弱、毒性大，仅用于一线药产生耐药或疗效不佳时替换。此外，左氧氟沙星、莫西沙星、加替沙星等对耐药的结核分枝杆菌有效。本类药物主要在肝内代谢，对肝脏有一定毒性；抗结核药的临床用药原则：早期用药、联合用药、足量用药、规律用药、全程督导。

❓ 思考与练习

1. 说出一线抗结核药的种类及主要特点。
2. 简述抗结核药的应用原则。

3. 对以下用药护理案例进行分析。

患者，女，38 岁。因食欲减退，全身疲乏无力，并伴有低热，夜间盗汗 3 个月，咳嗽、咯血 10d 后入院。经临床检查，诊断为肺结核，医生给予异烟肼等药物联合治疗。

请思考并回答：①该患者能否仅用异烟肼治疗？为什么？②应用异烟肼等药物期间，有哪些注意事项？③在这个案例中，护士应该在哪些方面体现专业精神和职业素养？

（刘　倩　张　庆）

任务六　抗真菌药与用药护理

学习目标

知识目标：

1. 掌握或熟悉两性霉素 B、氟康唑等的抗菌作用、临床用途、不良反应。
2. 熟悉克霉唑、酮康唑、伊曲康唑、制霉菌素、氟胞嘧啶、特比萘芬的特点。
3. 了解其他抗真菌药的临床用途及不良反应。

技能目标：

1. 熟练掌握指导真菌感染患者正确合理使用抗真菌药物的技能。
2. 学会观察抗真菌药的疗效，并能及时妥善处理药物的不良反应。

素质目标：

具备关爱患者的职业道德，认真细致的专业精神和尊重、理解患者的人文素养。

　工作情景与任务

导入情景：

患者，女，43 岁，既往有糖尿病病史 3 年，使用口服降血糖药，未规范监测血糖。4 个月前因咳嗽、咳痰，呼吸困难，加重伴发热入院诊断为肺炎，给予头孢类抗生素抗感染治疗，病情好转后出院。1 个月前再次出现咳嗽加重，咳出黄色黏痰，易咳出，伴有呼吸困难，再次入院，经痰培养提示有真菌感染拟诊断为"多重菌肺部感染"，给予静脉滴注莫西沙星和口服伊曲康唑等治疗后好转。

工作任务：

1. 说明患者反复出现肺部感染可能的原因。
2. 患者先后两次入院给予头孢菌素类、莫西沙星以及伊曲康唑抗感染治疗是否合理？
3. 在这个案例中，护士应该在哪些方面体现专业精神和职业素养？

抗真菌药是指特异性抑制真菌生长、繁殖或杀真菌的药物，对其他病原体如细菌、立克次体、病毒无效。临床上将真菌感染一般分为浅部感染和深部感染两类。

浅部真菌感染常由各种癣菌引起，主要侵犯皮肤、毛发、指（趾）甲等，发病率高，易复发，但危险性小。

深部真菌感染通常由白念珠菌和新型隐球菌、荚膜组织胞浆菌等引起，主要侵犯内脏器官和深部组织，引起系统感染如呼吸系统、消化系统、神经系统的真菌感染，甚至真菌性败血症，发病率低，但危险性大，常危及生命。有些真菌如念珠菌，既能引起浅部真菌病，也能引起深部真菌病。

 知识链接

抗真菌药发展简史

1957 年两性霉素 B 成为抗真菌药物发展史上第一个有效治疗药物，该药静脉给药毒性虽然大，但至今仍然是治疗深部真菌感染的重要药物。

20 世纪 80 年代三唑类抗真菌药如伊曲康唑和氟康唑先后上市，表现对表浅部真菌和深部真菌都有良好疗效。

20 世纪 90 年代丙烯胺类抗真菌药研发成功，其中特比萘芬和布替萘芬是高效低毒的治疗浅部真菌感染的药物。

2001 年推出抑制真菌细胞壁合成的棘白菌素类抗真菌药，如卡泊芬净等进一步提高了治疗水平。

2002 年第二代三唑类抗真菌药伏立康唑等上市，它们具有抗菌谱广，对耐药菌有效以及口服生物利用度高等特点，也是抗真菌药物的重大发展。

常用的抗真菌药主要有唑类和其他类。也可以按照用途分为抗浅部真菌感染药和抗深部真菌感染药两类。

一、唑类抗真菌药

克霉唑

克霉唑（clotrimazole，三苯甲咪唑），为人工合成的咪唑类抗真菌药。口服吸收差，毒性大，仅局部用于治疗浅表真菌病或皮肤黏膜的念珠菌感染，如体癣、手足癣及阴道炎等，对头癣无效。

酮康唑

酮康唑（ketoconnazole）属咪唑类广谱抗真菌药，吸收后可渗透至皮肤的角质层，对深部真菌有强大抗菌活性。常用于治疗多种浅表和深部真菌感染，效果相当于或优于两性霉素 B，也可用于真菌性败血症、肺炎等。对免疫功能低下和真菌性脑膜炎患者效果不佳。

不良反应主要有胃肠道反应，肝损伤，性激素代谢紊乱，皮疹等。现本药主要供外用。

氟康唑

氟康唑（fluconazole）属三唑类抗真菌药，具有广谱、高效、低毒的特点。对白念珠菌、新型隐球菌、皮炎芽生菌、荚膜组织胞浆菌及多种皮肤癣菌抗菌作用均较明显。体内抗菌活性强度是酮康唑的 10～20 倍，口服和静脉给药均有效。主要用于治疗各种念珠菌、新型隐球菌引起的脑膜炎及艾滋病患者口腔、消化道念珠菌感染。还可用来治疗各种皮肤癣、甲癣。也可用来预防器官移植、白血病、白细胞减少等患者出现的真菌感染。本药毒性较低，常见有胃肠道反应，偶见脱发、一过性的尿素氮、肌酐及转氨酶升高。禁用于哺乳期妇女与儿童，妊娠期妇女慎用。

伊曲康唑

伊曲康唑（itraconzole）属三唑类衍生物，广谱抗真菌药。主要应用于深部真菌感染，对孢子菌、芽生菌、组织胞浆菌、曲霉菌、隐球菌感染均有明显疗效。也可用于浅表真菌感染，如体癣、股癣、手足癣、指甲（趾）癣等。不良反应较轻，主要表现为胃肠道反应、头痛、皮肤瘙痒等，偶见一过性转氨酶升高，有一定的心脏毒性。

伏立康唑

伏立康唑（voriconazole）为新型三唑类衍生物，具有广谱抗真菌作用，对曲霉菌具有杀菌作用。有口服及静脉用制剂，口服吸收完全，生物利用度为 96%。可治疗侵袭性曲霉病，念珠菌感染，以及其他抗真菌药治疗无效或不能耐受的足放线菌病、镰孢菌属所致的严重感染。不良反应较两性霉素 B 明显少见，主要是视觉异常，血清转氨酶升高等。

 护理学而思

浅部真菌感染的防治常识

浅部真菌感染发病率高，易复发，明显影响患者的生活质量，作为医护工作者同样要关注浅部真菌的防治教育。

1. 外用药期间，对患部皮肤尽量不洗烫，少用或不用肥皂和碱性药物，可反复给药，使抗真菌药在体表停留的时间延长，巩固和提高疗效；表面症状消失后，还要坚持用药 1～2 周。

2. 患部应保持干燥，注意个人卫生，糜烂型足癣忌用热水洗烫，鞋袜应定期洗烫，在夏季潮湿的季节，应选择合适的内衣，保持足、体、股、大腿部的皮肤干燥。

3. 糖尿病患者容易发生癣病，因此要在加强皮肤防护的同时，重点控制好血糖。

护士应做健康生活方式的倡导者，尤其是皮肤真菌感染，看似"小病"，却反映了卫生观念和科学健康生活方式的重要性。

二、其他抗真菌药

两性霉素B

两性霉素B（amphotericin B，庐山霉素）是多烯类抗真菌抗生素，具有亲脂性和亲水性两种特性。口服、肌内注射均难吸收，需静脉给药。生物利用度仅为5%，不易透过血脑屏障，主要在肝内代谢，药物在体内消除缓慢。

【抗菌作用】 本药为广谱抗真菌药，对多种深部真菌如新型隐球菌、球孢子菌、隐球菌、曲霉菌、白念珠菌及荚膜组织胞浆菌等有强大抑制作用，高浓度时有杀菌作用。抗真菌机制为选择性与真菌细胞膜上的麦角固醇结合，增加膜的通透性，导致胞内重要物质外漏，真菌死亡。细菌的细胞膜不含麦角固醇，故对细菌无效。

【临床用途】 本药是治疗深部真菌感染的主要药物之一。用于各种真菌性肺炎、脑膜炎、心内膜炎等。治疗真菌性脑膜炎除静脉给药外，还需鞘内注射给药，疗效较好。口服仅用于肠道真菌感染。局部应用可治疗皮肤、指甲及黏膜等浅部真菌感染。

【不良反应】 本药毒性大，不良反应多。静脉滴注时可出现寒战、高热、头痛、恶心、呕吐，有时可有血压下降、眩晕等。肾毒性呈剂量依赖型，几乎见于所有患者，表现为尿中可见红细胞、白细胞、蛋白，血清尿素氮及肌酐升高。血液系统毒性反应可发生正细胞性贫血、血小板减少等。心血管系统反应，静脉滴注过快可引起心动过速、心室颤动或心搏骤停。神经系统毒性，鞘内注射可引起严重头痛、发热、颈项强直、下肢疼痛等。因大量钾离子排出，可致低血钾。用药期间应注意监测血钾、血常规、尿常规、心电图、肝肾功能等。

制霉菌素

制霉菌素（nystatin）为多烯类广谱抗真菌抗生素，对白念珠菌的抗菌活性最强，对隐球菌等也有抑制作用，对皮肤癣菌无作用。口服不吸收，主要用于防治消化道念珠菌感染。局部用药对口腔、皮肤、阴道念珠菌病有效。静脉给药毒性过大，故不用于全身感染。较大剂量口服时，可有恶心、呕吐、腹泻等。局部用药刺激性小，阴道用药可见白带增多。

氟胞嘧啶

氟胞嘧啶（flucytosine）为嘧啶类抗真菌药，口服吸收良好，分布广泛，可透过血脑屏障。对隐球菌、念珠菌和拟酵母菌等抗菌活性高，主要用于念珠菌和隐球菌感染，单用易产生耐药性，与两性霉素B合用可产生协同效应。不良反应较少，主要为胃肠道反应，表现为恶心、呕吐、腹泻等。有骨髓抑制作用，导致白细胞、血小板减少。孕妇禁用。

特比萘芬

特比萘芬（terbinafine）为合成的烯丙胺类抗真菌药，作为第二线药使用。具有选择性高、杀菌作用强、抗菌谱广、毒性低等特点。对各种浅表真菌如表皮癣菌属、小孢子菌属、毛癣菌属等作用强，对白念珠菌作用稍差。可应用于体癣、股癣、手足癣及甲癣的治疗。不良反应较少，有胃肠反应、头痛等，也可出现荨麻疹及一过性转氨酶升高。

卡泊芬净

卡泊芬净（caspofungin）是首个全新类型的棘白菌素类抗真菌药物，其作用机制为阻止真菌细胞壁的形成。对一些组织胞浆菌、粗球孢子菌、皮炎芽生菌等也有抑制作用。本品口服不吸收，不易透过血脑屏障，需要静脉滴注给药，血浆蛋白结合率96%，半衰期10h。主要用于侵袭性念珠菌及不能耐受或其他抗真菌药物疗效不佳的曲霉菌感染。在治疗念珠菌病时，卡泊芬净的疗效与两性霉素B相似，而毒性更低。

不良反应有发热、恶心、呕吐以及皮肤潮红。其他有头痛、腹痛、腹泻、皮疹和瘙痒等。可有肝功能异常以及低白蛋白、低钾、白细胞减少、血小板减少、中性粒细胞减少、嗜酸性粒细胞增多等。

米卡芬净、阿尼芬净

米卡芬净（micafungin）和阿尼芬净（anidulafugin）为半合成的新型棘白菌素类抗真菌药。抗菌作用同卡泊芬净，可用于侵袭性曲霉菌、念珠菌等引起的感染。不良反应主要有皮疹、恶心呕吐、转氨酶升高、粒细胞减少等现象，需要注意本类药物可出现较严重过敏反应，如血压下降、口腔不适、呼吸困难、弥漫性潮红、血管神经性水肿或荨麻疹等，甚至过敏性休克。可用肾上腺素治疗，酌情配伍抗组胺药、糖皮质激素等。

任务解析和岗位对接

该患者首次肺部应为细菌性感染，应用头孢菌素类药物有较好疗效，但因其糖尿病控制不理想，第二次出现细菌与真菌混合性感染，采用莫西沙星和伊曲康唑分别治疗细菌和真菌感染，以上抗感染治疗是合理的，护士应在关心帮助患者，认真细致实施用药护理等方面体现专业精神和职业素养。

岗位对接参考下面任务工作清单模拟完成。

用药前	护理评估	①健康评估：观察健康状况和精神状态，了解既往病史等；②用药禁忌评估：评估患者是否有慢性消耗性疾病、血液病、糖尿病、妊娠哺乳期、肝肾功能不全等情况；③用药情况评估：了解用药史，避免与免疫抑制剂、糖皮质激素等合用；适当了解其他相关信息等。
	调配药品	①伊曲康唑胶囊：100mg，口服，一次100mg，1次/d，疗程为15d；伊曲康唑注射液：250mg/25ml，加入0.9%氯化钠溶液50ml中，于1h内静脉输入200mg，第1、2天为每次200mg，每12h1次，第3～14天为200mg，1次/d；②盐酸莫西沙星氯化钠注射液：400mg/250ml，静脉滴注，1次/d；③其他药物参见相关项目任务。

用药中	提示建议	①真菌感染分为浅部和深部,需准确掌握不同用药要求;②部分抗真菌药不良反应较重,对持续用药超过1个月,以及治疗过程中如出现厌食、恶心、呕吐、疲劳、腹痛或尿色加深的患者,建议检查肝功能;密切注意是否出现神经系统症状等;③未明事项应查阅药品说明书或向医师、药师等反馈。
	护理问题	①患者的真菌感染控制情况,体温、血常规、血压、脉搏、心率、血钾、血糖等变化,是否发生治疗失败或耐药性;②与药物不良反应有关症状的处理;③药物正确的给药方法和疗程等;④其他可能影响疗效的问题等。
	护理措施	①遵医嘱或处方,严格掌握剂量及给药途径,并注意观察血压、心率、脉搏等变化;②密切关注患者的用药反应,症状是否得到改善,配合进行日常起居的生活指导;③反复在同一部位给药可导致皮肤硬结,注射部位必须轮换。
	用药要点	①根据真菌感染类型不同,选择合理药物和用法;②加强不良反应观察和处置,避免发生严重不良反应;③如真菌感染治疗效果差,可依据敏感菌培养试验及时更换药物或联合用药等。
用药后	健康教育	①适度介绍真菌感染的药物治疗方案和康复常识,帮助患者平抚情绪,缓解焦虑,配合治疗;②高危人群应尽量避免曲霉菌等真菌的吸入或接触,不宜进入潮湿、阴暗、封闭等真菌高污染的区域或空间;③加强个人卫生习惯和预防疾病意识,勤清洁、合理锻炼、科学膳食,提高免疫力;保持室内环境、个人用品、内衣内裤清洁、干燥等。
	评价效果	①客观评价药物疗效、安全性及近远期治疗效果;②综合判断采取的用药护理措施、方法的适宜性;③对药物治疗和不良反应及防治相关知识的知晓度是否提高,能否坚持和配合治疗,真菌感染复发率降低等。
	小结过程	①整理物品、记录资料,回顾合理使用伊曲康唑等药物的要点;②小结本任务用药及护理心得;查找不足,制订改进措施等。

学习小结

　　本任务介绍了常用的抗真菌药及用药护理。浅部真菌和深部真菌侵犯部位不同,对药物的敏感性也有区别,两性霉素B对深部真菌作用强,常静脉滴注给药,其不良反应多且重。唑类药物对深部真菌和浅部真菌均有效,应用较广泛。上述药物的作用特点和注意事项是学习的重点和难点。

思考与练习

1. 总结临床上可用于深部真菌感染的药物及特点。

2. 简述抗真菌药的用药护理措施。

3. 对以下用药护理案例进行分析。

患者，男，48岁。因糖尿病合并皮肤感染，自行服用米诺环素等药物，连续服药多日后咽部出现白色薄膜，今日出现食欲减退、腹泻，入院就诊，诊断为白念珠菌感染。医生给予两性霉素 B 治疗。

请思考并回答：①该患者为什么会发生白念珠菌感染？②结合患者实际情况，两性霉素 B 在应用时需要注意什么？③在这个案例中，护士应该在哪些方面体现专业精神和职业素养？

（刘　倩　张　庆）

任务七　抗病毒药与用药护理

学习目标

知识目标：

1. 掌握或熟悉利巴韦林、阿昔洛韦、干扰素等药物的作用、用途、不良反应和用药护理要点。

2. 了解其他抗病毒药的特点及病毒性肝炎、艾滋病的联合化疗原则和方案。

技能目标：

1. 熟练掌握指导病毒感染患者正确合理用药的用药护理技能。

2. 学会观察抗病毒药的疗效，并能及时妥善处理药物不良反应。

素质目标：

具备关爱患者、认真细致开展用药护理的职业素质和尊重、理解、爱护患者的人文素养。

工作情景与任务

导入情景：

患者，男，65岁，3d 前自感腹部烧灼样疼痛，痛苦异常，寝食难安，前来就诊。经检查：腹部可见多片红疹和水疱，略有低热，拟诊断为带状疱疹。给予阿昔洛韦静脉滴注治疗。

工作任务：

1. 带状疱疹为什么采用阿昔洛韦来治疗？

2. 应如何进行用药护理指导？

3. 在这个案例中，护士应该在哪些方面体现专业精神和职业素养？

病毒感染性疾病非常多见，如流行性感冒、病毒性肝炎、疱疹、麻疹、腮腺炎等，是严重危害人类健康的常见疾病。由于病毒具有结构简单，药物选择位点少，易于发生变异等特点，抗病毒药大多选择性差或容易出现耐药性，疗效不佳。目前治疗病毒感染性疾病主要依赖于疫苗、抗体、干扰素等免疫学手段，以增强宿主细胞的自身抗病毒能力。

常用的抗病毒药主要是阻止病毒增殖过程中任一阶段的药物，干扰或抑制病毒复制、转录、翻译等功能发挥作用。治疗常见病毒感染的药物主要有利巴韦林、阿昔洛韦、金刚烷胺、干扰素等；另外，近年来治疗人类获得性免疫缺陷病毒（HIV）和艾滋病（AIDS）的药物有了长足进步，此类药物如齐多夫定、拉米夫定、依非韦仑、替诺福韦等的出现有效地控制该病进程，同时也带动了治疗肝炎病毒药物的发展，这些都是抗病毒药的重大突破。

 知识链接

抗病毒药的作用机制

抗病毒药的作用机制主要包括：①竞争细胞表面的受体，阻止病毒的吸附，如某些新型抗 HIV 药物或带负电荷的多糖类抗病毒药；②阻碍病毒穿入和脱壳，如金刚烷胺能抑制甲型流感病毒的脱壳和病毒核酸到宿主胞质的转移而发挥作用；③阻碍病毒生物合成，如碘苷抑制胸腺嘧啶核苷合成酶，影响 DNA 的合成；阿糖腺苷干扰 DNA 聚合酶，阻碍 DNA 的合成；此外，阿昔洛韦可被由病毒基因编码的酶（如胸苷激酶）磷酸化，该磷酸化合物为病毒 DNA 聚合酶的底物，两者结合后就可发挥抑制酶的作用，因而可阻止病毒 DNA 的合成；④增强宿主抗病毒能力，如干扰素能激活宿主细胞的某些酶，降解病毒的mRNA，抑制蛋白的合成、翻译和装配。

一、治疗常见病毒感染药物

利巴韦林

利巴韦林（ribavirin，病毒唑）为广谱抗病毒药。

【作用与用途】 对多种 RNA 和 DNA 病毒有效，对甲型和乙型流感病毒、甲型肝炎病毒（HAV）、丙型肝炎病毒（HCV）、疱疹病毒和呼吸道合胞病毒均有抑制作用。临床主要用于防治流感、腺病毒肺炎、疱疹病毒引起的角膜炎、结膜炎、疱疹性口腔炎、带状疱疹等，对甲、乙型肝炎、麻疹及流行性出血热也有效。雾化吸入用于幼儿呼吸道合胞病毒性肺炎和气管炎。治疗丙型肝炎常与干扰素合用。

【不良反应】 大剂量使用可致白细胞减少、贫血、乏力等,停药后即消失。动物实验有致畸作用,孕妇禁用。与齐多夫定合用时有拮抗作用。

阿昔洛韦

阿昔洛韦(aciclovir,ACV,无环鸟苷)为广谱、高效的抗病毒药。

【作用与用途】 是目前临床上常用的抗单纯疱疹病毒(HSV)药物,对水痘-带状疱疹病毒(VZV)和 EB 病毒(Epstein-Barr virus)等其他疱疹病毒也有效。对正常细胞几乎无影响,而被病毒感染的细胞在病毒腺苷激酶和细胞激酶的催化下,可将药物转化为三磷酸阿昔洛韦,对病毒 DNA 聚合酶呈强大的抑制作用,阻滞病毒 DNA 的合成。阿昔洛韦为疱疹病毒感染的首选药。常局部应用治疗疱疹性角膜炎、单纯疱疹和带状疱疹,口服或静脉注射可有效治疗单纯疱疹脑炎、生殖器疱疹、免疫缺陷患者单纯疱疹感染等。

【不良反应】 以胃肠道反应常见,有局部刺激症状,不宜肌内注射,静脉给药可引起静脉炎。肾功能减退者、小儿及哺乳期妇女慎用,孕妇禁用。

更昔洛韦

更昔洛韦(ganciclovir)对巨细胞病毒抑制作用强,对单纯疱疹病毒和带状疱疹病毒抑制作用与阿昔洛韦相似。因对骨髓抑制作用较强,发生率高,临床上只用于严重巨细胞病毒感染的治疗和预防。用药期间注意监测血象。

金刚烷胺

金刚烷胺(amantadine)可特异性抑制甲型流感病毒,干扰病毒 RNA 转录的早期阶段。临床主要用于甲型流感的防治,也常作为治疗感冒的复方制剂的成分之一。可治疗帕金森病。可引起消化道反应及头痛、失眠、共济失调等中枢症状。孕妇、儿童、癫痫、精神病患者禁用。

奥司他韦

奥司他韦(oseltamivir)是强效的选择性流感病毒神经氨酸酶抑制剂,药物的活性代谢产物抑制甲型和乙型流感病毒的神经氨酸酶。通过抑制病毒从被感染的细胞中释放,从而减少甲型或乙型流感病毒的传播。用于治疗流行性感冒,且可减少并发症的发生和抗生素的使用,是目前治疗流感的常用药物之一,也是抗禽流感甲型 H_1N_1 病毒安全有效的药物之一。不良反应常见恶心、呕吐,症状多为一过性的。偶有腹泻、头晕、疲劳、鼻塞、咽痛和咳嗽等。

阿糖腺苷

阿糖腺苷(vidarabine)抗病毒谱广,通过抑制 DNA 聚合酶而抑制病毒 DNA 的合成。对带状疱疹病毒、单纯疱疹病毒、水痘病毒和乙型肝炎病毒均有效。临床用于单纯疱疹病毒性脑炎、角膜炎、新生儿单纯疱疹,也用于免疫缺陷患者合并带状疱疹和水痘感染及乙型肝炎等感染。阿糖腺苷虽然能有效抑制对阿昔洛韦耐药的单纯疱疹病毒,但它疗效低、毒性大,现已较少应用。局部用药可治疗单纯疱疹病毒性角膜炎。不良反应主要是眩晕和消化道反应,剂量过大偶见骨髓抑制、白细胞和血小板计数减少等。肝、肾功能不全及孕妇禁用。

碘苷

碘苷(idoxuridine,疱疹净)能抑制DNA复制,故能抑制DNA病毒生长,可抑制单纯疱疹病毒和水痘病毒,对RNA病毒无效。因全身应用毒性较大,仅限于局部给药用于单纯疱疹病毒所导致的急性疱疹性角膜炎、结膜炎。不良反应有眼部刺痛、痒、水肿等局部反应。偶见过敏反应。

干扰素

干扰素(interferon,IFN)是宿主细胞在病毒感染或受到其他刺激后,体内产生的具有抗病毒效应的蛋白质,称之为"抗病毒蛋白",阻止细胞内病毒的复制。在病毒感染的各个阶段都发挥一定的作用,具有广谱抗DNA和RNA病毒作用,对多种病毒有非特异性抑制作用,还有免疫调节和抗恶性肿瘤作用。临床主要用于治疗乙型和丙型慢性活动性肝炎,还可用于治疗带状疱疹病毒感染、小儿病毒性肺炎、流行性腮腺炎、病毒性脑膜炎、巨细胞病毒感染等。也可用于免疫缺陷合并其他病毒感染引起的感冒等。不良反应少,少数患者可出现发热、寒战、乏力、肌痛等。也可致白细胞减少、血小板减少、氨基转移酶增高等。

拉米夫定

拉米夫定(lamivudine,3TC)可选择性地抑制乙型肝炎病毒(HBV)复制,用于乙型肝炎病毒所致的慢性乙型肝炎,与其他抗反转录病毒药联合用于治疗人类免疫缺陷病毒感染。对拉米夫定过敏者及妊娠期女妇女禁用,严重肝功能障碍、乳酸性酸中毒患者慎用,肌酐清除率<30ml/min的患者不宜使用。

阿德福韦

阿德福韦(adefovir,阿德福韦酯)是单磷酸腺苷的无环磷酸化核苷类似物,在细胞激酶磷酸化作用下形成具有抗病毒活性的阿德福韦的二膦酸盐。用于治疗乙型肝炎病毒感染、人类免疫缺陷病毒感染等。主要不良反应为血红蛋白升高,疲乏、无力、头痛、胃肠不适如恶心、腹胀、腹泻等消化不良等。对本药过敏者禁用,妊娠期、哺乳期妇女慎用。

 知识链接

病毒性肝炎的治疗原则

不同类型的病毒性肝炎,应按照患者临床类型、病情的轻重及是否有并发症等区别对待的原则进行治疗。病毒性肝炎治疗过程中的养护也是非常重要的,患者要注重适度休息、饮食与营养、良好生活习惯,同时配合抗病毒药物治疗,才能取得良好的治疗效果。

1. 急性病毒性肝炎　如治疗得当,一般预后较好。主要措施包括:①一般治疗,注意休息、营养，避免饮酒及损害肝脏的药物；②对症支持治疗，采取降酶保肝药物和防治肝硬化和肝性脑病的药物等。

2. 慢性病毒性肝炎　主要延缓疾病进程，提高生活质量。多采用：①一般治疗，适当休息，饮食清淡，建议进食高蛋白、低脂肪、高维生素食物；②采用改善和恢复肝功能，如护肝药、降酶药、退黄药；③促进免疫功能，使用免疫调节药如胸腺素、转移因子等；④控制炎症反应，防治肝纤维化，如γ干扰素等药物；⑤病因性治疗，给予抗乙肝病毒药物如拉米夫定等。

3. 重型病毒性肝炎　积极采取支持疗法，预防并发症，延缓生命。包括：①绝对卧床休息，重症监护，预防感染，尽量减少蛋白质供应，维持水、电解质、酸碱平衡，禁用对肝、肾有损害的药物；②给予促进肝细胞再生药物，如肝细胞生长因子；③采取综合措施，预防并发症；④条件允许下，实施肝移植。

二、治疗人类免疫缺陷病毒感染的药物

人类免疫缺陷病毒（HIV）是一种反转录病毒，主要有两型：HIV-1 和 HIV-2。HIV 主要侵犯人体的免疫系统，破坏 CD^+T 淋巴细胞（属于人体的免疫细胞）最终导致人体细胞免疫功能缺陷，引起各种机会性感染和肿瘤的发生。

（一）常用药物

目前抗 HIV 药主要通过抑制反转录酶或 HIV 蛋白酶发挥作用，临床治疗药物包括三类：反转录酶抑制药、蛋白酶抑制药和其他新型抗 HIV 药。

1. 反转录酶抑制药　本类药物是目前最常用的抗 HIV 药，分为核苷类反转录酶抑制剂（NRTIs）和非核苷类反转录酶抑制剂（NNRTIs）。

（1）核苷类反转录酶抑制剂（NRTIs）

齐多夫定

齐多夫定（zidovudine，AZT）为脱氧胸苷衍生物，是第一个上市的抗 HIV 药。

【作用与用途】　能竞争性地抑制 HIV 反转录酶，终止病毒 DNA 链的延长，阻止病毒复制，可降低 HIV 感染者的发病率，并延长其生命，也可减少垂直感染。本药为治疗艾滋病的首选治疗方案药物之一，单独使用极易发生耐药性，与其他核苷类和非核苷类 HIV 反转录酶抑制剂合用可获较好疗效。对于已妊娠的感染者，需从妊娠第 14 周给药至第 34 周。此外，也可辅助治疗 HIV 诱发的痴呆、血小板减少症等。

【不良反应】　最常见是骨髓抑制，可出现贫血、中性粒细胞减少和血小板减少；也可引起胃肠道反应、头痛、发热、皮疹及肝功能损害。剂量过大可出现焦虑、精神错乱、震颤。不能与司坦夫定合用，因为两者互相拮抗。

司坦夫定

司坦夫定（stavudine，d4T）为脱氧胸苷衍生物，抗 HIV 作用较强，主要应用于不能耐

受齐多夫定或齐多夫定治疗无效的患者。与去羟肌苷或拉米夫定合用有协同作用。不良反应主要是外周神经炎，偶见胰腺炎、关节痛等。

去羟肌苷

去羟肌苷（didanosine，ddI）为脱氧胸苷衍生物，为治疗 HIV 感染的一线备选药物，特别适用于不能耐受齐多夫定或齐多夫定治疗无效的 AIDS 患者。不良反应包括胰腺炎、外周神经炎、肝炎、心肌炎及消化道和中枢神经反应。

替诺福韦

替诺福韦（tenofovir disoproxil fumarate，TDF）是新型 NRTI，具有较强的抗 HIV-1 和乙肝病毒活性，该药几乎不经胃肠道吸收，因此进行酯化、成盐，制成前药替诺福韦酯富马酸盐用于临床。替诺福韦酯具有水溶性，可被迅速吸收并降解成活性物质替诺福韦，替诺福韦被转化为活性代谢产物替诺福韦双膦酸盐。该盐可通过竞争性地与天然脱氧核糖底物相结合而抑制病毒聚合酶，导致 DNA 链合成中断。本药常和其他反转录酶抑制剂合用治疗 HIV-1 感染、乙型肝炎。常见不良反应有乏力、头痛、恶心、呕吐、胃肠胀气，其他可见骨质疏松、骨密度下降、严重肾功能不良、范科尼综合征等。

其他常用的核苷类反转录酶抑制剂还有拉米夫定（lamivudine，3TC）、扎西他滨（zalcitabine，ddC）、恩曲他滨（emtricitabine，FTC）等。

（2）非核苷类反转录酶抑制剂（NNRTIs）

奈韦拉平

奈韦拉平（nevirapine，NVP）是第一个抗 HIV-1 的 NNRTI。本药特异性抑制 HIV-1 反转录酶，对 HIV-2 的反转录酶和动物细胞 DNA 聚合酶无抑制作用，对核苷类反转录酶抑制药齐多夫定等耐药的病毒仍有效。常与其他反转录酶抑制剂合用治疗 HIV-1 成人和儿童患者。不良反应较轻，包括皮疹、腹泻、头痛、转氨酶升高等，患者易于长期服用。但单独使用易出现耐药性，一般作为联合治疗的组成药物使用。

依非韦仑

依非韦仑（efavirenz，EFV）作用同奈韦拉平。本药与其他 NNRTI 之间存在交叉耐药，适用于 HIV-1 感染者的联合治疗。耐受性一般良好，最常见的不良反应为皮疹、恶心、眩晕、腹泻，以及头痛、失眠、乏力和注意力降低等中枢神经系统反应。

依曲韦林

依曲韦林（etravirine，ETV）是高活性 NNRTI，对 NNRTI 耐药的 HIV-1 病毒仍有抗病毒活性。可与 HIV-1 反转录酶直接结合，破坏酶催化部位而阻断 RNA 及 DNA 依赖性的 DNA 聚合酶活性，抑制 HIV-1 复制而发挥作用。常与其他反转录酶抑制药联合应用于经反转录酶抑制药治疗后出现耐药的成年 HIV-1 感染患者。常见的不良反应为皮疹等皮肤反应，还有胃肠道反应、疲劳、手或足有麻刺感或疼痛感、头痛、尿量改变或黑尿、眼睛或皮肤黄染、精神或情绪改变（如神经质或意识错乱）、癫痫发作和高血压等。

利匹韦林

利匹韦林（rilpivirine，RPV）为第二代 NNRTI，可以阻止 HIV 病毒复制，从而降低血液中 HIV 病毒载量，可与其他反转录酶抑制药合用治疗 HIV-1 感染，耐药性相对较少。不良反应有皮疹、头痛、抑郁类失眠、肝脏毒性等。

2. HIV 蛋白酶抑制剂（PIs） HIV 蛋白前体在 HIV 蛋白酶的催化下裂解形成最终结构蛋白，成为有感染性的成熟病毒，HIV 蛋白酶抑制剂阻止蛋白前体的裂解，导致无感染性蛋白前体的堆积，产生抗病毒作用。因本类药物生物利用度低（其中沙奎那韦最低，仅 4%），不良反应多，易产生耐药性，与反转录酶抑制剂联合用药可显著减少感染者病毒量并减慢其临床发展，产生协同抗病毒作用。

第一代药物包括沙奎那韦（saquinavir）、英地那韦（indinavir，IDV）、利托那韦（ritonavir，RTV）、奈非那韦（nelfinavir，NFV）等，第二代药物包括洛匹那韦（lopinavir）、利托那韦（ritonavir）、阿扎那韦（atazanavir）、替拉那韦（tipranavir）和达芦那韦（darunavir，DRV）等，是目前联合用药治疗艾滋病的主要药物。其中洛匹那韦和利托那韦常组成复方制剂（lopinavir/ritonavir，LPV/RTV，LPV/r）与其他反转录酶抑制剂合用。

3. 其他新型抗 HIV 药

恩夫韦肽

恩夫韦肽（enfuvirtide）是 HIV 融合酶抑制药代表药，属于新型抗 HIV 药，为 HIV-1 跨膜融合蛋白 GP41 内高度保守序列衍生而来的一种合成肽类物质，可防止 HIV 病毒融合及进入细胞内。可与反转录酶抑制药或 HIV 蛋白酶抑制剂配伍用于人类免疫缺陷病毒（HIV）感染。不良反应较多。

拉替拉韦、多替拉韦

拉替拉韦（raltegravir，RAL）、多替拉韦（olutegravir，DTG）均是目前较为常用的 HIV 整合酶抑制剂 INSTIs，能快速抑制 HIV 复制，安全性高，药物间相互作用少。与其它抗反转录病毒药物联合使用，用于治疗人类免疫缺陷病毒 I 型（HIV-1）感染和暴露后预防性治疗等。

（二）艾滋病的治疗原则

目前治疗艾滋病最有效的方法是联合药物疗法，又称"鸡尾酒疗法"，既可以阻止艾滋病病毒繁殖，又可以防止体内产生耐药性的病毒。鸡尾酒疗法即"高效抗反转录病毒疗法"（HAART），是通过三种或三种以上的抗病毒药物联合使用来治疗艾滋病，主要是把蛋白酶抑制剂与多种反转录酶抑制药物混合使用，可以减少单一用药产生的耐药性，最大限度地抑制病毒的复制，使被破坏的机体免疫功能部分甚至全部恢复，延缓病程进展，延长患者生命，提高生活质量，使艾滋病得到有效的控制。

我国对确诊的成人及青少年初治患者推荐方案主要有两种：① 2 种 NRTIs + 1 种 NNRTIs；②对于出现耐药或有不良反应及禁忌证者选用 2 种 NRTIs + 1 种加强型 PIs，基于目前各地的药物供给情况，推荐的一线治疗方案为 NRTIs（替诺福韦 / 齐多夫定 / 阿巴卡韦＋拉米夫定／恩曲他滨)＋NNRTI(依非韦仑)或＋PIs(洛匹那韦／利托那韦／阿扎那韦)或整合酶抑制剂(拉替拉韦),替代方案多为齐多夫定＋拉米夫定＋依非韦仑／奈韦拉平／利匹韦林。也可以选用以蛋白酶抑制剂或融合酶抑制剂为主的联合治疗方案或复方制剂。

知识链接

浅谈人类免疫缺陷性病毒暴露后预防

人类免疫缺陷性病毒(艾滋病病毒)暴露后预防(human immunodeficiency virus post-exposure prophylaxis, HIV PEP)指在暴露于艾滋病病毒后实施的能够降低艾滋病病毒感染风险的措施,是一种药物预防艾滋病病毒感染的方法。

HIV暴露后正确处理非常关键。HIV阴性人群接触HIV感染者或艾滋病患者的血液、组织、体液(不包含汗液、泪液、尿液等)或被HIV污染的器械及设备,可能感染HIV时,服用HIV阻断药,可有效免于感染HIV。HIV阻断药最好在高危后2h内服用,最长不超过72h,用药疗程为连续服用28d。暴露后预防开始的时间越早,降低体内HIV复制和消灭活病毒的机会就越好。治疗方案首选推荐方案为TDF/3TC/FTC＋RAL或DTG等INSTIs;根据当地资源,如果INSTIs不可及,可以使用PIs如LPV/r和DRV/r;对合并肾脏功能不良者,可以使用AZT/3TC。

护理学而思

我国"四免一关怀"政策助力艾滋病防治

"四免一关怀"是我国艾滋病防治最有力的政策措施之一。其中"四免"指的是:①对农村居民和城镇未参加基本医疗保险等医疗保障制度的经济困难人员中的艾滋病患者免费提供抗病毒治疗药物;②实施免费自愿咨询检测;③对艾滋病患者的孤儿实行免费上学;④对艾滋病孕妇实施免费艾滋病咨询、筛查和抗病毒药物治疗,减少垂直传播。"一关怀"指的是将生活困难的艾滋病患者纳入政府救助范围,按国家有关规定给予必要的生活救济,并积极扶持有生产能力的艾滋病患者参加生产活动。

"四免一关怀"政策充分体现了对于艾滋病病毒感染者和艾滋病患者的支持、治疗、关怀与非歧视的原则。该政策极大地降低了我国的艾滋病病死率,对我国艾滋病防治工作帮助巨大。护士在工作中如遇到艾滋病病毒感染者,不能有歧视、嫌弃的表现,应多参与防治艾滋病的科普知识宣传,了解艾滋病的传播途径,明确常规接触不会传染,进而树立关爱和帮助艾滋病患者的理念,进而积极协助医生为他们实施治疗,以体现护士的人文素养和优良职业精神。

任务解析和岗位对接

1. 带状疱疹是由水痘－带状疱疹病毒引起的感染，侵害感觉神经，故非常疼痛。阿昔洛韦是治疗疱疹病毒感染首选药物，静脉给药起效较快，一般 1～2d 后症状即可缓解。

2. 护理时注意患处清洁干燥，避免局部细菌感染。阿昔洛韦静脉滴注偶可见静脉炎，应注意观察给药部位。带状疱疹容易复发，应加强身体锻炼，规律作息，提高免疫力。

3. 注意关心帮助患者，操作细致规范，充分体现护士的专业精神和职业素养。

岗位对接参考下面任务工作清单模拟完成。

用药前	护理评估	①健康评估：观察健康状况和精神状态，了解既往病史等；②用药禁忌评估：评估患者是否有肾功能减退等情况，是否为孕妇等；③用药情况评估：了解用药史，是否使用其他抗感染药等，适当了解其他相关信息等。
	调配药品	①阿昔洛韦片剂（胶囊剂）：100mg、200mg；成人口服 200mg/次，6 次/d；阿昔洛韦注射剂：0.5g；先用注射用水配成 2% 的溶液后加入输液中静脉滴注，每次 5mg/kg，1h 滴完，3 次/d，疗程 7d；阿昔洛韦霜剂（5%）：10g，眼膏剂（3%）：4.5g，均局部外用，数次/d；②其他药物参见相关项目任务。
	提示建议	①如配伍使用，注意药物相互作用，如与青霉素类、头孢菌素类和丙磺舒合用时可致其血药浓度升高，应调整剂量等；②长期应用应注意检查肾功能，局部眼用注意给药方法等；③未明事项应查阅药品说明书或向医师、药师等反馈。
用药中	护理问题	①疱疹患处疼痛及不适，且部分患者长期遗留局部神经痛；②静脉滴注偶可见静脉炎；③因患处疼痛而引起的焦虑、不安的情绪；④其他可能影响疗效的问题等。
	护理措施	①注意患处清洁干燥，避免局部细菌感染；②调整静脉滴注速度，应注意观察给药部位；③与患者沟通，及时进行心理疏导，消除不良情绪影响等。
	用药要点	①严格执行医嘱，疱疹病毒感染类型不同，选用药物制剂、用法用量不同，不宜肌内注射给药；②加强不良反应观察和处置。
用药后	健康教育	①适度介绍药物治疗方案和有关康复常识，加强心理护理，及时与患者沟通，指导患者正确服药；②建议患者加强锻炼，改变生活习惯，提高免疫力，降低复发率。
	评价效果	①客观评价药物疗效、安全性及近远期治疗效果；②综合判断采取的用药护理措施、方法的适宜性；③了解患者对治疗药物相关知识的知晓度是否提高，能否坚持和配合治疗等。
	回顾小结	①整理物品、记录资料，回顾合理使用阿昔洛韦等抗疱疹病毒药物的要点；②小结本任务用药护理心得；查找不足，制订改进措施等。

本任务主要介绍了临床常用的抗病毒药,其中重点是广谱抗病毒药如利巴韦林,治疗单纯性疱疹病毒感染的首选药是阿昔洛韦,干扰素属于非特异性广谱抗病毒药,目前常用的抗 HIV 药有替诺福韦、拉米夫定、依非韦仑等。难点是抗病毒药的作用机制,在学习和应用中需要注意对于病毒性疾病要权衡利弊,合理选药,艾滋病应依据规范的联合治疗方案进行治疗。

 思考与练习

1. 广谱抗病毒药利巴韦林可以治疗哪些病毒感染性疾病?

2. 治疗疱疹病毒感染的首选药是什么? 临床用途有哪些?

3. 对以下用药护理案例进行分析。

患儿,男,10 岁。高热、畏寒、头痛、全身肌肉关节酸痛,伴有剧烈干咳、咽喉痛等局部症状。家长自行用解热镇痛药和消炎药,症状稍有缓解,但 3d 后病情复发,遂来医院就诊,医生诊断为流行性感冒,给予抗病毒药,症状明显得到控制。

请思考并回答:①临床常用治疗流感的抗病毒药有哪些? ②抗病毒药治疗流感时应注意哪些问题? ③在这个案例中,护士应该在哪些方面体现专业精神和职业素养?

(付 蕾 张 庆)

项目十二 | 抗寄生虫药、抗恶性肿瘤药与用药护理

项目十二数字内容

本项目主要介绍抗寄生虫药和抗恶性肿瘤药及其用药护理。

其中抗寄生虫药主要用于寄生虫病，主要包括原虫病（疟疾、阿米巴病、滴虫病等）、肠蠕虫病（钩虫病、蛔虫病和丝虫病等）、吸虫病（血吸虫病、肝吸虫病）等。寄生虫病属于传染病范畴，在部分地区具有一定的流行性，但是只要诊断明确，合理使用药物，绝大多数寄生虫病患者均可治愈。而抗恶性肿瘤药用于恶性肿瘤，亦称癌症。由于受环境污染等因素的影响，近年来，恶性肿瘤发病率不断升高。该病的治疗方法包括手术治疗、放射治疗、化学药物治疗等。早期发现，综合治疗可以大大延缓疾病进程，部分癌症还可以治愈。

学习上述知识对今后护理岗位上更好地开展卫生保健、疾病防控和重症疾病护理有着重要意义。

任务一　抗寄生虫药与用药护理

学习目标

知识目标：

1. 熟悉常用抗疟药的作用、用途、不良反应和用药护理。
2. 了解其他抗寄生虫药的作用特点。

技能目标：

1. 熟练掌握开展抗寄生虫药物的合理用药宣教和指导合理应用的技能。
2. 学会正确解释、判断抗寄生虫药的疗效、不良反应与临床用药间的关系。

素质目标：

初步具备关爱寄生虫感染等相关疾病患者，认真细致开展用药护理的职业素质和关心、尊重、理解患者的人文素养。

导入情景:

患者,男,35 岁,曾在南方某山区工作 3 个月,常被蚊虫叮咬,并有头痛、全身不适,未就医。2 个多月前感全身不适,畏寒、轻微寒战,体温达 40℃,持续 5h 后体温恢复正常,每日发作 1～2 次,患者入院体检确诊为恶性疟疾,立即静脉注射磷酸氯喹注射剂首剂 1g,每日 1 次,后改为磷酸氯喹片剂,1 次 0.5g,每日 1 次。观察 72h 未再出现畏寒、发热症状,复查血涂片,原虫逐渐消失。

工作任务:

1. 请判断该处方用药的合理性,并说明原因。

2. 针对此患者,护士请给出相应的用药护理指导。

3. 在这个工作任务中,护士应该在哪些方面体现专业精神和职业素养?

寄生虫病是危害人类健康的重要疾病。常见的寄生虫病有原虫病(疟疾、阿米巴病、滴虫病等)、肠蠕虫病(钩虫病、蛔虫病和丝虫病等)、吸虫病(血吸虫病、肝吸虫病)等,上述疾病分别由疟原虫、阿米巴原虫、滴虫、肠道蠕虫、丝虫及血吸虫等引起。抗寄生虫病药物是指可杀灭、驱除或预防寄生在人体或其他牲畜体内的寄生虫的药物。主要包括抗疟药、抗肠蠕虫药、抗阿米巴病药、抗滴虫病药和抗血吸虫病药。

一、抗 疟 药

疟疾是由疟原虫感染引起,由雌性按蚊传播的一种传染病。主要症状为间歇性高热、寒战、出汗和脾肿大、出血等。依照临床症状分为良性疟(间日疟和三日疟)和恶性疟。感染人体的疟原虫有四种:间日疟原虫、三日疟原虫、恶性疟原虫和卵形疟原虫,分别导致间日疟、三日疟、恶性疟和卵形疟。

知识链接

疟原虫生活简史

疟原虫的生活史包括有性和无性生殖两个阶段。在有性生殖阶段,雌雄配子体在雌性按蚊的体内发育和繁殖,包括配子生殖和孢子增殖两个阶段。在无性生殖阶段,包括红细胞外期和红细胞内期两个阶段。红细胞外期又包括原发性红细胞外期(速发型红细胞外期)和继发性红细胞外期,原发性红细胞外期发生在进入红细胞之前,并不发生临床症状,是疟疾的潜伏期。继发性红细胞外期,是疟疾复发的根源,仅间日疟原虫有此期。

抗疟药是治疗或预防疟疾的药物。主要分为三类：用于控制症状的药物，如氯喹、奎宁、青蒿素等；用于控制传播和复发的药物，如伯氨喹等；用于病因性预防的药物，如乙胺嘧啶等。

（一）控制症状药

氯喹

氯喹（chloroquine）口服吸收迅速而完全，1～2h 即可达到血药浓度的高峰。体内分布广泛，药物在受感染红细胞内浓度较正常红细胞高25倍。

【作用与用途】

1. 抗疟作用　通过抑制红细胞内虫体血红蛋白代谢，引起虫体必需氨基酸缺乏，并导致核糖核酸的裂解，虫体死亡。临床上能杀灭红细胞内期各种疟原虫。抗疟作用快速、高效、持久，是临床用于控制疟疾症状的首选药。用药 1～2d 内症状即消退，3～4d 血液中疟原虫消失。对红细胞外期疟原虫和肝细胞内的休眠体无效，故不能用于病因性预防和控制症状传播和复发。

2. 抗肠外阿米巴病作用　氯喹在肝内浓度高，对阿米巴滋养体有强大灭杀作用，用于治疗甲硝唑无效或禁忌的阿米巴肝炎或肝脓肿。药物在肠内浓度低，对阿米巴痢疾无效。

3. 抗免疫作用　大剂量氯喹可抑制免疫反应，对系统性红斑狼疮、类风湿关节炎等患者有一定疗效。

【不良反应】

1. 一般反应　治疗量时反应轻微且较少。偶有头晕、胃肠道反应和皮肤瘙痒、皮疹等。一般能耐受，停药后可消失。

2. 视听障碍　大剂量使用时可引起视力和听力障碍。应定期检查视力、听力。

3. 心脏毒性　少量患者大剂量、长疗程或与奎宁、奎尼丁等药物合用时可导致心脏毒性反应，常见缓慢型心律失常，甚至心跳停止。

4. 肝、肾毒性　大剂量使用对造血系统、肝肾功能等也有较严重的损害。

奎宁

奎宁（quinine）作用机制与氯喹相似，但不良反应较多，已不作为控制疟疾症状的首选药物。主要用于耐多种抗疟药的恶性疟原虫及耐氯喹疟原虫感染的症状控制。治疗量时即有明显的胃肠道不适；较大剂量时可引起金鸡纳反应，主要表现有恶心、头痛、耳鸣及视物不清等，停药后可消失。

甲氟喹

甲氟喹（mefloquine）是由奎宁经结构改造而得到的衍生物，对间日疟原虫和恶性疟原虫的红细胞内期裂殖体有杀灭作用。主要用于症状发作的控制，因起效较慢，常合用乙胺嘧啶，以提高疗效并延缓耐药性产生。临床上用于治疗耐氯喹或对多种抗疟药耐药的疟原虫感染。治疗量下即可引起胃肠道不适，甚至可引发一过性的中枢神经系统毒性。孕妇、两岁以下儿童及精神病患者禁用。

青蒿素

青蒿素（artemisinin）抗疟作用与氯喹相似，能迅速杀灭红细胞内期疟原虫，但对红细胞外期疟原虫无效。具有快速、高效、低毒的优点，且脂溶性高，易透过血脑屏障。对良性疟和恶性疟控制率可达 100%。对耐氯喹的疟原虫感染仍有良好疗效。临床用于耐氯喹的疟原虫感染和抢救脑型疟。本药复发率高，与其他药物合用可降低复发率。

不良反应较少，少数患者出现恶心、呕吐、腹痛、腹泻及血清转氨酶轻度升高等，可自行消退。

蒿甲醚、青蒿琥酯

蒿甲醚（artemether）为青蒿素的脂溶性衍生物，青蒿琥酯（artesunate）为青蒿素的水溶性衍生物，其抗疟作用机制与青蒿素相同，但作用强于青蒿素，且复发率低，可用于耐氯喹的恶性疟及危重患者的抢救。

 护理学而思

屠呦呦让"中国精神"闪耀世界

屠呦呦是中国中医科学院终身研究员、国家最高科学技术奖获得者、诺贝尔奖获得者。屠呦呦在青年时期对传统中医药十分热爱，历经数年终于从古代药典中获得灵感，在极为艰苦的科研条件下，经历数百次实验，终于在 1972 年发现了青蒿素，并且至今仍在科学探索道路上孜孜以求。青蒿素的发现，为世界带来了一种全新的抗疟药。如今，以青蒿素为基础的联合疗法（ACT）是世界卫生组织推荐的疟疾治疗的最佳疗法，挽救了全球数百万人的生命。而屠呦呦的事迹，已成为一种精神符号，她以实干兴邦的气魄，以身体力行的实践，以心怀世界的大爱，让"中国精神"闪耀世界。

（二）控制复发和传播药

伯氨喹

伯氨喹（primaquine）对继发性红细胞外期疟原虫和各种疟原虫的配子体均有较强的杀灭作用，是目前用于控制疟疾复发和疟疾传播的首选药物。对红细胞内期疟原虫作用弱，因此不能用于控制症状。可与控制症状的抗疟药联用，根治良性疟。

本药毒性较大，治疗量即可引起头晕、恶心、呕吐、发绀和腹痛等，停药后逐渐恢复。少数葡萄糖 -6- 磷酸脱氢酶缺乏患者可产生严重的急性溶血性贫血和高铁血红蛋白血症，应禁用。

（三）病因性预防药

乙胺嘧啶

乙胺嘧啶（pyrimethamine）通过抑制疟原虫二氢叶酸还原酶作用，阻断其叶酸代谢过程，干扰疟原虫合成核酸，从而抑制其生长繁殖。

【作用与用途】 对恶性疟和间日疟原虫的原发性红细胞外期子孢子有抑制作用,可阻止其向红细胞内期发展。是目前病因性预防的首选药。口服吸收慢而完全,作用时间持久,服药一次有效血药浓度可维持一周以上。

【不良反应及防治】 主要有:①巨幼细胞贫血,长期大剂量服用可阻碍人体叶酸代谢,引起巨幼细胞贫血。可用甲酰四氢叶酸治疗。②急性中毒,大剂量使用引起中毒,表现为恶心、呕吐、发绀、发热、惊厥甚至死亡,因药物带有甜味,易被儿童误服,应严加管理。

肾功能不全者慎用,哺乳期妇女、孕妇禁用。

二、抗阿米巴病药和抗滴虫病药

阿米巴病是由溶组织阿米巴原虫感染所致。其发育过程包括包囊、小滋养体和大滋养体三种阶段。包囊是阿米巴病传播的根源,对药物不敏感。大滋养体为致病因子,可引起肠内阿米巴病如阿米巴痢疾,肠外阿米巴病如阿米巴肝脓肿、肺脓肿等。

（一）抗阿米巴病药

现有抗阿米巴病药主要对滋养体有效。根据药物作用特点分为:①抗肠内、肠外阿米巴病药,如甲硝唑、替硝唑等;②抗肠内阿米巴病药,如二氯尼特、喹碘方、双碘喹啉、氯碘羟喹、巴龙霉素等;③抗肠外阿米巴病药,如氯喹、依米丁等(表12-1-1)。

甲硝唑

甲硝唑(metronidazole)对肠内、肠外阿米巴滋养体均有强大杀灭作用,是治疗肠内、肠外阿米巴病的首选药。但单用治疗阿米巴痢疾时,肠内药物浓度偏低,复发率较高,宜与其他抗肠内阿米巴病药合用。

本药抗滴虫、抗贾第鞭毛虫、抗厌氧菌作用详见项目十一任务四内容。

表12-1-1　抗阿米巴病药的特点比较

药物	作用特点和用途	主要不良反应
替硝唑	与甲硝唑相似,维持时间较甲硝唑久	不良反应与甲硝唑相似,毒性略低
依米丁	对肠壁和肠外滋养体有效,治疗急性阿米巴痢疾和阿米巴肝脓肿;对肠腔内滋养体无效,不宜治疗慢性阿米巴痢疾	毒性大,主要引起心脏毒性、神经肌肉阻断作用、局部刺激;孕妇、儿童和患有心、肝、肾疾病者禁用
二氯尼特	为当前杀包囊最有效药物,对无症状排包囊患者疗效良好;对慢性阿米巴痢疾有效;对肠外阿米巴病无效	不良反应较轻,偶见胃肠道反应如恶心、呕吐等

药物	作用特点和用途	主要不良反应
巴龙霉素	氨基糖苷类抗生素,口服吸收少,肠腔内浓度高,可直接杀灭阿米巴滋养体,也可抑制共生菌群代谢,主要用于治疗急性阿米巴痢疾	胃肠道反应
氯喹	对肠内阿米巴病无效,仅用于甲硝唑无效或禁忌的阿米巴肝脓肿	大剂量应用可引起视力障碍;肝、肾功能不良者慎用,孕妇禁用

(二)抗滴虫病药

乙酰砷胺

乙酰砷胺(acetarsol)为5价砷制剂,毒性较大。外用时可杀灭阴道滴虫。对耐甲硝唑阴道滴虫感染,可外用乙酰砷胺治疗。该药对局部有轻度刺激作用,可增加阴道分泌物。已婚夫妇应双方同时治疗。

三、抗肠虫药和其他抗寄生虫药

在肠道寄生的寄生虫主要指蠕虫,包括线虫、绦虫和吸虫等。在我国肠蠕虫病以线虫感染最为常见,如蛔虫、蛲虫、钩虫、鞭虫等。抗肠蠕虫药是驱除或杀灭肠道蠕虫类药物。通过治疗,多数肠蠕虫病可以得到有效控制和治疗。

(一)抗肠虫药

甲苯达唑

甲苯达唑(mebendazole)为高效、广谱的驱肠蠕虫药,对蛔虫、蛲虫、钩虫、绦虫、鞭虫和粪类圆线虫等均作用显著。药物起效缓慢,数日后才能将虫体排出。对蛔虫卵、钩虫卵、鞭虫卵及幼虫均有杀灭和抑制发育的作用,有控制传播的重要意义。临床用于治疗上述肠蠕虫单独感染或混合感染。

口服吸收少,不良反应较少。少数患者可出现短暂腹泻和腹痛。大剂量应用时偶见转氨酶升高、粒细胞减少等。有明显的致畸作用,禁用于孕妇、2岁以下儿童以及肝、肾功能不全者。

其他抗肠蠕虫药见表12-1-2。

(二)抗血吸虫病药

血吸虫病由裂体吸虫属血吸感染引发的一种慢性传染病。我国流行的血吸虫病是感染日本血吸虫所引起,主要发生于长江流域及以南地区。血吸虫的成虫寄生于人或其他哺乳动物的肠系膜静脉和门静脉的血液中,可对人类健康造成严重危害。

表12-1-2　其他抗肠蠕虫药特点比较

药物	作用与用途					不良反应
	蛔虫	蛲虫	钩虫	鞭虫	绦虫	
阿苯达唑（albendazole）	+	+	+	+	+	大剂量偶见白细胞减少和转氨酶升高。孕妇、哺乳妇女、2岁以下儿童、肝肾功能不全者禁用
左旋咪唑（levamisole）	+	+	+			剂量过大偶见粒细胞减少、肝功能减退。妊娠早期、肝肾功能不全者禁用
噻嘧啶（pyrantel）	+	+	+			少数患者转氨酶升高。肝功能不全者慎用，孕妇及2岁以下儿童禁用
哌嗪（piperazine）	+	+				大剂量可引起神经症状如嗜睡、眩晕、眼球震颤、共济失调、肌肉痉挛等。孕妇、肝肾功能不全和神经系统疾病者禁用
氯硝柳胺（piperazine）					+	不良反应少，可引起胃肠道反应

吡喹酮

吡喹酮（praziquantel）为广谱抗吸虫和绦虫药物，口服吸收迅速、完全，具有毒性低、疗效高、疗程短等优点。对成虫作用强，对幼虫作用弱。在治疗血吸虫病时，可使虫体失去吸附能力而死亡。用于治疗急、慢性血吸虫病，是治疗血吸虫病的首选药。对华支睾吸虫病、卫氏并殖吸虫病、肺吸虫病也有效。不良反应轻，可出现恶心、腹痛、腹泻、头痛、眩晕、嗜睡等。严重心、肝、肾疾病患者慎用，孕妇禁用。

（三）抗丝虫病药

丝虫病是丝虫寄生于人体淋巴系统引起的疾病，早期表现为淋巴管炎和淋巴结炎，晚期出现淋巴管阻塞所致的症状。

乙胺嗪

乙胺嗪（diethylcarbamazine）仅用于丝虫病的治疗，对班氏丝虫和马来丝虫均有效，对微丝蚴作用强于成虫。其疗效高、毒性低，是治疗丝虫病的首选药。将本药掺拌于食盐中制成药盐，用于流行区全民防治。本药使用前应先抗蛔虫，防止出现胆道蛔虫病。

本药相对安全，主要不良反应为胃肠道症状。

任务解析与岗位对接

首先该处方合理。磷酸氯喹能杀灭红细胞内期各种疟原虫。抗疟作用快速、高效、持久,为临床控制疟疾症状的首选药物。其次护士应对其进行健康评估,并对药物用法、用量、不良反应及应对措施以及个人卫生习惯等方面进行指导,在用药护理的各个方面体现专业精神和职业素养。

岗位对接参考下面任务工作清单模拟完成。

用药前	护理评估	①健康评估:观察健康状况和精神状态,了解既往病史、疫区旅行史等;②用药禁忌评估:评估患者是否有肝肾功能不全、心脏病、重型多形红斑、血卟啉病等情况;③用药情况评估:了解用药史,避免与保泰松、氯丙嗪、肝素、青霉胺、链霉素等合用;适当了解其他相关信息等。
	调配药品	①磷酸氯喹片:0.25g,口服首剂1g,第2日、第3日各0.5g;抑制性预防疟疾,口服每周1次,每次0.5g;②磷酸氯喹注射剂:322mg/5ml,用以治疗严重的恶性疟、间日疟、三日疟,在病情好转后改用口服药;③其他药物参见相关项目任务。
	提示建议	①抗寄生虫药一般使用较少,应用前要认真了解用药相关信息,如疟疾不同发展期选择药物种类和用法用量均不同等;②氯喹不宜肌内注射,可抑制心肌收缩力,静脉滴注时每0.5g磷酸氯喹加入10%葡萄糖溶液或5%葡萄糖氯化钠注射液500ml中,滴速为每分钟12~20滴,禁止静脉推注;③可引起胎儿脑积水、四肢畸形及耳聋,孕妇禁用;④未明事项应查阅药品说明书或向医师、药师等反馈。
用药中	护理问题	①患者疟疾症状以及体温、精神状态,视力、听力等变化;②长期大剂量使用对心功能、肝肾功能的影响;③药物正确的给药方法和疗程等;④其他可能影响疗效的问题等。
	护理措施	①遵医嘱或处方,严格掌握剂量及给药途径,并注意观察视力、听力、心功能等变化;②密切关注患者的用药反应,症状是否得到改善,配合进行日常起居的生活指导;③长期大剂量可致心脏、肝肾、造血系统损害,应定期检查。
	用药要点	①与同类物(如羟基氯喹等)同用,可使血药浓度提高,应适当调整剂量;②与氯化铵等酸性药物合用,可加速排泄而降低血药浓度;③加强不良反应观察和处置。
用药后	健康教育	①适度介绍药物治疗方案和疟疾的有关康复常识,帮助患者平抚情绪,缓解焦虑,配合治疗;②疟疾等寄生虫病属于传染性疾病,应按公共卫生管理要求开展健康教育,重点介绍预防措施等。
	评价效果	①客观评价药物疗效、安全性及近远期治疗效果;②综合判断采取的用药护理措施、方法的适宜性;③了解患者对治疗药物相关知识的知晓度是否提高,能否坚持和配合治疗等。

回顾小结	①整理物品、记录资料,回顾合理使用氯喹等抗疟药物的要点;②小结本任务用药护理心得;查找不足,制订改进措施等。

学习小结

    本任务主要介绍了抗寄生虫药与用药护理,包括抗疟药、抗阿米巴病药和抗滴虫病药及抗肠虫药等。其中重点是氯喹、伯氨喹、乙胺嘧啶的用途,难点是抗疟药的不同用途,在学习和应用中需要注意药物的不良反应及注意事项。

思考与练习

    1. 常用的抗疟药有哪些? 如何正确选择抗疟药?

    2. 请结合导入工作情景和相关资源,尝试完成一个防治疟疾的用药护理工作清单。

    3. 对以下用药护理案例进行分析。

    (1)患者,男,6岁,由于肛周瘙痒,经常用手抓,近几日出现阵发性脐周疼痛,并出现磨牙、烦躁不安、消化不良、消瘦等症状,就诊后,经查:血常规嗜酸性粒细胞增多,粪便检查发现蛔虫虫卵,确诊为肠道蛔虫病。

    请思考并回答:①该患者应如何选药? ②该药会引起哪些不良反应? 如何用药护理? ③在这个案例中,护士应该在哪些方面体现专业精神和职业素养?

    (2)患者,女性,42岁,隔日发作寒战、高热7d,血涂片检查发现疟原虫。6个月前曾有类似发作。经治疗痊愈。此次发病考虑为疟疾复发。医师给予氯喹和伯氨喹治疗。

    请思考并回答:①应用氯喹和伯氨喹治疗的依据是什么? ②针对该患者应如何做好用药护理? ③在这个案例中,护士应该在哪些方面体现专业精神和职业素养?

    4. 请用线将下列寄生虫病与对应的首选药物连接起来。

血吸虫病	奎宁
阴道滴虫感染	氯喹
耐氯喹恶性疟(严重脑型疟)	吡喹酮
各类线虫病	甲硝唑
疟疾的病因性预防	阿苯达唑
控制疟疾的复发和传播	乙胺嘧啶
各类丝虫病	乙胺嗪
控制疟疾症状	伯氨喹

(顾忠强)

任务二 抗恶性肿瘤药与用药护理

学习目标

知识目标：

1. 掌握抗恶性肿瘤药的分类与常见不良反应，恶性肿瘤化疗原则与注意事项。
2. 熟悉靶向治疗药物、放射治疗药物与肿瘤化疗辅助用药的分类与特点。
3. 了解抗恶性肿瘤药的分类。

技能目标：

1. 熟练掌握指导肿瘤患者，正确合理使用药物的用药护理技能。
2. 学会观察抗恶性肿瘤药、放射性治疗与肿瘤化疗辅助用药的疗效，并能及时处理药物出现的不良反应。

素质目标：

初步具备关爱肿瘤患者，认真细致开展用药护理的职业素质和关心、尊重、理解患者的人文素养。

 工作情景与任务

导入情景：

患者，男，50岁，2年前因无诱因出现柏油样便，伴头晕、乏力，但无腹痛、呕吐、呕血等，诊断为胃窦炎，曾用某治胃病的冲剂治疗有所缓解。每次发作有上腹部胀痛，多数在进餐后半个小时疼痛加剧，近2个月来食欲减退、体重下降、上腹疼痛，时轻时重，疼痛加剧不易缓解。后就医诊断为胃癌（幽门部），给予5-氟尿嘧啶和奥沙利铂等药物治疗。

工作任务：

1. 说出患者采用抗恶性肿瘤药治疗后可能出现的不良反应。
2. 讨论抗恶性肿瘤药的用药护理注意事项。
3. 在这个案例中，护士应该在哪些方面体现专业精神和职业素养？

恶性肿瘤是严重危害人类健康的常见病、多发病。药物治疗（化疗）、外科治疗和放射治疗是治疗恶性肿瘤的主要手段。抗肿瘤药正从传统的细胞毒作用向针对机制的多环节作用的发展，向以肿瘤分子病理过程的关键调控分子为靶点，特异性干预调节肿瘤细胞生物学行为信号通路的分子靶向药物转变，传统细胞毒抗肿瘤药在目前的肿瘤化疗中仍占主导地位，而以分子靶向药物为代表的新型抗肿瘤药的临床地位和重要性正不断上升。合理应用抗肿瘤药物，达到治疗肿瘤、提高患者生存率，改善患者生存质量。

一、抗恶性肿瘤药的药理学基础

（一）抗肿瘤药的分类

抗肿瘤药分为直接细胞毒类和非直接细胞毒类抗肿瘤药。细胞毒类抗肿瘤药即传统化疗药物，主要通过影响肿瘤细胞的核酸和蛋白质结构与功能，直接抑制肿瘤细胞增殖或/和诱导肿瘤细胞凋亡，如抗代谢药和抗微管蛋白药等。非细胞毒类抗肿瘤药是一类具有新作用机制的药物，主要是以肿瘤分子病理过程的关键调控分子等为靶点的药物，如调节体内激素平衡的药物和分子靶向药物等。

（二）抗肿瘤药的药理作用和耐药机制

1. 细胞毒类抗肿瘤药的作用机制　肿瘤细胞群包括增殖细胞群、静止细胞群（G_0 期）和无增殖能力细胞群。肿瘤细胞从一次分裂结束到下一次分裂完成的时间称为细胞周期，历经 4 个时相：DNA 合成前期（G_1 期）、DNA 合成期（S 期）、DNA 合成后期（G_2 期）和有丝分裂期（M 期）。抗肿瘤药依据药物对各周期肿瘤细胞的敏感性可将其分为两大类（图 12-2-1）。

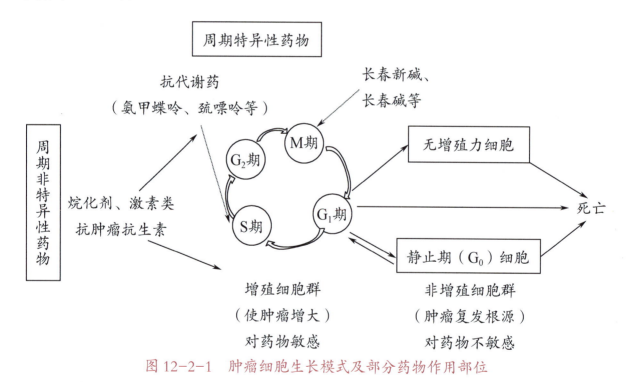

图 12-2-1　肿瘤细胞生长模式及部分药物作用部位

细胞周期非特异性药物能直接破坏 DNA 结构以及影响其复制或转录功能，如烷化剂、抗肿瘤抗生素及铂类配合物等；细胞周期特异性药物有作用于 S 期的抗代谢药物和作用于 M 期细胞的长春碱类药物。

2. 非细胞毒类抗肿瘤药的作用机制　本类药物不同于传统的细胞毒类抗肿瘤药，主要针对肿瘤分子病理过程的关键基因和调控分子等为靶点，包括：①改变激素平衡失调状态的某些激素或其拮抗药；②以细胞信号转导分子为靶点的蛋白酪氨酸激酶抑制剂、法尼基转移酶抑制剂、促分裂原活化蛋白激酶信号转导通路抑制剂和细胞周期调控剂；③针对某些与增殖相关细胞信号转导受体的单克隆抗体；④破坏或抑制新生血管生成、有效地阻止肿瘤生长和转移的新生血管生成抑制剂；⑤减少癌细胞脱落、黏附和基底膜降解的抗转移药；⑥以端粒酶为靶点的抑制剂；⑦促进恶性肿瘤细胞向成熟分化的分化诱导剂等。

非细胞毒类药物的出现极大改变了多年来的肿瘤化疗停滞局面，大大提高了生存率，部分肿瘤早期治疗效果更为出色。

3. 耐药性产生的机制　肿瘤细胞对抗肿瘤药物产生耐药性是化疗失败的重要原因。肿瘤细胞的耐药性有两种：①天然耐药性；②获得性耐药性。其中表现最突出、最常见的耐药性是多药耐药性（MDR），MDR 的形成机制比较复杂，概括起来有以下几点：①药物的转运或摄取障碍；②药物的活化障碍；③靶酶质和量的改变；④药物入胞后产生新的代谢途径；⑤分解酶的增加；⑥修复机制增加；⑦由于特殊的膜糖蛋白的增加，使细胞排出的药物增多；⑧ DNA 链间或链内的交联减少。

二、细胞毒类抗肿瘤药

（一）影响核酸生物合成的药物

根据药物主要干扰的生化步骤或所抑制的靶酶的不同分为：①二氢叶酸还原酶抑制剂；②胸苷酸合成酶抑制剂，如氟尿嘧啶等；③嘌呤核苷酸互变抑制剂；④核苷酸还原酶抑制剂，如羟基脲等；⑤ DNA 多聚抑制剂阿糖胞苷等。

1. 二氢叶酸还原酶抑制剂

甲氨蝶呤

甲氨蝶呤（methotrexate，MTX）的化学结构与叶酸相似，对二氢叶酸还原酶具有强大而持久的抑制作用。与酶结合后，使二氢叶酸（FH_2）不能变成四氢叶酸（FH_4），从而使 5，10- 甲酰四氢叶酸产生不足，使脱氧胸苷酸（dTMP）合成受阻，DNA 合成障碍。MTX 也可阻止嘌呤核苷酸的合成，故亦能干扰蛋白质的合成。

临床上常用于治疗儿童急性白血病和绒毛膜上皮癌，鞘内注射可用于中枢神经系统白血病的预防和缓解症状。不良反应有口腔炎、胃炎、腹泻、便血等消化道反应；骨髓抑制最为突出，可致白细胞、血小板减少，严重者可有全血细胞下降；长期大量用药可致肝、肾功能损害；妊娠早期应用可致畸胎、死胎。联合使用亚叶酸钙，可以保护骨髓正常细胞。

2. 胸苷酸合成酶抑制剂

氟尿嘧啶

氟尿嘧啶（fluorouracil，5-FU）又称 5- 氟尿嘧啶，抑制脱氧胸苷酸合成酶，阻止脱氧尿苷酸甲基化转变为脱氧胸苷酸而影响 DNA 的合成。口服吸收不规则,需采用静脉给药。对消化系统癌(食管癌、胃癌、肠癌、胰腺癌、肝癌)和乳腺癌疗效较好,对宫颈癌、卵巢癌、绒毛膜上皮癌、膀胱癌、头颈部肿瘤也有效。对骨髓和消化道毒性较大,出现血性腹泻时应立即停药,可引起脱发、皮肤色素沉着,偶见肝、肾功能损害。

3. 嘌呤核苷酸互变抑制剂

巯嘌呤

巯嘌呤(mercaptopurine,6-MP)是腺嘌呤 6 位上的 −NH$_2$ 被 −SH 取代的衍生物。在体内通过阻止肌苷酸转变为腺核苷酸及鸟核苷酸,干扰嘌呤代谢,阻碍核酸合成。对 S 期细胞作用最为显著,但起效慢,临床上用于急性淋巴细胞白血病的维持治疗,大剂量对绒毛膜上皮癌亦有较好疗效。常见不良反应为骨髓抑制和消化道黏膜损害,少数患者可出现黄疸和肝功能损害。

4. 核苷酸还原酶抑制剂

羟基脲

羟基脲(hydroxycarbamide,HU)能抑制核苷酸还原酶,阻止胞苷酸转变为脱氧胞苷酸 DNA 的合成。对 S 期细胞有选择性杀伤作用。对治疗慢性粒细胞白血病有显著疗效,对黑色素瘤暂时缓解作用。可使肿瘤细胞集中于 G$_1$ 期,故可用作同步化药物,增加化疗或放疗的敏感性。主要毒性为骨髓抑制,并有轻度消化道反应。肾功能不良者慎用。可致畸胎,故孕妇禁用。

5. DNA 聚合酶抑制剂

阿糖胞苷

阿糖胞苷(cytarabine,Ara-C)在体内经脱氧胞苷激酶催化成二或三磷酸胞苷(Ara-CDP 或 Ara CTP),进而抑制 DNA 聚合酶的活性而影响 DNA 合成,也可掺入 DNA 中干扰其复制,使细胞死亡。与常用抗肿瘤药无交叉耐药性。临床上用于治疗成人急性粒细胞白血病或单核细胞白血病。有严重的骨髓抑制和胃肠道反应,静脉注射可致静脉炎,对肝功能有一定影响。

(二)影响 DNA 结构与功能的药物

药物分别通过破坏 DNA 结构或抑制拓扑异构酶活性,影响 DNA 结构和功能。

1. 烷化剂　本类药物是细胞毒性药物的代表药物,种类较多,均属于细胞周期非特异性药物。

环磷酰胺

环磷酰胺(cyclophosphamide,CTX)体外无活性,进入体内后经肝微粒体细胞色素 P$_{450}$ 氧化,裂环生成中间产物醛磷酰胺,在肿瘤细胞内分解出磷酰胺氮芥而发挥作用。CTX 抗瘤谱广,为目前广泛应用的烷化剂。对恶性淋巴瘤疗效显著,对多发性骨髓瘤、急性淋巴细胞白血病、肺癌、乳腺癌、卵巢癌、成神经细胞瘤和睾丸肿瘤等均有一定疗效。常见的不良反应有骨髓抑制、恶心、呕吐、脱发等。大剂量环磷酰胺可引起出血性膀胱炎,同时应用巯乙磺酸钠可预防。

同类药物还有氮芥、塞替哌、白消安、卡莫司汀等。

2. 破坏DNA的铂类配合物

顺铂

顺铂(cisplatin)属细胞周期非特异性药物。抗瘤谱广、对乏氧肿瘤细胞有效。对睾丸非精原细胞性瘤最有效,对头颈部鳞状细胞癌、卵巢癌、膀胱癌、前列腺癌、淋巴肉瘤及肺癌有较好疗效。主要不良反应有消化道反应、骨髓抑制、周围神经炎、耳毒性,大剂量或连续用药可致严重而持久的肾毒性。

同类药物还有卡铂、奥沙利铂等。

3. 破坏DNA的抗生素类

博来霉素

博来霉素(bleomycin,BLM)为含多种糖肽的多组分抗生素,主要成分为A_2。通过破坏DNA的复制而干扰细胞分裂增殖,属细胞非特异性药物,但对G_2期细胞作用较强。主要用于鳞状上皮癌(头、颈、口腔、食管、阴茎、外阴、宫颈等),也可用于淋巴瘤的联合治疗。不良反应有发热、脱发等,肺毒性最为严重,可引起间质性肺炎或肺纤维化。

同类药物还有丝裂霉素等。

4. 拓扑异构酶抑制剂

鬼臼毒素衍生物

依托泊苷(etoposide,鬼臼乙叉苷)和替尼泊苷(teniposide,鬼臼噻吩苷)为植物西藏鬼臼的有效成分鬼臼毒素的半合成衍生物。鬼臼毒素能与微管蛋白相结合,抑制微管聚合,从而破坏纺锤体的形成。属细胞周期非特异性药物,主要作用于S期和G_2期细胞。临床用于治疗肺癌及睾丸肿瘤,有良好效果,也用于恶性淋巴瘤治疗。不良反应有骨髓抑制及消化道反应等。

同类药物还有喜树碱类的羟喜树碱。

(三)干扰转录过程和阻止RNA合成的药物

药物可嵌入DNA碱基对之间,干扰转录过程,阻止mRNA的合成,属于DNA嵌入剂。

多柔比星

多柔比星(doxorubicin)又称阿霉素(adriamycin,ADM),可通过阻止RNA转录和DNA的复制抑制肿瘤细胞生长,属细胞周期非特异性药物,对S期细胞敏感。ADM抗瘤谱广,疗效高,主要用于易耐药的急性淋巴细胞白血病或粒细胞白血病、恶性淋巴肉瘤、乳腺癌、卵巢癌、小细胞肺癌、胃癌、肝癌及膀胱癌等。不良反应有骨髓抑制、消化道反应、皮肤色素沉着及脱发等,最严重的毒性反应为心肌退行性变和心肌间质水肿。同服右丙亚胺(dexrazoxane)可预防心脏毒性的发生。

同类药物还有柔红霉素、放线菌素等。

（四）抑制蛋白质合成与功能的药物

1. 微管蛋白活性抑制剂

长春碱类

长春碱（vinblastin，长春花碱，VLB）及长春新碱（vincristine，VCR）为夹竹桃科长春花植物所含的生物碱。长春地辛（vindesine，VDS）和长春瑞滨（vinorelbine，NVB）均为长春碱的半合成衍生物。

长春碱类作用机制为与微管蛋白结合，抑制微管聚合，从而使纺锤体不能形成，细胞有丝分裂停止于中期。对有丝分裂的抑制作用，VLB 的作用较 VCR 强。属细胞周期特异性药物，主要作用于 M 期细胞。长春碱主要用于治疗急性白血病、恶性淋巴瘤及绒毛膜上皮癌。长春新碱对儿童急性淋巴细胞白血病疗效好、起效快，常与泼尼松合用作诱导缓解药。长春地辛主要用于治疗肺癌、恶性淋巴瘤、乳腺癌、食管癌、黑色素瘤和白血病等。长春瑞滨主要用于治疗肺癌、乳腺癌、卵巢癌和淋巴瘤等。长春碱类毒性反应主要包括骨髓抑制、神经毒性、消化道反应、脱发以及注射局部刺激等。长春新碱对外周神经系统毒性较大。

紫杉醇类

紫杉醇（paclitaxel）、紫杉特尔（taxotere）抑制微管蛋白解聚而阻止瘤细胞的有丝分裂。主要用于卵巢癌和乳腺癌，疗效优于其他同类别抗癌药，也用于食管癌、肺癌、头颈部癌及脑肿瘤。紫杉醇的毒性反应主要包括骨髓抑制、周围神经毒性、心脏毒性及肌肉痛等。

2. 干扰核糖体功能的药物

三尖杉生物碱类

三尖杉酯碱（harringtonine）和高三尖杉酯碱（homoharringtonine）是从三尖杉属植物提取的生物碱。可抑制蛋白合成的起始阶段，并使核糖体分解，释出新生肽链，但对 mRNA 或 tRNA 与核糖体的结合无抑制作用。属细胞周期非特异性药物，对 S 期细胞作用明显。对急性粒细胞白血病疗效较好，也可用于急性单核细胞白血病及慢性粒细胞白血病、恶性淋巴瘤等的治疗。不良反应包括骨髓抑制、消化道反应、脱发等，偶有心脏毒性。

3. 影响氨基酸供应的药物

L-门冬酰胺酶（L-asparaginase）

L-门冬酰胺酶是某些肿瘤细胞不能自己合成的重要氨基酸。L-门冬酰胺酶可将血清门冬酰胺水解而使肿瘤细胞缺乏门冬酰胺供应，抑制其生长。主要用于急性淋巴细胞白血病。常见的不良反应有消化道反应等，偶见过敏反应，应作皮试。

 知识链接

肿瘤的中医药特色疗法

临床实践表明中医药可以一定程度改善肿瘤患者恶心、呕吐、大便干结、腹泻等症状,还可以改善患者化疗后骨髓抑制的程度。对于放疗患者在放疗期间可能会出现放射性食管炎、放射性肺炎,中医药的辅助治疗可以减缓放疗引起放射性损伤。对于放化疗结束后的患者,也可以根据患者的身体状况给予不同的中药治疗,帮助克服不良反应,提高患者免疫功能,改善患者情绪等。对部分晚期肿瘤患者,也可以考虑中医药辅助治疗措施,协助进行终末期的安宁疗护。

三、非细胞毒类抗肿瘤药

(一)主要类别

非细胞毒类抗肿瘤药根据作用机制可分为:①调节体内激素平衡药;②靶向治疗药物;③其他非细胞毒类药物。

 知识链接

靶向治疗

靶向治疗,是在细胞分子水平上,针对已经明确的致癌位点的治疗方式(该位点可以是肿瘤细胞内部的一个蛋白分子,也可以是一个基因片段),设计相应的治疗药物,药物进入体内会特异地选择致癌位点来相结合发生作用,使肿瘤细胞特异性死亡,而不会波及肿瘤周围的正常组织细胞,故分子靶向治疗药又被称为"生物导弹"。

(二)常用药物

1. 调节体内激素平衡药 某些激素及其拮抗药可改变激素失调状态,从而抑制甲状腺癌、前列腺癌、睾丸肿瘤、乳腺癌、卵巢癌、宫颈癌等与激素失调有关的肿瘤。本类药物属于细胞周期非特异性药物,其特点是对骨髓没有明显抑制作用(表12-2-1)。

表12-2-1 调节机体激素平衡的抗肿瘤药

药名	作用与用途	不良反应
泼尼松(prednisone,PDN)、地塞米松(dexamethasone,DEX)	糖皮质激素类药。临床主要用于淋巴细胞白血病	库欣综合征、诱发和加重感染、诱发和加重溃疡、高血压、高血糖等
己烯雌酚(diethylstilbestrol)	雌性激素类药。临床用于前列腺癌	内分泌紊乱
二甲基睾酮(methyltestosterone)、丙酸睾酮(testosterone)	雄性激素类药。用于晚期乳腺癌,尤其是乳腺癌骨转移的治疗	内分泌紊乱

药名	作用与用途	不良反应
他莫昔芬(tamoxifen,TAM)、雷洛昔芬(raloxifen)	雌激素拮抗药。拮抗雌激素对乳腺癌的促进作用，抑制其生长。用于乳腺癌	内分泌紊乱

2. 靶向治疗药物　本类药物分为小分子靶向药物和单克隆抗体类两大类。小分子靶向药物为口服剂型，应用于特定基因突变的晚期癌症患者的维持治疗，少数也可以用于高复发风险的术后辅助治疗。单克隆抗体类药物为注射剂型，特异性好于小分子药物。

（1）小分子类药物

伊马替尼、达沙替尼

伊马替尼(imatinib)和达沙替尼(dasatinib)为蛋白酪氨酸激酶BCR-ABL抑制药。慢性粒细胞白血病(CML)患者存在 *BCR-ABL* 融合基因，其蛋白产物为持续激活的BCR-ABL酪氨酸激酶，引起细胞异常增殖。该类药物与ABL酪氨酸激酶ATP位点结合，抑制激酶活性，阻止BCR-ABL阳性细胞的增殖并诱导其凋亡。此外，伊马替尼对c-Kit受体酪氨酸激酶的抑制作用亦用于临床治疗胃肠道间质瘤。轻、中度不良反应多见，如消化道症状、液体潴留、肌肉骨骼疼痛及头痛乏力等；较为严重的不良反应主要为血液系统毒性和肝损伤。

吉非替尼、厄洛替尼

吉非替尼(gefitinib)和厄洛替尼(erlotinib)为ErbB1/EGFR酪氨酸激酶抑制药，可与受体细胞内激酶结构域结合，竞争酶的底物ATP，阻断EGFR的激酶活性及其下游信号通路。主要治疗晚期或转移的非小细胞肺癌。腹泻、恶心、呕吐等消化道症状以及丘疹、瘙痒等皮肤症状为其主要不良反应。类似药物还有埃克替尼等。

索拉非尼

索拉非尼(sorafenib)为血管内皮生长因子受体(VEGFR)1、2、3阻断药，亦可抑制血小板衍生生长因子受体(PDGFR)、Raf、FLT3和c-KIT介导的信号转导。一方面通过阻断Raf-MEK-ERK信号转导通路，直接抑制肿瘤生长；另一方面，又可通过阻断VEGFR和PDGFR途径，抑制肿瘤血管的形成，间接抑制肿瘤细胞的生长。临床用于治疗肝癌和肾癌。不良反应有疲乏、体重减轻、皮疹、脱发、腹泻、恶心、腹痛等。

舒尼替尼

舒尼替尼(sunitinib)为VEGFR1、2、3和PDGFR细胞内酪氨酸激酶结构域的ATP结合部位竞争性阻断药，为抗肿瘤血管生成药物。亦可抑制c-KIT、RET、CSF-1R等其他酪氨酸激酶。临床用于治疗晚期肾癌、胃肠道间质瘤和晚期胰腺癌。不良反应有疲乏、发热、腹泻、恶心、黏膜炎、高血压、皮疹等。

（2）单克隆抗体类

曲妥珠单抗

曲妥珠单抗（trastuzumab）适用于治疗 HER2 过度表达的转移性乳腺癌；作为单一药物治疗已接受过 1 个或多个化疗方案的转移性乳腺癌；与紫杉类药物合用治疗未接受过化疗的转移性乳腺癌。不良反应较多，主要有心血管系统、代谢系统、神经系统、呼吸系统、皮疹等。

同类药物还有西妥昔单抗、贝伐珠单抗、尼妥珠单抗、利妥昔单抗、重组人血管内皮抑制素等。

 护理学而思

对癌症患者的温暖护理——以胃癌患者为例

胃癌是全世界范围内发病率最高的癌症之一，5 年相对生存期在 20% 左右。胃癌指源于胃黏膜上皮细胞的恶性肿瘤，主要是胃腺癌。早期胃癌无明显症状，可分隆起型（息肉型）、浅表型（胃炎型）和凹陷型（溃疡型）三种类型，随病情进展逐渐出现消化不良等胃部不适症状。晚期主要表现为疼痛、呕吐，甚至呕血、黑便，也可以出现腹部肿块、上腹压痛、脾肿大和黄疸，以及远处淋巴结转移、盆腔转移等体征。胃癌发生发展与不良饮食习惯、长期酗酒、吸烟等密切相关，护士在未来的工作中会接诊胃癌患者，要指导患者改进生活习惯，同时加强心理护理，帮助患者积极配合治疗，以体现护士优良的职业精神和人文素养。

四、抗肿瘤药的辅助用药

抗恶性肿瘤药毒性大，为了增强抗肿瘤药的作用，减少其毒性反应，常在化疗或综合治疗时合用一些其他药物（表 12-2-2）。

表 12-2-2　常用化疗辅助用药

药名	作用与用途	不良反应
沙格司亭（sargramostim）	刺激骨髓，促进粒细胞、单核细胞成熟，提高机体抗肿瘤与抗感染的能力。用于化疗时白细胞减少等	发热、肌痛等
地菲林葡萄糖苷（diphyllin glycoside）	促进骨髓增生，升高白细胞。用于化疗时白细胞减少	过量时可致肝、肾功能损害
亚叶酸钙（calcium folinate）	用于高剂量甲氨蝶呤滴注时的解救和增强氟尿嘧啶的药理作用	不良反应轻

药名	作用与用途	不良反应
美司钠（mesna）	含巯基的保护剂。与环磷酰胺等合用，可防止膀胱炎	不良反应较少见
昂丹司琼（ondansetron）	竞争脑内 5-HT 受体，用于化疗时的止吐	头痛、腹痛、腹泻或便秘
甘氨双唑钠（glycididazole sodium）	肿瘤放疗的增敏剂，提高肿瘤乏氧细胞对辐射的敏感性	转氨酶升高，恶心、呕吐等
干扰素（interferon）	有免疫调节和抗肿瘤作用。用于晚期粒细胞白血病、肾癌、黑色素瘤等	发热、肌肉酸痛、轻度骨髓抑制

五、抗肿瘤药的应用原则和毒性反应

（一）应用原则

根据患者的机体状况、肿瘤的病理类型、侵犯范围（分期）和发展趋势，合理地、有计划地采用化疗和其他治疗手段（如免疫治疗）联合的策略，以期使原来不能手术的患者得以接受手术治疗；减低复发或远处转移的可能性以提高治愈率；或通过增强患者的免疫功能来提高治愈率和提高生活质量。

抗肿瘤药物治疗恶性肿瘤能否发挥疗效，受肿瘤、宿主及药物三个方面因素的影响，这几个方面彼此间相互作用又相互制约。合理应用抗肿瘤药物不但增加疗效，而且减少毒性反应和耐药性产生。

1. 从细胞增殖动力学考虑　主要包括：①招募（recruitment）作用，即设计细胞周期非特异性药物和细胞周期特异性药物序贯应用的方法动员更多 G_0 期细胞进入增殖周期，以增加肿瘤细胞杀灭数量；②同步化作用，即先用细胞周期特异性药物将肿瘤细胞阻滞于某时相（如 G_1 期），待药物作用消失后，肿瘤细胞即同步进入下一时相，再用作用于后一时相的药物。

2. 从药物作用机制考虑　应针对肿瘤的发病机制，联合应用作用于不同生化环节的抗肿瘤药物，可使疗效提高。

3. 从降低药物毒性考虑　应考虑：①减少毒性的重叠，如大多数抗肿瘤药物有抑制骨髓作用，联合用药可以提高疗效并减少骨髓的毒性发生；②采用相关辅助药物降低化疗药物的毒性。

4. 从药物的抗瘤谱考虑　一般情况下，胃肠道癌选用氟尿嘧啶、环磷酰胺、丝裂霉素、羟基脲等；鳞癌宜用博来霉素、甲氨蝶呤等；肉瘤选用环磷酰胺、顺铂、多柔比星等；骨肉瘤以多柔比星及大剂量甲氨蝶呤加救援剂亚叶酸钙等；脑的原发或转移瘤首选亚硝脲类,亦可用羟基脲等。

5. 从减少用药剂量考虑　抗肿瘤药对肿瘤细胞的杀灭作用均遵循一级动力学原则,一定量的药物只能杀灭一定数量的肿瘤细胞。当病情加重免疫功能下降时,选用合适剂量的抗肿瘤药并采用间歇给药,有可能保护宿主的免疫功能。

（二）毒性反应

目前临床使用的细胞毒抗肿瘤药在杀伤恶性肿瘤细胞的同时,对某些正常的组织也有一定程度的损害,毒性反应成为化疗时使用剂量受到限制的关键因素,同时影响了患者的生活质量。分子靶向药物只特异性地作用于肿瘤细胞,而对正常细胞通常没有影响。因此,分子靶向药物通常安全性高耐受性好、毒性反应较轻。

1. 近期毒性

（1）共有的毒性反应:①骨髓抑制,骨髓抑制是肿瘤化疗的最大障碍之一,除激素类、博来霉素和L-门冬酰胺酶外,大多数抗肿瘤药均有不同程度的骨髓抑制;②消化道反应,恶心和呕吐是抗肿瘤药最常见的毒性反应,分为急性和迟发性两种类型;③脱发,多数抗肿瘤药都能引起不同程度的脱发。

（2）特有的毒性反应:①心脏毒性,以多柔比星最常见。②呼吸系统毒性,主要表现为间质性肺炎和肺间质纤维化。③肝脏毒性,部分抗肿瘤药如L-门冬酰胺、放线菌素D、环磷酰胺等可引起肝脏毒性。④肾和膀胱毒性,大剂量环磷酰胺可引起出血性膀胱炎,同时应用美司钠可预防其发生。⑤神经毒性,长春新碱最容易引起外周神经病变。⑥过敏反应,多肽类化合物或蛋白质类抗肿瘤药物如L-门冬酰胺酶、博来霉素静脉注射后容易引起过敏反应。⑦组织坏死和血栓性静脉炎,刺激性强的药物如多柔比星可引起注射部位的血栓性静脉炎,漏于血管外可致局部组织坏死。

2. 远期毒性

（1）第二原发恶性肿瘤:很多抗肿瘤药特别是烷化剂具有致突变和致癌性,以及免疫抑制作用,在化疗并获得长期生存的患者中,部分会发生可能与化疗相关的第二原发恶性肿瘤。

（2）不育和致畸:许多抗肿瘤药特别是烷化剂可影响男性患者睾丸生殖细胞的数量明显减少,导致男性不育,女性患者可产生永久性卵巢功能障碍和闭经,孕妇则可引起流产或畸胎。

任务解析和岗位对接

该处方中的奥沙利铂与5-氟尿嘧啶联合用药,会导致患者出现急性不良反应,如失眠、头痛、焦虑等症状;加重胃肠道反应,如恶心、呕吐等症状。应针对抗恶性肿瘤药主要的毒性反应骨髓抑制、恶心、呕吐、食欲减退、脱发、头晕、贫血、黏膜溃疡、荨麻疹、中毒性肝炎、出血性膀胱炎等加强用药护理。应在关爱患者,认真实施用药护理步骤,做好健康宣教等方面充分体现护士的专业精神和职业素养。

岗位对接参考下面任务工作清单模拟完成。

用药前	护理评估	①健康评估：观察健康状况和精神状态，了解既往病史；②用药禁忌证评估：评估患者是否有肝肾功能不全、痛风、尿酸盐肾结石病、胆道疾病、骨髓抑制等情况；③用药情况评估：了解用药史，避免对本药过敏患者使用；适当了解其他相关信息。
	调配药品	①抗恶性肿瘤药的品种剂型繁多、规格用法复杂，调配多有严格要求，特别是静脉用药提倡由静配中心统一配制；②氟尿嘧啶注射剂：125mg/5ml；每日 15～30mg/kg，静脉滴注 6～8h 内完毕，连续 10d 为一疗程；奥沙利注射剂：50mg，100mg，单药推荐剂量为 130mg/m^2，加入 5% 葡萄糖溶液 250～500ml 中，静脉滴注 2～6h，每 3 周重复一次，与氟尿嘧啶合用应调整剂量；③其他药物参见相关项目任务。
	提示建议	①应由肿瘤专科医生制订化疗方案，不可随意用药，增加不合理用药风险，加剧不良反应，并浪费资源，贻误病情；②需遵医嘱足量、足疗程用药，根据病情和不良反应发生情况及时调整方案，不可随意减量、停药；③未明事项应查阅药品说明书或医师、药师等反馈。
用药中	护理问题	①短期出现明显的恶心、呕吐、脱发、口腔溃疡等不良反应；②长期出现白细胞减少、贫血、骨髓抑制等严重不良反应等；③情绪低落、焦虑抑郁甚至悲观厌世等症状新发或加重等；④其他可能影响疗效的问题等。
	护理措施	①遵医嘱或处方，严格掌握剂量及给药途径，注意观察消化系统、神经系统、血液系统等的反应或表现；②协助医师实施减轻患者不良反应的各项治疗手段，如加强个人卫生护理，避免继发性感染等；③配合进行日常生活指导和心理支持措施等。
	用药要点	①抗恶性肿瘤药给药方案较为特殊，应熟练掌握，如静脉给药有专门操作规范，需防止药液外漏损害血管，护士作好职业防护，避免直接接触药液等；②化疗方案一般至少 2 种细胞毒性药物联合使用，并配伍非细胞毒性药物，需准确知晓各种药物相互作用和配伍禁忌等；③加强不良反应观察和处置。
用药后	健康教育	①适度介绍当前恶性肿瘤的主要治疗方案和有关辅助治疗常识，帮助患者平抚心情，缓解焦虑，树立信心，配合治疗；②对病情较紧急危重，而无法面对自己疾病的患者，可先向家属宣教或待病情稳定后再做宣教等。
	评价效果	①客观评价肿瘤药物疗效、安全性及远近期治疗效果；②综合判断采取的用药护理措施、方法的适宜性；③了解患者对治疗药物相关知识的知晓度是否提高，能否坚持和配合治疗等。
	回顾小结	①整理物品、记录资料，回顾合理使用阿糖胞苷等肿瘤治疗药物的要点；②小结本任务用药护理心得；查找不足，制定改进措施等。

　　本任务重点学习常见的抗恶性肿瘤药物、肿瘤靶向治疗药物、放射性药物与肿瘤化疗辅助药物，难点是非细胞毒性抗肿瘤药物及毒性反应。骨髓抑制是抗恶性肿瘤药物最严重的近期毒性反应，还有胃肠道反应、口腔黏膜损害、脱发、免疫功能低下等常见近期不良反应，远期毒性反应有"三致反应"和不育症。护士在学习和应用中学会护理肿瘤患者，正确指导患者积极配合康复治疗。

思考与练习

　　1. 抗恶性肿瘤药是如何分类的，各自代表药有哪些？

　　2. 应用抗恶性肿瘤药应注意哪些问题？ 主要的用药护理要点有哪些？

　　3. 对以下用药护理案例进行分析。

　　（1）患者，女，40岁，因侵蚀性葡萄胎入院。医嘱给予氟尿嘧啶和放线菌素D联合化疗8d。

　　请思考并回答：①该患者可能出现的最严重的不良反应是什么？ ②使用时应如何做好用药护理？ ③在这个案例中，护士应该在哪些方面体现专业精神和职业素养？

　　（2）患者，女，65岁，体检发现左上肺占位，术前检查未见远道转移，术后病理提示左上叶小细胞肺癌，肿瘤2cm×2cm，侵犯脏胸膜，肺门淋巴结见癌转移。诊断为左上叶小细胞肺癌。医生给予环磷酰胺、依托泊苷、顺铂静脉滴注治疗。

　　请思考并回答：①说出使用依托泊苷、顺铂在抗肿瘤药中的分类？ ②患者用药后可能发生什么毒性反应？ ③针对此患者，应如何完成用药护理程序？ ④在这个案例中，护士应该在哪些方面体现专业精神和职业素养？

（姚勇志　张　庆）

项目十三 | 部分专科药物与用药护理

项目十三数字内容

本项目包括麻醉药、抗休克药、解毒药、五官科及皮肤科药等专科药物，涵盖了临床护理中部分专科疾病常用药，用于手术患者的麻醉，治疗休克、有机磷及其他原因引起中毒、眼科、口腔科和皮肤科常见疾病的治疗。

其中应重点掌握普鲁卡因、利多卡因、肾上腺素、去甲肾上腺素、阿托品、氯解磷定等代表药的作用与用途、主要不良反应和用药护理措施，熟悉目前临床常用药的分类和主要特点，了解其他专科药物的种类和名称。

学习本项目有助于护士在未来相关疾病临床护理中，学会遵医嘱合理用药，观察疗效，做好不良反应的防治措施，更好地开展专科用药护理。

任务一 麻醉药与用药护理

学习目标

知识目标：
1. 掌握全身麻醉药、局部麻醉药的分类及代表药物。
2. 熟悉普鲁卡因、利多卡因、丙泊酚的作用、用途及不良反应。
3. 了解常用局麻方法和麻醉辅助用药的特点。

技能目标：
1. 熟练掌握指导手术患者正确应对麻醉过程，提高麻醉效果的用药护理技能。
2. 学会观察局麻药的疗效及不良反应，并能正确施行用药护理。

素质目标：
具备认真仔细开展用药护理的职业素养和尊重、关心、理解患者的人文素养。

导入情景:

患者,男,28岁。6h前无明显诱因突感上腹部持续性疼痛,无发热,并伴恶心、呕吐、腹泻等症状,上述症状进行性加重,腹痛部位逐渐转至右下腹部,入院治疗。医生检查右下腹固定点压痛,反跳痛,血常规显示:白细胞 11.8×10^9/L,中性粒细胞79%,初步诊断为"急性阑尾炎",拟实行手术治疗。

工作任务:

1. 该患者手术时适宜采用哪种麻醉方法? 应选用哪种药物?

2. 护士应如何进行用药护理指导?

3. 在这个工作任务中,护士应该在哪些方面体现专业精神和职业素养?

麻醉是应用药物或其他方法使患者整体或某一部分失去痛觉等感觉,甚至意识而易于进行手术的方法。使患者整体失去感觉甚至意识的称为全身麻醉,部分失去痛觉等感觉的称为局部麻醉。使整个机体或机体局部暂时、可逆性失去痛觉等感觉或意识的药物称为麻醉药。根据其作用范围可分为全身麻醉药及局部麻醉药(13-1-1)。

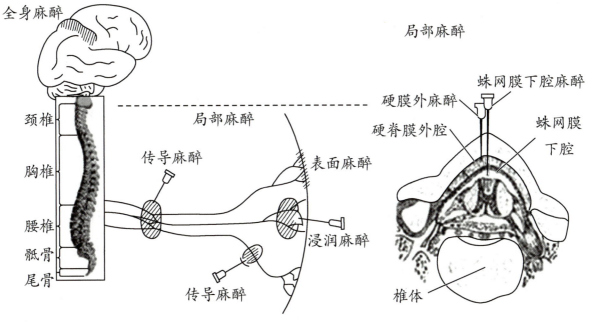

图 13-1-1　麻醉药分类及应用部位示意图

一、全身麻醉药与用药护理

全身麻醉药简称全麻药,是一类能够对中枢神经系统功能产生可逆性抑制作用,而导致患者暂时性感觉(尤其是痛觉)、意识和反射消失,骨骼肌松弛,以便接受外科手术的药物。主要包括吸入性麻醉药和静脉麻醉药。

（一）吸入性全麻药

吸入性麻醉药是一类具有挥发性的液体或气体,经呼吸道吸入后由肺泡吸收,通过血液循环,产生中枢抑制作用,引起麻醉效果。

为了掌控麻醉的深度和避免过度麻醉的危险,常以麻醉分期最明显的乙醚麻醉为代表,将麻醉深度分为四期。第一期(镇痛期);第二期(兴奋期),第一期和第二期合称为麻醉诱导期;第三期(外科麻醉期),又可由浅至深分为四级,一般手术都在第三级进行;第四期(延髓麻醉期),应绝对避免。现在多采取复合麻醉,使得分期界限变得模糊,实际应用中需综合分析判断麻醉深度。

理想的吸入麻醉药应具有以下特点:①不燃不爆,无刺激性,代谢率低;②在血液和组织中溶解度低,麻醉深度易于调节;③麻醉作用强,诱导及苏醒迅速、平稳、舒适;④有良好的镇痛、肌松、遗忘作用;⑤安全范围大,毒性低,不良反应少而轻;⑥所需设备简单,使用方便,价廉易得。

麻醉乙醚(anesthetic ether)是首个吸入麻醉药,是无色澄明易挥发,有特异臭味的液体,麻醉分期明显,镇痛作用强,但易燃易爆,气味难闻,易发生意外事故,故现代手术室已少用。目前常用于临床的有恩氟烷、异氟烷、地氟烷、七氟烷等,另外还有作为第二气体使用的氧化亚氮。

恩氟烷、异氟烷

恩氟烷(enflurane,安氟醚)和异氟烷(isoflurane,异氟醚)是同分异构体,麻醉诱导平稳、迅速而舒适,苏醒较快。肌肉松弛作用良好,不增加心肌对儿茶酚胺的敏感性,反复使用无明显副作用,偶有恶心、呕吐,是比较常用的吸入性麻醉药。癫痫和颅内压过高者禁用恩氟烷但可用异氟烷。

地氟烷、七氟烷

地氟烷(desflurane,地氟醚)和七氟烷(sevoflurane,七氟醚)结构和异氟烷相似,麻醉诱导期短,患者苏醒快,对循环系统影响小,不损害肝、肾功能,临床用于成人及儿童的麻醉维持;但地氟烷会因麻醉诱导期浓度过大,刺激呼吸道引起咳嗽、呼吸停顿及喉头痉挛;七氟烷是目前临床评价最高的吸入性麻醉药之一。

氧化亚氮

氧化亚氮(nitrous oxide,笑气)为最早的麻醉剂,是无色味甜无刺激性液态气体,性质稳定,不易燃烧或爆炸,诱导和苏醒快,镇痛作用强,停药后苏醒快,但麻醉效能弱,易缺氧,常作为"第二气体效应"应用,可以明显降低吸入麻醉药的浓度,大大提高了吸入麻醉的安全性,同时减少因手术疼痛产生的应激反应,有利于患者血压和呼吸的平稳维持,在临床麻醉上广泛使用,不良反应会出现难以控制的"发笑"现象,胃肠道蠕动增强,肠梗阻患者禁用。

另外氙气类似于氧化亚氮也曾用于麻醉,适应证广,但因价格昂贵,限制其应用。

(二)静脉全麻药

静脉麻醉药是通过静脉注射或静脉滴注进入体内,而引起全身麻醉效应的药物。相比较于吸入性麻醉药,其优点是:患者迅速进入麻醉状态,不刺激呼吸道,用药方法简便。缺点主要是麻醉深度不易掌握,易发生呼吸抑制。

氯胺酮

氯胺酮(ketamine)能阻断痛觉冲动向丘脑和新皮质的传导,同时又能兴奋脑干及边缘系统。引起意识模糊,短暂性记忆缺失及镇痛效果,但意识并未完全消失,常有梦幻,肌张力增加,血压上升,此状态曾被称为"分离麻醉",本药对体表镇痛效果显著,内脏镇痛效果弱但诱导快,对呼吸影响小,明显兴奋心血管,临床用于短时的体表小手术,如烧伤清创、切痂、植皮等。高血压,青光眼禁用。

 护理学而思

静脉麻醉药氯胺酮的利与弊

20世纪上半叶,世界各地战争硝烟四起,手术麻醉用药成了当时十分稀缺的资源,人们合成出苯环利定及其衍生物用于研制新型麻醉药,这类制剂虽然有一定的麻醉和止痛作用,但会致使患者出现严重的谵妄、幻觉,并有较强的成瘾性,科学家们继续对此类结构进行改造,直到1962年,美国药剂师卡尔文·史蒂文斯首次在实验室合成氯胺酮,相比于苯环利啶及其衍生物,氯胺酮麻醉具有更快的起效速度以及较短的持续时间。曾在越战时期作为麻醉药而广泛用于野战创伤外科中,但20世纪90年代以来,氯胺酮作为一种主要合成毒品在世界范围内流行,并蔓延至亚洲地区。滥用者为了使用方便,常将氯胺酮溶液蒸制成粉末(即为K粉)吸用,带来巨大的危害,被列为"第一类精神药品"管理,护士在未来工作中遇到此类药物,一定要严格执行麻醉药品和精神药品的管理规定,对有瘾癖的用药者,要按有关规定进行报告,同时不能有嫌弃、厌恶的表现,并积极开展"珍爱生命,远离毒品"的教育活动。

丙泊酚

丙泊酚(propofol,异丙酚)起效迅速、作用时间短、苏醒快、镇痛作用较弱。可使颅内压和眼压降低,脑血流量减少。临床用于全身麻醉的诱导和维持,亦可用于无痛胃肠镜检查和无痛人工流产手术的麻醉。主要不良反应为对心血管和呼吸系统有抑制作用,注射过快可出现呼吸或心跳暂停,血压下降等,本药在使用过程中应严格按照无菌操作进行。

羟丁酸钠

羟丁酸钠(sodium hydroxybutyrate,γ-羟基丁酸钠)对循环系统影响小,适用于较长时间手术。肌肉松弛作用不理想。适用于老人、儿童及脑、神经外科手术、外伤、烧伤患者的麻醉。严重高血压、心脏房室传导阻滞及癫痫患者禁用。

依托咪酯

依托咪酯(etomidate)为强效、超短效静脉麻醉药,具有镇静、催眠和遗忘的作用,对心血管和呼吸系统影响小,主要用作静脉全麻诱导药和麻醉辅助药,可用于心血管疾病的患者。主要缺点是恢复期恶心、呕吐发生率高。

硫喷妥钠

硫喷妥钠(thiopental sodium)属超短效巴比妥类静脉麻醉药,由于其不良反应重,容易导致呼吸抑制,喉头及支气管痉挛,临床已经几乎不用。

(三)麻醉辅助用药

理想的全身麻醉药应具备的优点为麻醉诱导期短,能使手术患者产生镇痛、意识丧失、骨骼肌松弛作用,安全范围大等。目前临床上仅使用单一全麻药无法满足以上要求,因此常采用复合麻醉,通过同时或先后应用两种或以上麻醉药物或其他麻醉辅助用药(表 13-1-1),以具备满意的手术条件及完善手术中和术后镇痛,并减少麻醉药用量,降低不良反应。

表 13-1-1　麻醉辅助常用药

方法	常用药物	用药目的
麻醉前给药	巴比妥类、苯二氮䓬类	镇静催眠,消除紧张情绪,增强全麻药效果
	哌替啶、芬太尼等阿片类	镇痛作用
	阿托品	抑制迷走神经反射,减少呼吸道分泌物
	氯丙嗪	降温、中枢抑制协调作用
	硝普钠、钙通道阻滞药	控制性降压
基础麻醉	氯胺酮、水合氯醛	提高镇痛效果,抑制诱导期反应,确保麻醉平稳
诱导麻醉	丙泊酚、依托咪酯、咪达唑仑	提高镇静效果,缩短诱导期,调节麻醉深度
合用肌松药	琥珀胆碱、泮库溴铵	肌松完全,利于手术
其他	氧化亚氮	第二气体效应,减少麻醉气体浓度

二、局部麻醉药与用药护理

(一)概述

局部麻醉药简称局麻药,是一类应用于局部神经末梢或神经干周围,能可逆性阻断神经冲动的产生和传导,在意识清醒状态下,使局部感觉特别是痛觉暂时消失的药物。

【药理作用】

1. 局麻作用　局麻药通过阻滞 Na^+ 通道,抑制 Na^+ 内流,阻止动作电位产生和神经冲动的传导,产生局麻作用,一般神经纤维越细,对局麻药越敏感。

2. 吸收作用　局麻药剂量过大、浓度过高或将药物注入血管时,会引起毒性反应。

(1)中枢神经系统作用:局麻药对中枢神经系统具有先兴奋后抑制作用,初期表现为眩晕、焦虑、震颤等,甚至惊厥,后转为昏迷,呼吸麻痹,严重时导致呼吸衰竭而死亡。中毒时宜采用人工呼吸抢救呼吸衰竭,可静脉注射地西泮以防止惊厥发生。

(2)心血管系统作用:局麻药对心肌有直接抑制作用,可使心肌兴奋性降低,收缩力下降、传导减慢。还可松弛血管平滑肌,扩张血管,从而加速药物吸收。浓度过高时可引起血压降低,甚至休克。因此,注射局麻药时一般应加入少量肾上腺素,使局部血管收缩而减少局麻药的吸收,并延长作用时间和减少吸收中毒,且减少手术出血。腰麻和硬膜外麻醉时常可引起血压下降,可用麻黄碱预防。

【常用局麻方法】　临床常用的局部麻醉方法主要有 5 种(图 13-1-1)。

1. 表面麻醉　将穿透力强的局麻药直接点滴、涂布或喷洒于黏膜表面,药物透过黏膜层,麻醉黏膜下感觉神经末梢。应用于口腔、咽喉、眼、鼻、气管及泌尿生殖系统等部位的手术。常用药物有穿透力较强的丁卡因。

2. 浸润麻醉　将局麻药注入手术部位的皮内、皮下或手术野附近深部组织,麻醉局部神经末梢。应用于浅表小手术。因用药剂量较大,常选用毒性小的普鲁卡因、利多卡因。

3. 传导麻醉　将局麻药液注入外周神经干或神经丛周围,阻滞神经传导,使该神经所分布的区域被麻醉。应用于四肢、面部、口腔等手术。常用药物有普鲁卡因、利多卡因。

4. 蛛网膜下腔麻醉(腰麻)　将药液经低位腰椎间隙注入蛛网膜下腔,阻断该部位的脊神经根,麻醉该处发出神经所分布的区域。首先阻断交感神经纤维,其次是感觉纤维,最后是运动纤维。其麻醉范围较广,应用于腹部及下肢手术。常用普鲁卡因、利多卡因、丁卡因。因交感神经被麻醉,常引起血压降低,可注射麻黄碱预防。由于注药时硬脊膜被刺穿,脑脊液渗漏,易致麻醉后头痛。

5. 硬膜外麻醉　将局麻药液注入硬脊膜外腔,阻断附近脊神经根的传导,麻醉该处发出神经所分布的区域。其麻醉范围广,适用于颈部至下肢的手术。常用利多卡因、普鲁卡因、丁卡因。此法用药量是蛛网膜下腔麻醉的 5~10 倍,故应避免刺破硬膜,防止药液注入蛛网膜下腔。

(二)常用的局部麻醉药

普鲁卡因

普鲁卡因(procaine)为短效酯类局麻药,水溶液不稳定,应现配现用。

【作用与用途】

1. 局麻作用　药物对黏膜穿透力低,一般不用于表面麻醉。注射给药 1~3min 起效,作用维持 30~45min,加入肾上腺素后作用可延长 20%。广泛用于浸润麻醉、传导麻醉、蛛网膜下腔麻醉、硬膜外麻醉。

2. 局部封闭　将 0.25%～0.5% 的溶液注射于病灶周围，可降低病灶对中枢神经系统的刺激，缓解炎症、组织损伤症状，并改善局部营养过程，促进病灶愈合。

 知识链接

封闭疗法

封闭疗法又称局部封闭。常用普鲁卡因溶液注射于病灶周围组织，麻醉局部的感觉神经末梢，阻断病理性不良刺激向中枢传导，可缓解疼痛。另外普鲁卡因的扩张局部血管的作用可改善血液循环，增加局部组织营养，促进炎症和损伤部位的组织恢复。局部封闭时也可根据治疗的需要注入相应的药物，以增加局部药物浓度或作用，达到治疗目的。如临床常用普鲁卡因和泼尼松龙局部封闭治疗肩周炎、急性关节损伤等。

【不良反应及防治】

1. 过敏反应　少数患者用药后，出现皮肤潮红、荨麻疹、哮喘等，严重者可出现过敏性休克，甚至死亡。故使用前需皮试，阳性者禁用。过敏者可用利多卡因代替。

2. 毒性反应　用量过大或误注入血管时，可引起中枢神经系统和心血管系统毒性反应。严重时，导致呼吸麻痹，血压下降而死亡。为预防药物注入血管内，每次推药前必须回吸无血后方能注射。并常在药液中加入少量肾上腺素（1 : 200 000），以收缩局部血管而延缓局麻药的吸收，延长局麻药的作用时间及减少吸收中毒，并减少手术时的出血。手指、足趾、耳郭、鼻尖和阴茎等部位用局麻药时禁加肾上腺素，防止引起局部组织缺血坏死。

利多卡因

利多卡因（lidocaine）为中效酰胺类局麻药，水溶液稳定。与普鲁卡因比较，其起效迅速，局麻作用强而持久。药效可维持 1.5～2h，毒性反应发生率较普鲁卡因略高，过敏反应罕见。喷洒给药用于表面麻醉，注射给药用于浸润麻醉、传导麻醉和硬膜外麻醉。由于扩散性强，麻醉平面难掌握，慎用于腰麻。还可用于抗心律失常。

丁卡因

丁卡因（tetracaine）为长效酯类局麻药，起效快，1～3min 即起效，作用维持 2～3h。穿透黏膜能力强，局部麻醉作用及毒性反应比普鲁卡因强约 10 倍，喷洒给药用于眼科、耳鼻喉科、口腔科小手术作表面麻醉，注射给药用于传导麻醉、腰麻和硬膜外麻醉。因毒性大，不做浸润麻醉。

布比卡因

布比卡因（bupivacaine）为长效、强效局麻药，3～5min 显效，作用持续时间 5～10h，局部麻醉作用比利多卡因强 4～5 倍，黏膜穿透力较弱。注射给药用于浸润麻醉、传导麻醉和硬膜外麻醉，不适用于表面麻醉。有较强的心血管系统毒性，且复苏困难，应给予注意。

罗哌卡因

罗哌卡因(ropivacaine)为酰胺类局麻药,0.2%浓度时对感觉神经阻滞作用较好,几乎没有阻滞运动神经作用,0.75%浓度时可阻断运动神经。本药有明显收缩血管作用,对子宫和胎盘血流几乎无影响,故适用于产科手术麻醉。亦可用于硬膜外、臂丛阻滞和局部浸润麻醉。本药血药浓度过高时,对中枢神经系统有抑制、兴奋双向作用。

任务解析和岗位对接

任务中的患者为急性阑尾炎需手术,选择局部麻醉的方式。药物选择普鲁卡因,起效较快,维持时间适中,可以选择浸润麻醉、蛛网膜下隙麻醉、硬膜外麻醉。使用时应注意,药物易发生过敏反应,应事先询问患者的过敏史,用前要做皮试,并备好肾上腺素解救药,用药中把握剂量,用量过大或误入血管时,会产生中枢神经系统毒性,应做好相应抢救措施。药物一般与肾上腺素合用,以收缩血管,减少普鲁卡因的吸收,延长麻醉时间,减少毒性反应。应注意用药护理全过程的细致和严谨,充分体现护士的专业精神和职业素养。

岗位对接参考下面任务工作清单模拟完成。

用药前	护理评估	①健康评估:观察患者健康状况,对手术耐受力,了解其既往病史等;②用药禁忌评估:评估患者是否有心、肾功能不全,重症肌无力等情况;③用药情况评估:了解麻醉药物等用药史及过敏史,适当了解其他相关信息等。
	调配药品	①盐酸普鲁卡因注射液:40mg/2ml,100mg/10ml,50mg/20ml;浸润麻醉:0.25%~0.5%水溶液;阻滞麻醉:1%~2%水溶液;硬膜外麻醉:2%水溶液;一次极量1g,腰麻不宜超过200mg;②其他药物参见相关项目任务。
	提示建议	①应由麻醉专科医护人员具体完成,并配有相应的监测和抢救条件,普鲁卡因应用前应皮试,阳性者禁用;②关注患者基础疾病与药物相互作用,避免或提前干预高风险的药物配伍;例如:手指、足趾、鼻、耳郭和阴茎等部位手术时,高血压、甲亢、糖尿病、器质性心脏病等患者,局麻药禁止加入肾上腺素等;③未明事项应查阅药品说明书或向医师、药师等反馈。
用药中	护理问题	①麻醉实际效果及神经反射、肌张力、心率、呼吸等变化;②发生过敏反应;③出现血压下降、心律失常等全身毒性反应;④其他可能影响疗效的问题等。
	护理措施	①观察麻醉效果和有关监测指标,严格按医嘱实施用药护理;②按操作要求规范给药,为避免局麻药吸收入血产生全身毒性反应,须反复进行回抽试验,无气、无血、无脑脊液后方可缓慢注射,并随时观察患者反应;③配合医生做好药物配伍和干预措施,为提高局麻效果,局麻药中可加入微量肾上腺素,为防止腰麻出现低血压,可提前肌内注射麻黄碱等。

用药后	用药要点	①熟悉各种麻醉药注意事项,严格操作规范;②注意药物相互作用和配伍禁忌,如普鲁卡因应避免与磺胺类、强心苷类等合用,用药部位和溶媒的pH对局麻药效果影响较大,注意与有关药物的配伍禁忌;③麻醉意外的发生多有征兆,需加强药物不良反应观察和处置。
	健康教育	①适度介绍麻醉方案及手术常识,帮助患者放松心情,缓解焦虑紧张,配合手术麻醉;②嘱咐患者及家属正确对待麻醉的后遗效应,注意饮食起居,适度活动,避免受凉、劳累等。
	评价效果	①客观评价麻醉效果、安全性及近远期影响;②综合判断采取的用药护理措施、方法的适宜性,如患者自我健康评价是否提高,焦虑等心理是否缓解;③了解患者对治疗药物相关知识的知晓度是否提高,能否坚持和配合治疗等。
	回顾小结	①整理物品、记录资料,回顾合理使用普鲁卡因等药物的要点;②总结本任务的用药护理心得;查找不足,制订改进措施等。

学习小结

本任务主要介绍了麻醉药与用药护理,麻醉药分为局部麻醉药和全身麻醉药。全麻药包括吸入性麻醉药和静脉麻醉药两类。局麻药包括两类:①酯类,如普鲁卡因、丁卡因等;②酰胺类,有利多卡因、罗哌卡因等。局麻药的药理作用有局麻作用和吸收作用,前者为其治疗作用,后者为其不良反应。

 思考与练习

1. 常用的全身麻醉药有几类? 各举例说明其特点。

2. 比较常用局麻药的特点并解释局麻药中加入适量肾上腺素的目的及注意事项。

3. 对以下用药护理案例进行分析。

患者,男,17岁,运动时踝关节扭伤严重肿痛就诊,给予2%普鲁卡因注射液局部封闭治疗。1.5h后,出现胸闷、气促、继而呼吸困难、全身大汗淋漓、血压下降、晕倒。

请思考并回答:①该患者使用药物是否正确? ②其后出现了什么不良反应? 如何防治? ③在这个案例中,护士应该在哪些方面体现专业精神和职业素养?

(杨飞雪　张　庆)

任务二　抗休克药、解毒药与用药护理

工作情景与任务

导入情景：

患者，男，43岁，下午在果园喷洒对硫磷，晚上起初感觉困倦、进食量减少，后来出现恶心、呕吐（呕吐物带有大蒜味），瞳孔缩小，视物模糊，呼吸困难，烦躁不安、大汗淋漓。被家人发现并送医院抢救，医生确诊为"急性有机磷农药中毒"。

工作任务：
1. 有机磷农药中毒的机制是什么？
2. 医嘱静脉注射阿托品，达到"阿托品"化的表现包括哪些？
3. 护士应如何进行用药护理？
4. 在这个工作任务中，护士应该在哪些方面体现专业精神和职业素养？

一、抗休克药与用药护理

休克是各种致病因素导致的机体有效循环血量减少、组织灌注不足，细胞代谢紊乱和功能受损的病理生理过程。其主要特征是微循环功能障碍，并可能导致器官衰竭等严重后果。

休克的治疗须采取综合治疗措施，各种休克均存在有效微循环血量绝对或相对减少，并伴有重要器官血液灌注不足，因此扩充血容量是抗休克治疗最基本的措施，在充分扩容的基础上血压仍不稳定或内脏循环灌注仍不足时,可考虑应用血管活性药物以稳定血液循环,维持脏器灌注。

血管活性药物主要包括:①血管收缩药,如肾上腺素、去甲肾上腺素、间羟胺等;②血管扩张药,如多巴胺、酚妥拉明、酚苄明、阿托品、山莨菪碱等;③强心药,包括多巴酚丁胺等;此外,辅助休克治疗的药物还包括糖皮质激素等。

(一)血管收缩药

本类药物(表 13-2-1)主要通过收缩血管增加组织灌流,同时能兴奋心脏,但缩血管作用会导致末梢血管进一步收缩,并能引起肾血流量降低,尿量减少,常用于高排低阻型休克。

表 13-2-1 常用于休克治疗的血管收缩药

类别	代表药	作用及用途
α、β 受体激动药	肾上腺素	兴奋心脏、升高血压,并且能抑制组胺和白三烯等过敏物质的释放,临床常做强心急救药,是治疗过敏性休克的首选药
α 受体激动药	去甲肾上腺素 间羟胺	收缩血管,升高血压

(二)血管扩张药

本类药物(表 13-2-2)通过扩张血管具有改善微循环和组织缺氧等作用,但在使用该类药物之前,应首先补充血容量,以防血压进一步下降,常用于低排高阻型休克。

表 13-2-2 常用于休克治疗的血管扩张药

类别	代表药	作用及用途
α₁ 受体拮抗药	酚妥拉明	扩张血管,同时也能增强心肌收缩力,增加心排血量,适用于心排血量低、外周阻力高、已补足血容量的感染性、神经源性及心源性休克患者
抗胆碱类药	山莨菪碱 阿托品	扩张血管,改善微循环,多用于感染性休克的治疗
多巴胺受体激动药	多巴胺	扩张肾、肠系膜、冠脉及脑血管等,兴奋心脏,可用于尿少、心排血量低而血容量已经补足的休克患者
β 受体激动药	异丙肾上腺素	兴奋心脏,舒张外周血管,改善微循环,尤其对于心率慢的休克患者效果好

知识链接

休克的临床表现

休克一般有过敏性休克、神经性休克、低血容量性休克、心源性休克及感染性休克等，是临床最常见的急危重症，护士应熟知休克的具体表现：①可视黏膜，如口唇、眼睑，先苍白后发绀；②身体末梢，如手指头、脚趾头的皮温降低；③脉搏细弱，甚至测不到；④心率明显加快，血压迅速降低；⑤尿少甚至无尿；⑥或烦躁不安，或精神沉郁，反射迟钝，昏迷甚至抽搐、痉挛等。

（三）其他常用的抗休克药

1. 正性肌力药　主要通过增强心肌收缩力来增加心排血量，多用于心源性休克。

多巴酚丁胺

多巴酚丁胺（dobutamine）主要作用于 β_1 受体，较少引起心律失常。由于对 α、β_2 受体作用相对较小，对全身血管与外周阻力改变不大。主要用于治疗心肌梗死后或心脏手术后由于心排血量降低而引起的心源性休克。

2. 糖皮质激素　本类药物的抗休克作用可靠，机制复杂，主要通过：①增强心肌收缩力，降低血管对某些缩血管活性物质的敏感性；②稳定溶酶体膜，减少心肌抑制因子的形成和释放；③减少致炎物质的合成与释放，改善休克状态；④抑制血小板聚集；⑤提高机体对细菌内毒素的耐受力等发挥抗休克作用。

临床主要配伍有关药物用于抢救感染性休克、心源性休克、过敏性休克、低血容量性休克等。本药是肾上腺皮质功能减退症导致休克的首选药；配合足量有效的抗感染药，采取大剂量冲击疗法治疗各种感染中毒性休克；具有非特异性抗过敏性休克作用，但起效缓慢，需与肾上腺素、抗组胺药合用。上述休克主要采用氢化可的松或地塞米松静脉给药治疗。

二、解毒药与用药护理

解毒药是一类能直接对抗毒物或解除毒物所致毒性反应的药物。急性中毒的抢救原则包括：①清除毒物；②排出毒物；③对症治疗和应用特异性解毒药，以减轻毒物对机体的损害，挽救患者生命。

本任务主要介绍常见农药、其他常见中毒及解毒药。

（一）有机磷农药的中毒及解毒药

有机磷酸酯类属于难逆性抗胆碱酯酶药，毒性强，主要用作农业杀虫剂。常用的有美曲膦酯、敌敌畏（DDVP）、乐果、对硫磷（1605）、马拉硫磷、内吸磷（1059）、甲拌磷

（3911）等，如生产或使用时防护不当，可引起中毒反应，毒性更大的塔朋、沙林等，曾作为神经毒剂用于战争。

有机磷酸酯类可经消化道、呼吸道、皮肤黏膜等途径吸收进入体内。吸收进入体内的有机磷酸酯类可与胆碱酯酶牢固结合，形成磷酰化胆碱酯酶，使该酶丧失水解乙酰胆碱的能力，造成乙酰胆碱堆积，过度激动胆碱受体而出现一系列中毒症状（图13-2-1）。

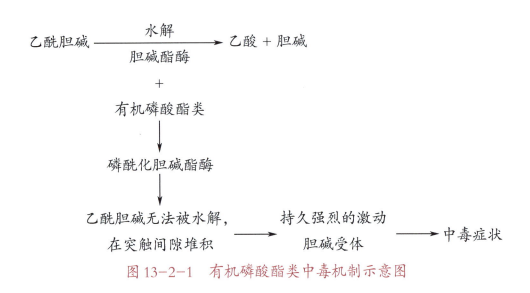

图13-2-1　有机磷酸酯类中毒机制示意图

1. 中毒表现

（1）M样症状：表现为恶心、呕吐、腹痛、腹泻、大小便失禁、瞳孔缩小、视物模糊、心动过缓、血压下降、出汗、流涎、呼吸困难等。

（2）N样症状：表现为骨骼肌震颤、抽搐，严重者甚至出现肌无力，呼吸肌麻痹，也可出现心动过速、血压升高等。

（3）中枢症状（先兴奋后抑制）：表现为躁动不安、谵妄甚至惊厥，进而出现昏迷、呼吸抑制、循环衰竭等。

轻度中毒以M样症状为主；中度中毒时，除M样症状加重外，尚有骨骼肌震颤等N样症状；严重中毒时，除M及N样症状加重外，还有明显的中枢症状。患者可因呼吸抑制、血压下降或循环衰竭而危及生命。

2. 常用药物

阿托品

阿托品（atropine）阻断M受体，竞争性拮抗乙酰胆碱的M样作用。

【作用与用途】　可迅速解除有机磷酸酯类中毒的M样症状，也能透过血脑屏障进入中枢，消除部分中枢症状。但不能使胆碱酯酶复活，对骨骼肌震颤等N_2样症状也无效，所以中、重度中毒必须合用胆碱酯酶复活药。

【不良反应及防治】　有机磷酸酯类中毒的患者对阿托品耐受量明显增大，用量不受药典规定极量所限，用药原则为及早、足量、反复给药直至"阿托品化"，表现为瞳孔较前扩大、颜面潮红、口干、皮肤干燥、肺部湿啰音减少或消失、心率加快等，后改用维持量。但要注意避免阿托品中毒，表现为瞳孔散大、高热、心动过速、意识模糊、谵妄、抽搐、昏迷等。应减量或暂停给药，必要时给予毛果芸香碱对抗。但不可用新斯的明或毒扁豆碱，以免加重有机磷酸酯类对胆碱酯酶的抑制。

 护理学而思

8 000 支阿托品背后的故事

说到手掰安瓿，这是护士们每天再普通不过的操作了，但大家想到过连续掰 8 000 支的场景吗？2017 年一名因服用敌敌畏中毒的患者被送进了某医院重症医学科（ICU），患者已陷入昏迷，神志不清，情况十分危急，患者的抢救工作需要使用大量的阿托品以达到"阿托品化"，然而，由于现有的阿托品规格为每支 0.5mg（1ml），也就意味着，抢救患者每小时要掰上百支阿托品。该院药剂科为了配合抢救工作，马上在全院范围内调配可用的阿托品，同时，ICU 值班医护人员集体出动"掰阿托品"参与抢救工作。就这样奋战一宿，直到次日早上 8 时交班时，ICU 的 8 名值班医护人员共掰了 8 000 多支阿托品玻璃安瓿，医护人员的手指被玻璃划伤流血。作为护士在未来的工作中应该学习这些先进人物医者仁心，竭尽全力挽救患者生命的崇高精神。

氯解磷定

氯解磷定（pralidoxime chloride，氯磷定，氯化派姆）是胆碱酯酶复活药。

【作用与用途】　本药的解毒机制是使被抑制的 AChE 复活。具体作用：①恢复 AChE 的活性，在体内与磷酰化胆碱酯酶的磷酰基结合，从而使其中的 AChE 游离；②直接解毒作用，直接与游离的有机磷酸酯类结合，成为无毒的磷酰化氯解磷定从尿中排出，从而阻止游离的毒物继续抑制 AChE 活性。可明显减轻 N_2 样症状，能迅速抑制肌束颤动；对中枢神经系统的中毒症状也有一定改善作用；但对 M 样症状影响较小。故应与阿托品合用，以控制症状。用药时应尽早、足量、反复给药，因磷酰化的胆碱酯酶易"老化"，若不及时用药，失活的磷酰化胆碱酯酶难以复活。

【不良反应及防治】　主要有头痛、乏力、眩晕、视物模糊、心动过速等；剂量过大可能引起癫痫样发作、抽搐等。禁与碱性药物配伍，因碱性条件下可水解生成剧毒的氰化物。

同类药物还有碘解磷定，是最早的胆碱酯酶复活药。但该药水溶液不稳定，对不同的有机磷酸农药中毒的解救效果存在差异，对内吸磷、对硫磷等中毒疗效较好，对美曲膦酯、敌敌畏中毒效果差。

（二）其他农药中毒及解毒药

目前常用的农药除有机磷酸酯类，还有很多种（表 13-2-3），有些农药如有机氟等因毒性大，已淘汰。

表13-2-3　其他常用农药中毒的解毒药物

种类	代表药物	解毒药
有机氮农药	杀虫脒	无特效解毒药
菊酯类农药	除虫菊	无特效解毒药,多对症治疗
杀鼠剂	香豆素类(溴敌隆)	维生素 K

（三）常见药物或化合物中毒及解毒药

常用药物或化合物使用不当或剂量过大均可导致中毒,甚至危及生命,常规的抢救措施包括:①立刻停用毒物和脱离中毒环境,并采取催吐、清洗以减少毒物进入体内;②给予吸氧、保温、补液等支持措施;③根据毒物种类选择合适的解毒药(表13-2-4)。

表13-2-4　常用药物及重金属中毒的解毒药

中毒种类	代表药物	解毒药	用药须知
阿片类药物中毒	吗啡	纳洛酮 烯丙吗啡	纳洛酮 0.4～0.8mg 肌内注射或静注,必要时可以 0.8～1.2mg 静脉滴注维持。烯丙吗啡每次 5～10mg 静注,必要时间隔 10～15min 重复注射,禁用阿扑吗啡催吐
巴比妥类药物中毒	苯巴比妥	无特效解毒药,对症治疗	①催吐、洗胃(0.02% 高锰酸钾或生理盐水);②硫酸钠(忌用硫酸镁)导泻;③维持呼吸道通畅;④利尿,碱化尿液,严重者可用血液透析或腹膜透析;⑤对症治疗
苯二氮䓬类药中毒	地西泮	氟马西尼	开始用量是 0.2mg,以氯化钠注射液或 5% 葡萄糖注射液稀释后静脉注射;重复给药每次增加 0.1mg,或每小时 0.1～0.4mg 静脉滴注。至患者清醒为止。一般最大剂量为 0.5mg。但大剂量苯二氮䓬类药中毒,可用量 1～2mg 以上
氰化物中毒	氢氰酸、氰化钠、氰化钾;桃仁、苦杏仁、枇杷仁等	亚硝酸钠	①扩血管作用,注射速度过快,可致血压下降、心动过速、头痛,甚至昏厥,休克;②用量过大时形成过多的高铁血红蛋白而形成发绀、呼吸困难等症状。休克患者禁用
		硫代硫酸钠	①静脉注射过快可引起血压下降,故应缓慢注射;②不能与亚硝酸钠混合后同时静脉注射,以免引起血压下降。在亚硝酸钠静脉注射后,不需拔出针头,立即由原注射针头注射本药

中毒种类	代表药物	解毒药	用药须知
砷、汞和金中毒	含有砷、汞和金的药物	二巯丙醇（巴尔，BAL）	有特殊的气味，常见的有恶心、呕吐、头痛、流涎、腹痛、口咽部烧灼感、视物模糊、手麻等反应，当剂量超过5mg/kg时，可致血压升高、心动过速、抽搐、昏迷等
铅中毒	含铅药物	依地酸钙钠（解铅乐，EDTA）	对无机铅中毒效果较好，对钴、铜、铬、镉、锰及放射性元素（如镭、钚、铀、钍等）均有解毒作用
铁中毒	含铁药物	去铁胺	口服吸收差，必须肌内注射或静脉注射，肾功能不全者禁用

任务解析和岗位对接

1. 有机磷酸酯类中毒机制主要是不可逆抑制体内胆碱酯酶的活性。与胆碱酯酶（AChE）结合，形成磷酰化胆碱酯酶而失去酶活性，导致乙酰胆碱（ACh）不能水解，在体内大量蓄积，过度激动突触后膜的胆碱受体，使机体功能失调而出现一系列临床中毒症状。

2. 有机磷酸酯类中毒的患者对阿托品耐受量明显增大，用量不受药典规定极量所限，用药原则为：及早、足量、反复给药直至"阿托品化"，即：瞳孔较前扩大，颜面潮红，口干，皮肤干燥，肺部湿啰音减少或消失，心率加快等，后改用维持量。但要注意避免阿托品中毒。

3. 护士应进行的用药护理包括：①遵医嘱给予阿托品，注意患者体征是否达到"阿托品化"，并避免阿托品中毒；②早期给予足量的碘解磷定或氯解磷定；③必要时用呼吸兴奋剂或气管切开行气管插管；④认真细致地实施每项用药护理技术，关心患者，充分体现护士的专业精神和职业素养。

岗位对接参考下面任务工作清单模拟完成。

用药前	护理评估	①健康评估：观察患者的瞳孔，心率，呼吸，血压，神志，大小便等，了解中毒情况及既往病史等；②用药禁忌评估：评估患者是否有青光眼、前列腺肥大、高热等情况；③用药情况评估：是否使用其他抢救用药以及抢救措施，适当了解其他相关信息等。
	调配药品	①硫酸阿托品注射液：0.5mg/ml，1mg/ml，5mg/ml，用于有机磷中毒时，肌内注射或静脉滴注1～2mg（严重有机磷中毒时可加大5～10倍），每10～20min重复，直到青紫消失，继续用药至病情稳定，然后用维持量，有时需2～3d；②氯解磷定注射液：0.5g/2ml，一般中毒，肌内注射或静脉缓慢注射0.5～1g；严重中毒，1～1.5g；以后根据临床病情和血胆碱酯酶水平，每1.5～2h可重复1～3次；③其他药物参见相关项目任务。

用药中	提示建议	①抢救有机磷农药中毒要迅速备好相应药物,同时采取洗胃、吸氧等综合措施;②阿托品用量必须足够,解磷定应尽快与阿托品一起使用,忌与碱性药物配伍;③未明事项应查阅药品说明书或向医师、药师等反馈。
	护理问题	①注意中毒症状改善情况,协助医生判断剂量是否达到"阿托品化";②观察心率、呼吸、心电图、意识等,确定抢救效果,为防止中毒出现"反跳",提示阿托品使用疗程应合理等;③其他可能影响疗效的问题等。
	护理措施	①遵医嘱或处方,严格执行用药护理操作,严密观察瞳孔、意识、皮肤、体温及心率变化;②中毒抢救后2~7d,若出现胸闷、流涎、出汗、言语不清等反跳的先兆症状时需及时报告医生等。
	用药要点	①注意药物的正确给药方法和用药时间、使用阿托品抢救达到"阿托品化";②胆碱酯酶复活药应尽早、足量、反复给药,因磷酰化的胆碱酯酶易"老化",若不及时用药,失活的磷酰化胆碱酯酶难以复活;③加强不良反应观察和处置。
用药后	健康教育	①适度介绍预防有机磷中毒的有关知识,协助查找中毒原因,提高卫生安全意识;②嘱咐患者出院后仍需在家休息2~3周,按时服药,不单独外出,防止迟发性神经损害;③倡导健康生活方式,配合非药物治疗措施提高康复效果等。
	评价效果	①客观评价药物疗效、安全性及近远期治疗效果;②综合判断采取的用药护理措施、方法的适宜性;③了解患者对有机磷中毒及治疗药物相关知识的知晓度是否提高,健康意识和精神状态是否改善等。
	回顾小结	①整理物品、记录资料,回顾合理使用阿托品、解磷定等药物的要点;②小结本任务的用药结护理心得;查找不足,制订改进措施等。

学习小结　　本任务主要学习常见抗休克药及解毒药的作用、用途、不良反应及用药护理。其中重点是阿托品、胆碱酯酶复活药的作用、用途。难点是有机磷酸酯类中毒表现及解毒的机制。在学习和应用中需要注意思考、总结,并强化用药护理。

❓ 思考与练习

1. 治疗休克的血管活性药物主要包括哪些? 举出代表药物。

2. 中、重度的有机磷农药中毒单用阿托品是否合适？请解释原因。

3. 对以下用药护理案例进行分析。

（1）患者，男，50岁，因剧烈疼痛引起休克入院治疗。在应用去甲肾上腺素后，护士发现尿量明显减少，每小时低于25ml，休克未缓解，后医生更换为多巴胺，病情得到缓解。

请思考并回答：①请分析医生为什么换用多巴胺？②多巴胺有哪些药理作用？

（2）患者，男，38岁，在对农作物喷洒有机磷农药时中毒，被紧急送入院。患者流涎并有大蒜臭味，皮肤湿冷，多汗、大小便失禁、瞳孔缩小、对光反射减弱，并有肌束震颤，后转入神志不清、昏迷，两肺听诊散在湿啰音，心律齐。诊断为急性有机磷酸酯类中毒，遂组织抢救。

请思考并回答：①护士应如何配合医生进行抢救，需备哪些抢救药品？②用药后需注意观察哪些反应？"阿托品化"的指征是什么？③在这个案例中，护士应该在哪些方面体现专业精神和职业素养？

（杨飞雪　张　庆）

任务三　五官科、皮肤科药物与用药护理

知识目标：
1. 熟悉或了解五官科临床常用药物特点和用药护理要点。
2. 了解皮肤科临床常用药物特点和用药护理要点。

技能目标：
1. 熟练掌握根据五官科各科常见疾病、皮肤病治疗需要，正确进行给药和不良反应监护的技能。
2. 学会观察患者用药的情况，并能及时妥善处理药物出现的不良反应。

素质目标：
具有尊重、关爱五官科疾病、皮肤病患者的人文素养，认真细致开展用药护理的职业素质。

 工作情景与任务

导入情景：

患者，女，21岁，因胃肠不适同时伴有口腔溃疡症状就医检查，自行服用维生素B族和维生素C口腔溃疡稍有缓解，但近2年时有反复，影响进食。

工作任务：

1. 可以选用什么药物治疗口腔溃疡？为什么？

2. 应如何进行用药护理指导？

3. 在这个工作任务中，护士应该在哪些方面体现专业精神和职业素养？

一、五官科常用药物

（一）眼科的常用药物

眼科常见疾病有眼部感染、白内障、青光眼、角膜病、视网膜病、视神经炎等。药物在眼科疾病的诊断、治疗中占据着重要的地位。

眼科常用的给药方式有局部给药和全身给药。①眼局部给药：眼局部外用（滴眼液、眼膏、眼用凝胶）、眼周注射（球结膜下、球筋膜下、眼球后）、眼球内注射（前房、玻璃体腔）；②全身给药：口服、肌内注射、静脉注射。

眼科局部应用药物的剂型主要有滴眼液、眼膏剂。目前临床上的新型制剂有长效滴眼液、膜控释药系统、眼用脂质体、眼用凝胶制剂等。

眼科疾病的治疗与其发病原因及发病机制密切相关，治疗药物主要有抗感染药、传出神经系统药物、糖皮质激素、维生素等。

1. 青光眼　青光眼是老年人常见的眼科疾病，病理性眼压升高是其主要危险因素，表现为剧烈头痛、眼痛，可伴有恶心、呕吐等严重的全身症状，因高眼压引起角膜水肿，视力严重减退，严重者可致失明。临床使用药物治疗青光眼可降低眼压，改善视神经血液供应，保护视神经。常用药物见表13-3-1。

表13-3-1　治疗青光眼的药物

分类	药物	作用与用途	不良反应
M受体激动药	毛果芸香碱（pilocarpine，匹罗卡品）	局部滴眼作用迅速，一般10～15min显效，维持4～8h，对闭角型青光眼疗效好于开角型青光眼	视物模糊、眼痛或头痛，全身吸收后引起M样中毒症状
脱水药	甘露醇（mannitol）	静脉滴注后，提高血浆渗透压，使组织水分进入血管内，从而减轻组织水肿，降低眼压、颅内压，可作为青光眼手术前准备	主要为水和电解质紊乱、头晕、视物模糊。禁用于心功能不全及活动性颅内出血者
β受体拮抗药	噻吗洛尔（timolol）	可抑制房水生成而降低眼压。降低眼压同时不影响瞳孔大小及调节功能。用于治疗青光眼	心率减慢、心律失常、血压下降，诱发或加重支气管哮喘等

分类	药物	作用与用途	不良反应
碳酸酐酶抑制剂	乙酰唑胺（acetazolamide）	减少房水生成进而降低眼压。用于治疗青光眼	过敏反应、唇面部及手指、脚趾麻木，消化道刺激症状等，长期使用引起尿路结石、肾绞痛等

2. 眼部感染　眼部感染是眼科常见的病变,如睑缘炎、结膜炎、沙眼、角膜炎和眼内炎等疾病。引起眼部感染的微生物有细菌、衣原体、真菌和病毒等。治疗眼部感染的目标是控制感染,保护眼组织及其功能,有多种抗微生物药可以用于眼局部抗感染治疗。

左氧氟沙星

左氧氟沙星(levofloxacin)用于治疗细菌性结膜炎、角膜炎、角膜溃疡、泪囊炎等外眼感染。不良反应少,偶尔有轻微似蜇样的刺激症状。不宜长期使用,以免诱发耐药菌或真菌感染。使用中如出现过敏症状,应立即停止使用。对本药或喹诺酮类药物过敏者禁用。

环丙沙星

环丙沙星(ciprofloxacin)用于敏感菌引起的外眼部感染,如结膜炎等。使用时偶有局部一过性刺激症状,可产生局部灼伤和异物感。少数人可有眼睑水肿、流泪、畏光、视力减低、过敏反应等。使用过程中若出现皮疹等过敏表现或其他严重不良反应,应当立即停药。不宜用于18岁以下的儿童及青少年。哺乳期妇女、老年患者慎用。孕妇禁用。

妥布霉素

妥布霉素(tobramycin)用于敏感细菌所致的外眼及附属器的局部感染。用药时偶有眼局部刺激,如眼睑发痒与红肿、结膜充血,罕见过敏反应。长期应用本品可能导致耐药菌过度生长,甚至引起真菌感染。肾功能不全、肝功能异常、前庭功能或听力减退者、重度失水、重症肌无力、帕金森病等患者慎用。孕妇、哺乳期妇女慎用。对本药及其他氨基糖苷类抗生素过敏者禁用。

氯霉素

氯霉素(chloramphenicol)用于由大肠埃希菌、流感嗜血杆菌、克雷伯菌属、金黄色葡萄球菌、溶血性链球菌和其他敏感菌所致的结膜炎、角膜炎、眼睑缘炎、沙眼等。不良反应为眼睛疼痛、视力改变、持续性发红或有刺激感,口腔苦味,偶见儿童使用后出现再生障碍性贫血。长期使用(超过3个月)可引起视神经炎或视神经乳头炎(多见于小儿),故长期应用本品的患者,应事先做眼部检查,并密切注意患者的视功能和视神经炎的症状,一旦出现,立即停药。同时服用维生素C和维生素B。孕妇及哺乳期妇女慎用。新生儿和早产儿禁用。

红霉素

红霉素（erythromycin）用于沙眼、结膜炎、角膜炎、眼睑缘炎及眼外部感染。涂眼后偶见眼痛、视力改变、持续性眼红或刺激症状。用药部位如有烧灼感、瘙痒、红肿等情况应停药，并将局部药物洗净。用药时避免接触其他黏膜（如口、鼻等）。孕妇及哺乳期妇女应慎用。药物过敏者禁用。

3. 白内障　晶状体混浊称为白内障，是一种常见的眼科疾病。主要症状为视力障碍，视力下降程度与晶状体混浊程度有关。此病病因较复杂，与环境、营养、代谢、遗传等多因素对晶状体的长期作用有关。治疗白内障的药物（表13-3-2）主要减轻晶状体损害，延缓白内障发展。

表 13-3-2　治疗白内障的药物

药物	作用特点
谷胱甘肽（GSH）	滴眼液常用于早期白内障的治疗。白内障可因谷胱甘肽含量增加使晶状体趋于透明，故维持谷胱甘肽正常水平对维持晶状体透明性方面起着重要的作用
牛磺酸（taurine）	抗氧化剂，可明显抑制或延缓不同类型白内障的发生及发展。其作用机制与该药可提高晶状体和房水中的牛磺酸含量，增加抗氧化能力，抑制晶状体上皮细胞凋亡和脂质过氧化等有关
L-半胱氨酸（L-cysteine）	结构中含有巯基，故可维持机体内多种酶的活性或有激活解毒、改善代谢的作用，能抑制巯基含量下降，维持巯基的抗氧化水平进而抑制白内障的发展
吡诺克辛（pirenoxine）	醌型物质可与晶状体中的羟基反应形成不溶性复合物使晶状体混浊，此药可抑制醌型物质对晶状体可溶性蛋白的氧化变性作用
维生素C（Vit C）、维生素E（Vit E）	强还原剂，使自由基对晶状体的损害减轻，具有推迟白内障发展的作用
索比尼尔（sorbinil）	滴眼液属于醛糖还原酶抑制剂。糖性糖尿病形成多元醇积累，导致晶状体水肿，膜渗透性改变。醛糖还原酶抑制剂可拮抗多元醇积累，改善高渗状态。用于治疗糖尿病性白内障和半乳糖性白内障

（二）口腔科的常用药物

口腔疾病按其病因可分为感染性、免疫性和创伤性口腔疾病等，除采用手术、修补等手段外，药物也是治疗的重要手段之一。药物治疗有全身治疗和局部治疗。口腔药物除了溶液剂、散剂等常用剂型外，还有口含片、膜剂、黏附片、凝胶等。这里仅介绍局部应用治疗牙体牙髓病、牙周病的药物（表13-3-3）和治疗口腔黏膜病的药物（表13-3-4）。

表 13-3-3　治疗牙体牙髓病、牙周病的药物

药物	主要特点	用药指导
氟化钠	①增强牙釉质的抗酸能力，降低溶解度；②促进釉质再矿化；③抑菌，抑制酶的酵解，改变口腔生态环境，防止牙菌斑的形成	片剂或溶液剂，局部涂搽或含漱，不宜接触玻璃容器
樟脑酚溶液	抗菌、镇痛，用于消毒窝洞及感染较轻的根管，也可用于牙髓炎的镇痛及牙周脓肿	蘸取药液
碘甘油	灭菌，用于治疗牙周病	局部涂搽
甲硝唑凝胶	灭菌，用于治疗牙周病。为缓释制剂，持续时间可达 24h 以上	放入牙周袋内
氯己定溶液（洗必泰）	为表面活性剂，广谱抗菌作用，保持口腔清洁卫生	含漱，不可与碱共用
牙周塞治剂	灭菌、止血、镇痛	将液体和粉剂混合后，塞治牙周袋

表 13-3-4　治疗口腔黏膜病的药物

药物	主要特点	用药指导
溶菌酶含片	抗菌、止血、消肿、促进组织修复，用于口腔黏膜溃疡、舌乳头炎以及急、慢性咽峡炎	含化
西地碘含片	对厌氧菌、需氧菌和真菌均有灭菌作用，不易耐药。刺激性较小，用于口腔黏膜溃疡、舌乳头炎及急、慢性咽峡炎	含化
地塞米松黏附片	抗炎、抗过敏，用于口腔黏膜充血、糜烂及溃疡性病损	口腔真菌感染者禁用，不能长期或较大面积使用
曲安奈德口腔凝胶	抗炎、抗过敏，作用强、持久，用于口腔黏膜充血、糜烂及溃疡性病损	口腔真菌感染者禁用
复方四环素膜	抗菌、抗炎、抗过敏、镇痛、扩张血管、改善微循环、促进溃疡愈合，用于口腔黏膜充血、糜烂及溃疡性病损	剪取与病损大小相当的薄膜，贴于患处，每天 3 次。口腔真菌感染者禁用
克霉唑药膜	口腔药膜，适用于鹅口疮、口角炎、口腔真菌病等	有局部刺激、烧灼感、过敏反应；有严重的肝损害者慎用

尽管口腔黏膜病多表现为局部损害,但常与全身因素有关,故在治疗过程中不可忽视全身因素的系统治疗。

 护理学而思

重视用眼卫生,未来更加光明

眼睛是心灵的"窗户",不良的用眼习惯会使这扇窗户不够光明。损伤眼睛的不良因素有很多:

1. 紫外线　眼睛长时间在紫外线照射下时常会引起眼痛、畏光、流泪,更严重的是会导致白内障、视网膜黄斑变性等致盲眼病。

2. 糖　糖在体内的代谢需要大量的维生素 B_1,并降低体内钙的含量。维生素 B_1 缺乏会加剧近视程度,而钙的减少会使眼球壁弹性减弱,导致近视,因而糖尿病最常见的并发症就是视力变化。

3. 手机、电脑等电子产品　这些的显示器都不可避免地释放电磁辐射、产生眩光、集聚静电,其中对眼睛最不利的是"眩光",长时间注视屏幕的时候,眨眼次数会比平时少一半以上,眼睛越来越干涩,导致干眼症。

眼科护士应注重宣传儿童青少年近视、老年白内障、糖尿病视网膜病变、青光眼等眼病防治知识,让患者认识到眼病防治的重要性,增强全民爱眼护眼意识,共同关心人们的眼睛。

(三)耳鼻咽喉科的常用药物

耳鼻咽喉科疾病种类较多,治疗药物也多,主要包括抗微生物药、糖皮质激素药、抗过敏药、表面麻醉药、鼻黏膜润滑药、鼻黏膜减充血剂及部分中药制剂等。常用的给药方法主要包括皮肤黏膜给药(如滴鼻、滴耳、雾化吸入等),鼻窦穿刺,鼻窦、鼻腔、耳道冲洗,含漱等。

局部应用的药物剂型主要有滴剂、软膏剂、油剂、酊剂及喷雾剂等。根据具体病情采用全身用药或局部、全身配合用药。这里仅对一些代表性药物做简要介绍。

1. 耳科代表性药物

(1)氧氟沙星滴耳液:用于化脓性中耳炎。耳浴,每日1~2次。

(2)酚甘油滴耳液:有灭菌、止痛和消肿作用,治疗急性中耳炎和外耳道炎。滴耳1~2次/d。

(3)碳酸氢钠滴耳液:可软化耵聍,用于外耳道耵聍栓塞及外耳道冲洗。滴耳3次/d,每次用量需将药液充满耳内。

2. 鼻科代表性药物

(1)呋喃西林麻黄碱溶液:清除鼻黏膜肿胀,改善鼻及鼻窦的通气,引流,抗菌,止血。用于鼻炎、鼻窦炎、鼻出血。

（2）色甘酸钠滴鼻液：可抑制变态反应性物质的释放，用于变态反应性鼻炎。

（3）复方薄荷樟脑滴鼻剂：可润滑鼻黏膜、除臭，并能刺激神经末梢，促进鼻黏膜恢复功能。用于萎缩性鼻炎。

3. 咽喉科代表性药物

（1）复方硼砂溶液：消毒、防腐、收敛、清洁口腔。用于急、慢性咽炎，扁桃体炎等。含漱。

（2）度米芬喉片：杀灭葡萄球菌和链球菌，起到局部消炎作用。用于咽峡炎、扁桃体炎等。含化。

（3）冰硼散：有抗菌、解毒作用，用于急性咽炎、急性扁桃体炎。吹于患处或用棉棒涂抹患处。

二、皮肤科常用药物

皮肤科用药按照给药方法分为外用和内服两大类。这里仅介绍外用药物（表 13-3-5），这也是治疗皮肤疾病的主要手段。

表 13-3-5　皮肤科常用外用药物的作用与用途

药物	作用与用途
过氧化苯甲酰凝胶	对痤疮丙酸杆菌有杀灭作用，也能减少皮脂腺内的脂质和游离脂肪酸，减轻痤疮皮损。用于各种痤疮的治疗
维 A 酸霜剂	加速表皮细胞更替，减少粉刺形成，促进角质溶解，还能抑制皮脂腺分泌。用于各种痤疮的治疗
阿达帕林凝胶	具有溶解粉刺、纠正表皮细胞异常角化作用，阻止痤疮形成；有抗炎作用，改善痤疮的炎性皮损。用于各种痤疮的治疗
煤馏油（煤焦油）	止痒、镇痛。早期促进角质层生成，后期持续抑制表皮角化，角质层萎缩、脱落。治疗角化性皮肤病，如银屑病等，对肥厚性斑片损害及大范围的孤立病变效果较好
卡泊三醇	能抑制皮肤角质形成细胞增生，诱导其分化，使皮损的增生和分化异常趋于正常。治疗银屑病，重症与甲氨蝶呤、维 A 酸、环孢素合用。面部及皮损广泛或急性期患者不宜使用
肝素钠	经皮吸收后，可以增进血管的通透性，增加血流量，改善微循环，促进皮肤的新陈代谢。用于浅表性静脉炎、软组织挫伤、冻疮、皲裂、溃疡及慢性湿疹等。有出血倾向的患者慎用

皮肤疾病的用药护理原则

皮肤疾病护理时应注意以下几点用药原则：

1. **药物选择** 针对不同的皮肤疾病和症状，使用不同的药物。主要有清洁药、温和保护药、局部麻醉药、止痒药、消毒防腐药、抗生素、抗真菌药、抗病毒药、杀虫药、收敛药等。

2. **剂型选择** 常用剂型有粉剂、水剂、霜剂、软膏或硬膏剂等，其局部作用和吸收作用有明显差异，会带来不同的治疗效果。

3. **用药浓度选择** 皮肤娇嫩和黏膜处用药浓度宜稍低，待耐受后再增加浓度；皮肤病急性期用药宜平和，以免造成刺激；而慢性期用药宜加强，缩短治疗时间。皮损面积过大时，用药浓度应慎重，必要时先局部试用，以防过敏反应和吸收作用。

4. **给药方法选择** 创面须先清洗后再用药；粉剂或洗剂应一日涂搽数次，要避免因用法不当而降低疗效或增加不良反应的发生率。

任务解析和岗位对接

应明确可选用治疗口腔黏膜病的药物，促进溃疡愈合，如碘甘油、溶菌酶含片、地塞米松黏附片、曲安奈德凝胶等。地塞米松黏附片、曲安奈德凝胶使用过程中要注意患者的病情，口腔真菌感染者禁用，不能长期使用或较大面积使用，以免出现全身性不良反应。建议患者进食无刺激性饮食，保持口腔清洁。提高用药护理的精准化和人性化，充分体现护士的专业精神和职业素养。

岗位对接参考下面任务工作清单模拟完成。

用药前	护理评估	①健康评估：观察健康状况和精神状态，了解既往病史等；②用药禁忌评估：评估患者是否有结核病、消化道溃疡和糖尿病等情况，若无医嘱不能使用皮质激素类药物；口腔或咽部真菌、细菌感染，应避免使用地塞米松黏附片和曲安奈德凝胶；由病毒引起的口腔疱疹避免使用上述含糖皮质激素的药物；③用药情况评估：了解用药史，适当了解其他相关信息等。
	调配药品	①溶菌酶含片：20mg；含化，1片/次，4~6次/d；②地塞米松粘贴片：0.3mg；贴于患处，1片/次，不超过3次/d；③曲安奈德口腔凝胶剂（0.1%）：3.5g；取适量涂抹患处，2~3次/d；④其他药物参见相关项目任务。

用药中	提示建议	①部分患者口腔溃疡会反复发作,地塞米松黏附片和曲安奈德凝胶如长期或反复使用可引起如同全身使用类固醇类药物的不良反应,如肾上腺皮质功能紊乱,糖代谢异常,蛋白质分解,消化道溃疡复发,继发性感染等;②口腔含片、粘贴片、凝胶剂的正确用法;③未明事项应查阅药品说明书或向医师、药师等反馈。
	护理问题	①口腔溃疡周围微红肿,有明显疼痛感,影响进食、讲话等,给药后缓解,但痊愈时间较长;②部分患者长期反复使用可出现低热、乏力、烦躁、头痛、淋巴结肿大等全身症状。
	护理措施	①介绍选用治疗口腔黏膜病的药物特点,可促进溃疡愈合,需注意口腔卫生等;②关注患者病情和情绪变化,加强心理护理,指导患者正确服药,同时介绍口腔溃疡极易复发及主要诱发因素等;③其他可能影响疗效的问题等。
	用药要点	①贴敷时要覆盖患处,涂抹时药量要与患处大小相当;②不能长期或较大面积使用,以免出现全身性不良反应;③用药7d后,如果病损没有显著修复、愈合时,建议做进一步检查。
用药后	健康教育	①适度介绍药物治疗方案和有关康复常识,保持口腔清洁,采用无刺激性饮食;②口腔黏膜病多表现为局部损害,但在治疗过程中不可忽视全身因素的系统治疗;③积极与患者沟通,进行心理疏导,介绍健康生活方式和饮食习惯,减少复发率等。
	评价效果	①客观评价药物疗效、安全性及近远期治疗效果;②综合判断采取的用药护理措施、方法的适宜性;③了解患者对治疗药物相关知识的知晓度是否提高,能否坚持和配合治疗,减少口腔溃疡复发率等。
	回顾小结	①整理物品、记录资料,回顾合理使用治疗口腔溃疡病药的要点;②小结本任务用药护理心得;查找不足,制订改进措施等。

学习小结　本任务主要介绍了五官科常用药物和皮肤科常用药物。外用皮肤科药物是治疗皮肤疾病的重要手段;五官科常用药物包括眼科的常用药物、口腔科的常用药物、耳科、鼻科、咽喉科代表性药物。在实际用药过程中要根据各科的生理特点与疾病特点选择药物,并选择合适的给药方法,减少不良反应,增强治疗效果。

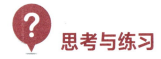**思考与练习**

1. 眼科常用的给药方式有哪几种?

2. 皮肤科用药护理应注意哪些问题?

3. 对以下用药护理案例进行分析。

患者,女,16岁,因青春期激素分泌旺盛,加上喜欢吃辣、经常熬夜,额头、面颊和下颌布满痤疮,到医院就诊皮肤科,医生诊断为痤疮,给予维A酸霜剂治疗。

请思考并回答:①维A酸霜剂治疗痤疮的药物作用是什么? ②治疗痤疮有哪些治疗措施? ③在这个案例中,护士应该在哪些方面体现专业精神和职业素养?

(付 蕾)

药物实践技能训练

实践一　药理学动物实验的基本知识与技术

【实训目的】

1. 培养严谨细致、科学求真的职业素养。

2. 通过操作训练初步掌握药理学动物实验的基本知识与技术。

【实训准备】　常用实验动物：青蛙（或蟾蜍）、小白鼠、家兔等；1ml、5ml 注射器，注射用水或维生素 B_{12} 注射剂，小鼠、家兔的笼具和固定器，有关动物实验的视频资料等。建议在校内智慧化实训室或机能学动物实验室进行。

【步骤方法】

1. 教师讲解药物学、药理学动物实验的目的、意义和主要方法。

2. 观看有关药理学动物实验基本知识与技术的视频资料。

3. 教师逐一示范以下操作技术，同学们动手模仿训练，教师巡回指导。

（1）注射器及使用方法训练：药物学动物实验多选择 1ml、5ml 一次性注射器和针头。首先检查注射器包装合格，完整无裂缝，不漏气。针头要锐利，无钩，无弯曲，注射器与针头要衔接紧密，针尖斜面应与针筒上的刻度在同一水平面上。

一般采用单手持针法固定注射器，缓慢抽取药液，注射前应检查药液量是否准确及有无气泡，如有气泡应将其排净。注射时根据不同动物和不同给药途径，采用刺入或推入等方式，将药液缓慢注入动物体内。

（2）实验动物的捉拿与固定

1）家兔捉持法：自笼内取出家兔，用手抓住其项背近后颈处皮肤，提离笼底，以另一手托住其臀部或腹部，将其重心承托在掌上。若仅做兔头部操作，如耳缘静脉注射或取血，可将兔固定在兔盒中。若需进行颈、胸、腹部手术，应将家兔以仰卧位固定于兔手术台上（实践图 1-1）。

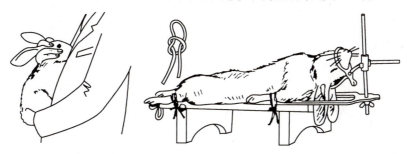

实践图 1-1　家兔的捉持和家兔手术台固定法

2）小白鼠捉持法：一般用右手轻抓鼠尾，提起置于鼠笼上，将鼠尾略向后拉，用左手的拇指、食指和中指抓住小白鼠两耳后项背部皮毛，以无名指及小指夹住鼠尾即可（实践图1-2）。

3）蛙／蟾蜍捉持法：捉拿时宜用左手将其握住，以中指、无名指和小指压住其左腹侧和后肢，拇指和食指分别压住右、左前肢，右手进行操作。如需长时间观察可破坏其脑和脊髓后，用大头针将蛙／蟾蜍固定在蛙板上。

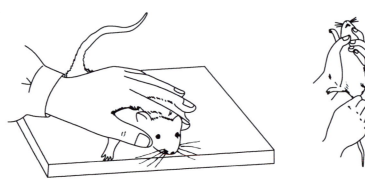

实践图1-2　小白鼠捉持法

（3）常用实验动物的给药操作方法

1）小白鼠灌胃法：按前述捉拿法用左手抓住动物，使其腹部朝上，右手持灌胃器（由1～2ml注射器连接磨钝的注射针头构成），先从鼠口角处插入口腔，以灌胃针管压其上腭，使口腔和食管成一直线后，再把针管沿上腭徐徐送入食管，在稍有抵抗感处（此位置相当于食管通过膈肌的部位），即可注入药液（实践图1-3）。如注射顺利，动物安静，呼吸无异常；如动物强烈挣扎不安，可能针头未进入胃内，必须拔出重插，以免误注入气管造成窒息死亡。一次投药量一般为0.1～0.25ml/10g体重，每只总量一般不超过0.5ml。

2）小白鼠腹腔注射法：用左手捕捉固定动物，右手将注射针头自下腹部与腹壁成45°角刺入皮下后，再穿过腹肌，缓缓注入药液，刺入角度不宜太小，部位不能太高，刺入不能太深，否则会损伤内脏。药量一般为0.1～0.2ml/10g体重，每只总量一般不超过0.5ml（实践图1-4）。

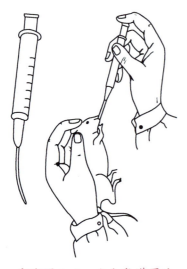

实践图1-3　小白鼠灌胃法

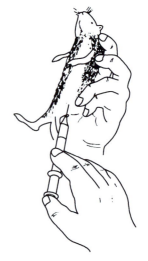

实践图1-4　小白鼠腹腔注射法

3）家兔静脉注射：一般采用外侧耳缘静脉注射，注射时应先拔去注射部位的被毛，用酒精棉球涂擦或用食指轻弹兔耳，使静脉充盈，左手食指与中指夹住静脉的近心端，阻止静脉回流，用拇指和无名指固定耳缘静脉远心端，右手持针尽量从远端刺入，然后移动左手拇指固定针头，将药液注入（实践图1-5）。药液量一般为0.2~2.0ml/kg，注射完毕后，用干棉球压住针眼，拔出针头继续压迫数分钟以防出血。

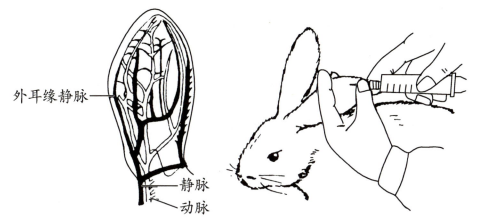

外耳缘静脉

静脉
动脉

实践图1-5　家兔耳血管分布和耳缘静脉注射法

【结果结论】

1. 要求每名同学均能正确使用注射器，能够独立完成捉持小白鼠，完成腹腔给药操作技术。

2. 要求每个实验小组均能完成家兔的捉持，完成家兔耳缘静脉给药技术。

3. 可采取分组考核、组间竞赛等形式，考核成绩作为平时成绩计入本课程最后成绩。

【思考讨论】

1. 说出小白鼠、家兔捉持和腹腔、耳缘静脉给药技术的要点。

2. 通过观看视频资料，说出还有哪些实验动物和给药技术。

实践二　药品剂型选择和药品说明书解读

【实训目的】

1. 通过岗位模拟训练能够正确认识说明药物的剂型和包装标示，了解规格、批号、有效期等内容。

2. 能独立根据药品说明书了解用药信息，完成有关操作，并能向患者做好解释说明。

【实训准备】　本教材附录"药物一般知识"的有关内容，药品制剂中的固体、液体、半固体等代表剂型若干种，药品说明书每人2~3份（可由学生收集或教师准备），对应的处方或医嘱若干份。

　　学生以实训小组为单位（一般6~8人）进行实训。建议在校内智慧化实训室或模拟药房，也可在见习医院的药房或社会药店进行。

【步骤方法】

　　1. 剂型的识别与介绍　分别从准备的药品剂型标本或货架中找出以下剂型，并说明理由和给药途径。

（1）液体剂型：药物名称＿＿＿＿＿＿＿＿＿＿给药途径＿＿＿＿＿＿＿＿＿＿。

（2）固体剂型：药物名称＿＿＿＿＿＿＿＿＿＿给药途径＿＿＿＿＿＿＿＿＿＿。

（3）软体剂型：药物名称＿＿＿＿＿＿＿＿＿＿给药途径＿＿＿＿＿＿＿＿＿＿＿＿。

（4）气雾剂：药物名称＿＿＿＿＿＿＿＿＿＿给药途径＿＿＿＿＿＿＿＿＿＿＿＿。

（5）其他剂型：药物名称＿＿＿＿＿＿＿＿＿给药途径＿＿＿＿＿＿＿＿＿＿＿＿。

2. 正确观察阅读包装标示和说明书　以小组为单位，从标本或货架中选取适宜药品，通过包装标示和说明书介绍每种药的以下信息：

（1）处方药、非处方药、国家基本药物。

（2）毒剧药品、麻醉药品、精神药品等特殊管理药品。

（3）药品名称：通用名、商品名、化学名。

（4）性状：实物与标示的性状不符时为变质药品。

（5）注意事项：慎用：谨慎使用，注意观察；忌用：避免使用，最好不用；禁用：禁止使用。

（6）药物相互作用：配伍禁忌、拮抗作用、协同作用。

（7）规格：药物的单剂标准。

（8）批准文号：格式：国药准字＋1位拼音字母＋8位数字。

（9）生产厂家：指该药的生产企业，承担责任的单位有关信息，信息不全的药品需慎用。

（10）生产日期：通常指某药品完成所有工序的最后日期，国内多采用6～8位数表示。

（11）有效期：表示方法有3种：直接标明有效期、直接标明失效期、标明有效年限等。

（12）产品批号：是识别某一批药品的一组数字或数字加字母，与生产日期无直接联系。

3. 用药护理情景模拟练习　以小组为单位，将药品进行分类，每组确定1～2个品种，按药品类别对应的教材项目任务，参考教材提供的"工作情景与任务""案例讨论"进行角色扮演，分别扮演患者、家属、医生、护士等，以相应药品为道具，要求做到：

（1）根据"工作情景与任务"中提供的病例或疾病治疗方案阅读处方或医嘱，选取不同规格和剂型的药物或模型。

（2）模拟护理岗位，进行给药前的药品准备、药物制剂质量的外观检查，核对患者及用药信息等。

（3）根据医嘱、处方药品说明书中的信息结合所学知识技能，拟定用药前、用药中、用药后的护理措施。

（4）按上述设计模拟指导患者用药，并说明有关注意事项。

（5）按照下列考核表格，进行赋分评定成绩。

【结果结论】

结合实践表2-1考核实训结果，并写出实训结论。

实践表2-1　考核标准

任务	操作步骤	评分等级				总评	备注
		好	较好	一般	差		
选取和辨认剂型	正确辨认剂型，说明剂型特点及给药途径等	20	16	12	8		
阅读药品包装标示和说明书	说出药物名称、规格、形状、注意事项、药物相互作用、批准文号、生产厂家、生产日期和批号等	20	16	12	8		

任务		操作步骤	评分等级				总评	备注
			好	较好	一般	差		
情景模拟练习	确定品种	随机取药,确定其种类在规定时间内,利用多种资源准备角色扮演	10	8	6	4		
	用药前	识读处方或医嘱,外观检查,核对数量规格,作出正确判断,选择合理给药方法调配药品等	20	16	12	8		
	用药中	正确给药,向患者或家属交代用药注意事项,耐心听取患者的疑问,再次核对无误并解释清楚	10	8	6	4		
	用药后	整理、记录、介绍药物作用及可能发生的不良反应,做好用药宣教等	20	16	12	8		
总分		考核组别:　　　　组 人数:　　　　人						

结论:_____

【思考讨论】

1. 解释药物的剂型、给药途径如何影响药物的作用?

2. 说出在用药护理中,对常用剂型进行外表检查的要点。

3. 结合各自实训内容,说出如何利用药品说明书做好用药宣教。

实践三　影响药物效应的主要因素

一、药物剂量对药物效应的影响

【实训目的】

1. 强化练习小白鼠的捉持和腹腔注射法。

2. 学会观察药物剂量对药物效应的影响。

【实训准备】　小白鼠 2 只、0.5% 和 2.5% 的尼可刹米溶液、鼠笼或 1 000ml 大烧杯、天平、1ml 注射器若干。建议在校内智慧化实训室或机能学动物实验室进行。

【步骤方法】

1. 取小白鼠 2 只,称重、标记,然后放入鼠笼或大烧杯中。

2. 观察并记录两鼠的正常活动情况。

3. 给药　甲鼠按 0.2ml/10g 体重腹腔注射 0.5% 尼可刹米溶液。乙鼠按 0.2ml/10g 体重腹腔注射 2.5% 尼可刹米溶液。

4. 将给药后的小白鼠放回鼠笼或大烧杯中,观察给药后两鼠活动情况,记录反应现象和发生时间,比较两鼠反应的程度和发生的快慢。

【结果结论】　将结果填入实践表 3-1。

鼠号	体重 /g	药物及给药剂量 /ml	给药前情况	用药后反应及发生时间
甲				
乙				

注：也可用 2% 水合氯醛溶液 0.05ml/10g、0.15ml/10g 分别腹腔注射；0.2%、0.8% 地西泮注射液，按 0.2ml/10g；0.5%、2.5% 安钠咖溶液，按 0.2ml/10g 分别腹腔注射。

结论：_____

【思考讨论】

1. 分析本实验结果及原因。

2. 试讨论药物剂量对药物效应影响的意义有哪些？

二、给药途径对药物效应的影响

【实训目的】

1. 练习小白鼠的捉持和灌胃法、肌内注射法。

2. 学会观察不同的给药途径对药物效应的影响。

【实训准备】 小白鼠 2 只、10% 硫酸镁注射液、鼠笼或大烧杯、天平、1ml 注射器、小白鼠灌胃器。建议在校内智慧化实训室或机能学动物实验室进行。

【步骤方法】

1. 取小白鼠 2 只，称重、标记，然后放入鼠笼或大烧杯中。

2. 观察并记录两鼠给药前的活动和粪便情况。

3. 给药　甲鼠按 0.2ml/10g 体重以灌胃法给予 10% 硫酸镁注射液。乙鼠按 0.2ml/10g 体重肌内注射 10% 硫酸镁注射液。

4. 将给药后的小白鼠放回鼠笼或大烧杯中，观察给药后两鼠活动情况有何变化，并比较有什么不同？

【结果结论】 将结果填入实践表 3-2。

实践表 3-2　实训结果

鼠号	体重 /g	给药前情况	药物和给药量 /ml	给药途径	用药后反应
甲					
乙					

结论：_____

【思考讨论】

1. 分析本实验结果及原因。

2. 试讨论药物给药途径对药物效应影响的意义有哪些？

三、给药速度对药物效应的影响

【实训目的】

1. 强化练习家兔的捉持及耳缘静脉注射方法。

2. 学会观察静脉注射给药速度对药物效应的影响。

【实训准备】 家兔 2 只、5% 氯化钙注射液、10ml 注射器 2 支、脱脂棉花、婴儿秤。建议在校内智慧化实训室或机能学动物实验室。

【步骤方法】

1. 取家兔 2 只,称重、标记,观察并记录家兔呼吸、心跳和活动情况。

2. 给药 甲兔静注 5% 氯化钙注射液 5ml/kg（5～10s 内推注完）；乙兔静注 5% 氯化钙注射液 5ml/kg（4～5min 推注完）。

3. 观察、记录、比较给药后两兔呼吸、心跳和活动情况的变化。

【结果结论】 将结果填入实践表 3-3。

实践表 3-3 实训结果

兔号	5%氯化钙静脉滴注		给药速度	呼吸/（次·min⁻¹）		心跳/（次·min⁻¹）		活动情况	
	体重	剂量		用药前	给药后	用药前	给药后	用药前	给药后
甲									
乙									

结论：_____

【思考讨论】

1. 分析本实验结果的原因。

2. 试讨论药物给药速度对药物效应影响的意义有哪些?

实践四 传出神经系统药物对动物瞳孔、腺体的影响

一、传出神经系统药物对家兔瞳孔的影响

【实训目的】

1. 强化练习家兔的捉持方法,掌握家兔的滴眼给药法和量瞳方法。

2. 学会观察扩瞳药和缩瞳药对瞳孔的影响。

【实训准备】 手术剪刀、量瞳尺、滴管、手电筒、兔固定箱。1% 硫酸阿托品、1% 硝酸毛果芸香碱溶液、1% 去氧肾上腺素（新福林）溶液、0.5% 水杨酸毒扁豆碱溶液。家兔 2 只,体重 1.5～2.5kg。建议在校内智慧化实训室或机能学动物实验室进行。

【步骤方法】 取健康家兔 2 只,分别标记后放入兔固定箱内,剪去眼睫毛,在自然光线下测量并记录左右两眼正常瞳孔直径（mm）,再用手电筒光照射两侧兔眼观察有否对光反射,如瞳孔随光照缩小,为对光反射阳性,否则为阴性。然后按下列顺序给药（每只眼 3 滴）：

1）甲兔左眼 1% 硫酸阿托品溶液,右眼 1% 硝酸毛果芸香碱溶液。

2）乙兔左眼 1% 新福林溶液,右眼 0.5% 水杨酸毒扁豆碱溶液。

滴药时将下眼睑拉成杯状,并用手指压迫鼻泪管,使药液在眼睑内保留 1min,然后将手轻轻放开,任其自然溢出。15min 后,在同样的光照强度下,再分别测量并记录各眼瞳孔大小。若滴硝酸毛果芸香碱和水杨酸毒扁豆碱的瞳孔已明显缩小,则在滴硝酸毛果芸香碱的眼内再滴硫酸阿托品,在滴水杨酸毒扁豆碱的眼内再滴新福林,15min 后再测量瞳孔大小,将实验结果整理填入表内。

【结果结论】 将结果填入实践表 4-1。

兔号	眼	用药前		首次药物	首次用药后		二次药物	二次用药后	
		对光反射	瞳孔直径		对光反射	瞳孔直径		对光反射	瞳孔直径
甲	左								
	右								
乙	左								
	右								

结论：＿＿＿＿＿＿＿＿＿＿＿＿＿＿＿＿＿＿＿＿＿＿＿＿＿＿＿＿＿＿＿＿＿＿＿

【思考讨论】

1. 为何测量瞳孔应在同样光照下进行？

2. 分析阿托品和新福林扩瞳机制有何不同？毛果芸香碱和毒扁豆碱缩瞳机制有何不同？

3. 说明实验中所用的四种药物在眼科的临床应用。

4. 说出正确使用滴眼液的方法。

二、传出神经系统药物对家兔唾液分泌的影响

【实训目的】

1. 掌握毛果芸香碱、阿托品对唾液腺分泌作用的影响，并联系临床应用及用药护理。

2. 学会家兔耳缘静脉给药方法和家兔的捉拿方法，以及观察唾液分泌情况等操作。

【实训准备】　0.1%硝酸毛果芸香碱溶液、0.1%硫酸阿托品溶液、6.5%乌拉坦溶液、0.9%氯化钠注射液。家兔2只（体重2～3kg）。兔固定器、兔开口器、导尿管（灌胃用）、注射器、滤纸。建议在校内智慧化实训室或机能学动物实验室进行。

【步骤方法】

1. 教师讲解　毛果芸香碱、阿托品对腺体分泌的影响，本次实验方法要点等。

2. 学生实践

（1）用药前准备：取家兔2只，称重、标号。分别用6.5%乌拉坦溶液和0.9%氯化钠注射液10ml/kg灌胃，并记录时间。

（2）初次用药：15min后，甲、乙兔分别耳缘静脉注射0.1%硫酸阿托品溶液和0.9%氯化钠注射液0.2ml/kg；记录给药时间。

（3）再次用药：再经15min后，甲、乙兔分别耳缘静脉注射0.1%硝酸毛果芸香碱溶液0.2ml/kg。记录给药时间。

（4）将两兔分别置于兔固定器内，在兔嘴下放一张滤纸，观察滤纸被唾液浸湿的面积大小并记录。

【结果结论】　将实验结果整理填入实践表4-2。

实践表4-2　实训结果

兔号	药物		唾液浸湿滤纸的面积
	初始用药	再次用药	
甲	阿托品	硝酸毛果芸香碱	
乙	氯化钠	硝酸毛果芸香碱	

结论：＿＿＿＿＿＿＿＿＿＿＿＿＿＿＿＿＿＿＿＿＿＿＿＿＿＿＿＿＿＿＿＿＿

1. 阿托品对腺体的不良反应如何护理?

2. 讨论本次实训有哪些需要注意总结的地方。

【注意事项】

1. 确保实验前 24h 内给家兔足够的饮水和青菜。

2. 使用乌拉坦时应避免药液与皮肤接触,以防药物经皮肤吸收。

实践五　传出神经系统药物对血压的影响(模拟实验讨论)

【实训目的】

1. 通过对实验结果的观察,掌握肾上腺素、去甲肾上腺素、异丙肾上腺素、乙酰胆碱、酚妥拉明、普萘洛尔、阿托品等药物对兔血压的影响。

2. 学会对实验现象进行分析并联系用药护理实际应用。

【实训准备】　传出神经系统药物对血压的影响实验软件或视频等数字资源;模拟实验中血压变化曲线等;传出神经系统药物作用的教学资料及思考题。学生复习传出神经系统药物对心脏、血管的作用以及对血压的影响等相关知识。建议在校内智慧化实训室或机能学动物实验室。

【步骤方法】

1. 教师讲授

(1)实验动物(家兔)的手术操作(软件或视频)。

(2)按以下顺序给药并观察记录。

药物:盐酸肾上腺素、重酒石酸去甲肾上腺素、硫酸异丙肾上腺素、酚妥拉明、盐酸普萘洛尔,氯乙酰胆碱、硫酸阿托品。

给药顺序:

1)先后给予注射肾上腺素、去甲肾上腺素、异丙肾上腺素各 0.1ml/kg。

2)给 α 受体拮抗药酚妥拉明(0.05ml/kg)后,再给肾上腺素、去甲肾上腺素、异丙肾上腺素各 0.1ml/kg。

3)给 β 受体拮抗药普萘洛尔(0.2ml/kg)后,再给肾上腺素、去甲肾上腺素、异丙肾上腺素各 0.1ml/kg。

4)给予低浓度乙酰胆碱 0.1ml/kg。

5)给 M 受体拮抗药阿托品(0.1ml/kg)后,再给乙酰胆碱 0.1ml/kg。

(3)观察并描记模拟实验中血压变化曲线(实践表 5-1)。

【思考讨论】　根据血压变化曲线思考下列问题:

(1)肾上腺素、去甲肾上腺素、异丙肾上腺素对血压的作用有何区别,为什么?

(2)给予酚妥拉明后,再给予肾上腺素、去甲肾上腺素、异丙肾上腺素,血压变化与单一用药的区别是什么? 请说明原因。

(3)给予普萘洛尔后,再给予肾上腺素、去甲肾上腺素、异丙肾上腺素,对血压有何影响? 请说明原因。

(4)小剂量乙酰胆碱使血压下降的原因有哪些?

(5)实验结果可见阿托品对乙酰胆碱的降压作用有影响,机制是什么?

实践表 5-1　传出神经系统药对血压的影响

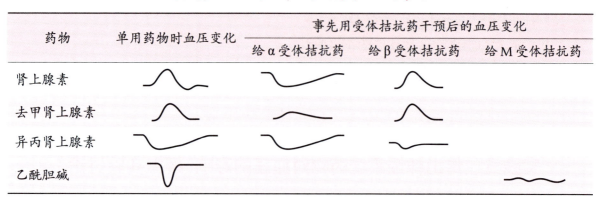

药物	单用药物时血压变化	事先用受体拮抗药干预后的血压变化		
		给 α 受体拮抗药	给 β 受体拮抗药	给 M 受体拮抗药
肾上腺素				
去甲肾上腺素				
异丙肾上腺素				
乙酰胆碱				

实践六　地西泮的抗惊厥作用和药物依赖性案例讨论

一、地西泮的抗惊厥作用

【实训目的】

1. 训练并掌握家兔耳缘静脉注射技术。

2. 学会观察地西泮的抗惊厥作用并解释原理。

【实训准备】　健康家兔 2 只；25% 尼可刹米溶液，0.5% 地西泮溶液，0.9% 氯化钠溶液；磅秤，注射器。建议在校内智慧化实训室或机能学动物实验室进行。

【步骤方法】

1. 方法与步骤

（1）取体重相近的健康家兔 2 只，称重编号。

（2）两兔分别耳缘静脉注射 25% 尼可刹米溶液 0.5ml/kg，待家兔出现惊厥后（躁动、角弓反张等），甲兔立即耳缘静脉注射 0.5% 地西泮溶液 5ml/kg，乙兔耳缘静脉注射等量 0.9% 氯化钠溶液，观察两兔惊厥有何不同。

2. 注意事项

（1）注射尼可刹米的速度宜稍快，惊厥效果明显。

（2）地西泮应事先准备好，解救要及时，以免动物死亡。

【结果结论】　将结果填入实践表 6-1。

实践表 6-1　实训结果

兔号	体重 /kg	药物及剂量 /ml	结果
甲		25% 尼可刹米溶液 ＋0.5% 地西泮溶液	
乙		25% 尼可刹米溶液 ＋0.9% 氯化钠溶液	

结论：_____

【思考讨论】　地西泮具有哪些用途？其中哪一项是上述实验结果的依据？

二、药物依赖性案例讨论

【实训目的】　观察药物依赖性及戒断症状的表现，认识严格管理麻醉药品、精神药品的重要性。

【实训准备】　临床或社区药物依赖案例，有关音像视频资料、调查问卷、宣传资料等。建议在校内智慧化实训室、模拟病房或药物依赖戒除中心进行。

【步骤方法】

1. 介绍案例　患者，44 岁，3 年前因工作压力大出现失眠，开始睡前服用地西泮片，每日 1 次，每次 5mg；逐渐因催眠效果欠佳增加到 10～15mg，后经医生调整换用阿普唑仑 1mg。约 1 年前失眠明显加重，且白天出现紧张、焦虑等症状，经某病友推荐，自行调整为地西泮每日 2 次，每次 10mg；阿普唑仑睡前 1～2mg。3d 前因临时出差忘记带药而停服，当晚出现烦躁不安，整夜无法睡眠，第 2 日出现寒战、恶心、关节痛、乏力等症状，自认为患了感冒，服用含有氯苯那敏（扑尔敏）、对乙酰氨基酚的复方感冒药后症状有所减轻，但仍无法完全入睡；第 3 日因需要参加大型活动，早餐大量饮用浓咖啡，约 3h 后出现流涕、流泪、恶心、呕吐、浑身疼痛、颤抖抽搐、虚汗不断，并出现幻觉、神情异常、情绪不能自控等症状，遂就医。经医生综合分析诊断为苯二氮䓬药物依赖导致的戒断症状，静脉点滴地西泮 10mg 后症状缓解，建议回当地专科医院继续治疗。

2. 观看有关禁毒、戒毒录像或宣传材料，也可到药物依赖戒除中心或戒毒所参观，组织讨论、启发指导和内容点评。

【结果结论】

1. 分析本案例患者出现药物依赖性的原因和过程，并说出戒断症状都有什么表现？

2. 说出常见的具有明显药物依赖性的药物有哪些，不正确使用会有哪些危害？

【思考讨论】

1. 结合本案例，试说明如何预防药物依赖性的发生？

2. 应如何在用药护理中鉴别、预防患者发生药物依赖性？

实践七　疼痛的用药护理模拟训练

【实训目的】

1. 培养严谨认真，科学求真的工作作风和职业素质。

2. 初步具备在岗位场景中，运用镇痛药、解热镇痛药进行疼痛用药护理的能力。

3. 了解癌性疼痛的分类、分级及三阶梯止痛法的基础知识。

【实训准备】　教师按实践目的准备好各项实训资源，包括：相关案例及医嘱、处方、模型、标本等，提倡采用线上－线下混合式教学模式，使用虚拟仿真实训资源等；组织学生熟悉相关信息技术，复习镇痛药、解热镇痛药有关知识，利用拓展资源准备癌性疼痛的分类、分级及治疗原则等资料。建议在校内智慧化实训室或模拟病房进行。

【步骤方法】

1. 教师介绍本次实践的目的要求，检查学生线上预习和自测情况；组织复习疼痛分类、常用镇痛药、解热镇痛药的要点等，讲解癌性疼痛的分类、分级及主要治疗原则等。

2. 学生实践可采取小组讨论等形式，借助智慧学习平台和有关资源，分析讨论疼痛药物治疗案例。

病例 1：患者，男，46 岁，自述午餐进食油炸豆腐和肉食，约 1h 后，突然出现右上腹阵发性绞痛，来院急诊，拟诊胆绞痛，给予阿托品 0.5mg 和哌替啶 50mg 进行治疗。

请分析讨论：

（1）为什么阿托品和哌替啶合用？

（2）应用以上两药时应采取哪些用药护理措施？

病例2：患者，女，54岁。关节肿痛5年，加重2个月，以四肢小关节为主，关节皮肤发热、发红、天阴下雨加剧，晨僵非常明显硬重，数小时后渐缓解，两个远端指关节变形不能屈伸，四肢活动受限，X线片显示，双手指关节间隙变窄，医生诊断为类风湿关节炎，并给予阿司匹林服用，剂量为一次1g，每日4次。

请分析讨论：

（1）本患者的疼痛可否用阿司匹林止痛？

（2）患者长期服用阿司匹林时，主要的注意事项有哪些？

（3）若该患者伴有消化道溃疡，应用什么药物治疗？

3. 教师带领同学继续采用上述方式，分享癌性疼痛分类、分级及主要治疗原则的资料，进一步形成疼痛合理用药知识。

【结果结论】 通过分析、讨论、归纳出疼痛治疗药物的合理应用和用药护理的要点，形成和提交结论，并进行测评，完成学习任务。

【思考讨论】

1. 归纳总结疼痛药物治疗的用药护理要点有哪些？

2. 说明癌痛为什么要采取分级药物治疗，其主要内容是什么？

实践八　高血压、心绞痛的用药护理模拟训练和硝酸酯类扩张血管作用

一、抗高血压药、抗心绞痛药的案例讨论

【实训目的】 通过案例分析，熟悉常用抗高血压药的药理作用和临床用途，掌握高血压的合理用药，学会用药指导及护理措施。

【实训准备】 从备选病案中选取2~4份，也可在配套资源库中筛选。建议在校内理实一体化实训室或智慧化实训室开展，也可在见习医院有关病房进行。

【步骤方法】

1. 介绍案例

病例1：患者，女，27岁，妊娠26周，头痛、恶心、上腹部不适，血压165/110mmHg，间隔6h后再测血压，仍是165/110mmHg，患者无高血压患病史，尿蛋白检查（＋）。

诊断：子痫前期。

医嘱：

（1）25%硫酸镁注射液40ml ⎰
　　　5%葡萄糖注射液500ml ⎱ 静脉滴注

（2）盐酸肼屈嗪片10mg　口服 t.i.d.

病例2：患者，男，46岁，高血压史13年，最高时230/120mmHg，无明显自觉症状，未规律用药，否认其他病史，吸烟26年（20支/d），父亲有高血压脑出血病史。查体：血压185/115mmHg。心电图、心脏超声检查显示左心室肥厚改变，尿常规（－），血脂、血糖均在正常范围内。

诊断：高血压3级、高危。

医嘱：

（1）卡托普利25mg，口服，t.i.d.。

（2）氢氯噻嗪 25mg，口服，q.d.；1 周后改为 12.5mg q.d.。

（3）硝苯地平缓释片 10mg，口服，b.i.d.。

1 周后患者自诉有时从平卧突然站立时感觉头昏不适，测血压 110/70mmHg。

医嘱调整：将硝苯地平缓释片改为 5mg，口服，b.i.d.，其他药同前。几天后头昏不适的症状消失，血压 132/84mmHg。

2 周后医嘱再调整：将硝苯地平缓释片恢复为 10mg，口服，b.i.d.，其他药同前。患者无不适症状，血压 114/70mmHg，维持长期治疗。

病例 3：患者，男，52 岁，因间断性头晕、头痛 1 年余来诊。于 1 年前发现劳累或生气后常有头晕、头痛，头晕为非旋转性，不伴恶心和呕吐，休息后可完全恢复正常，不影响日常工作和生活，因此未曾就诊。3 个月前体检时测血压为 142/90mmHg，医生嘱其注意休息，未服抗高血压药。

目前无心悸、气短和心前区疼痛，进食、睡眠好，二便正常，体重无明显变化。既往体健，无高血压、糖尿病和心、肾、脑疾病史，无药物过敏史。无烟酒嗜好，母亲死于高血压脑出血。体格检查：体温 36.4℃，脉搏 86 次 /min，呼吸 20 次 /min，血压 154/96mmHg。一般状况可，无皮疹，浅表淋巴结无肿大，巩膜无黄染，心肺正常，腹平软，肝脾肋下未触及，未闻及血管杂音，下肢无水肿。

诊断为高血压，医生给予口服卡托普利、氢氯噻嗪治疗。

病例 4：患者，女，50 岁，因劳累性胸骨后疼痛 1 年，今日再次发作而来诊。1 年前，登山时，突然发生胸骨后中上段疼痛，压榨性，向左上肢尺侧直至小指与无名指放射，当时被迫停止活动，休息数分钟后缓解。1 年来经常发作，表现基本相同。今日因赶车快速奔跑而再次发作，休息并含服硝酸甘油片 0.3mg，约 5min 后缓解。

体格检查：体温 36℃，脉搏 88 次 /min，呼吸 22 次 /min，血压 116/80mmHg。一般状态好，心界不大，心音略钝，心率 88 次 /min，心律规整。腹平软，无压痛，肝脾未触及，四肢与脊柱无异常。心电图检查显示为窦性心律，正常心电图。

诊断为缺血性心脏病、劳累型心绞痛。给予药物治疗：硝酸甘油，胸痛时 0.3mg 舌下含服；硝酸异山梨酯，10mg，3 次 /d，口服；厄贝沙坦，75mg，3 次 /d，口服。经上述治疗后症状未再出现，但感到有搏动性头痛、头胀，护士观察到其面部和颈部皮肤潮红。

2. 分组讨论病例，讨论用药前、用药中、用药后的护理要点。

【结果结论】 将结果填入实践表 8-1。

实践表 8-1　实训结果

病例（　　　）

用药步骤	用药护理要点
用药前	
用药中	
用药后	

结论：_____

【思考讨论】

分析病案讨论以下问题：

1. 病例 1 选用的 2 种抗高血压药是否合理？

2. 病例2医嘱如此调整是否合理？依据是什么？

3. 病例3中卡托普利、氢氯噻嗪有哪些不良反应？用药应注意哪些事项？

4. 病例4选用药物治疗的依据是什么？为什么会出现头痛、头胀症状和面颈部皮肤潮红，如何防治？

5. 上述案例说明控制高血压仅靠药物治疗能达到理想疗效吗？

二、硝酸甘油的扩张家兔耳血管作用

【实训目的】

1. 强化练习家兔的捉持和给药技术。

2. 学会观察硝酸甘油的扩血管作用。

【实训准备】 兔固定箱、滴管、小手电筒、水笔。1%硝酸甘油注射液。家兔1只（白色）。建议在校内智慧化实训室或机能学动物实验室进行。

【步骤方法】 取家兔1只，放入兔固定箱，用小手电光照兔耳并观察记录正常兔耳的颜色，以水笔标记兔两耳观察部位，测量血管粗细及密度。用滴管吸取1%硝酸甘油注射溶液，滴于兔舌下4~5滴，观察记录用药后家兔两耳皮肤的颜色，标记部位血管粗细和密度。

【结果结论】 将结果填入实践表8-2。

实践表8-2　实训结果

动物编号	体重	药物及剂量	用药前			用药后		
			颜色	血管密度	血管粗细	颜色	血管密度	血管粗细

结论：_____

【思考讨论】

1. 根据硝酸酯类药物的基本作用，解释实验结果。

2. 临床应用硝酸酯类药物的给药方式如何选择，为什么？

实践九　血栓性疾病和贫血的用药护理模拟训练

【实训目的】 通过岗位模拟或案例分析，了解抗凝血药的药理作用和临床用途，掌握抗凝血药的合理应用，学会用药指导及护理措施。

【实训准备】 病案1份、抗凝血药物的用药护理模拟训练配套资源库。建议在校内理实一体化实训室或智慧化实训室开展，也可在见习医院有关病房进行。

【步骤方法】

1. 介绍病案

病例1：患者，男，67岁，高血压病史2年，未服抗高血压药治疗。清晨醒来后感到头晕，左侧肢体发麻无法活动2h入院。查体：T 36.5℃，P 88次/min，R 21次/min，BP 165/100mmHg。神经科检查：神志清，语言流利，查体合作，双侧眼球运动正常，对光反射灵敏。左侧鼻唇沟较右侧浅，露齿时口角右偏，左侧上下肢体肌力为0级。右侧上下肢体肌力5级，左侧肢体肌张力略高，左侧肱二、肱三头肌反射亢进，左侧巴宾斯基征阳性。左侧面部和肢体痛觉较右侧明显减退。辅助检查：头颅 CT 示右侧大脑中动脉区低密度缺血灶。

诊断：急性脑梗死。

医嘱：

（1）双嘧达莫 25mg 口服，一日 2 次。

（2）尿激酶 1 万 U + 10% 葡萄糖 20ml 静注，一日 2 次。

（3）三磷酸腺苷 40mg + 辅酶 A 100 单位 + 10ml 氯化钾 + 5% 葡萄糖 500ml 静脉滴注，一日 1 次。

同时给予其他治疗，患者临床症状缓解，继续观察治疗。

病例 2：患者，女，64 岁。洗澡着凉后自感双肩及后背酸痛，每次 10min 左右，不发热，仍可下床走动。于次晨 1 时许，突然出现心前区剧烈疼痛，并向双肩、后背和左臂放射，伴大汗淋漓，休息后不见缓解，早上急诊住院。检查：神志清醒，半卧位，皮肤、口唇无明显青紫，颈静脉不怒张，肺部无明显异常，心界向左侧略扩大，心律尚整齐，未闻及心脏杂音及摩擦音。心电图：病理性 Q 波，ST 段抬高，T 波倒置。诊断：急性心肌梗死。

病例 3：患者，男，50 岁，因疲乏、心悸、食欲减退 2 个月入院。体检：口唇、面色苍白，皮肤干燥，毛发干枯。血液检查：血红蛋白 90g/L，红细胞 3.5×10^{12}/L，血清铁减少，骨髓铁染色示细胞外铁消失。粪便检查见钩虫卵。诊断：缺铁性贫血，钩虫感染。

2. 分组讨论病例，然后利用配套资源库有关内容，提出用药前、用药中、用药后的用药护理要点。

【结果结论】 将结果填入实践表 9-1。

实践表 9-1　实训结果

病例（　　　）

用药步骤	用药护理要点
用药前	
用药中	
用药后	

结论：_____

【思考讨论】 结合上述内容讨论以下问题：

1. 病例 1 治疗急性脑梗死所选用的三种药物是否合理？

2. 病例 2 是否需要药物抗凝治疗？能否用肝素？用药时如何护理？

3. 病例 3 铁剂应如何使用（给药途径）？用药时如何护理？血红蛋白正常后是否立即停药？

4. 抗凝血药的用药护理要点有哪些？

实践十　呋塞米对家兔尿量的影响和利尿药用药护理模拟训练

一、呋塞米对家兔尿量的影响

【实训目的】

1. 通过观察利尿实验，进一步了解呋塞米的药理作用。

2. 熟悉利尿动物实验技术，学会实验结果分析方法。

【实训准备】 家养雄兔（体重在 2.0kg 以上）、20% 乌拉坦溶液、1% 呋塞米溶液、生理盐水、10 号导尿管、注射器（5ml，10ml）、小烧杯、量筒、医用胶布、液体石蜡。建议在校内智慧化实训室或机能学动物实验室进行。

【步骤方法】

1. 取家养雄兔一只，称重，20% 乌拉坦溶液 5ml 腹腔注射，待兔麻醉后，仰卧固定手术台上。

2. 取 10 号导尿管，蘸少许液体石蜡后自雄兔尿道缓慢插入，待有尿液滴出后，再插入约 1cm，用胶布固定导尿管。轻压兔的下腹部排尽膀胱内的余尿。

3. 由兔耳缘静脉注射生理盐水 10ml/kg，注射后记录每 5min 尿液滴数，共记录 30min，测量 30min 总尿量。

4. 由兔耳缘静脉注射 1% 呋塞米溶液 0.5ml/kg，记录每 5min 尿液滴数，共记录 30min，测量 30min 总尿量。比较给予呋塞米药物前后的尿量变化。

【结果结论】 将结果填入实践表 10-1。

实践表 10-1　实训结果

药物	尿液滴数 /5min						30min 总尿量
	0～5min	5～10min	10～15min	15～20min	20～25min	25～30min	
生理盐水							
呋塞米							

结论：＿＿＿＿＿＿＿＿＿＿＿＿＿＿＿＿＿＿＿＿＿＿＿＿＿＿＿＿＿＿

【思考讨论】

1. 利尿药按其作用强度可分为几类？

2. 呋塞米属于哪一类利尿剂，为什么？

二、利尿药的用药护理模拟训练

【实训目的】

1. 通过案例分析，进一步掌握利尿药的药理作用和临床用途。

2. 掌握利尿药的合理应用原则，学会用药指导及护理措施。

【实训准备】 病案若干份，利尿药的用药护理配套数字资源库。在校内智慧化实训室或模拟病房，也可在见习医院内科病房进行。

【步骤方法】

1. 介绍病例　患者，女，48 岁，主诉：心悸、气短反复发作 5 年，症状加剧 1 周。既往有高血压病史，5 年以来，活动后心悸、气短，劳力后加重。一周前因感冒、发热，自觉呼吸困难，心悸伴频繁咳嗽，咳粉红色泡沫痰而入院治疗。体温 36.5℃，脉搏 110 次 /min，呼吸 24 次 /min，血压 180/90mmHg。端坐位，口唇发绀，颈静脉无怒张，双肺可听到中小水泡音及哮鸣音。下肢轻度凹陷性水肿。胸部 X 线片示心脏外形呈靴形增大，肺淤血。超声心动图显示左心房增大，左心室增大。

诊断：高血压，急性左心衰，心功能三级。

治疗：低盐半流质饮食，以强心、利尿、抗感染为主。

医嘱：

（1）地高辛 0.25mg 口服，b.i.d.。

（2）呋塞米 20mg 口服，t.i.d.，10% 氯化钾 10mg 饭后口服，t.i.d.。

（3）氨苯蝶啶 50mg t.i.d.。

2. 利用配套资源库或组织学生参观医院病房，组织讨论利尿药的疗效、不良反应以及用药护理要点。

【结果结论】 将结果填入实践表 10-2。

实践表 10-2　实训结果

用药步骤	用药护理要点
用药前	
用药中	
用药后	

结论：_____

【思考讨论】

1. 该患者同时使用强心苷与呋塞米是否合适？用药监护应注意哪些方面？

2. 写出呋塞米的作用、用途、不良反应和用药注意事项。为什么用呋塞米的同时要加用钾盐？选用呋塞米后，为什么又选用氨苯蝶啶？

3. 当患者有感冒、发热，伴频繁咳嗽，抗感染治疗时能否应用庆大霉素？

4. 比较高效、中效、低效利尿药的不同，讨论护士在应用利尿药时应注意的问题。

实践十一　糖皮质激素类药物的用药护理模拟训练

【实训目的】

1. 通过岗位模拟或案例分析，了解糖皮质激素类药的药理作用和临床用途。

2. 掌握糖皮质激素类药的合理应用，学会用药指导及护理措施。

【实训准备】 病案若干份，糖皮质激素类药物的用药护理模拟训练配套资源库。建议在校内智慧化实训室或模拟病房开展，也可在见习医院有关病房进行。

【步骤方法】

1. 介绍病案

病例 1：患者，女，55 岁，1 年前开始无明显原因出现全身多个关节肿胀、疼痛，经休息后症状得到缓解。因 3 个月前劳累后关节严重肿痛入院。以双手指关节和腕关节为主，伴有明显晨僵，时间大于 1h。病后无发热，无皮疹，无口腔溃疡，无光过敏。查体：结膜无苍白，巩膜无黄染，双手 2~4 掌指关节肿胀，双手腕关节肿胀，压痛阳性。实验室检查：Hb 120g/L，WBC 7.5×10^9/L，PLT 330×10^9/L。尿常规（−），类风湿因子 110IU/ml（正常值 0~20IU/ml），血沉 80mm/h。诊断：类风湿关节炎。

医嘱：

（1）双氯芬酸钠肠溶片一次 25mg，一日 3 次，口服。

（2）曲安奈德注射剂，40mg/ml，一次 2.5~5mg，关节腔内注射，一周 2 次。

同时给予其他治疗，患者临床症状缓解，继续观察治疗。

病例 2：患者，男，46 岁。因患顽固性皮肤疾病，口服地塞米松进行治疗，每次 0.75mg，每日 3 次。连续服药 3 年余，患者出现盗汗、乏力、咳嗽等现象，X 线胸片诊断为活动性肺结核，因而改用异烟肼、链霉素治疗，并停用地塞米松。停用激素后 1 周，患者突然出现高热、寒战、心率加快、尿量减少、血压下降等现象，经抢救无效死亡。

2. 分组讨论病例，结合配套资源库及相关内容，提出用药前、用药中、用药后的用药护理要点。

【结果结论】 将结果填入实践表 11-1。

实践表 11-1　实训结果

用药步骤	用药护理要点
用药前	
用药中	
用药后	

结论：_____

【思考讨论】

1. 病例 1 治疗类风湿关节炎所选用的两种药物是否合理？

2. 病例 2 用药期间为什么会出现活动性肺结核？停用激素后病情为什么加重？

3. 糖皮质激素类药物的不良反应有哪些？在患者用药期间应做好哪些合理用药宣教？

4. 糖皮质激素类药的用药护理要点有哪些？

实践十二　糖尿病的用药护理模拟训练

【实训目的】

1. 掌握常用抗糖尿病药的主要特点和使用注意事项。

2. 学会指导糖尿病患者合理使用抗糖尿病药。

3. 培养学生进行糖尿病药物治疗的宣教能力。

【实训准备】 准备好糖尿病患者有关病案若干份、配套数字资源库、拟定模拟训练方法等；提前或线上组织。学生复习抗糖尿病药的作用、用途、不良反应及用药注意事项。建议在校内理实一体化实训室或智慧化实训室进行。

【步骤方法】

1. 教师介绍病案　患者，女，50 岁，口干、多饮、多尿、消瘦多年，当地医院诊断为 2 型糖尿病，给予格列本脲治疗，1 次 4 片，每日 2 次。初时血糖控制尚可，后因血糖控制欠佳，自行加大格列本脲为 1 次 8 片，每日 2 次。无饮食控制。3 年前出现高血压，1 年前曾因"卒中"于当地医院治疗（具体不详）。近日无明显诱因下出现记忆力减退、晨昏跌倒、步态不稳、尿频尿急等现象，为求进一步诊治而转入某专科医院。

2. 提出问题，并组织学生分组分析讨论

（1）该患者在应用抗糖尿病药期间存在哪些问题？

（2）使用抗糖尿病药的注意事项有哪些？

（3）针对该患者制订糖尿病合理用药宣教方案。

3. 学生代表汇报各组分析讨论结果并完成表格。

4. 教师进行归纳总结。

【结果结论】 将结果填入实践表12-1。

实践表12-1　实训结果

用药步骤	用药护理要点
用药前	
用药中	
用药后	

结论：＿＿＿＿＿＿＿＿＿＿＿＿＿＿＿＿＿＿＿＿＿＿＿＿

【思考讨论】

1. 结合上述结果结论，针对该患者制订用药护理方案。

2. 2型糖尿病患者可应用哪些药物治疗，使用时会有什么注意事项？

实践十三　抗微生物药的有关实验和处方分析

一、链霉素急性毒性反应与解救

【实训目的】 通过观察链霉素的神经肌肉阻滞现象和钙离子的解救作用，了解链霉素的急性毒性反应，掌握其解救措施，学会联系临床实际分析中毒及解救机制。

【实训准备】 小白鼠20只；4%硫酸链霉素注射液；0.9%氯化钠注射液；1%氯化钙注射液；1ml注射器若干；鼠笼2个；电子天平等。建议在校内智慧化实训室或机能学动物实验室进行。

【步骤方法】

1. 取大小相当的小白鼠20只，随机分成甲、乙两组。称重、编号。然后观察并记录两组鼠的活动（正常、增多或迟缓）、呼吸（正常、加快或减慢）、肌张力（正常、增强或减弱）情况。

2. 甲组小白鼠按照0.1ml/10g腹腔注射0.9%氯化钠注射液，乙组小白鼠按照0.1ml/10g腹腔注射1%氯化钙注射液；大约10min后两组鼠均按照0.1ml/10g腹腔注射4%硫酸链霉素注射液，观察并记录每组小鼠活动、呼吸、肌张力的变化；并计算每组的死亡率。

【结果结论】 将结果填入实践表13-1。

实践表13-1　实训结果

组号	给药方法	观察指标			死亡率
		活动	呼吸	肌张力	
甲	0.9%氯化钠＋4%硫酸链霉素				
乙	1%氯化钙＋4%硫酸链霉素				

结论：＿＿＿＿＿＿＿＿＿＿＿＿＿＿＿＿＿＿＿＿＿＿＿＿

【思考讨论】

1. 分析链霉素引起神经肌肉阻滞的表现和机制。

2. 讨论链霉素的用药护理措施。

【注意事项】 注射剂量要准确；链霉素的毒性反应一般用药 10min 后出现，并逐渐加重。

二、溶媒对乳糖酸红霉素溶解度的影响

【实训目的】 通过观察不同溶媒对乳糖酸红霉素溶解度的影响，了解选择溶媒的重要性，掌握乳糖酸红霉素的配伍禁忌，学会正确配制红霉素方法。

【实训准备】 乳糖酸红霉素粉针 3 瓶（每瓶 0.5g）、注射用水、0.9% 氯化钠注射液、5% 葡萄糖注射液各 1 支、5ml 注射器 3 个。建议在校内理实一体化实训室或智慧化实训室，也可在见习医院的有关科室进行。

【步骤方法】 将乳糖酸红霉素粉针编号为甲、乙、丙，然后用注射器抽取 0.9% 氯化钠注射液 6ml 加入甲瓶中；抽取 5% 葡萄糖注射液 6ml 加入乙瓶中；抽取注射用水 6ml 加入丙瓶中；振摇 3~5min 后，观察是否溶解。

【结果结论】 将结果填入实践表 13-2。

实践表 13-2　实训结果

瓶号	溶媒名称	溶解情况
甲	0.9% 氯化钠注射液	
乙	5% 葡萄糖注射液	
丙	注射用水	

结论：_____

【思考讨论】

1. 分析红霉素在不同溶媒中溶解度不同的原因。

2. 说明配制红霉素的注意事项。

三、pH 对磺胺类药物溶解度的影响

【实训目的】 通过 pH 对磺胺类药物溶解度影响的验证试验，了解酸碱度对磺胺类药物溶解度的影响，掌握改变患者尿液 pH 预防肾损害的机制，学会应用磺胺类药的护理措施。

【实训准备】 磺胺嘧啶粉针剂、蒸馏水、10% 氢氧化钠溶液、1:3 醋酸溶液、试管 5 支、滴管 3 支、试管架、pH 试纸、天平等。建议在校内理实一体化实训室或智慧化实训室进行。

【步骤方法】

1. 取 5 支 10ml 试管，分别加入蒸馏水 6ml，然后对试管进行编号，依次为 A、B、C、D、E。其中 A 为空白对照管，不作任何处理。

2. 用天平称取 4 份磺胺嘧啶（SD），每份 20mg，分别放入 B、C、D、E 管中，振荡数分钟、摇匀，与 A 管对比观察药物溶解情况。B 管为药物对照管。

3. 然后向 C 管中滴入 10% 氢氧化钠溶液，随滴随摇、记录滴数，直至管内液体刚刚澄清透明，采用 pH 试纸测其 pH；向 D 管中滴入与 C 管同样滴数的 1:3 醋酸溶液，随滴随摇，对照观察管内液体变化，测定其 pH；向 E 管中滴入与 C 管同样滴数的 10% 氢氧化钠溶液，随滴随摇，至管内液体澄清透明，然后滴入 1:3 醋酸溶液，直到观察到管内液体有明显变化，测定其 pH。

【结果结论】 将结果填入实践表 13–3。

实践表 13–3 实训结果

试管号	处理因素	溶解情况	pH
A	蒸馏水		
B	SD 粉		
C	SD 粉 + 10% 氢氧化钠		
D	SD 粉 + 1:3 醋酸		
E	SD 粉 + 10% 氢氧化钠 + 1:3 醋酸		

结论：_____

【思考讨论】

1. 分析不同试管中磺胺嘧啶溶解情况，pH 变化等的原因。

2. 结合实验结果，讨论其临床意义。

四、抗微生物药的处方分析

【实训目的】

1. 培养科学严谨的工作作风和严肃认真的工作责任心。

2. 熟练掌握处方的结构、处方书写、配伍禁忌、联合用药。

3. 学会执行医嘱、防治疾病、正确使用药物及观察药物不良反应的能力。

【实训准备】 教师准备抗微生物药处方分析有关病案、配套数字资源库等；拟定实践方法。组织学生线上或线下了解本次实践课的实践原理，预习处方的相关知识及合理用药原则。

准备异烟肼片、利福平片、吡嗪酰胺片、青霉素钠注射剂、10% 葡萄糖注射液、0.9% 氯化钠注射液、青霉素皮试针、庆大霉素注射液、呋塞米注射液、5% 葡萄糖氯化钠注射液和有关处方等。建议在校内理实一体化实训室或智慧化实训室进行。

【步骤方法】

1. 教师检查预习情况，介绍本次实践的目的与要求，讲解处方的基本知识及合理用药。

2. 将学生分成若干个小组，每组由 1 位扮演医生、1 位扮演护士、1 位扮演患者，参照有关病例或配套资源库内容进行角色扮演。患者讲述发病情况，学生模拟医生诊断并开处方，小组讨论处方的合理性，模拟护士按医嘱给药，观察药物可能出现的不良反应与注意事项，询问患者病情变化。

病例 1：患者，女，50 岁，近 1 个月来出现午后低热、全身乏力、夜间盗汗，咳嗽咳痰、痰中带血丝。体温 37.8℃、痰结核分枝杆菌阳性，诊断为肺结核。

医嘱：

（1）异烟肼片 0.3g　q.d.　清晨空腹顿服。

（2）利福平片 0.45g　q.d.　清晨空腹顿服。

（3）吡嗪酰胺片 0.5g　t.i.d.　口服。

病例 2：患者，男，20 岁，受凉后突发寒战、高热、胸痛、咳嗽、咳铁锈色痰前来就诊，经血常规及胸部 X 线检查。诊断为大叶性肺炎。

医嘱：

青霉素钠注射液　800 万 U

10% 葡萄糖注射液　250ml

用法：静脉滴注，q.d.

病例3：患者，女，60岁，心衰、肾功能不全，近2d出现低热、尿频、尿急、尿痛，尿细菌培养为大肠埃希菌，诊断为心功能衰竭、肾功能不全合并急性尿路感染。

医嘱：

（1）硫酸庆大霉素注射液　8万U×6

　　用法：一次8万U，b.i.d.，肌内注射。

（2）呋塞米注射液　20mg

　　5% 葡萄糖氯化钠注射液　500ml

　　用法：q.d.，静脉滴注。

3. 教师点评学生角色扮演情况和处方分析情况，引导学生共同归纳、形成本次活动的结果。

【结果结论】　将结果填入实践表13-4。

实践表13-4　实训结果

病例号	处方是否合理	处方合理性判断依据	用药护理要点
			用药前
			用药中
			用药后
			用药前
			用药中
			用药后
			用药前
			用药中
			用药后

结论：_____

【思考讨论】

1. 结合处方分析结果，说出抗微生物药的合理使用原则。

2. 结合本次角色扮演、处方分析情况，讨论护士在抗微生物药用药护理中应注意的问题。

实践十四　局麻药的作用和毒性比较

一、普鲁卡因、丁卡因对兔眼的影响

【实训目的】

1. 强化练习家兔的正确捉持方法，掌握家兔的滴眼法及眨眼反射的观察。

2. 学会观察比较普鲁卡因、丁卡因局麻作用，并联系临床应用。

【实训准备】　家兔、1%盐酸普鲁卡因溶液、1%盐酸丁卡因溶液、兔固定器、剪刀、滴管。建议在校内智慧化实训室或机能学动物实验室进行。

【步骤方法】

1. 取家兔一只，检查两眼情况，放入兔固定器内，剪去睫毛，用兔须触及角膜，观察正常的眨眼反射。

2. 左眼滴 1% 盐酸普鲁卡因溶液 3 滴，右眼滴 1% 盐酸丁卡因溶液 3 滴。约 1min 后将手放开，每隔 5min 测试眨眼反射一次，至 30min 为止。

【结果结论】 将结果填入实践表 14-1。

实践表 14-1 实训结果

兔眼	药物	滴眼前眨眼反射	滴眼后眨眼反射					
			5min	10min	15min	20min	25min	30min
左	1%普鲁卡因溶液							
右	1%丁卡因溶液							

结论：_____

【注意事项】

1. 滴眼方法及有关注意事项参考前面的实验内容。

2. 刺激角膜所用兔须用药前后及左右眼睛应为同根同端。

3. 兔须不可触及眼睑，以免影响实验的结果。

【思考讨论】 普鲁卡因和丁卡因对角膜的麻醉作用为何有差异，其临床意义是什么？

二、普鲁卡因与丁卡因毒性比较

【实训目的】

1. 强化练习小白鼠的捉拿方法和腹腔注射法。

2. 学会观察局麻药的毒性反应指标和比较方法。

【实训准备】 电子天平、1ml 注射器、大烧瓶或鼠笼、1% 盐酸普鲁卡因溶液、1% 盐酸丁卡因溶液、小白鼠。建议在校内智慧化实训室或机能学动物实验室进行。

【步骤方法】

1. 取小白鼠 2 只，编号，称重，观察正常的活动情况。

2. 1 号小白鼠按 0.1ml/20g 体重、腹腔注射 1% 盐酸普鲁卡因溶液，2 号小白鼠按 0.1ml/20g 体重、腹腔注射 1% 盐酸丁卡因溶液，观察两只小白鼠用药后的反应。

【结果结论】 将结果填入实践表 14-2。

实践表 14-2 实训结果

鼠号	体重/g	药物及给药剂量	用药后反应	
			惊厥发生时间/min	惊厥程度
1		1%盐酸普鲁卡因溶液（ ）ml		
2		1%盐酸丁卡因溶液（ ）ml		

结论：_____

【思考讨论】 普鲁卡因与丁卡因毒性差异的原因是什么？有何临床意义？

实践十五 休克的用药护理模拟训练

【实训目的】 通过模拟训练与案例分析,了解常用抗休克药物的药理作用和临床应用,掌握抗休克药的合理应用,学会用药指导及护理措施。

【实训准备】 准备病案和感染性休克的用药护理模拟训练配套数字资源的有关内容。建议在校内智慧化实训室或模拟病房、也可在见习医院有关科室病房进行。

【步骤方法】

1. 介绍病案 患者,男,35 岁。因寒战、高热、呼吸困难、胸部刺痛入院;入院查体:体温 39.8℃,心率 120 次 /min,呼吸浅快 30 次 /min,血压下降至 70/50mmHg,急性病容、口唇发绀、四肢冰冷、咳出铁锈色痰、意识模糊、反应迟钝、少尿。血象:白细胞计数升高,达(20～30)× 10^9/L,中性粒细胞占 85%,可见核左移或胞质内毒性颗粒。胸部 X 线检查:肺叶、肺段分布一致的片状均匀致密阴影。血气分析:PaO_2 下降,酸中毒。

诊断:肺炎并发感染性休克。

医嘱:

（1）青霉素注射剂　800 万 U　皮试(－)后　静脉滴注。

（2）氢化可的松注射液　200mg　静脉滴注。

（3）多巴胺注射液　20mg　静脉滴注。

（4）5% 碳酸氢钠注射液　250ml　静脉滴注。

同时给予高流量给氧、物理降温、扩充血容量等支持措施,患者临床症状缓解,继续观察治疗。

2. 分组讨论病例,然后利用感染性休克的用药护理模拟训练配套数字资源的有关内容,提出用药前、用药中、用药后的用药护理要点。

【结果结论】 将结果填入实践表 15-1。

实践表 15-1　实训结果

用药步骤	用药护理要点
用药前	
用药中	
用药后	

结论:＿＿＿＿＿＿＿＿＿＿＿＿＿＿＿＿＿＿＿＿＿＿＿＿＿＿＿＿＿＿＿＿＿

【思考讨论】

1. 本病案治疗肺炎并发感染性休克所选用的 4 种药物是否合理?

2. 感染性休克用药护理要点有哪些?

（张　庆　于春晓　徐新博）

药物的一般知识

一、药物的来源

1. 天然药物　是指自然界中存在的植物、动物和矿物等有药理活性的物质。

2. 人工合成药物　包括：①人工合成药；②人工半合成药；③基因工程药。

二、植物药的有效成分

有效成分是具有药理活性，能够防病、治病的单体物质。其种类较多，常见的有生物碱、多聚糖、苷类、黄酮、内酯和香豆素、甾醇、木脂素、萜类、挥发油、鞣质等。

此外，动、植物药中尚含有树脂、树胶、有机酸、糖类、蛋白质、油脂及酶等成分。

三、药品的名称

1. 国际非专利名称（INN）　是由 WHO 制定的一种原料药或活性成分的唯一名称，已被全球公认且属公共财产，又称正名、通用名，可作为国家药典收载的法定名称。常用在正式刊物、书籍、手册中等，如吗啡等。

2. 商品名　又称专用名，是厂商为药品流通向政府药品管理部门申请应用所起的专属名称，有专利性。同一药物的商品名可因生产厂家不同而不同。药品包装上的名称可能是商品名，也可能是注册商标，但说明书上的必须为正式批准的商品名。医护人员必须依药品说明书了解其所含成分，鉴别是否是同一药物，以免重复使用。

3. 化学名　依药物的化学组成按国际命名法命名。如阿司匹林，其化学名为 2-（乙酰氧基）苯甲酸。

四、药物的制剂与剂型

药物制剂是根据国家药典或药品监督管理部门的标准，根据临床医疗需要，将原料药物按一定的生产工艺经过加工而形成的具有一定形态和规格、便于保存、携带和使用的制品。

药物剂型是适合于疾病的诊断、治疗或预防的需要而制备的制剂的类型。临床常用剂型有：

1. 液体剂型

（1）溶液剂：是将药物溶于适宜溶剂中制成的澄清溶液，分为口服溶液和外用溶液。

（2）糖浆剂：是指含有药物或芳香物质的浓蔗糖水溶液，供口服使用。

（3）注射剂：是将药物制成可注入体内的灭菌溶液、乳浊液或混悬液，以及供临用前配成溶液或混悬液的无菌粉末和浓溶液。

（4）酊剂：是将药物用规定浓度的乙醇浸出或溶解而制成的澄清液体制剂。以供口服或外用。

（5）气雾剂：是将药物与适宜的抛射剂封装于具有特制阀门系统的耐压严封容器中制成的制剂。使用时，借助抛射剂的压力将内容物呈细雾状物质喷出。按医疗用途分为呼吸道吸入用（定量阀门）、皮肤或黏膜用以及空气消毒用（非定量阀门）。

此外，还有凝胶剂、滴眼剂、滴耳剂、滴鼻剂等。

2. 固体及半固体剂型

（1）片剂：是将药物与适宜的辅料按照一定的制剂技术压制而成的圆片状或异型片状的固体制剂。如包糖衣为糖衣片，包薄膜衣为薄膜衣片，对一些遇胃液易破坏或需要在肠内释放的药物可制成肠溶衣片。

（2）胶囊剂：是将药物或相关辅料填充于空心胶囊或软质囊材中制成的制剂。分为硬胶囊剂、软胶囊剂、肠溶胶囊剂、缓释胶囊剂和控释胶囊剂等。供口服应用。

（3）散剂：是将药物或与适宜的辅料经粉碎、均匀混合制成的干燥粉末状制剂，供口服或外用。

（4）颗粒剂：是将药物与适宜的辅料制成具有一定粒度的干燥颗粒状的制剂，分为可溶颗粒剂、泡腾颗粒剂、肠溶颗粒剂、缓释颗粒剂、控释颗粒剂等。供口服使用。

（5）膜剂：是指药物与适宜的成膜材料按一定的制剂技术制成的膜状制剂。供口服或黏膜外用。

（6）软膏剂：是将药物与适宜的基质混合制成的具有一定稠度的半固体外用制剂，多用于皮肤、黏膜。将药物与适宜的基质制成的供眼用的灭菌软膏为眼膏剂。

（7）栓剂：是指药物与适宜基质混合制成的专供腔道给药的制剂。

此外，还有丸剂、糊剂等。

3. 控释、缓释制剂与其他新型制剂

（1）控释制剂：是指药物能在设定的时间内自动以设定速度释放，使血药浓度长时间恒定地维持在有效浓度范围内的制剂。

（2）缓释制剂：是指用药后能在较长时间内持续释放药物以达到延长药效目的的制剂。

此外，目前临床还应用一些新型制剂，如微型胶囊剂、脂质体、复合型乳剂、磁性药物制剂、固体分散物等。

五、药品管理常识

（一）药品管理法和药典

《中华人民共和国药品管理法》于1985年7月1日施行，标志着我国药政管理工作已纳入法制化轨道，运用法律手段加强药品管理监督管理，以提高药品质量，保障人民用药安全。修订的新法于2019年12月1日施行。

药典（pharmacopoeia）是一个国家记载药品标准、规格的法典。可作为药品生产、供应、使用与检验的依据，由国家药典委员会编纂、出版，并由政府颁布、执行，具有法律约束力。药典收载的药物称法定药，未收载的称非法定药，后者也需符合有关部门如由国家药品监督管理局颁布的药品标准（局颁标准），方可在市场流通使用。

一般认为我国最早的药典是《新修本草》，完成于公元659年，它比国外最早的《纽伦堡药典》要早883年。1930年我国曾出版《中华药典》。新中国成立后于1953年出版《中华人民共和国药典》（简称《中国药典》，Ch.P），1957年出版增补本，随着医药事业的迅速发展又陆续出版了《中国药典》1963、1977、1985、1990、1995、2000、2005、2010、2015、2020年版，共计十一个版次，对于我国药品生产、药品质量的提高和人民用药安全有效等方面均起了很大的促进作用。现行的2020年版《中国药典》新增品种319种，修订3 177种，不再收载10种，品种调整合并4种，共收载品种5 911种。一部中药收载2 711种，其中新增117种、修订452种。二部化学药收载2 712种，其中新增117种、修订2 387种。三部生物制品收载153种，其中新增20种、修订126种；新增生物制品通则2个、总论4个。四部收载通用技术要求361个，其中制剂通则38个（修订35个）、检测方法及其他通则281个（新增35个、修订51个）、指导原则42个（新增12个、修订12个）；药用辅料收载335种，其中新增65种、修订212种。2020年版《中国药典》稳步推进药典品种收载，进一步满足了国家基本药物目录和基本医疗保险目录品种的需求。国家药品标准体系日趋完善，药品标准水平显著提升，药品安全性要求持续加强，导向性作用日益显著。常供参考的国外药典有美国药典简称 USP；英国药典简称 BP；日本药局方简称 JP；另外国际药典简称 Ph.Int.，是世界卫生组织（WHO）为了统一世界各国药品的质量标准和质量控制的方法而编纂的，但它对各国无法律约束力，仅作为各国编纂药典时的参考标准。

（二）国家基本药物

国家基本药物是指由政府制定的《国家基本药物目录》中的药品，是一个国家根据各自的国情，按照符合实际的科学标准从临床各类药品中遴选出的临床必需、安全有效、价格合理、使用方便、中西药并重的药品。我国实施国家基本药物制度，既可保障基本药物的生产和供应，又能有效地指导临床合理用药，杜绝药品滥用和浪费，为我国实行医疗保险制度和药品分类管理奠定基础。

为规范药品生产供应及临床使用，我国卫生部和国家医药管理总局首次于 1981 年 8 月颁布了《国家基本药物目录》（西药部分），随后又对《国家基本药物目录》进行了多次修订和调整，这对于指导基本药物生产流通、招标采购、合理用药、支付报销、全程监管等将具有重要意义。继续坚持中西药并重，增加了功能主治范围，覆盖更多中医临床证候等。新版目录发布实施后，将能够覆盖临床主要疾病病种，更好适应基本医疗卫生需求，为进一步完善基本药物制度提供基础支撑，高质量满足人民群众疾病防治基本用药需求。

（三）处方药与非处方药

为保障人民用药安全有效、使用方便，根据《中共中央、国务院关于卫生改革与发展的决定》，1999 年 6 月 11 日国家药品监督管理局局务会议审议通过的《处方药与非处方药的分类管理办法》规定了国家对药品实行处方药与非处方药的分类管理制度，并于 2000 年 1 月 1 日正式实施。这也是国际上通用的药品管理模式。

1. 处方药（prescription only medicine，POM） 是指必须凭执业医生的处方才可调配、购买，并在医生指导下使用的药品。

2. 非处方药（over the counter，OTC） 是指经过国家食品药品监督管理部门按一定原则遴选认定，不需要凭执业医生的处方即可自行判断、购买和使用的药品。自 2000 年 1 月实行药品分类管理制度以来，根据"应用安全、疗效确切、质量稳定、使用方便"的原则，已遴选非处方药 2 883 种，其中化学药品 549 种，中成药 2 334 种，并根据实际情况和使用需要，不断调整品种目录。

（四）特殊药品及管理

特殊药品是指麻醉药品、精神药品、医疗用毒性药品和放射药品。《中华人民共和国药品管理法》规定对其实行特殊管理，既要保证医疗需要，又要防止产生流弊。

1. 麻醉药品 指连续应用后易产生身体依赖性（成瘾）的药品。包括：阿片类、吗啡类、可待因类、可卡因类、合成麻醉药类等。

使用麻醉药品的医生必须具有医师以上专业技术职务，并经考核证明能正确使用麻醉药品。麻醉药品使用专用粉红色处方，应开具药品全名，每张麻醉处方限量：注射剂不得超过 2d 常用量；片剂、酊剂和糖浆剂等不超过 3d 常用量；连续使用不得超过 7d。麻醉药品处方应书写完整，字迹清晰，对签字开方医生姓名严格核对，配方和核对人员均应签名，并建立麻醉药品处方登记册。

对麻醉药品应按照《麻醉药品管理条例》实行严格管理，做到"五专"，即专人负责、专柜加锁、专用账册、专用处方、专册登记，每日每班清点，做到账物相符，处方保存 3 年。病房备用麻醉药品时，除按"五专管理"外，护士每班都要交接。医药人员不得私自开处方使用麻醉药品。麻醉药品不慎打碎，要有第二人做见证，护士长及药剂科主任批准，才能报销补发。

2. 精神药品　是指直接作用于中枢神经系统,使其兴奋或抑制,连续使用后可产生精神依赖性的药品。根据我国《精神药品管理办法》中对人体产生依赖性的难易程度和危害程度,将此类药物分为两类:第一类包括布桂嗪、咖啡因、司可巴比妥、苯丙胺、复方樟脑酊等39种药物;第二类包括巴比妥类(除司可巴比妥外)、苯二氮䓬类、氨酚待因等。

医生应根据医疗需要合理使用精神药品,严禁滥用。除特殊需要外,第一类精神药品处方限量每次不超过3d常用量,第二类精神药品处方每次不超过7d常用量。处方应留存2年备查。精神药品处方必须写明患者姓名、年龄、性别、药物名称、剂量和用法等。经营单位和医疗单位应建立精神药品收支账目,做到专人管理、定期盘点、账物相符。

3. 毒性药品　医疗用毒性药品(简称毒性药品)是指毒性剧烈、治疗剂量与中毒剂量相近,使用不当会致人中毒或危及生命的药品。

4. 放射性药品　是指含有放射性元素,可辐射出射线供医学诊断或治疗疾病的一类药品。其生产、检验、使用应严格按《药品管理法》等有关规定办理。

（五）药品批号、生产日期、有效期、失效期

1. 药品的批号　批是指经过一个或若干加工过程生产的,具有预期均一质量和特性的一定数量的原辅料、包装材料或成品。批号是用于识别一个特定批的具有唯一性的数字和或字母组合。批号编制应简单易识别,确保每一批次药品的可追溯性和唯一性,通过批号和生产企业的编制规则,可以准确追溯到该批药品的生产日期、批记录等生产历史。国内药品批号一般采取"年号＋月号＋流水号或自定编号",进口药品多不统一。我国对药品同时实行"中国药品电子监管码"制度,每件药品均在外包装上印制唯一对应的条形码,以方便快捷地追溯药品有关信息。

2. 药品的生产日期　指同批次药品完成全部生产过程,即将进入流通环节的确切时间,一般采取"年＋月＋日"的形式,进口药品多根据具体国家日期表达习惯而定。应注意生产日期与批号并不一致,例如:某药品批号:20221011,而生产日期是20221020等。

3. 有效期　是指在一定贮存条件下能够保持药品质量的期限。如某药品标明有效期为2022年3月,即表示该药可以使用至2022年3月31日。有的药物只标明有效期为2年,则可根据该药品的生产日期推算出其有效期限,如某药品的生产日期为20220418,则说明该药品可使用至2024年4月17日。

4. 失效期　是指药品在规定的贮存条件下其质量开始下降,达不到原质量标准要求的时间期限。如某药品已标明其失效期为2022年6月,即表示该药只能用到2022年5月31日,6月1日起开始失效。

《中华人民共和国药品管理法》规定:超过失效期或有效期的药品按劣药处理,不得使用。

对于进口药品,Bat.no/Lot no/batch等均表示生产批号;Expiry date(Exp.Date)/Expiration date/Expiring/Use before等都表示失效期;Storage life/Stability/Validity等皆表示有效期。进口药品失效期的标示不统一,欧洲国家是按日－月－年顺序排列的,如Exp.date:21.Dec.2022,表示失效日期是2022年12月21日;美国产品是按月－日－年排列的,如Expiration date:Feb.15.2022,表示失效日期是2022年2月15日;日本产品是按年－月－日排列的等。

（六）药品的贮存

为使药品保质保效,必须按药典或包装说明上规定的贮存方法妥为保管,尤其是特殊管理的药品。一般药品应注意以下几点:

1. 室温保管的常用药物,应防受热、受潮、阳光直照。须冷藏的药品应冰箱保存,但必须注意低温保存的温度要求,防止过冷发生冰冻。

2. 内服、外用、注射药物必须分开存放。

3. 药瓶上应有明显标签，无标签或模糊不清的均不可保存使用。空瓶应及时弃去，不可旧瓶装新药，造成误服事故。

4. 定期检查药物的使用期限和质量。准确掌握药品的使用期限，应按"近期先用、远期后用"的原则保管药品，不能使用过期药品。发现药品性状改变、颜色变异、有沉淀或异味，应退回药房处理。

5. 患者个人专用的药品，应单独存放，标明姓名、床号、切忌混用。

六、处方及处方制度

（一）处方的概念和种类

处方是指由注册的执业医师和执业助理医师（简称医师）在诊疗活动中为患者开具的、由取得药学专业技术职务任职资格的药学专业技术人员（简称药师）审核、调配、核对，并作为患者用药凭证的医疗文书。一般分为法定处方和医师处方，按其用途分为麻醉药品处方、精神药品（第一类／第二类）处方、急诊处方、儿科处方、普通处方，由各医疗机构按规定的格式统一印制，印刷用纸应根据实际需要用颜色区分，并在处方右上角以文字注明。电子处方应打印出纸质处方存档备查。

处方的开写、调配和执行等必须依据 2007 年 5 月 1 日实施的《处方管理办法》，处方具有法律性、技术性和经济性等意义，因开具处方或调配、执行处方不当所造成的医疗差错或事故，相关人员负有相应的法律责任，开具、调配、执行处方者都必须是经过经资格认定并注册在岗的医药卫生专业技术人员担任；处方是药品消耗、药品经济收入的凭证和原始依据，是患者在疾病治疗全过程中用药的真实凭证。

（二）处方的结构

处方包括前记、正文和后记三部分。

1. 前记　包含医疗单位全称、处方编号、门诊号或住院号、科别、患者姓名、性别、年龄及开写处方的日期等内容。

2. 正文　包含拉丁缩写词 Rp. 或 Rx.（请取）、药品名称、剂型、规格、数量、使用剂量和给药方法。麻醉药品还要写明诊断。这部分内容是处方的核心，开写和配方发药务须小心谨慎，加强复核，避免差错。

3. 后记　包含医生签名、配方人和检查发药人签名，以示负责，同时还有药费（价）或记账一项。

（三）处方规则及注意事项

1. 处方书写

（1）必须按规定的格式由医生在专用的处方笺上用蓝或黑色钢笔、签字笔等不易涂改的书写工具书写。要求字迹清晰、内容完整、剂量准确、不得任意涂改。如有修改，处方医生应在修改处签字或盖章，以示责任。调配处方时，如发现处方书写不符合要求或有差错，药学人员应与医师联系，更改后再调配，不得擅自修改处方。

（2）处方中每一种药物名称各占一行，规格及数量写在药名后面，用药方法另起一行写在药名下面。若开写两种以上药物制剂时，应按主药和辅药的顺序来书写。

（3）处方中所用的药名以《中华人民共和国药典》和《中国药品通用名称》收载的名称或经国家批准的专利药品名为准。如无收载，可采用通用名或商品名。普通药品名称简写或缩写必须为国内通用写法，不得自行编制药品缩写名或代号，特殊管理药品应写全名。处方剂量一律以国际衡量公制单位表示，并且应为常用量，如因病情需要超过常用量时，医师应在剂量旁加"！"并加盖章，以示对患者的用药安全负责。处方中剂量单位及用法常用拉丁缩写词表示。

（4）急诊处方应在处方笺左上角写"急"或"Cito."字样，以便优先发药。

2. 处方的限量　为防止药品浪费和药疗事故，每张处方有限量规定。一般急诊处方为三日用药量，门诊处方普通药最多不超过七日用药量，慢性病最多为两周用药量，特殊情况经研究请示可不超过一个月的用药量。特殊管理的药品要严格按有关规定执行。

3. 处方的有效时间　为避免病情变化，急诊处方当日有效，门诊处方原则上当日有效，必要时亦可保持 1~3d 的有效时间。过期处方须经原开方医生重新签字后方可调配。

4. 处方的保管规定　每日处方应分类装订成册，并加封面，妥善保存。电子处方应有电子盖章，统一由药房打印，按纸质处方同样管理。普通药品处方保存 1 年，毒性药品、精神药品处方保存 2 年，麻醉药品处方保存 3 年。保存期满经医院领导批准后登记并销毁。

（四）处方常用拉丁文缩写词（附表 1 ）

附表 1　处方常用拉丁文缩写词

缩写词	中文	缩写词	中文
a.a	各自	q.h.	每小时
a.m.	上午	q.6h.	每6小时一次
p.m.	下午	q.2d.	每两日一次
a.c.	饭前	pr.dos.	顿服，一次量
p.c.	饭后	p.r.n.	必要时（长期医嘱）
p.o.	口服	s.o.s.	需要时（临时医嘱）
i.h.	皮下注射	Stat!	立即
i.m.	肌内注射	Cito.	急速地
i.v.	静脉注射	Rp.	取
i.v.gtt.	静脉滴注	Co.	复方
h.s.	睡时	Sig. 或 S.	标记用法
a.d.	加至	t.c.s.	敏感性皮肤试验
a.u.a.	用前振摇	Tab.	片剂
a.j.	空腹时	Caps.	胶囊剂
q.n.	每晚	Inj.	注射剂
q.d.	每日1次	Syr.	糖浆剂
p.t.c.	皮试后	Mist 或 M.	合剂
b.i.d.	每日2次	Tinct.	酊剂
t.i.d.	每日3次	Ung. 或 Oint.	软膏剂
q.i.d.	每日4次	Sol. 或 Liq.	溶液剂

教学大纲（参考）

一、课程任务

药物学基础是中等卫生职业教育护理专业一门重要的专业基础课程。本课程的主要内容是介绍药物与机体相互作用规律及其机制的科学，为护理岗位中的合理用药提供理论和技能支撑。本课程的任务是使学生掌握药物学、药理学的基本知识和基本技能；掌握在用药护理程序的指导下，常用药物的作用、用途和不良反应，熟悉常见疾病和卫生保健有关药物的用药原则和方案，了解重点药物的作用机制，为指导合理用药，预防和监测药物不良反应，提高用药护理水平，更好地开展岗位服务工作奠定基础。本课程的先修课程包括人体解剖学基础、生理学基础等，同步和后续课程包括护理学基础、内科护理学、外科护理学、儿科护理学、妇产科护理学等。

二、课程目标

通过本课程的学习，学生能够达到下列要求：

（一）职业素养目标

1. 热爱祖国，拥护党的领导，在习近平新时代中国特色社会主义思想指导下，成为甘于奉献的"四有"新人。

2. 具有健康的人格和体魄，良好的医疗服务文化品质，社会适应力、心理调适能力和人际沟通与团队合作能力。

3. 具有良好的职业道德、伦理意识、法律意识、医疗安全意识和爱伤观念。

4. 具有科学工作态度，严谨细致的专业精神和评判性思维能力。

（二）专业知识和技能目标

1. 掌握药物学、药理学、用药护理等的基本概念和基本理论。

2. 熟悉常用药物的体内过程特点、作用和用途、不良反应和用药护理原则。

3. 熟悉临床常用药物治疗原则和基本方案。

4. 了解重点药物的作用机制、新药发展趋势和药物间相互作用。

5. 熟练掌握常用药物给药基本技能，学会一般验证性实验的操作技能。

6. 学会正确解释常用药物效应、不良反应与临床用药间的关系，初步具有开展合理用药宣教和指导合理应用的能力。

三、学时安排

教学内容	学时数		
	理论	实践	总学时
一、药物学与用药护理基础	6	4	10
二、传出神经系统药物与用药护理	6	2	8
三、中枢神经系统药物与用药护理	8	2	10
四、心血管系统药物与用药护理	7	2	9
五、血液和造血系统药物与用药护理	2	1	3

教学内容	学时数		
	理论	实践	总学时
六、泌尿系统药物与用药护理	2	1	3
七、呼吸系统药物与用药护理	2	0	2
八、消化系统药物与用药护理	2	0	2
九、内分泌系统、生殖系统药物与用药护理	5	3	8
十、抗变态反应药、免疫调节药与用药护理	1	0	1
十一、抗微生物药与用药护理	7	2	9
十二、抗寄生虫药、抗恶性肿瘤药与用药护理	2	0	2
十三、部分专科药物与用药护理	2	2	4
机动	0	1	1
合计	52	20	72

四、教学内容和要求

单元	教学内容	教学要求	教学活动参考	参考学时	
				理论	实践
一、药物学与用药护理基础	（一）认识药物与用药护理		理论讲授	6	
	1. 药物学的概念和任务	掌握	多媒体演示		
	2. 用药护理在职业岗位上的基本内容和要求	熟悉	案例讨论		
			教学见习		
	3. 药物学的学习方法	了解	情景教学		
	（二）药物对机体的作用——药物效应动力学		混合式教学		
	1. 药物作用的基本规律	掌握			
	2. 药物的量效关系	熟悉			
	3. 药物作用机制概述	了解			
	（三）机体对药物的作用——药物代谢动力学				
	1. 药物的跨膜转运	熟悉			
	2. 药物的体内过程	掌握			
	3. 药物代谢动力学的有关概念和参数	熟悉			
	（四）影响药物效应的因素				
	1. 机体方面的因素	熟悉			
	2. 药物方面的因素	熟悉			

单元	教学内容	教学要求	教学活动参考	参考学时	
				理论	实践
	实践一 药理学动物实验的基本知识与技术	掌握	技能实践 示教研讨 情景模拟		4
	实践二 药品剂型选择和药品说明书解读	学会			
	实践三 影响药物效应的主要因素	学会			
二、传出神经系统药物与用药护理	（一）认识传出神经系统药物		理论讲授 多媒体演示 情景教学 案例教学 混合式教学	6	
	1. 传出神经系统按递质分类	熟悉			
	2. 传出神经递质的合成与代谢	了解			
	3. 传出神经系统受体类型及生理效应	掌握			
	4. 传出神经系统药物的作用方式及分类	熟悉			
	（二）拟胆碱药与用药护理				
	1. M受体激动药	熟悉			
	2. 胆碱酯酶抑制药	了解			
	（三）抗胆碱药与用药护理				
	1. M受体拮抗药	掌握			
	2. 阿托品的合成代用品	熟悉			
	3. N受体拮抗药	了解			
	（四）拟肾上腺素药与用药护理				
	1. α、β受体激动药	掌握			
	2. α受体激动药	了解			
	3. β受体激动药	熟悉			
	（五）抗肾上腺素药与用药护理				
	1. α受体拮抗药	熟悉			
	2. β受体拮抗药	掌握			
	3. α、β受体拮抗药	了解			
	实践四 传出神经系统药物对动物瞳孔、腺体的影响	学会	技能实践 案例讨论 情景模拟		2
	实践五 传出神经系统药物对血压的影响				
三、中枢神经系统药物与用药护理	（一）镇静催眠药与用药护理		理论讲授 情境教学 多媒体演示 教学见习 项目教学 案例教学 混合式教学	8	
	1. 苯二氮䓬类	掌握			
	2. 新型非苯二氮䓬类	熟悉			
	3. 巴比妥类	了解			
	4. 其他类	了解			
	（二）抗癫痫药、抗惊厥药与用药护理				
	1. 抗癫痫药	掌握			

单元	教学内容	教学要求	教学活动参考	参考学时	
				理论	实践
	2. 抗惊厥药	了解			
	（三）抗帕金森病药、抗阿尔茨海默病药与用药护理				
	1. 抗帕金森病药与用药护理	熟悉			
	2. 抗阿尔茨海默病药与用药护理	了解			
	（四）抗精神分裂症药与用药护理				
	1. 吩噻嗪类	掌握			
	2. 其他传统抗精神分裂症药	了解			
	3. 新型抗精神分裂症药	熟悉			
	（五）抗心境障碍药与用药护理				
	1. 抗抑郁药				
	（1）三环类抗抑郁药	熟悉			
	（2）选择性5-HT再摄取抑制药	掌握			
	（3）NA再摄取抑制药	了解			
	（4）其他抗抑郁药	了解			
	2. 抗躁狂药				
	（六）镇痛药与用药护理				
	1. 阿片生物碱类镇痛药	掌握			
	2. 人工合成镇痛药	熟悉			
	3. 其他类镇痛药	了解			
	附：阿片受体拮抗药	了解			
	（七）解热镇痛抗炎药与用药护理				
	1. 概述	熟悉			
	2. 常用解热镇痛抗炎药	掌握			
	3. 常用复方制剂的组成与应用	了解			
	（八）中枢兴奋药、促脑功能恢复药与用药护理				
	1. 主要兴奋大脑皮质药	熟悉			
	2. 呼吸中枢兴奋药	了解			
	3. 促脑功能恢复药	了解			
	实践六　地西泮的抗惊厥作用和药物依赖性案例讨论 实践七　疼痛的用药护理模拟训练	熟练掌握	技能实践情景模拟案例讨论		2

单元	教学内容	教学要求	教学活动参考	参考学时	
				理论	实践
四、心血管系统药物与用药护理	（一）抗高血压药与用药护理		理论讲授	7	
	1. 抗高血压药的分类	掌握	情境教学		
	2. 常用的抗高血压药	熟悉	多媒体演示		
	3. 抗高血压药的用药原则	熟悉	教学见习		
	（二）抗心律失常药与用药护理		混合式教学		
	1. 抗心律失常药的基本作用与分类	熟悉	岗位模拟		
	2. 常用的抗心律失常药	熟悉	案例教学		
	3. 心律失常的合理用药	了解	小组讨论		
	（三）抗慢性心力衰竭药与用药护理				
	1. 肾素－血管紧张素－醛固酮系统抑制药	掌握			
	2. 利尿药	熟悉			
	3. β受体拮抗药	熟悉			
	4. 正性肌力药	掌握			
	5. 血管扩张药	熟悉			
	6. 其他类药物	了解			
	（四）抗心绞痛药与用药护理				
	1. 抗心绞痛药概述	熟悉			
	2. 常用的抗心绞痛药				
	（1）硝酸酯类	掌握			
	（2）β受体拮抗药	熟悉			
	（3）钙通道阻滞药	熟悉			
	（4）其他抗心绞痛药物	了解			
	3. 心绞痛的临床用药原则	了解			
	（五）调血脂药与用药护理				
	1. 主要降低胆固醇和低密度脂蛋白药物				
	（1）他汀类	熟悉			
	（2）胆汁酸结合树脂	了解			
	（3）肠道胆固醇吸收抑制药	了解			
	（4）PSCK9抑制剂	了解			
	2. 主要降低甘油三酯和极低密度脂蛋白药物				
	（1）贝特类	了解			
	（2）烟酸类与烟酸酯类	了解			
	3. 其他抗动脉粥样硬化药物	了解			

单元	教学内容	教学要求	教学活动参考	参考学时	
				理论	实践
	实践八 高血压、心绞痛的用药护理模拟训练和硝酸酯类扩张血管作用	学会	技能实践 视频示教		2
五、血液和造血系统药物与用药护理	（一）影响凝血系统药物与用药护理		理论讲授 多媒体演示 小组讨论 案例教学 混合式教学	2	
	1. 促凝血药	熟悉			
	2. 抗凝血药	掌握			
	3. 促纤维蛋白溶解药	了解			
	4. 常用抗血小板药	熟悉			
	（二）影响造血系统药物与用药护理				
	1. 治疗缺铁性贫血的药物	掌握			
	2. 治疗巨幼细胞贫血的药物	熟悉			
	3. 促白细胞生成药	了解			
	4. 血容量扩充药	了解			
	实践九 血栓性疾病和贫血的用药护理模拟训练	学会	技能实践 情景模拟		1
六、泌尿系统药物与用药护理	（一）利尿药、脱水药与用药护理		理论讲授 多媒体演示 讨论 案例教学 混合式教学	2	
	1. 利尿药	掌握			
	2. 脱水药	熟悉			
	（二）治疗水、电解质和酸碱紊乱药物与用药护理				
	1. 调节水、电解质平衡药	了解			
	2. 调节酸碱平衡药	了解			
	实践十 呋塞米对家兔尿量的影响和利尿药用药护理模拟训练	学会	技能实践		1
七、呼吸系统药物与用药护理	（一）镇咳药、祛痰药与用药护理		理论讲授 多媒体演示 案例教学 项目教学 混合式教学	2	
	1. 镇咳药	熟悉			
	2. 祛痰药	了解			
	（二）平喘药与用药护理				
	1. 支气管扩张药	掌握			
	2. 抗炎平喘药	掌握			
	3. 抗过敏平喘药	熟悉			
八、消化系统药物与用药护理	（一）抗消化性溃疡药与用药护理		理论讲授 多媒体演示 小组讨论 案例教学	2	
	1. 抗酸药	熟悉			
	2. 胃酸分泌抑制药				
	（1）H_2受体拮抗药	熟悉			
	（2）M_1受体拮抗药	了解			

单元	教学内容	教学要求	教学活动参考	参考学时	
				理论	实践
	（3）胃泌素受体阻断药	了解			
	（4）质子泵抑制药	掌握			
	3. 胃黏膜保护药	了解			
	4. 抗幽门螺杆菌药	熟悉			
	（二）治疗消化功能障碍药物与用药护理				
	1. 助消化药	了解			
	2. 胃肠促动药和止吐药	熟悉			
	3. 泻药				
	（1）容积性泻药	熟悉			
	（2）接触性泻药	了解			
	（3）润滑性泻药	了解			
	4. 止泻药				
	（1）肠蠕动抑制药	熟悉			
	（2）收敛、吸附药	熟悉			
	5. 利胆药	了解			
	6. 肝脏辅助用药	了解			
九、内分泌系统、生殖系统药物与用药护理	（一）肾上腺皮质激素类药物与用药护理		理论讲授多媒体演示小组讨论案例教学混合式教学	5	
	1. 糖皮质激素类	掌握			
	2. 盐皮质激素类	了解			
	3. 促皮质激素类	了解			
	4. 皮质激素抑制药	了解			
	（二）影响甲状腺激素药物与用药护理				
	1. 甲状腺激素类	熟悉			
	2. 抗甲状腺药	掌握			
	（三）抗糖尿病药与用药护理				
	1. 胰岛素及其制剂	掌握			
	2. 常用口服降血糖药	熟悉			
	3. 其他新型非胰岛素类降血糖药	了解			
	（四）抗痛风药、抗骨质疏松药与用药护理				
	1. 抗痛风药与用药护理	熟悉			
	2. 抗骨质疏松药与用药护理	了解			
	（五）性激素类药物、生殖系统药物与用药护理				
	1. 性激素及相关药物	熟悉			

| 单元 | 教学内容 | 教学要求 | 教学活动参考 | 参考学时 ||
				理论	实践
	2. 子宫兴奋药与抑制药	掌握			
	3. 调节生育功能药	了解			
	4. 治疗良性前列腺增生的药物	了解			
	实践十一　糖皮质激素类药物的用药护理模拟训练	熟练掌握	技能实践情景模拟案例讨论		3
	实践十二　糖尿病的用药护理模拟训练	学会			
十、抗变态反应药、免疫调节药与用药护理	（一）抗变态反应药与用药护理		理论讲授多媒体演示讨论案例教学	1	
	1. 概述	熟悉			
	2. H₁受体拮抗药	掌握			
	3. 其他药物	了解			
	（二）免疫调节药与用药护理				
	1. 免疫抑制剂	了解			
	2. 免疫增强剂	了解			
	3. 计划免疫用药	了解			
十一、抗微生物药与用药护理	（一）认识抗微生物药		理论讲授案例教学多媒体演示小组讨论混合式教学情景模拟教学见习	7	
	1. 基本概念和常用术语	掌握			
	2. 抗微生物药作用机制	熟悉			
	3. 病原体耐药性的发生机制	了解			
	4. 抗微生物药的合理应用	了解			
	（二）β–内酰胺类抗生素与用药护理				
	1. 青霉素类	掌握			
	2. 头孢菌素类	熟悉			
	3. 其他β–内酰胺类抗生素	了解			
	（三）其他常用抗生素与用药护理				
	1. 大环内酯类	熟悉			
	2. 氨基糖苷类	熟悉			
	3. 四环素类等其他抗生素	了解			
	（四）化学合成抗微生物药与用药护理				
	1. 喹诺酮类	掌握			
	2. 磺胺类与甲氧苄啶	熟悉			
	3. 硝基咪唑类与硝基呋喃类	了解			
	（五）抗结核药与用药护理				
	1. 一线类抗结核药	掌握			
	2. 其他抗结核药	了解			

单元	教学内容	教学要求	教学活动参考	参考学时	
				理论	实践
	3. 抗结核病的合理用药	熟悉			
	（六）抗真菌药与用药护理				
	1. 唑类抗真菌药	熟悉			
	2. 其他抗真菌药	熟悉			
	（七）抗病毒药与用药护理				
	1. 治疗常见病毒感染药物	掌握			
	2. 治疗人类免疫缺陷病毒感染的药物				
	（1）常用药物	了解			
	（2）艾滋病的治疗原则	熟悉			
	实践十三　抗微生物药的有关实验和处方分析	学会	技能实践情景模拟		2
十二、抗寄生虫药、抗恶性肿瘤药与用药护理	（一）抗寄生虫药与用药护理		理论讲授案例教学多媒体演示混合式教学	2	
	1. 抗疟药	熟悉			
	2. 抗阿米巴病药和抗滴虫病药	了解			
	3. 抗肠虫药和其他抗寄生虫药	了解			
	（二）抗恶性肿瘤药与用药护理				
	1. 抗恶性肿瘤药的药理学基础	熟悉			
	2. 细胞毒类抗肿瘤药	了解			
	3. 非细胞毒类抗肿瘤药	了解			
	4. 抗肿瘤药的辅助用药	了解			
	5. 抗肿瘤药的应用原则和毒性反应	了解			
十三、部分专科药物与用药护理	（一）麻醉药与用药护理		情境教学理论讲授情境教学多媒体演示教学见习	2	
	1. 全身麻醉药与用药护理				
	（1）吸入性全麻药	了解			
	（2）静脉全麻药	熟悉			
	（3）麻醉辅助用药	了解			
	实践十四　局麻药的作用和毒性比较	学会	技能实践		1
	2. 局部麻醉药与用药护理		理论讲授案例教学		
	（1）概述	了解			
	（2）常用的局部麻醉药	掌握			
	（二）抗休克药、解毒药与用药护理				
	1. 抗休克药与用药护理				
	（1）血管收缩药	熟悉			
	（2）血管扩张药	了解			

续表

单元	教学内容	教学要求	教学活动参考	参考学时	
				理论	实践
	（3）其他常用的抗休克药	了解			
	实践十五　休克的用药护理模拟训练	学会	技能实践		1
	2. 解毒药与用药护理				
	（1）有机磷农药的中毒及解毒药	掌握			
	（2）其他农药中毒及解毒药	了解			
	（3）常见药物或化合物中毒及解毒药	了解			
	（三）五官科、皮肤科药物与用药护理				
	1. 五官科常用药物				
	（1）眼科的常用药物	了解			
	（2）口腔科的常用药物	了解			
	（3）耳鼻咽喉科的常用药物	了解			
	2. 皮肤科常用药物	了解			

五、大纲说明

（一）本教学大纲主要供中等卫生职业教育护理专业教学参考使用。本课程总学时为72学时，其中理论教学52学时，实践教学20学时（含机动1学时）。

（二）教学要求

1. 本课程对理论部分教学要求分为掌握、熟悉、了解三个层次。掌握：指对基本知识、基本理论有较深刻的认识，并能综合、灵活地运用所学的知识解决实际问题。熟悉：指能够领会概念、原理的基本含义，解释有关专业现象。了解：指对基本知识、基本理论能有一定的认识，能够记忆所学的知识要点。

2. 本课程重点突出以岗位胜任力为导向的教学理念，在实践技能方面分为熟练掌握、学会2个层次。熟练掌握：能独立、正确、规范地完成护理岗位所必需的用药实践操作，并能对要点做概括性描述。学会：即在教师的指导下，正确完成基本的实践操作。

（三）教学建议

1. 本课程贯彻党的二十大精神，依据国家对职业教育培养宗旨的最新指示要求，紧扣教育部颁布的最新专业标准，对接护理岗位的工作任务、职业能力要求，强化理论实践一体化，坚持课程思政的政治导向，结合"三教"改革要求，突出"做中学、做中教"的职业教育特色，根据培养目标、教学内容、学生的学习特点和执业护士资格考核要求、"1+X"岗位证书标准，积极进行"线上－线下"混合式教学模式改革，运用项目教学、案例教学、任务教学、角色扮演和情景教学等方法，利用校内外实训基地，将学生的自主学习、合作学习和教师引导教学等教学组织形式有机结合。为提高学生未来岗位能力，采用项目－任务导向，把药物学、药理学知识技能与常见疾病的用药护理相结合，以帮助学生掌握常见疾病的药物治疗原则和一般方案，提高综合运用药物进行护理的能力。教学中，既可以按照本大纲的顺序进行，也可以将药物应用有关内容独立出来，专门集中讲授或以选修课、课外学习任务、社区志愿者服务活动等形式讲述或实践。

2. 教学过程中，可以依据配套数字资源库有关内容通过测验、观察记录、技能考核和理论考试等多种形式对学生的职业素养、专业知识和技能进行综合考评，应注重过程评价，应体现评价主体的多元化，评价过程的多元化，评价方式的多元化。评价内容不仅关注学生对知识的理解和技能的掌握，更要关注知识在护理岗位的药物应用实践中运用与解决实际问题的能力水平，重视护理专业职业素质的形成。

3. 应积极利用各类优质网络资源优化学习效果，建议充分运用配套数字资源库的多项内容，对接各级各类高质量的职业教育数字资源平台，如国家职业教育智慧教育平台等，积极运用线上－线下混合式教学模式，提高教学实效，教材应选用最近3年出版的国家规划教材、省部级统编教材，提倡选用体现产教融合共同开发教材，如融媒体、新形态教材，活页式、工作任务清单式教材等。

参 考 文 献

[1] 陈新谦,金有豫,汤光. 陈新谦新编药物学 [M]. 18 版. 北京: 人民卫生出版社, 2018.

[2] 国家药典委员会. 中华人民共和国药典 [M]. 北京: 中国医药科技出版社, 2020.

[3] 国家基本药物临床应用指南和处方集编委会. 国家基本药物临床应用指南(2018 年版)[M]. 北京: 人民卫生出版社, 2019.

[4] 张庆,田卫东. 药物学基础 [M]. 3 版. 北京: 人民卫生出版社, 2015.

[5] 杨宝峰,陈建国. 药理学 [M]. 9 版. 北京: 人民卫生出版社, 2018.

[6] 丁丰,张庆. 实用药物学基础 [M]. 3 版. 北京: 人民卫生出版社, 2018.

[7] 张庆,苏溪淇. 护理药理学 [M]. 北京: 中国医药科技出版社, 2019.

[8] 孙丽宏,田卫东. 药理学 [M]. 2 版. 北京: 人民卫生出版社, 2019.

[9] 王清,李红月. 护理药理学 [M]. 北京: 人民卫生出版社, 2021.

[10] 徐红,张悦,包辉英. 用药护理 [M]. 北京: 高等教育出版社, 2019.

[11] 王海安,宫立凤. 内科护理学 [M]. 北京: 人民卫生出版社, 2021.

[12] 刘浩芝,陈绍敏. 药物应用护理 [M]. 北京: 人民卫生出版社, 2018.